O. Rieß L. Schöls (Hrsg.) **Neurogenetik**

Springer

*Berlin
Heidelberg
New York
Barcelona
Budapest
Hongkong
London
Mailand
Paris
Singapur
Tokio*

O. Rieß   L. Schöls   (Hrsg.)

Neurogenetik

Molekulargenetische Diagnostik
neurologischer Erkrankungen

Mit 79 Abbildungen und 53 Tabellen

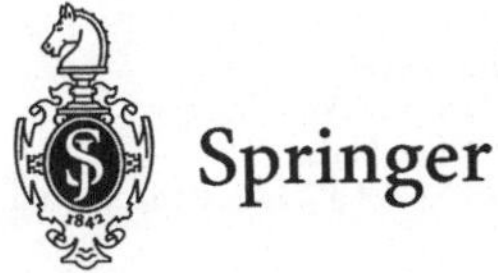

Springer

PD Dr. Olaf Rieß
Ruhr-Universität Bochum, Medizinische Fakultät
Abteilung für Molekulare Humangenetik
Universitätsstraße 150, 44801 Bochum

PD Dr. Ludger Schöls
Ruhr-Universität Bochum, St. Josef-Hospital
Neurologische Universitätsklinik
Gudrunstraße 56, 44791 Bochum

ISBN-13:978-3-642-72075-8   e-ISBN-13: 978-3-642-72074-1
DOI: 10.1007/ 978-3-642-72074-1

Die Deutsche Bibliothek – CIP-Einheitsaufnahme
Neurogenetik: molekulargenetische Diagnostik neurologischer Erkrankungen /
Hrsg.: Olaf Rieß ; Ludger Schöls. – Berlin ; Heidelberg ; New York ; Barcelona ;
Budapest ; Honkong ; London ; Mailand ; Paris ; Singapur ; Tokio : Springer, 1998
ISBN-13:978-3-642-72075-8

Umschlaggestaltung: de'blik, Berlin
Satz: Fotosatz-Service Köhler OHG, Würzburg
Verarbeitung: Lüderitz & Bauer, Berlin
SPIN 10632396   25/3135 – 5 4 3 2 1 0 – Gedruckt auf säurefreiem Papier

Frau Professor Regine Witkowski gewidmet,
die mir den Weg in die Humangenetik geebnet hat,
sowie meiner Frau Angelika und meinen Kindern
Friederike, Linda und Lea, die mich auf diesem
Weg begleiten.

Olaf Rieß

Meiner Frau Ines und meinen Kindern
Tobias, Judith und Mirjam gewidmet, die viel von
den Geburtswehen dieses Buches in Liebe und
Verständnis ausgehalten haben.

Ludger Schöls

Vorwort

Eines der großen Ziele der biologisch-medizinischen Forschung in diesem Jahrhundert ist die Entschlüsselung der Informationen des menschlichen Erbguts, der DNA. Es wird damit die Hoffnung auf eine Klärung der Ursachen von genetisch (mit)bedingten Erkrankungen verbunden und letztendlich die Entwicklung effizienter Therapieansätze bzw. sogar eine Heilung angestrebt. Die Humangenetik hat sich in den letzten Jahren von einer Grundlagenwissenschaft hin zur fächerübergreifenden Disziplin in der Medizin entwickelt.

Die Erforschung der Ursachen neurologischer Erkrankungen gestaltet sich aufgrund der morphologischen, zellulären, entwicklungsbiologischen, biochemischen und physiologischen Eigenschaften des Nervensystems besonders komplex. Erst die rasante Entwicklung der Molekulargenetik bei der Erforschung des menschlichen Genoms ermöglichte in den letzten Jahren die Aufdeckung der kausalen, genetischen Ursachen vieler monogener neurologischer Erkrankungen. Dabei können die ständig neuen Erkenntnisse in ihrer Tiefe selbst von Humangenetikern kaum noch überblickt werden. Um so schwerer ist es daher für den praktischen Arzt, diesem Erkenntniszuwachs zu folgen. Erschwerend wirkt dabei auch die Terminologie der Humangenetik, die sich überwiegend am englischen Sprachgebrauch orientiert. Die Autoren dieses Buches sehen sich nahezu täglich mit Anfragen nach der Verfügbarkeit eines molekulargenetischen Tests zur Differentialdiagnose bzw. zur prädiktiven Analyse konfrontiert. Ziel dieses Buches ist es daher, den in der Literatur bestehenden Mangel an allgemeinverständlicher, auf das notwendige Maß begrenzter Information für den neurologisch interessierten Arzt zu beheben. Darüber hinaus soll es dem Humangenetiker die Möglichkeit geben, die für eine Beratung von Patienten und Risikopersonen notwendigen klinischen und genetischen Informationen in konzentrierter Form bereitzustellen. Besonderes Anliegen der Autoren ist die praktische Ausrichtung der einzelnen Kapitel, die es auch dem Arzt, der nur selten mit genetischen Fragestellungen konfrontiert wird, ermöglichen soll, die momentan möglichen molekulargenetisch-differentialdiagnostischen Schritte einzuleiten. Wir sehen uns darüber hinaus in besonderer Weise verpflichtet, auf die Konsequenzen eines genetischen Tests für den Patienten, aber auch für seine Familie hinzuweisen. Diese Fragestellung schließt den Umgang mit der diagnostischen Information ein. Darf man ein solches Testergebnis weitergeben? Wenn ja, welche Familienmitglieder dürfen einbezogen werden? Kann das Ergebnis unbedenklich einem Kollegen mitgeteilt werden oder obliegt dem Patienten das Recht auf Geheimhaltung? Wenn nein, wie kann verhindert werden, daß das Wissen um die genetische Ursache einer Erkrankung bei Kranken- und Lebensversicherungen nachteilig für den Patienten, aber auch für dessen Nachkommen wird? Auf die unterstützende Arbeit der zahlreichen Selbsthilfegruppen, die ergänzend zur unmittelbaren medizinischen Betreuung einen wichtigen Beitrag zur psychologisch-fürsorgerischen Arbeit leisten, soll daher mit der Veröffentlichung ihrer Anschriften hingewiesen werden.

Die Autoren sind sich durchaus bewußt, daß trotz der äußerst zügigen Veröffentlichung des Buches durch den Springer-Verlag zum Zeitpunkt des Erscheinens des Buches weitere genetische Ursachen von neurologischen Erkrankungen aufgedeckt sein werden. Es wird daher in einem eigenen Kapitel auf Adressen in elektronischen Datenbanken aufmerksam gemacht, die bei der Suche nach Informationen, die in diesem Buch (noch) nicht enthalten sind, eine Hilfe geben sollen.

Zu diesem Zweck haben sich 34 Wissenschaftler mit ihrem speziellen Wissen bemüht, die Schwerpunkte der Genetik neurologischer Erkrankungen nach praktischen Gesichtspunkten zusammenzustellen. Allen Autoren sei für die Bemühungen, den vielfältigen Anforderungen eines Gesamtkonzepts gerecht zu werden, herzlichst gedankt. Ein besonderer Dank ist Herrn Dr. Thiekötter und seinen Mitarbeitern vom Springer-Verlag, die dieses Buch betreut haben, auszusprechen.

Bochum, im August 1998   Olaf Rieß
                                                    Ludger Schöls

Inhaltsverzeichnis

Autorenverzeichnis

Auburger, G., Priv. Doz. Dr., Klinik für Neurologie,
Abteilung für Molekulare Neurogenetik, Heinrich-
Heine-Universität, POBox 101007, 40001 Düsseldorf
Tel. 0211-811 7803, Fax: 0211-811 7804
Email: auburger@atax.neur.uni-duesseldorf.de

Dichgans, M., Dr., Neurologische Klinik, Klinikum
Großhadern, Ludwig-Maximilians-Universität,
Marchioninistraße 15, 81377 München
Tel. 089-7095 3673, Fax: 089-7095 3677

Epplen, C., Dr., Abteilung für Molekulare Humangenetik,
Ruhr-Universität, Universitätsstraße 150,
44780 Bochum
Tel. 0234-700 5762, Fax: 0234-709 4196

Epplen, J. T., Prof. Dr., Abteilung für Molekulare
Humangenetik, Ruhr-Universität
Universitätsstraße 150, 44780 Bochum
Tel. 0234-700 3839, Fax: 0234-709 4196
Email: epplejbz@ruhr-uni-bochum.de

Gasser, T., Priv. Doz. Dr., Neurologische Klinik, Klinikum
Großhadern, Ludwig-Maximilians-Universität,
Marchioninistraße 15, 81377 München
Tel. 089-7095 3139, Fax: 089-7095 3677
Email: tgasser@brain.nefo.med.uni-muenchen.de

Gillessen-Kaesbach, G., Priv. Doz. Dr., Institut für
Humangenetik, Universitätsklinikum, Universität Essen,
Hufelandstraße 55, 45147 Essen
Tel. 0201-723 4560, Fax: 0201-723 5900

Gossen, M., Dipl. Biol., Institut für Humangenetik,
Ruhr-Universität Bochum, 44780 Bochum
Tel. 0234-700 3823, Fax: 0234-709 4196

Grimm, T., Prof. Dr., Institut für Humangenetik,
Universität Würzburg, Biozentrum,
Am Hubland, 97074 Würzburg
Tel. 0931-888 4076, Fax: 0931-888 4069
Email: tgrimm@wbzx07.biozentrum.uni-wuerzburg.de

Horsthemke, B., Prof. Dr., Institut für Humangenetik,
Universitätsklinikum, Universität Essen,
Hufelandstraße 55, 45147 Essen
Tel. 0201-723 4560, Fax: 0201-723 5900

Jurkat-Rott, K., Dr., Abteilung für Angewandte Physiologie, Universität Ulm, 89069 Ulm

Kreß, W., Dr., Institut für Humangenetik, Universität
Würzburg Biozentrum, Am Hubland, 97074 Würzburg
Tel. 0931-888 4076, Fax: 0931-888 4069

Kretzschmar, H. A., Prof. Dr., Institut für Neuro-
pathologie, Referenzzentrum für Prionkrankheiten,
Georg-August-Universität Göttingen,
Robert-Koch-Straße 40, 37075 Göttingen
Tel. 0551-39 2700, Fax: 0551-39 8472
Email: hkretz@med.uni-goettingen.de

Lerche, H., Dr., Abteilung für Angewandte Physiologie,
Universität Ulm, 89069 Ulm

Lehmann-Horn, F., Prof. Dr., Abteilung für Angewandte
Physiologie, Universität Ulm, 89069 Ulm
Tel. 0731-502 3250, Fax: 0731-502 3260
Email: frank.lehmann-horn@medizin.uni-ulm.de

Leube, B., Dr., Klinik für Neurologie, Abteilung für
Molekulare Neurogenetik, Heinrich-Heine-Universität,
POBox 101007, 40001 Düsseldorf
Tel. 0211-811 7803, Fax: 0211-811 7804

Ludolph, A. C., Prof. Dr., Neurologische Universitätsklinik, RKU, Oberer Eselsberg 45, 89081 Ulm
Tel. 0731-177 1200, Fax: 0731-177 1202

Mautner, V. F., Priv. Doz. Dr., Neurologische Abteilung,
Klinikum Nord, Allgemeines Krankenhaus Ochsenzoll,
Langenhorner Chaussee 560, 22419 Hamburg
Tel. 040-5271 2872, Fax: 040-5277 462

Meyer, T., Dr., Neurologische Universitätsklinik, RKU,
Oberer Eselsberg 45, 89081 Ulm
Tel. 0731-177 1200, Fax: 0731-177 1202

Mitrovic, N., Dr., Abteilung für Angewandte Physiologie,
Universität Ulm, 89069 Ulm

Mortier W., Prof., Dr., Universitätskinderklinik Bochum,
St. Josef-Hospital, Alexandrinenstraße 5, 44791 Bochum
Tel. 0234-509 2631, Fax: 0234-509 2612

Müller-Reible, C. R., Prof. Dr., Institut für Human-
genetik, Universität Würzburg, Biozentrum,
Am Hubland, 97074 Würzburg
Tel. 0931-888 4063, Fax: 0931-888 4069
Email: crm@biozentrum.uni-wuerzburg.de

Przuntek, H., Prof. Dr., Neurologische Universitäts-
klinik, St. Josef-Hospital, Ruhr-Universität Bochum,
Gudrunstraße 56, 44791 Bochum
Tel. 0234-509 2410, Fax: 0234-509 2414

Pulst, S. M., Prof. Dr., Division of Neurology, South
Tower, Cedars-Sinai Medical Center, 8700 Beverly Blvd.,
Room 8911, Los Angeles, CA 90048, USA
Tel. 001-310-855 5166, Fax: 001-310-967 0130
Email: pulst@csmc.edu

Reichmann, H., Prof. Dr., Klinik und Poliklinik
für Neurologie, Universitätsklinikum Dresden,
Fetscherstraße 74, 01307 Dresden
Tel. 0351-458 3565, Fax: 0351-458 4365

Rieß, O., Priv. Doz. Dr., Abteilung für Molekulare
Humangenetik, Ruhr-Universität Bochum,
Universitätsstraße 150, 44801 Bochum
Tel. 0234-700 3831, Fax: 0234-709 4196
Email: olaf.riess@ruhr-uni-bochum.de

Rieß, A., Dr., Abteilung für Molekulare Humangenetik,
Ruhr-Universität Bochum, Universitätsstraße 150,
44801 Bochum
Tel. 0234-700 4888, Fax: 0234-709 4196

Rudnik-Schöneborn, S., Dr., Institut für Humangenetik,
Universität Bonn, Wilhelmstraße 31, 53111 Bonn
Tel. 0228-287 2284, Fax: 0228-287 2380

Sander, T., Dr., Psychiatrische Klinik und Poliklinik,
Freie Universität Berlin, Eschenallee 3, 14050 Berlin
Tel. 030-450 60028, Fax: 030-450 60901
Email: Sanderth@aol.com

Sandbrink, R., Dr., Institut für Humangenetik,
Ruprecht-Karls-Universität, Universitätsklinikum,
Im Neuenheimer Feld 344a, 69120 Heidelberg
Tel. 06221-56 5085, Fax: 06221-56 5080
Email: rupert_sandbrink@krzmail.krz.uni-heidelberg.de

Schöls, L., Priv. Doz. Dr., Neurologische Universitätsklinik,
St. Josef-Hospital, Ruhr-Universität Bochum,
Gudrunstraße 56, 44791 Bochum
Tel. 0234-509-1, Fax: 0234-509 2414
Email: ludger.schoels@ruhr-uni-bochum.de

Steinbach, P., Prof. Dr., Abteilung Medizinische Genetik,
Universität Ulm, Parkstraße 11, 89073 Ulm
Tel. 0731-502 5195, Fax: 0731-502 5199
Email: peter.steinbach@medizin.uni-ulm.de

Vorgerd, M., Dr., Neurologische Universitätsklinik,
Kliniken Bergmannsheil, Bürkle-de-la-Camp-Platz 1,
44789 Bochum
Tel. 0234-302-0, Fax: 0234-302 6888
Email: matthias.vorgerd@ruhr-uni-bochum.de

Windl, O., Dr., Institut für Neuropathologie,
Universität Göttingen, Robert-Koch-Straße 40,
37075 Göttingen
Tel. 0551-392 700, Fax: 0551-398 472

Zerres, K., Prof. Dr., Institut für Humangenetik,
Universität Bonn, Wilhelmstraße 31, 53111 Bonn
Tel. 0228-2872 342, Fax: 0228-2872 380

Allgemeiner Teil

1 Einführung und tabellarischer Überblick über genetisch diagnostizierbare neurologische Erkrankungen

O. Rieß, L. Schöls und G. Auburger

Die Fortschritte der Genetik der letzten Jahre haben vielfältige Einflüsse auf die Neurologie, die von diagnostischen Aspekten und verbesserten genetischen Beratungsmöglichkeiten über die Nosologie und das Pathogeneseverständnis neurologischer Erkrankungen bis hin zu der Aussicht auf neue Therapiemöglichkeiten reichen (Abb. 1.1). Als eine Art Einführung in die Neurogenetik sollen einige dieser Implikationen der Genetik für die Neurologie anhand von ausgewählten Beispielen vorgestellt werden.

Die molekulargenetischen Diagnostikmöglichkeiten neurologischer Erkrankungen haben in den letzten Jahren rapide zugenommen (Tabelle 1.1). Dies gilt insbesondere für monogenetisch vererbte Erkrankungen. Ein Blick in das Inhaltsverzeichnis dieses Buches zeigt, daß es praktisch kein Gebiet der Neurologie mehr gibt, in dem genetische Aspekte irrelevant wären. Waren es vor nur wenigen Jahren in erster Linie Großfamilien, für die genetische Diagnostikmöglichkeiten anwendbar waren, so bestehen heute vielfach bereits zuverlässige Aussagemöglichkeiten für Einzelpersonen. Diese können zur Sicherung einer Verdachtsdiagnose und zur differentialdiagnostischen Abklärung einer ätiologisch unklaren Symptomatik genutzt werden. Beispielsweise läßt sich heute beim Auftreten choreatiformer Hyperkinesen molekulargenetisch definitiv entscheiden, ob ein M. Huntington vorliegt oder nicht.

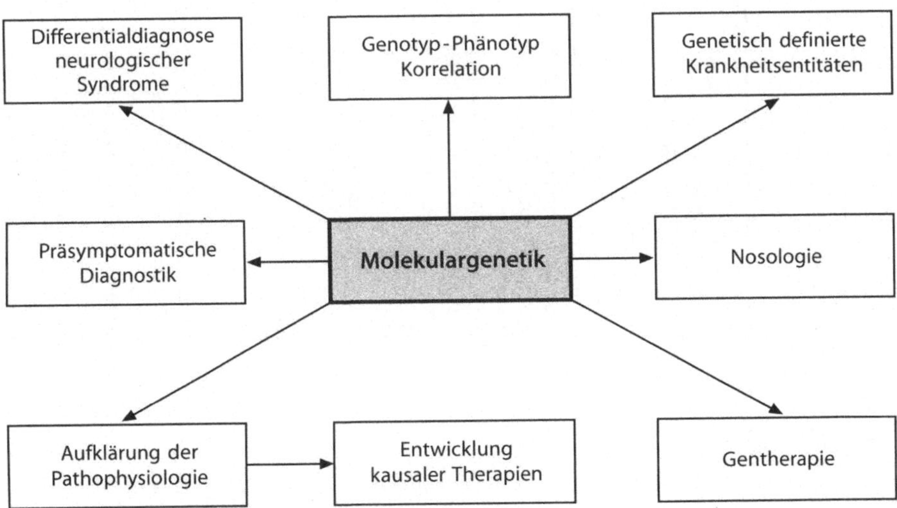

Abb. 1.1. Implikationen der Genetik für die Neurologie

Tabelle 1.1. DNA-Analyse neurologischer Erkrankungen (*ar* autosomal-rezessiv, *ad* autosomal-dominant, *xr* X-chromosomal-rezessiv, *xd* X-chromosomal-dominant, *sp* sporadisch)

Erkrankungsgruppe	Erkrankung	Vererbung	Genort	Direkte Gendiagnostik	Chromosomale Lokalisation
Basalganglienerkrankungen	M. Huntington	ad	*Huntingtin*-Gen	Ja	4p16.3
	Chorea-Akanthozytose	ar			9q21
	Torsionsdystonie 1 (DYT1)	ad	Torsin A (ATB-bindendes Protein)	JA	9q32-34
	Dystonie (DYT2)	ar			
	Parkinson-Dystoniesyndrom (DYT3)	xr			Xq11.2-21.3
	Dystonie mit spasmodischer Dysphonie (DYT4)				
	Dystonie, dopaminsensitiv (DYT5)	ad	*GTP-Zyklohydrolase 1*-Gen	Ja	14q22.1.q22.2
	Dystonie, juvenile Form (DYT6)				8
	Dystonie, fokal (DYT7)	sp			18p
	Dystonie, paroxysmal, Choreoathetose + Spastizität	ad			1p
	Dystonie, paroxysmal, nichtkinesiogen (PDC/FPD1)	ad			2q34+F217
	Dystonie, DOPA-responsive	ar	Tyrosinhydroxylase	Ja	11p
	M. Parkinson	ad	*Alpha-Synucleingen*	Ja	4q21-23
	M. Parkinson	ad			2p13
	Tremor, familiär, essentiell (FET1)	ad			3q13
	Tremor, familiär, essentiell (FET2)	ad			2p22-p25
	Dentatorubropallidoluysiane Atrophie, DRPLA	ad	*Atrophin*	Ja	12
	Haw-River-Syndrom	ad	*Atrophin*	Ja	12
	Frontotemporale Demenz mit Parkinson (DDPAC)	ad			17q21-22
Hereditäre Ataxien	Friedreich-Ataxie	ar	*Frataxingen (X25)*	Ja	9q13-q21.1
	Ataxia teleangiectatica, Louis-Barr-Syndrom	ar	ATM-Gen	Ja	11q22-23
	Ataxia mit Vitamin E Mangel	ar	*Alpha-Tocophenolgen*	Ja	8q
	Abetalipoproteinämie (Bassen-Kornzweig)	ar	Triglyzeridtransferprotein	Ja	4q
	Zerebellare Hypoplasie, kongenital, nichtprogredient	xr			Xq
	Cayman-Ataxie, nichtprogredient	ar			19p
	Infantile spinozerebelläre Ataxie (IOSCA)	ar			10q
	Infantile spinozerebelläre Ataxie (IOSCA)	ar			10q
	Spinozerebelläre Heredoataxie 1	ad	*SCA1*-Gen	Ja	6p24

Spinozerebelläre Heredoataxie 2	ad	*SCA2*-Gen	Ja	12
Spinozerebelläre Heredoataxie 3	ad	*MJD1*-Gen	Ja	14
Spinozerebelläre Heredoataxie 4	ad			16q
Spinozerebelläre Heredoataxie 5	ad			11
Spinozerebelläre Heredoataxie 6	ad	Kalziumkanal (CACNL 1A4)	Ja	19p13
Spinozerebelläre Heredoataxie 7 (Makuladystrophie)	ad	*SCA7*-Gen	Ja	3p
Machado-Joseph-Erkrankung	ad	*MJD1*-Gen	Ja	14
Episodische Ataxie (EA-2)	ad	Kalziumkanal (CACNL 1A4)	Ja	19p13
Paroxysmale zerebelläre Ataxie/Myokymie (EA-1)	ad	Kaliumkanal (KCNA1)	Ja	12p13
Heredodegenerative Rückenmark-erkrankungen Spinale Muskelatrophien		*SMIN*-Gen	Ja	5q11.2-13.3
a) Werdnig-Hoffmann (SMA1)	ar			5q11.2-13.3
b) intermediär (SMA2)	ar			5q11.2-13.3
c) Kugelberg-Welander (SMA3)	ar/ad			5q11.2-13.3
d) adult (SMA4)	ar/ad			5q11.2-13.3
e) spinobulbäre Muskelatrophie	xr	Androgenrezeptor	Ja	Xq21.3
Arthrogrypose (infantile spinale Muskelatrophie)	xr			Xp11.3-q11.2
Skapuloperonäle spinale Muskelatrophie	ad			12q24.1-24.31
Skapuloperonäle spinale Muskelatrophie	ar			
Spastische Spinalparalyse SPG1	xr	*L1CAM*-Gen	Ja	Xq28
Spastische Spinalparalyse SPG2	xr	Proteolipidgen	Ja	Xq21-22
Spastische Spinalparalyse SPG3	ad			14q
Spastische Spinalparalyse SPG4	ad			2p21-24
Spastische Spinalparalyse SPG5A	ar			8q
Spastische Spinalparalyse SPG6	ad			15q
Spastische Spinalparalyse (Sjögren-Larsson)	ar			17
Amyotrophe Lateralsklerose, familiär (FALS I)	ad	Cu, Zn Superoxid-disimutase SOD1	Ja	21q22.1
Amyotrophe Lateralsklerose, familiär (FALS II)	ar			2q33-35
Amyotrophe Lateralsklerose, familiär (FALS III)	ad			
Sjögren-Larsson Syndrom	ar			17q
Phakomatosen Tuberöse Sklerose (TSC1)	ad	Hamartin	(Ja)	9q34.3
Tuberöse Sklerose (TSC2)	ad	Tuberin	(Ja)	16q13.3
Neurofibromatose 1 (Recklinghausen)	ad	Neurofibromin	Ja	17q11.2
Neurofibromatose 2	ad	Merlin	Ja	22q11-13.1
Hippel-Lindau-Erkrankung	ad	Tumorsuppressorgen	Ja	3p25

Tabelle 1.1 (Fortsetzung)

Erkrankungsgruppe	Erkrankung	Verer-bung	Genort	Direkte Gen-diagnostik	Chromosomale Lokalisation
Muskeldystrophien	Duchenne-Muskeldystrophie	xr	Dystrophin	Ja	Xp21.2
	Becker- Muskeldystrophie	xr	Dystrophin	Ja	Xp21.2
	Emery Dreifuß- Muskeldystrophie	xr	Emerin, *STA*-Gen	Ja	Xq28
	Fukuyama- Muskeldystrophie (FCMD)	ar	Merosin	Ja	9q31-q33
	Muskeldystrophie, kongenital, merosinnegativ	ar	Laminin, alpha2-Kette	Ja	6q22
	Fazioskapulohumerale Dystrophie	ad	Positionseffekt (?)	Ja	4q35
	Okulopharyngeale Muskeldystrophie	ad	*PABP2*-Gen, polyA binding protein 2	Ja	14q11
	Glieder-Gürtel-Muskeldystrophie (LGMD1A)	ad			5q
	Glieder-Gürtel-Muskeldystrophie (LGMD1B)	ad			1q11-21
	Glieder-Gürtel-Muskeldystrophie (LGMD2A)	ar	Calpain-3	Ja	15q15
	Glieder-Gürtel-Muskeldystrophie (LGMD2B)	ar			2p13
	Glieder-Gürtel-Muskeldystrophie (LGMD2C)	ar	Gamma-Sarkoglykan	Ja	13q12
	Glieder-Gürtel-Muskeldystrophie (LGMD2D)	ar	Alpha-Sarkoglykan (Adhalin)	Ja	17q21
	Glieder-Gürtel-Muskeldystrophie (LGMD2E)	ar	Beta-Sarkoglykan	Ja	4q12
	Glieder-Gürtel-Muskeldystrophie (LGMD2F)	ar	Delta-Sarkoglykan	Ja	5q33-34
	Kardiomyopathie mit LGMD und Myopathie	ad			6q23
	Muskeldystrophie und Epidermolysis bullosa	ar	Plektin		8q24
	McLeod Syndrom	xr	XK	Ja	Xp21
Myotonien	Myotone Dystrophie (Curschmann-Steinert)-B110	ad	Muskelproteinkinase/DMAHP	Ja	19q13.3
	Myotonia congenita (Thomsen)	ad	Chloridkanal (CLCN1)	Ja	7q35
	Generalisierte Myotonie (Becker)	ar	Chloridkanal (CLCN1)	Ja	7q35
	Myotonia levior		Chloridkanal (CLCN1)	Ja	17q35
	Paramyotonia congenita (Eulenburg)	ad	Natriumkanal (SCN4A)	Ja	17q23
	Myotonia permanens	ad	Natriumkanal (SCN4A)	Ja	17q23
	Myotonia fluktuans	ad	Natriumkanal (SCN4A)	Ja	17q23
	Myotonia congenita, azetazolamid responsiv		Natriumkanal (SCN4A)	Ja	17q23
	Hyperkaliämische familiäre periodische Parese	ad	Natriumkanal (SCN4A)	Ja	17q23
	Myotonia chondrodystrophica	ar			1p34-36.1
	Hypokaliämische periodische Parese	ad, sp	Dihydropyridinrezeptor (CACNLIA3)	Ja	1q31-32

Sonstige Myopathien	Central Core Disease	ad	Ryanodinrezeptor (RYR1)	Ja	19q12-13.2
	Maligne Hyperthermie	ad	Ryanodinrezeptor (RYR1)	Ja	19q12-13.2
	Maligne Hyperthermie	ad			7q
	Maligne Hyperthermie	ad			17q
	Maligne Hyperthermie	ad			3q13
	Nemaline Myopathie	ad	Alpha-Tropomyosin (TPM3)	Ja	1q22-23
	Myotubuläre Myopathie	xr	*MTM1*-Gen	Ja	Xq28
	Long QT Syndrom		Natriumkanal (SCN5A)	Ja	3q
	Long QT Syndrom		HERG	Ja	7q
	Long QT Syndrom		KVLQT1	Ja	11p
	Long QT Syndrom				4q
	Myopathie mit Einschlußkörperchen				9p
	Myopathie, distal	ad			14
	Myopathie, Miyoshi-Typ	ar			2p13
	Brody-Myopathie		SercA1		16q
	Bethlem-Myopathie	ad	Alpha 1(VI)-Kollagen	Ja	21q22
	Bethlem-Myopathie	ad	Alpha 2(VI)-Kollagen	Ja	21q22
	Bethlem-Myopathie	ad	Alpha 3(VI)-Kollagen	Ja	2q37
Neuropathien	Amyloidpolyneuropathie I und II	ad	Transthyretin	Ja	18q11.2-12.1
	Amyloidpolyneuropathie III, Iowa		Apolipoprotein A1		11q23
	Amyloidpolyneuropathie IV, Finnisch		Gelsolin		9
	Charcot-Marie-Tooth 1A	ad, ar	Myelin 2 (PMP22), PMP22	Ja	17p11.2
	Charcot-Marie-Tooth 1B	ad	Myelin PO	Ja	1q21.3-23
	Charcot-Marie-Tooth 1C	ad			nicht lokalisiert
	Charcot-Marie-Tooth 2A	ad			1p35-36
	Charcot-Marie-Tooth 2B	ad			3q
	Charcot-Marie-Tooth 2C	ad			7p
	Charcot-Marie-Tooth 4A	ar			8q13-21.1
	Charcot-Marie-Tooth 4B	ar			11q
	Charcot-Marie-Tooth 4?				5q
	Charcot-Marie-Tooth X	xd	Connexin 32	Ja	Xq13.1
	Gypsy Neuropathie				8q
	Dejerine-Sottas (HMSN III), DSDB	ar, sp	Myelin PO	Ja	1q21.3-23
	Dejerine-Sottas (HMSN III), DSDA	sp, ad	PMP22	Ja	17p11.2-p12
	M. Refsum (HMSNIV), erhöhte Pipecolsäure	ar	Phytanoyl-CoA-Hydroxylase	Ja	10p
	HMSN-P (proximal dominante Form)	ad			3p14-q13

Tabelle 1.1 (Fortsetzung)

Erkrankungsgruppe	Erkrankung	Verer-bung	Genort	Direkte Gen-diagnostik	Chromosomale Lokalisation
Neuropathien	Neuropathie mit Druckparesen (HNPP)	ad	PMP22	Ja	17p11.2
	Neuralgische Amyotrophy (HNA)	ad			17q24-q25
	Sensorische Neuropathie 1 (HSN1)				9q
	Motoneuropathie, distal, Typ II				12q
Speicherkrankheiten-Leukodystrophien	M. Wilson	ar	Cu-bindende ATPase	Ja	13q14.3
	M. Menkes	xr	Cu-bindende ATPase	Ja	Xq13.3
	Hallervorden-Spatz-Syndrom	ar			20p12.3-p13
	M. Gaucher	ar	Glukozerebrosidase	Ja	1q21
	M. Gaucher (Variante)	ar	Saposin C (SAP-2)		
	M. Niemann-Pick A	ar	Sphingomyelin PDE 1		11p15
	M. Niemann-Pick B	ar	Sphingomyelin PDE 1		11p15
	M. Niemann-Pick C	ar			18
	Mukopolysaccharidose I (Hurler-Scheie)	ar	Alpha-L-Iduronidase	Ja	4p16.3
	Mukopolysaccharidose II (Hunter)	xr	Iduronat-2-sulfatase	Ja	Xq217.3-28
	Lipofuszinose, infantil (INCL), CLN1	ar	*Palmitoylthioesterase*gen	Ja	1p32
	Lipofuszinose, klassische Form, spät-infantil	ar	*CLN2*-Gen	Ja	11p15
	Lipofuszinose, juvenil, Typ M. Batten, CLN3	ar	*CLN3*-Gen	Ja	16p12.1
	Lipofuszinose, CLN5	ar			13q
	Gangliosidose (Tay-Sachs-Syndrom)	ar	Hexosaminidase (*HEXA*-Gen)		
	Gangliosidose (Sandhoff-Syndrom)	ar	Hexosaminidase (*HEXB*-Gen)		
	Gangliosidose (AB Variante)	ar	GM2-Aktivatorprotein		
	Gangliosidose (GM1-Variante)	ar	Beta-Galaktosidase		
	Gangliosidose (Morquio-B-Syndrom)	ar	Beta-Galaktosidase		
	Glykogenosetyp II, Pompe	ar	Alpha-Glukosidase		17q23
	Glykogenosetyp V, McArdie	ar	Myophosphorylase		11q13
	Glykogenosetyp VII, Tarui	ar	Phosphofruktokinase		1cen
	Glykogenosetyp IX	xr	Phosphoglyceratkinase		Xq13
	Glykogenosetyp X	ar	Phosphoglyceratmutase		7p
	Glykogenosetyp XI	ar			11p
	Adrenoleukodystrophie	xr	ABC-Transporter		Xq28

	Metachromatische Leukodystrophie	ar	Arylsulfatase A Mangel	Ja	22q13.31
	Metachromatische Leukodystrophie	ar	Lysosomale Hydrolase		22q
	Metachromatische Leukodystrophie	ar	Sphingolipidaktivator (Saposin B)		10
	Sanfilippo A	ar	Sulphamidase		17q
	Sanfilippo B	ar	Alpha-N-Acetylglukos-aminidase		17q
	Sanfilippo C	ar	Glucosamin-6-Sulphatase		12q
	Mannosidose	ar	Alpha-Mannosidase B		19
	Mannosidose beta	ar	beta-Mannosidase		4q22-25
	Sialidose/Galaktosialidose	ar	Alpha-Neuraminidase		10
	Canavan-Erkrankung	ar	Aspartoacylase		17p
	Pelizaeus-Merzbacher Erkrankung	xr	Proteolipidgen	Ja	Xq21-22
	Peroxisomale Erkrankungen		*PEX1*-Gen	Ja	7q21-22
	Zellweger-Syndrom		70K peroxisomales Membranprotein		1p21
	Zellweger-Syndrom				8q21
	Zellweger-Syndrom		PXR1		121p13
Neurodegenerative Erkrankungen – Demenz	M. Alzheimer, früh manifestierend, familiär	ad	Amyloidprecurser-protein (APP)	Ja	21q21.3-22
	M. Alzheimer, früh manifestierend, familiär	ad	*Präsenilin1*-Gen (S182)	Ja	14q23-24.1
	M. Alzheimer, spät manifestierend, familiär	ad	Apolipoprotein E4 (?)		19q13.2
	M. Alzheimer, früh manifestierend, familiär	ad	*Präsenilin2*-Gen (STM2)	Ja	1
	Frontotemporale Demenz (HFTD)	ad			17q21-q22
	Transthyretin Amyloidose	ad	*Transthyretin*-Gen	Ja	18q11.2-12.1
	Creutzfeld-Jakob-Erkrankung		Prionprotein	Ja	20p
	Gerstmann-Sträussler-Erkrankung		Prionprotein	Ja	20p
Mitochondriale Erkrankungen	Leber-Optikusatrophie (LHON)	mit	Komplex I, III, IV	Ja	mitochondrial
	Myoklonische Epilepsie (MERRF)	mit		Ja	mitochondrial
	Mitochondriale Enzephalomyopathie (MELAS)	mit		Ja	mitochondrial
	Kearns-Sayre-Syndrom (KSS)	mit		Ja	mitochondrial
	Leigh-Erkrankung	mit	Komplex V	Ja	mitochondrial
	Neuropathie-Ataxie-RP-Syndrom (NARP)	mit	Nucleotid 8993	Ja	mitochondrial
	Progressive externe Ophthalmoplegie (PEO)	mit		Ja	mitochondrial

Tabelle 1.1 (Fortsetzung)

Erkrankungsgruppe	Erkrankung	Verer-bung	Genort	Direkte Gen-diagnostik	Chromosomale Lokalisation
Epilepsien	Benigne familiäre Neugeborenenkrämpfe (BFNC)	ad	KCNQ3-Gen (Kaliumkanal)	Ja	20q13.2
	Benigne familiäre Neugeborenenkrämpfe (BFNC)	ad	KCNQ3-Gen (Kaliumkanal)	Ja	8q24
	Benigne familiäre Neugeborenenkrämpfe (BFNC)	ad			19q
	Rolando-Epilepsie	ad	CHNRA7?		15q14
	Progressive Myoklonusepilepsie (Unverricht-Lundborg)	ar	Cystatin-B-Gen	Ja	21q22.3
	Progressive Epilepsie der Kindheit (Northern Typ)	ar			8pter-p22
	Progressive Myoklonusepilepsie (Lafora)	ar			6q23-25
	Infantile Epilepsie mit paroxysmaler Choreoathetose	ad			16
	Juvenile myoklonische Epilepsie	ad			6p21.3
	Frontallappenepilepsie, nächtliche	ad	CHRNA4-Gen	Ja	20q13
	Frontallappenepilepsie	ad			10q
	Fieberkrämpfe (FEB1)	ad			8q13-21
	Fieberkrämpfe (FEB2)	ad			19p
	Epilepsie mit geistiger Retardierung	xd			Xq
	Hyperekplexie, familiär (Startie-Erkrankung)	ad	Inhibitorischer Glyzinrezeptor (GLRA1)	Ja	5q
Malformation	Miller-Dieker-Lissenzephalie	sp	LIS-1	Ja	17p13.3
	MASA-Syndrom	x	Neuronale Zelladhäsion L1CAM	Ja	Xq28
	Hydrozephalus (HSAS)	x	L1CAM	Ja	Xq28
	Walker-Warburg-Syndrom	ar			9q31-33
	Zerebrale kavernöse Malformation	ad			7q22
	Jaeken-Syndrom (CDG1-Syndrom)	ar	Phosphomannomutasegen	Ja	16p13
	Coffin-Lowry-Syndrom	x	Rsk-2-Gen	Ja	Xp22.2
	Holoprosenzephalie	ad	Sonic hedgehog	Ja	7
	Corpus-callosum-Agenesie				8p
	Corpus-callosum-Agenesie und periphere Neuropathie				15q
Migräne	Migräne, familiär, hemiplegisch	ad	Kalziumkanal (CACNL1A4)	Ja	19p13
	Migräne, familiär, hemiplegisch	ad			1q21-q23
	Migräne, familiär	xr			Xq

Myasthenie	Myastheniesyndrom, kongenital		Azetylcholinrezeptor	Ja	
	Myasthenie, slow-channel congenital		Azetylcholirezeptor		
Arteriopathien	CADASIL	ad	*Notch3*-Gen	Ja	19p13.1-13.2
	Zerebrale Hämorrhagie mit Amyloidose (Dutch-Typ)	ad	Amyloidprecursorprotein		21q21.3-22
	Zerebrale Hämorrhagie mit Amyloidose (Iceland-Typ)	ad	Cystatin C		
mentale Retardierung	Bardet-Biedl-Syndrom	ar			16q
	Angelman-Syndrom	sp	*UBE3A/E6-AP*-Gen	Ja	15q11-13
	Prader-Wili-Syndrom	sp			15q11-13
	Mentale Retardierung, unspezifisch	xr			Xq28
	Mentale Retardierung mit Epilepsie	xd			Xq13-q27
	Mikrozephalie, Epilepsie und Hypoglykorrachie	sp	*Glut-1*-Gen (Glukose-transporter)	Ja	1p35-p31.3
	Fragile-X-A-Syndrom	xr	*Fmr1*-Gen	Ja	Xq27
	Fragile-X-E-Syndrom	xr		Ja	Xq27
	Fragile-X-F-Syndrom	xr		Ja	Xq28
	Phenylketonurie	ar	Phenylalaninhydroxylase	Ja	12q23
	Hyperphenylalaninämie	ar	Dihydropteridinreduktase		4p15
	Hyperphenylalaninämie	ar	Biopterindefizienz		11q22
Sonstige	Dyspraxie	ad			7q31
	Autismus	sp			7q

Zum Teil werden heute Krankheitsentitäten über die Molekulargenetik definiert. Bislang wurden Erkrankungen über ihre Symptome, ihren Verlauf oder neuropathologische Befunde charakterisiert. So war der Phänotyp oft eine vorbestimmte Größe der Erkrankung. Wird eine Erkrankung jedoch durch den zugrundeliegenden Gendefekt definiert, können die zugehörigen Symptome retrospektiv erfaßt werden, und nicht selten bekommt eine Krankheit dann neue Gesichtszüge und ein verändertes phänotypisches Spektrum. So ist z. B. das Symptomenspektrum der Friedreich-Ataxie erheblich breiter, als früher angenommen wurde. Von den ursprünglich als essentiell angesehenen Diagnosekriterien haben sich nur die progrediente Ataxie und die axonale und vorwiegend sensible Neuropathie als obligat erwiesen. Die anderen Kriterien wie Erkrankungsbeginn vor dem 25. Lebensjahr, Areflexie zumindest der unteren Extremitäten, Pyramidenbahnzeichen und Entwicklung einer Dysarthrie innerhalb der ersten 5 Krankheitsjahre treffen bei bis zu einem Viertel der Friedreich-Patienten nicht zu. Dies bedeutet auch, daß der M. Friedreich häufiger bei der Differentialdiagnose einer Ataxie in Erwägung gezogen werden muß als früher.

Darüber hinaus leistet die Molekulargenetik gerade in solchen Teilbereichen der Neurologie, in denen eine allgemein akzeptierte Nosologie bislang fehlte, wertvolle Hilfen, da sie Einteilungsschemata anbietet, die auf den pathogenetischen Grundlagen der Erkrankungen basieren. Ein Beispiel hierfür sind die hereditären Ataxien, bei denen die Definition von Krankheitsbildern und die Klassifikation jahrzehntelang umstritten war. Die Aufdeckung ataxieverursachender Mutationen erlaubt nun eine allgemein anerkannte Einteilung anhand der genetischen Grundlagen dieser Erkrankungen. Dabei wurden auch die einzelnen Krankheitsentitäten neu definiert (s. Kap. 8.1).

Neben der Diagnostik und Nosologie ermöglicht die Molekulargenetik oftmals auch ein besseres Verständnis der klinischen Variabilität vieler Krankheitsbilder. Genotyp-Phänotyp-Analysen erlauben eine Abschätzung, inwieweit die Variabilität einzelner Krankheitsentitäten auf Variationen im Genotyp zurückzuführen sind. Zum Beispiel gibt es bei der spinozerebellären Ataxie vom Typ 3 oder Machado-Joseph-Erkrankung (SCA3/MJD) mindestens 3 unterschiedliche Phänotypen, die original als eigenständige Krankheitsentitäten in der Machado-, der Joseph- und der Thomas-Familie beschrieben wurden. Der Nachweis eines verlängerten Trinukleotidrepeats im *MJD*-Gen erlaubte den Nachweis, daß alle diese Phänotypen und dazu die vorwiegend in Mitteleuropa beschriebene SCA3 einen gemeinsamen genetischen Ursprung haben. Die Länge des Trinukleotidrepeats beeinflußt zumindest z. T. den Phänotyp, kann jedoch nicht die klinischen Unterschiede zwischen SCA3 und MJD erklären (s. Kap. 8.1).

Neben diesen klärenden und ordnenden Aspekten der Genetik für die Neurologie wird das Verhältnis zwischen pathogenen Mutationen und Erkrankungssymptomen aber auch zunehmend komplex. So können klinische Entitäten wie der hereditäre motorische und sensible Neuropathietyp I (HMSN I) genetisch heterogen sein und durch Mutationen des *PMP22*-, des P_0- oder des *Connexin32*-Gens hervorgerufen werden. Auf der anderen Seite können Mutationen eines Gens zu verschiedenen Phänotypen führen. Beispielsweise können Mutationen des *PMP22*-Gens neben einer HMSN I auch eine HMSN III und eine hereditäre Neuropathie mit Neigung zu Druckläsionen (HNPP) verursachen. Zum Teil führt sogar ein und dieselbe Mutation bei Geschwistern oder Eltern-Kind-Paaren zu unterschiedlichen Krankheitsbildern. So kann etwa dieselbe Mutation des *PMP22*-Gens bei dem einen eine HMSN I und bei dem anderen eine HMSN III hervorrufen. Die hierbei zugrundeliegenden Mechanismen sind noch wenig verstanden. Erklärungsmöglichkeiten sind u. a. modifizierende Gene oder epigenetische Interaktionen wie Methylierung oder „genomic imprinting".

Zu den Überraschungen, die die Genetik der Neurologie bereitet hat, gehört auch die Aufdeckung der engen pathogenetischen Verwandtschaft klinisch sehr unterschiedlicher Krankheitsentitäten. Ein eindrucksvolles Beispiel hierfür ist das Gen für die α_{1A}-Untereinheit des spannungsabhängigen Ca^{2+}-Kanals (*CACNL1A4*). Verschiedene Mutationen dieses einen Gens sind verantwortlich für die familiäre hemiplegische Migräne (FHM), die episodische Ataxie vom Typ 2 (EA2) und die spinozerebelläre Ataxie vom Typ 6 (SCA6). Also können sowohl episodisch-remittierende Erkrankungen (FHM, EA2) als auch chronisch-progrediente Degenerationen (SCA6) von demselben Gen ausgehen. Mutationen des *CACNL1A4*-Gens können offensichtlich eine kleinhirnspezifische Symptomatik hervorrufen (EA2, SCA6) und zudem für Krankheitsbilder verantwortlich sein, die primär gar nicht im Kleinhirn zu lokalisieren sind (FHM).

Auch scheint es Mutationsmechanismen zu geben, die nur bei neurologischen Erkrankungen vorkommen. Das Paradebeispiel hierfür sind die Trinukleotidrepeatexpansionen (TRE, s. Kap. 4). Hier wiederum haben die spinobulbäre Muskelatrophie, der M. Huntington, die spinozerebellären Ataxien und die dentatorubrale pallidoluysiane Atrophie den gleichen Mutationsmechansimus und somit eine Verwandtschaft auf pathogenetischer Ebene, wie man sie von klinischer Seite nicht vermutet hätte.

Dies führt zu einem weiteren wesentlichen Beitrag, den die Genetik derzeit für die Neurologie leistet: die Verbesserung des pathophysiologischen Verständnisses zahlreicher neurologischer Erkrankungen. So konnte durch die Aufdeckung der molekularen Ursachen der Muskeldystrophien das Verständnis dieser Erkrankungen als strukturelle Störungen der Myozytenarchitektur wesentlich verbessert werden. Hierdurch werden auch die sehr unterschiedlichen Verläufe der einzelnen Formen verständlich. So ist es nur folgerichtig, daß auch die neue Klassifikation der Muskeldystrophien auf den molekulargenetischen und pathophysiologischen Grundlagen aufbaut.

Einblicke in die Pathophysiologie weiterer Erkrankungen kündigen sich an. Die nahe Zukunft wird zeigen, ob zumindest einzelne Formen des M. Parkinson eine Art Speicherkrankheit unlöslicher Aggregate eines essentiellen Synapsenproteins sind (s. Kap. 7.12.2) oder ob der M. Friedreich eine mitochondriale Eisenstoffwechselstörung ist (s. Kap. 8.1).

Es ist zu hoffen, daß sich das verbesserte Wissen über die pathophysiologischen Mechanismen vieler neurologischer Erkrankungen zunehmend in neue Therapiemöglichkeiten umsetzen läßt. Ansätze hierfür sind bereits erkennbar. So legt die Identifizierung der SCA6 als Ca^{2+}-Kanalerkrankung Therapieversuche mit Substanzen nahe, die diesen Kanal beeinflussen können, wie z. B. Acetazolamid oder Flunarizin. Darüber hinaus ist es nach Kenntnis der Struktur und Sequenz des *SCA6*-Gens auch möglich, den Kanal *in vitro* zu exprimieren und in seiner physiologischen Konfiguration pharmakologisch zu charakterisieren. Die derzeitigen Anstrengungen gehen dahin, in das Ca^{2+}-Kanalgen genau die Mutationen einzubauen, die beim Menschen für die SCA6, die EA2 oder die FHM verantwortlich sind. Dies wäre ein gutes Modell, um die Funktion und pharmakologische Beeinflußbarkeit bei den verschiedenen Störungen dieses Kanals *in vitro* zu testen. Außerdem könnten transgene Tiere erzeugt werden, die das genetische Konstrukt mit dem mutierten Gen tragen. Diese Tiere dienen dann als *In-vivo*-Modell auch bei Therapiestudien. Weitere therapeutische Möglichkeiten sind von Fortschritten der Gentherapie zu erhoffen, wie sie in Kap. 6 skizziert sind.

2 Neurowissenschaften im Internet – Ein kurzer Leitfaden

M. Gossen

Der enorme Wissenszuwachs in der medizinischen Forschung hat in den letzten Jahren und Jahrzehnten zu einer zunehmenden Spezialisierung von Ärzten und Forschern geführt. Immer unüberschaubarer werden die medizinischen Teilgebiete für den einzelnen und immer detaillierter die gewonnenen Daten aus den verschiedenen Zweigen der Forschung. Auch die Kluft zwischen den Forschern einerseits und den praktizierenden Ärzten andererseits nimmt zu. Dem Arzt fällt es daher zunehmend schwer, über den aktuellen Forschungsstand im einzelnen informiert zu sein.

Nun bietet sich den meisten Nationen dieser Welt seit einigen Jahren eine völlig neue Informationsquelle, deren Potential revolutionär ist: das Internet. Dieses Computernetzwerk ist als globales Informations- und Kommunikationsforum konzipiert und wurde bis vor wenigen Jahren als reines Wissenschaftsnetz betrieben. Daher finden sich heute nahezu alle Universitäten und Forschungseinrichtungen weltweit im „Netz" wieder; aber auch viele andere Organisationen sind mittlerweile im Internet mit einem Informationsangebot vertreten. Die Vorteile dieser Art von Kommunikation liegen auf der Hand: Weltweit sind aktuellste Daten prinzipiell für jeden in kürzester Zeit verfügbar, und durch computergestützte Automatisierung ist die gezielte Suche nach Information möglich. Dabei lassen sich die Daten in elektronischer Form speichern und verarbeiten, was viele Arbeitsprozesse erleichtert. Auch die Kontaktaufnahme mit Einzelpersonen oder Organisationen gestaltet sich durch automatisierte Suche besonders einfach und schnell. Dieses Angebot auszuschöpfen und für die eigene praktische Tätigkeit effizient zu nutzen wird gerade für Mediziner zunehmend interessant.

Dieses Kapitel wendet sich insbesondere an Ärzte neurologischer Fachrichtungen und soll eine Einstiegshilfe in die Nutzung des Internet sein. Neben kurzen technischen Erläuterungen zum Kommunikationsablauf werden einige interessante World/Wide/Web-Adressen aufgeführt, die als Ausgangspunkte für die eigene Erkundung des Angebots dienen mögen. Die Adressensammlung richtet sich dabei ganz nach dem Geschmack des Autors; ein Anspruch auf Vollständigkeit wird nicht erhoben.

Voraussetzungen für einen Internetzugang

Wer nicht mit einem Computer direkt über einen „host" an das Internet angebunden ist, kann sich relativ problemlos über existierende Telefonleitungen mit einem nahegelegenen Internetrechner in Verbindung setzen. Dazu wird neben dem eigenen PC folgendes benötigt: ein Modem mit Software, das den Datentransfer über die Telefonleitungen übernimmt, verschiedene Internetprogramme sowie ein Zugang zum Internet, z.B. mittels eines Internetproviders. Schnellerer Datentransfer als auf klassischen Telefonleitungen ist beispielsweise auf ISDN-Leitungen oder Fernsehkabel möglich, wobei hier eine ISDN-Karte bzw. ein Kabelmodem benötigt wird. Welche Alternative die beste ist, sollte im Einzelfall entschieden werden. Die Einarbeitung in die Nutzung des Internet gestaltet sich heute in jedem Fall wesentlich einfacher als noch vor wenigen Jahren, da die Software sehr benutzerfreundlich und der Internetzugang durch Konkurrenz verschiedener Anbieter relativ kostengünstig geworden sind.

Internetdienste

Electronic Mail (E-mail)

Die „elektronische Post" ist die digitale Variante des klassischen Briefs aus Papier; sie dient der direkten Kommunikation von Mensch zu Mensch (oder zu mehreren Menschen). Man schreibt seine Nachricht mit Hilfe eines E-mail-Programms, welches den Brief in das Internet verschickt und auch von dort ankommende Nachrichten lesbar macht. E-mail-Adressen haben die generelle Form *Benutzername@Domäne.Organisation.Land.* Der Vorteil des elektronischen Briefverkehrs ist v. a. seine Geschwindigkeit: die Nachricht erreicht den Empfänger i. allg. innerhalb von Minuten. Die Verwaltung von Briefen in digitaler Form ist zudem sehr komfortabel.

Newsgroups

Die ursprünglichste Form öffentlicher Kommunikation im Internet findet im sog. Usenet statt: In mehreren tausend „Newsgroups" (etwa: Themengruppen) werden E-mails zu ganz spezifischen Themen für jeden lesbar ausgetauscht. Das Usenet ist also ein globales Diskussionsforum, in dem es kein Thema gibt, das nicht einer Newsgroup zuzuordnen wäre. Beteiligen kann man sich mit der entsprechenden Software an denjenigen Newsgroups, die der Internetprovider bereithält. Für Neurowissenschaftler besonders interessant ist die Newsgroup *bio-net.neuroscience*, in der Wissenschaftler, Ärzte und interessierte Laien über verschiedene neurowissenschaftliche Themen diskutieren, Fragen stellen und beantworten, Kontakte zu Spezialisten aufnehmen, usw.

File Transfer Protocol (FTP)

Das File Transfer Protocol dient im wesentlichen dem Kopieren von Dateien von einem Rechner auf einen anderen. Dies ist besonders dann interessant, wenn man sich eine bestimmte Datei, z. B. ein Computerprogramm, einen Text oder eine Grafik aus dem Internet auf den eigenen Rechner herunterladen will. Dazu benötigt man die genaue Adresse und das Unterverzeichnis, in dem sich diese Datei befindet.

World Wide Web (WWW)

Das WWW ist in den letzten Jahren zum meist genutzten Dienst des Internet avanciert, was nicht zuletzt auf seine einfache Bedienung und die anschauliche Präsentation von Informationen zurückzuführen ist. Jeder direkt in das Internet eingebundene Rechner kann beliebige Informationen als „WWW-Server" bereithalten, die mit Hilfe eines „Browser-Programms" abrufbar sind. Besonders nützlich sind die sog. Hotlinks, welche aus einem WWW-Dokument heraus auf andere Seiten verweisen und so eine thematische Verknüpfung ermöglichen. Das Informationsangebot im WWW wächst fortwährend und wird zunehmend multimedial gestaltet; so erlaubt die Kombination verschiedener Konzepte und Sprachen (z. B. HTML, VRML, JavaScript, Java, Active-X) mehr und mehr Interaktivität. Dies macht das WWW zum Werkzeug der Wahl, wenn es um die Beschaffung von Informationen geht. WWW-Adressen erkennt man an dem „http://"-Kürzel (oder einer Variante hiervon) und haben die generelle Form *http://Domäne.Organisation.Land/Pfad/WWW-Dokument.html.*

WWW-Adressen

Unter den folgenden Adressen finden sich viele interessante Informationen zum neurowissenschaftlichen Themenbereich. Da Internetadressen z. T. sehr kurzlebig sind, kann ihre Gültigkeit im Einzelfall allerdings nicht garantiert werden; aktuelle Adressen lassen sich aber i. allg. mit Hilfe von Suchmaschinen (s. unten) ausfindig machen.

Spezifische Krankheiten

Die hier aufgeführten Seiten befassen sich mit einer Erkrankung oder einer Gruppe von bestimmten Erkrankungen und stammen von Forschungsinstituten, Ärzten, Selbsthilfegruppen, Vereinen oder Privatpersonen. Man findet viele Informationen über die jeweilige Krankheit und über weitere Einrichtungen, die sich mit ihr befassen:

- Doctor's Guide to ALS
  http:/www.pslgroup.com/ALS.HTM
- The ALS Association, USA
  http:/www.ALSA.org/
- Alzheimers.com
  http://www.alzheimers.com/
- Alzheimer Forschungsgruppe, Neurologische Klinik der Universität Düsseldorf
  http://pluto.neurologie.uni-duesseldorf.de/~prior/
- Angelman Syndrome Resources and Information, Julie Hyman, USA
  http://shell.idt.net/~julhyman/angel.htm
- National Ataxia Foundation, USA
  http://www.ataxia.org/
- Deutsche Heredo-Ataxie Gesellschaft
  http://ourworld.compuserve.com/homepages/DHAG/
- Dystonia Dialogue
  http://www.ziplink.net/users/dystonia/
- Deutsche Dystonie Gesellschaft
  http://www.infomatec.de/dystonie/
- Washington University Comprehensive Epilepsy Program, USA
  http://www.neuro.wustl.edu/epilepsy/
- Selbsthilfegruppe für Epilepsiebetroffene Leipzig
  http://www.sachsenonline.mda.de/epilepsie/
- FRAXA Research Foundation, USA
  http://www.fraxa.org/

- Interessengemeinschaft Marker-X
  http://www.bbi-halle.de/frax/Welcome.html
- Huntington's Disease, Robert Laycock, Kanada
  http://www.interlog.com/~rlaycock/2nd.html
- Deutsche Huntington Hilfe
  http://www.gwdg.de/~usancke/DHH/
- Deutsche Migräne- und Kopfschmerz-Gesellschaft
  http://www.caat.com/dmkg/
- United Mitochondrial Disease Foundation, USA
  http://biochemgen.ucsd.edu/UMDF/
- The World of Multiple Sclerosis
  http://www.ifmss.org.uk/
- Deutsche Multiple Sklerose Gesellschaft
  http://www.dmsg.de/
- Muscular Dystropy Association, Australien
  http://www.mda.org.au/
- Myasthenia Gravis Links
  http://pages.prodigy.com/myasthenia/
- The Parkinson's Web
  http://neuro-chief-e.mgh.harvard.edu/parkinsonsweb/Main/PDmain.html
- Parkinson Netz
  http://www.parkinson-net.de/

Übersichtsseiten zum Thema Neurowissenschaften

Die aufgeführten Seiten enthalten alle sehr umfangreiche Adressensammlungen und verschaffen einen guten Überblick über das Angebot im WWW.

- Neurosciences on the Internet
  http://www.neuroguide.com/
- World Wide Web Virtual Library: Neuroscience
  http:/neuro.medcornell.edu/VL/
- Eric H. Chudler Homepage, USA
  http://weber.u.washington.edu/~chudler/ehc.html. Hier findet sich auch eine Seite mit Hotlinks zu krankheitsspezifischen Seiten:
  http://weber.u.washington.edu/~chudler/disorders.html

Diskussionsgruppen

- bionet.neuroscience – Newsgroup Archive
  http://www.bio.net/hypermail/NEUROSCIENCE/. Die Homepage der Usenet-Newsgrop *bionet.neuroscience.*
- The NeuroSciences Mailing List
  http://www.pitt.edu/~mattf/NeuroSciList.html. Mit Informationen zur Teilnahme an Diskussionsrunden (per E-mail).

Organisationen allgemein

Viele unterschiedliche Organisationen sind bereits im Internet erreichbar. Im WWW bieten diese v.a. Informationen über sich selbst und laufende Aktivitäten an. Häufig findet man auch „Hotlinks" zu thematisch verwandten Seiten.

- Deutsche Gesellschaft für Neurogenetik
  http://www.med.uni-giessen.de/genetik/dgng.html
- European Society of Human Genetics, Belgien
  http://www.infobiogen.fr/agora/eshg/
- Society for Neuroscience, USA
  http://www.sfn.org/
- Association of Neuroscience Departments and Programs, USA
  http://andp.physlog.uiowa.edu/
- The Hereditary Disease Foundation, USA
  http://www.hdfoundation.org/. Mit Schwerpunkt auf der Huntington-Krankheit.
- Neuromuscular Disease Center, Washington University School of Medicine, USA
  http://www.neuro.wustl.edu/Neuromuscular/. Mit umfangreichem Diagnosekatalog neuromuskulärer Erkrankungen.
- Hum-Molgen
  http://www.informatik.uni-rostock.de/HUM-MOLGEN/. Ein Kommunikations- und Informationsforum für das Fachgebiet Molekulare Humangenetik.

Datenbanken

Datenbanken sind Sammlungen themenspezifischer Informationen und lassen sich über Suchalgorithmen komfortabel abfragen. Die meisten der aufgeführten Datenbanken sind v.a. für Forscher, aber auch für Ärzte interessant.

- Online Mendelian Inheritance in Man
  http://www3.ncbi.nlm.nih.gov/Omim/. Ein Katalog menschlicher Gene und genetischer Krankheiten. Hier kann man sich sehr schnell über den aktuellen Forschungsstand in bezug auf viele bekannte Erbkrankheiten informieren.
- Medline
  http://www.ncbi.nlm.nih.gov/PubMed/medline.html. Die Medline-Datenbank enthält die Zusammenfassungen (Abstracts) aller Artikel aus hunderten von medizinisch relevanten Journalen.
- Sequence Retrieval System
  http://genius.embnet.dkfz-heidelberg.de:8080/menu/srs/. Diese Seite erlaubt das Durchsuchen verschiedener molekularbiologischer Datenbanken, z.B. der GenBank und Swiss-Prot, welche weltweit veröffentlichten DNA- bzw. Protein-Sequenzen enthalten.
- The Genome Database (GDB)
  http://gdbwww.gdb.org/. Dient v.a. dem Auffinden bekannter genomischer Segmente.

Journale

Die Online-Pendants wissenschaftlicher Journale bieten i.allg. Zusammenfassungen (Abstracts) erschienener Artikel oder sogar Volltextartikel an. Diese lassen sich auf den eigenen Rechner herunterladen und ausdrucken. Oft wird für Volltextrecherchen jedoch eine Nutzergebühr verlangt.

- Brain
  http://www.oup.co.uk/jnls/list/brainj/
- Brain Research
  http://www.elsevier.nl:80/inca/publications/store/5/0/6/0/4/8/
- European Journal of Neuroscience
  http://www.oup.co.uk/jnls/list/eurneu/
- Experimental Neurology
  http://192.215.52.3/www/journal/en.htm
- Journal of Molecular Neuroscience
  http:/lbin.com/humana/jmn/index.html
- Journal of Neurobiology
  http://journals.wiley.com/0022-3034/
- Journal of Neurochemistry
  http://www.jneurochem.com/
- The Journal of Neuroscience
  http://www.jneurosci.org/
- Neuron
  http://www.neuron.org/
- Neuroscience
  http://www.elsevier.nl:80/inca/publications/store/4/6/8
- Neuroscience-Net
  http://www.neuroscience.com/
- The Neuroscientist
  http:/www.theneuroscientist.com/
- Trends in Neurosciences
  http:/www.elsevier.nl:80/inca/publications/store/4/0/5/9/1/9/

Medizinische Informationen allgemein

- Deutsche Datenquellen Medizin – Frankfurter Index
  http://www.klinik.uni-frankfurt.de/findex/index.htm. Enthält Hotlinks zu deutschen medizinischen Institutionen.
- DINO – Medizin – Krankheiten
  http://www.dino-online.de/seiten/go14mk.htm. Enthält Hotlinks zu vielen krankheitsspezifischen Seiten.
- European Directory of DNA Laboratories
  http://www.eddnal.com/. Enthält Informationen über europäische DNA-Laboratorien und deren Service.
- Arbeitsgemeinschaft der Wissenschaftlichen Medizinischen Fachgesellschaften
  http://www.rz.uni-duesseldorf.de/WWW/AWMF/. Hier finden sich u.a. Leitlinien für Diagnostik und Therapie (Neurologie) unter: *http://www.rz.uni-duesseldorf.de/WWW/AWMF/ll/ll_neuro.htm*
- Forum Medizin
  http://www.forum-medizin.com/. Viele Themen rund um die Medizin. Mit Listen deutscher Selbsthilfegruppen, Medikamentenrecherche usw.

- Med-Online
  http://www.med-online.de/. Viele Themen rund um die Medizin; mit einer Liste deutscher Selbsthilfegruppen.
- Medicine Online
  http://www.medicineonline.de/. Viele Themen rund um die Medizin. Eine Liste deutscher Selbsthilfegruppen und Beratungsstellen findet sich unter dem Menüpunkt „Kontakte".
- Doctor's Guide to the Internet
  http://www.pslgroup.com/docguide.htm. Informationen für Ärzte und Patienten speziell für die USA, aber auch weltweit.

Ethik

Die genannten Seiten befassen sich insbesondere mit Bioethik und medizinischer Ethik.

- Genethics
  http://ccme-mac4.bsd.uchicago.edu/CCMEDocs/Genes. Eine Übersichtsseite mit vielen Hotlinks.
- Biomedical & Health Care Ethics Resources on WWW
  http:/www.ethics.ubc.ca/papers/biomed.html. eine Übersichtsseite mit vielen Hotlinks.
- Das Internationale Bioethik-Komitee der UNESCO
  http://www.unesco.de/Bioethik/Bio_01.htm
- Zentrum für medizinische Ethik Bochum
  http://www.ruhr-uni-bochum.de/zme/

Suchmaschinen

Zur internetweiten Suche nach Stichwörtern eignen sich Suchmaschinen. Nach Eingabe einer Suchanfrage lassen sich so häufig WWW-Seiten bestimmter Institutionen oder zu bestimmten Themen finden. Da Suchbegriffe meist auf komplexe Art und Weise kombiniert werden können, ist eine gezielte Suche nach Spezialthemen möglich. Das Ergebnis einer Suchanfrage fällt bei verschiedenen Suchmaschinen allerdings meist unterschiedlich aus, da diese nach unterschiedlichen Prinzipien arbeiten. Es ist daher oft sinnvoll, eine möglichst spezifisch gefaßte Suchanfrage an mehrere Suchmaschinen zu richten.

- Neuroscience Web Search, Fred K. Lenherr, USA
  http://www.acsiom.org/nsr/. Auf neurowissenschaftliche Themen spezialisiert.
- Medical World Search
  http://www.mwsearch.com/. Auf medizinische Themen spezialisiert.
- CUSI
  http://www.unix-ag.uni-siegen.de/search/. Hier findet sich eine Liste vieler Suchmaschinen.
- Yahoo
  http://www.yahoo.com/ (weltweite Suche)
  http://www.yahoo.de/ (vorrangige Suche nach deutschen Seiten)

- Excite
  http://www.excite.com/
- HotBot
  http://www.hotbot.com/
- Alta Vista
  http:/www.altavista.digital.com/
- Who Where?
  http://www.whowhere.com/index2.html. Dient der Suche nach Personen (E-mail-Adressen).

Ausblick

Computernetzwerke spielen in unserem Leben eine immer größere Rolle, sei es in Form des Internet, als kommerzielle Netzwerkdienste wie AOL, Compuserve oder T-Online, oder als lokale Netze wie Ethernet oder Intranet. Deutlich zeichnet sich ein Trend zur schnelleren Datenübertragung, zur erhöhten Benutzerfreundlichkeit und zur vermehrten Interaktivität ab. Dabei wird neben der Möglichkeit, Informationen unterschiedlichster Art online zu beschaffen, v.a. die Kommunikation per Computer nachhaltig unser Leben beeinflussen. Für den Arzt, der durch seine Tätigkeit inmitten des sozialen Lebens steht, sind in der Zukunft verschiedene Anwendungen denkbar: Er könnte auf Datenbanken zugreifen, die aktuelle Informationen über Krankheiten, Diagnose- und Therapieverfahren sowie über Medikamente enthalten. Er könnte sich mit anderen Fachärzten in Verbindung setzen, um sich mit diesen per „Video Conferencing" zu verständigen und dabei Krankenakten und digitalisierte Untersuchungsergebnisse (aus bildgebenden Verfahren, EKG etc.) auszutauschen. Er könnte vielleicht sogar am Bildschirm therapiebegleitende Gespräche mit Patienten führen, und er könnte seinen Schriftverkehr mit Krankenkassen online erledigen. Kurzum, seine Arbeit würde sich in vielen Bereichen durch Computereinsatz effizienter gestalten.

Dies ist zum großen Teil sicher noch Zukunftsmusik, denn neben technischen Schwierigkeiten sind zu diesem Zeitpunkt noch rechtliche Aspekte, z.B. zur Datensicherheit, ungeklärt. Daß aber schon heute das Internet als Informationsquelle sinnvoll zu nutzen ist, zeigen die in diesem Buch aufgeführten WWW-Adressen, und wer das Engagement aufbringt, sich mit dieser Thematik auseinanderzusetzen, wird davon sicher direkt und in der Zukunft profitieren.

3 Indirekte Gendiagnostik

O. Rieß

Von den über 500 genetisch bedingten Erkrankungen, die für den Menschen bekannt sind, konnte man nur bei wenigen Hunderten den zugrundeliegenden Gendefekt identifizieren. Für mehr als 2000 Erkrankungen ist die Lokalisation im Genom bekannt, die Isolierung des Erkrankungsgens und die Identifizierung der Mutationen kann jedoch viele Jahre intensiver Forschung beanspruchen. Für die Erkrankungen, die familiär vererbt werden und deren chromosomale Lokalisation bekannt ist (etwa 1000), kann u. U. durch die Typisierung von polymorphen Markern die Vererbungslinie innerhalb der Familie bestimmt werden. Dieses Verfahren nennt man eine „indirekte DNA-Analyse". Noch vor wenigen Jahren hat man dazu Polymorphismen im Genom untersucht, die Erkennungsstellen von Restriktionsenzymen schaffen oder zerstören. Der Nachweis dieser sog. Restriktions-Fragment-Längen-Polymorphismen (RFLP) mittels Southern-blot-Analyse ist jedoch relativ aufwendig, verbraucht viel Probanden-DNA und ist mit einer maximalen Heterozygotierate von 50 % in vielen Familien für die Bestimmung der Vererbungslinie nicht informativ.

In den letzten Jahren wurde daher eine neue Generation von über 5000 Markern entwickelt, die nahezu gleichmäßig über das menschliche Genom verteilt sind und eine hohe Heterozygotierate aufweisen. Diese Marker detektieren kurze, sich wiederholende DNA-Abschnitte, sog. Mikrosatelliten-DNA, die relativ einfach mittels Polymerasekettenreaktion (PCR) analysierbar sind. Diese hochpolymorphen Marker ermöglichen in der Regel das Nachvollziehen der Vererbung des zu untersuchenden Chromosomenabschnittes in den Familien. Sie sind daher auch das vorrangige Instrument zur Lokalisation von neuen Krankheitsorten im menschlichen Genom. Der indirekte Nachweis eines Gendefekts ist i. allg. nur möglich, wenn man mehrere Erkrankte innerhalb einer Familie untersucht. Er erlaubt keine 100 %ige Wahrscheinlichkeitsaussage, da nicht die Mutation selbst, sondern nur die Vererbung eines in der Nähe liegenden Polymorphismus untersucht wird.

Rekombinationsbedingte Fehlerraten

Entscheidender Nachteil der indirekten Diagnostik ist, daß die Mutation nicht direkt nachgewiesen wird. In Abhängigkeit vom genetischen Abstand eines Markers vom krankheitsverursachenden Gendefekt können bei der Gametogenese Rekombinationen zwischen homologen Chromosomenabschnitten auftreten, die die Bestimmung der Vererbungslinie erschweren (Abb. 3.1). Das Auftreten von Rekombinationen zwischen der Mutation und dem Marker bedeutet grundsätzlich eine Einschränkung der Genauigkeit des verwendeten Tests. Heute bestimmt man die Vererbungslinien meist mit Markern, die höchstens 1 % Rekombinationshäufigkeit mit dem Krankheitsgenort

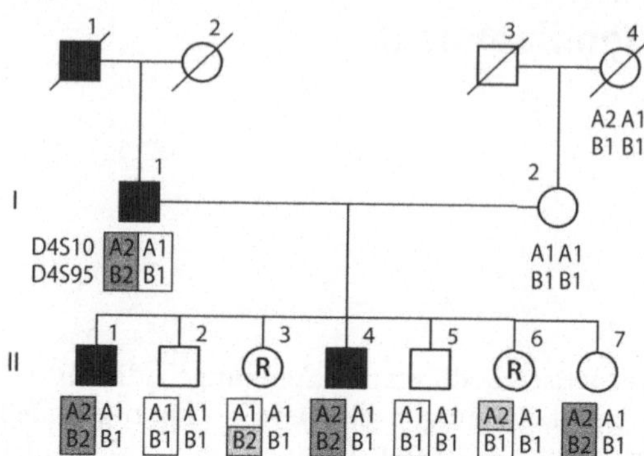

Abb. 3.1. Indirekte DNA-Analyse bei einer autosomal-dominant vererbten Erkrankung (Beispiel M. Huntington). Die Kopplungsanalysen mit den Markern D4S10 und D4S95 ergeben, daß die Erkrankung in dieser Familie mit dem Haplotyp „A2B2" vererbt wird. Die Person II-7 trägt diesen Haplotyp und ist damit Anlageträger für die Erkrankung. Das *Huntingtin*-Gen liegt zwischen den beiden analysierten Markern. Für die Personen II-3 und II-6, bei denen sich eine Rekombination zwischen den Markern nachweisen läßt, kann daher keine Aussage über den Genträgerstatus gemacht werden

aufweisen oder bestimmt sogar intronische Krankheitsgenmarker. Wenn ein Gen sehr lang ist oder in einer Region mit hoher Rekombinationsrate liegt, können auch Marker innerhalb eines Gens mit der Krankheitsmutation rekombinieren (z. B. Duchenne-Muskeldystrophie). Diagnostische Fehler bei indirekten DNA-Analysen kann man weitestgehend ausschließen, wenn man mehrere, das Krankheitsgen flankierende Marker bestimmt. In diesem Falle kann man das Auftreten einer Rekombination während der Meiose ausschließen. Wenn bei der Rat suchenden Person eine Rekombination zwischen den Markern und dem Krankheitsgenort nachgewiesen werden kann, ist zwar keine Aussage über die tatsächliche Vererbung der Krankheit möglich, aber es läßt sich wenigstens eine falsche Prognose vermeiden. Findet man keine Rekombination mit jeweils flankierenden Markern, könnte theoretisch nur noch eine doppelte Rekombination das Ergebnis verfälschen. Solche Situationen sind jedoch extrem selten und in der Praxis im Vergleich zu anderen Fehlerquellen (Probenverwechslung, falsche Auswertung, DNA-Kontaminationen der PCR) vernachlässigbar.

Zur Bestimmung des Chromosoms, welches mit der Erkrankung kosegregiert, muß in der Regel die erkrankte Person der zu untersuchenden Familie für den Marker heterozygot sein. Verfolgt man nun die Vererbung dieser Polymorphismen in der Familie, sollte die Unterscheidung „Wildtypallel" und „Krankheitsallel" möglich sein (Abb. 3.2).

Die indirekte Methode wird u. a. bei heterogenen Erkrankungen als ein 1. Schritt vor einer Anwendung des direkten Mutationsnachweises eingesetzt, um den krankheitsauslösenden Genort chromosomal zu lokalisieren. Außerdem wird der indirekte Nachweis bei Genen mit sehr vielen Mutationen angewandt, die über große Genabschnitte verteilt sind, so daß eine Mutationssuche extrem zeitaufwendig ist. Vereinzelt wird eine genetische Kopplungsanalyse auch bei einem für die Erkrankung möglichen direkten Mutationsnachweis in speziellen Beratungssituationen eingesetzt, in der die Rat suchende Person das eigene Risiko nicht wissen möchte, aber beispielsweise über

Abb. 3.2. Informationsgehalt von Markern, die eine Bestimmung der Phase des betroffenen Chromosomenabschnittes in der Familie ermöglichen (*unten* informative Meiosen) bzw. ausschließen (*oben* nichtinformative Meiosen)

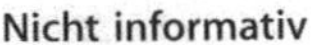

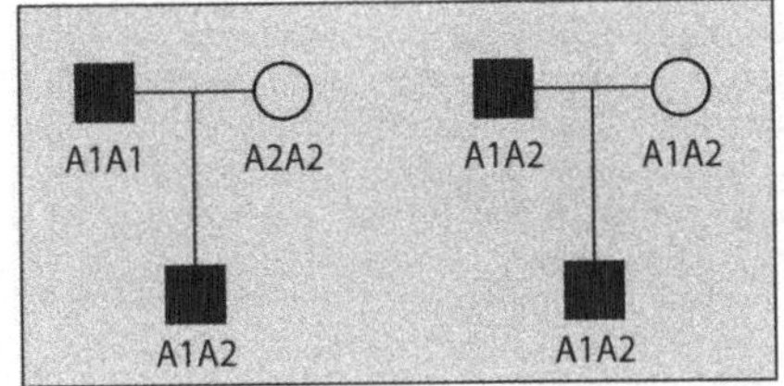

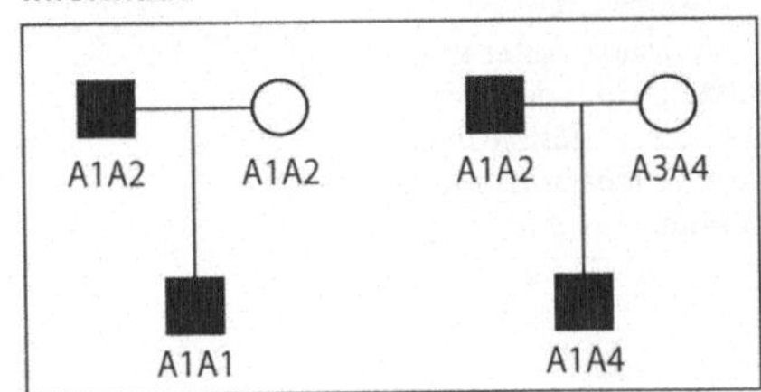

das Erkrankungsrisiko des Nachkommen informiert werden will (sog. Ausschlußdiagnostik). Sie findet vereinzelt bei spätmanifestierenden, nichttherapierbaren Erkrankungen Anwendung, wie beim M. Huntington. Nicht jeder Ratsuchende möchte Gewißheit über den Genträgerstatus haben. Ein pränataler Test ermöglicht es jedoch, gesunde Kinder zur Welt zu bringen, ohne daß dabei die Risikoperson erfahren muß, ob sie selbst einmal diese Erkrankung entwickelt (Abb. 3.3). Die Ausschlußdiagnostik hat jedoch auch einen entscheidenden Nachteil: Sie ermöglicht nur die Aussage für den Feten, daß dieser entweder nicht ·das betroffene Chromosom geerbt, oder aber den gleichen genetischen Status wie die elterliche Risikoperson hat. Da das Elternteil jedoch nicht direkt getestet ist und *a priori* ein 50 %iges Erkrankungsrisiko besitzt, besteht auch die 50 %ige Wahrscheinlichkeit, daß das Elternteil kein Genträger für die Erkrankung ist. Wenn der Fetus die gleiche Markerkonstellation wie die der Eltern hat, wird bei einer Interruption auch eine 50 %ige Wahrscheinlichkeit für die Abtreibung eines gesunden Feten in Kauf genommen. Diese Situation würde bei Anwendung des direkten Mutationsnachweises nicht eintreten; ein positives Testergebnis beim Feten ließe jedoch sofort auch für die elterliche Risikoperson den Schluß eines „Mutationsträgers" zu. Diese für die Beratung schwierige Situation macht besonders deutlich, daß neben der rein technischen Durchführbarkeit eines genetischen Tests viele ethische Fragestellungen und Probleme aufgeworfen werden, die von vornherein nur nach umfassender Information und in ausführlichen Gesprächen mit den Ratsuchenden gegeneinander abgewogen werden müssen.

Bei letal verlaufenden Erkrankungen sollte durch den behandelnden Arzt an die Möglichkeit einer Asservierung von DNA für künftige genetische Tests gedacht werden. DNA ist über Jahre hinaus stabil und kann dann bei diagnostischen Fragestellungen zur Verfügung stehen. Diese Situation ist besonders bei jungen Paaren zu erwägen, deren 1. Kind an einer solchen Erkrankung leidet. Bei den Eltern besteht meist weiterer Kinderwunsch, der sich oftmals ohne eine vorgeburtliche Diagnostik versagt wird. Für die indirekte Diagnostik ist DNA vom erkrankten Kind unerläßlich.

Abb. 3.3. Ausschlußdiagnostik.
Im Fall A (*oben*) erlaubt die
indirekte Kopplungsanalyse
den Nachweis, daß der Fetus
(III/1) den nichtbetroffenen
großväterlichen Chromosomenabschnitt geerbt hat. In Fall B
(*unten*) erhöht sich das
A-priori-Erkrankungsrisiko
des Fetus von 25 % durch die
Untersuchung auf 50 %. Es
kann jedoch kein Ausschluß
des Erkrankungsrisikos erfolgen. Die Aussage lautet in
dieser Konstellation, daß der
Fetus (III/1) das gleiche Risiko
wie der (noch nicht erkrankte)
Vater (II/1) hat

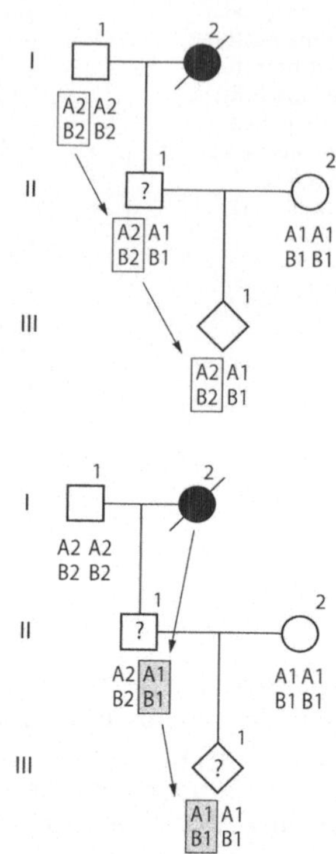

Selbst wenn das erkrankte Kind bereits verstorben ist, könnte man aus getrockneten
Blutflecken (z. B. Guthrie-Karte) genügend DNA für eine PCR-Analyse verwenden.
Auch stehen manchmal entnommene Gewebeproben für die DNA-Gewinnung zur
Verfügung.

Es soll an dieser Stelle darauf verwiesen werden, daß ein indirekter Test eine Art
„Abstammungsgutachten" für die untersuchten Personen erstellt. Er baut auf den
angegebenen verwandtschaftlichen Verhältnissen auf. „Falsche Vaterschaft" wird
durch die verwendeten Verfahren aufgedeckt und kann große Konflikte in den Familien hervorrufen. In der Regel hat diese Situation auch zur Folge, daß das Krankheitsallel nicht bestimmt werden kann. Es muß dann durch die Berater und das
DNA-Labor sorgfältig abgewogen werden, ob diese Ergebnisse wirklich der Familie
mitgeteilt werden sollten.

4 Direkte Gendiagnostik und Mutationstypen

O. Rieß und L. Schöls

Ein direkter Gentest beruht auf dem Nachweis der krankheitsverursachenden Mutation. Eine große Anzahl verschiedener Methoden wurde entwickelt, um die Vielfältigkeit der Mutationen entsprechend sensitiv nachweisen zu können. Auf eine differenzierte Darstellung der verschiedenen Methoden wurde bewußt verzichtet. Als weiterführende Literatur sei hierzu auf das Buch *„Molekulare Humangenetik"* von Strachan und Read (1996) verwiesen. Im folgenden werden jedoch die Mutationsarten aufgrund ihrer unterschiedlichen pathogenetischen Auswirkungen eingehender geschildert, was dem Verständnis der speziellen Krankheitsbilder dienen soll.

Das Erbmaterial von Menschen unterscheidet sich in seiner Basenfolge. Diese Variabilität ist eine Voraussetzung für die Evolution von Lebewesen. Die überwiegende Mehrzahl der Veränderungen sind sog. DNA-Polymorphismen, die in der Regel keinen Einfluß auf die Entstehung von Krankheiten haben. Veränderungen in der DNA, die zu genetisch bedingten Erkrankungen führen könne, bezeichnet man als Mutationen. Mutationen können ausschließlich in Zellen von Körpergeweben vorkommen (sog. somatische Mutationen) und dort zu krankhaften Veränderungen führen (z.B. Tumorentstehung). Zahlreiche physikalische, chemische und biologische Mutagene können diese Veränderungen in der DNA hervorrufen. Weitaus häufiger kommen jedoch sog. endogene Mutationen vor, die durch spontan auftretende Fehler während der DNA-Replikation und DNA-Reparatur bedingt sind. Betreffen die Veränderungen das Keimbahngewebe, kann, soweit die Fortpflanzungsfähigkeit nicht beeinträchtigt wird, die Mutation auf die Nachkommen weitergegeben werden. Neumutationen als Ursache genetisch bedingter Erkrankungen sind vergleichsweise selten, so daß die meisten DNA-Veränderungen durch Vererbung weitergegeben werden. Zu den häufigsten Mutationen gehören Basenaustausche, wobei man die Substitution einer Pyrimidinbase (C oder T) bzw. einer Purinbase (A oder G) als *Transition* und die Substitution eines Pyrimidins durch ein Purin oder umgekehrt als *Transversion* bezeichnet (Abb. 4.1).

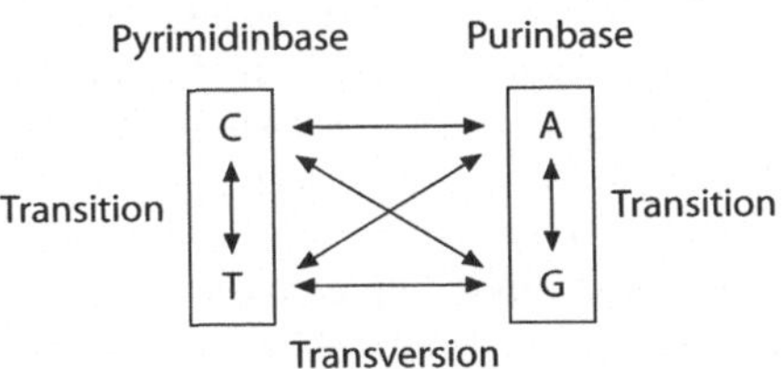

Abb. 4.1. Basenaustauschmutation. Transition: Substitution einer Pyrimidinbase mit einer Pyrimidinbase bzw. einer Purinbase mit einer Purinbase; Transversion: Substitution eines Pyrimidins durch ein Purin oder umgekehrt

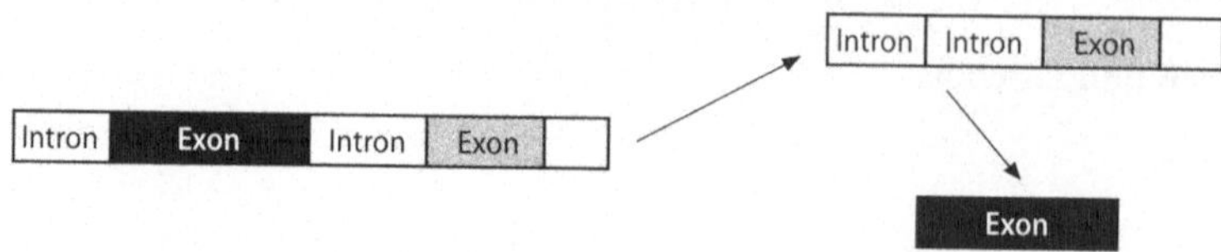

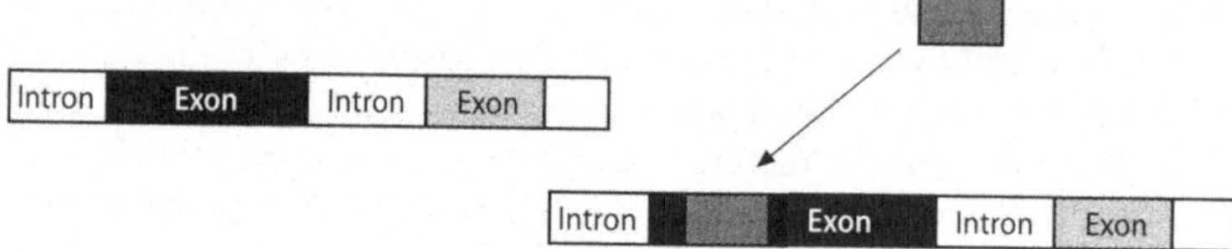

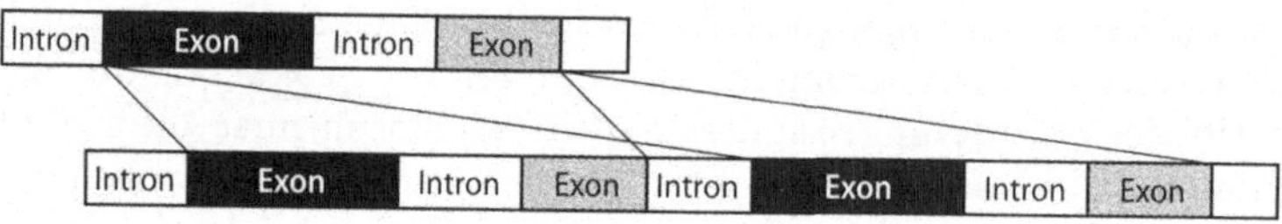

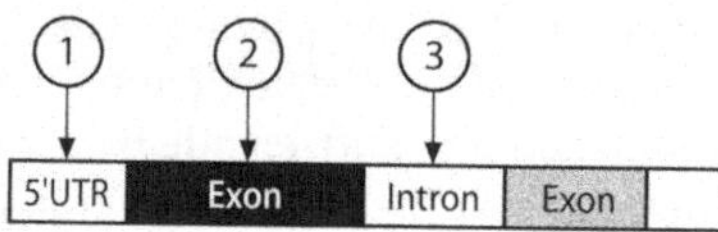

Abb. 4.2 a–d. Schematische Darstellung verschiedener Mutationsmechanismen

Deletionen und Duplikationen von DNA-Abschnitten als pathogenetische Krankheitsursache

Neben den häufiger vorkommenden Einzelbasenaustauschen führen jedoch auch der Verlust (*Deletion*) mehrerer Gene, wie sie bei übergreifenden Gensyndromen („contiguous gene deletion syndroms") ursächlich sind, bzw. die Deletion einzelner Genabschnitte zum Funktionsverlust (Abb. 4.2). Diese Deletionen können eine Verschiebung des Leserasters für das Protein nach sich ziehen und damit zu starken Funktionseinschränkungen führen, wie beispielsweise bei Deletionen im *Dystrophin*gen, die die Duchenne-Muskeldystrophie verursachen. Deletionen im selben Gen, die keine Verschiebung des Leserasters zur Folge haben, führen dagegen zum klinisch milderen Krankheitsbild der Becker-Muskeldystrophie. Diese Tatsache muß jedoch nicht auf andere Krankheitsbilder zutreffen. *Duplikationen* von einzelnen Genabschnitten (s. Abb. 4.2) können unter Umständen schwerere Krankheitsbilder verursachen als die Deletion des gleichen Abschnitts. Kürzlich konnte beispielsweise bei den hereditären Neuropathien gezeigt werden, daß die Duplikation des *PMP22*-Gens ebenso eine Neuropathie verursacht wie die Deletion dieses Gens, so daß man annimmt, daß diese Erkrankung durch Gendosiseffekte entstehen.

Basenaustausche im proteinkodierenden Abschnitt eines Gens

Im menschlichen Genom beschränken sich die Mutationen mit funktionellen Auswirkungen zumeist auf die Abschnitte, die für die Transkription der mRNA und für den proteinkodierenden Anteil bedeutsam sind (s. Abb. 4.2). Nur der geringste Anteil der Basenaustausche führt zu funktionellen Auswirkungen. Zum einen macht der kodierende Anteil der DNA eines Menschen nur etwa 5 % des gesamten Genoms aus. Andererseits ist der genetische Kode degeneriert, d. h. mehrere Kodons mit Variationen in ihrer 3. Position können die Information für ein und dieselbe Aminosäure enthalten. So wird z. B. von den Kodons GGA, GGC, GGG und GGU die Aminosäure Glycin abgelesen. Diese Basenaustausche bezeichnet man als *stille Substitutionen*. Basenaustausche die zur Veränderung einer Aminosäure im abgelesenen Protein führen, nennt man dagegen *Missensemutationen*. Dabei kann man *konservative Substitutionen* von *nichtkonservativen Substitutionen* unterscheiden. Bei ersteren ähneln sich die chemischen Eigenschaften der ursprünglichen und der ersetzten Aminosäuren. Die Auswirkungen auf die Proteinfunktion sind dabei oftmals nur gering. Im Gegensatz dazu ändern sich bei den nichtkonservativen Austauschen chemische Eigenschaften und/ oder elektrische Ladungen. Finden diese Substitutionen in sog. konservierten Abschnitten eines Gens statt, die meist für das gebildete Protein funktionell von großer Bedeutung sind, können sie zu verminderter Aktivität oder fehlerhafter Funktion des Proteins führen. Ein besonderer Fall einer Einzelbasensubstitution ist eine *Nonsensemutation*, bei der das Kodon einer Aminosäure durch ein Stoppkodon ersetzt wird. Solche Mutationen führen zu einem vorzeitigen Abbruch der Proteinsynthese und damit zu einem verkürzten Protein, welchem das karboxyterminale Ende fehlt und das deshalb fast immer eine deutlich eingeschränkte Funktion besitzt. Darüber hinaus gibt es Hinweise, daß Nonsensemutationen in Genen zur Instabilität der entsprechenden mRNA führen, so daß selbst das aberrante, verkürzte Protein kaum nachweisbar ist.

Pathogene Basenaustausche in regulatorisch und funktionell wichtigen Abschnitten eines Gens

Die proteinkodierenden Abschnitte der meisten Gene werden durch sog. intronische DNA-Sequenzen, die *Introns*, unterbrochen. Introns trennen 2 benachbarte proteinkodierende Abschnitte eines Gens, die *Exons*. Intronische Bereiche werden bei der Reifung der Messenger-RNA (mRNA) herausgeschnitten. Diesen Vorgang bezeichnet man als „*Spleißen*". An den beiden Enden eines Gens, dem 5'- und 3'-Bereich, befinden sich sog. untranslatierte Sequenzen, die zwar während des Ablesens eines Gens in die mRNA (*Transkription*) überschrieben werden, nicht jedoch während der *Translation* in das Protein. Für die Transkriptionsinitiierung eines Gens sind darüber hinaus Sequenzelemente wichtig, an die die RNA-Polymerase bindet. Diese Sequenzen faßt man unter dem Begriff eines „Promotors" zusammen. Man findet sie meist unmittelbar 5' des Gens.

Etwa 20 % der bisher identifizierten pathogenen Mutationen kommen in den nichtkodierenden Genabschnitten vor. Das betrifft v. a. Sequenzen, die für korrektes

Spleißen der intronischen Bereiche erforderlich sind. Bei einigen Erkrankungen sind Beeinträchtigungen des Spleißvorganges sehr häufig, wie beispielsweise bei einer Funktionsstörung des Kollagens, die zur Osteogenesis imperfecta führt. Mutationen in den konservierten Bereichen, die ein Exon unmittelbar flankieren (GT- und AG-Signalsequenzen; auch Spleißdonor und Spleißakzeptor genannt), können zum Auslassen von Exons führen. Meist führen diese Exondeletionen zu einer Verschiebung des Leserasters und damit zu einem aberranten, nicht funktionsfähigen Protein, das in der Regel instabil ist.

Expansion repetitiver DNA-Sequenzen als Ursache genetisch bedingter Erkrankungen

Das menschliche Genom enthält einen hohen Anteil an repetitiven DNA-Abschnitten. Diese direkten Wiederholungen, bestehend aus kurzen, mittleren oder sehr langen Nukleotidfolgen, können in seltenen Fällen einen unmittelbaren Einfluß auf die Expression bzw. Funktion einzelner Gene ausüben. Erst in den letzten Jahre ist der Nachweis gelungen, daß Verlängerungen beispielsweise von Tripletteinheiten zu genetisch bedingten Erkrankungen führen können. Erkrankungen, die durch eine CAG-Repeatverlängerung verursacht werden, faßt man unter dem Begriff der *Typ-1-Trinukleotidrepeaterkrankungen* zusammen (Tabelle 4.1). Bisher wurde eine CAG-Verlängerung bei M. Huntington (MH), der dentatorubralepallidoluysianen Atrophie (DRPLA), der spinobulbären Muskelatrophie (SBMA) und den spinozerebellären Ataxien (SCA) vom Typ 1, 2, 3, 6 und 7 nachgewiesen (Abb. 4.3) (The Huntington's disease collaborative research group 1993; Nagafuchi et al. 1994; La Spada et al. 1991; Kawaguchi et al. 1994; Orr et al. 1993; Zhuchenko et al. 1997; David et al. 1997). Diese Erkrankungen haben mehrere Gemeinsamkeiten. Klinisch handelt es sich um neurodegenerative Erkrankungen, welche sich in der Regel zwischen dem 30. und 45. Lebensjahr manifestieren. Alle Typ-1-Erkrankungen gehen mit einem Verlust von Nervenzellen und Gliose in bestimmten Arealen des Gehirns einher, ohne daß sich jedoch eine Ablagerung extrazellulären Materials oder intrazellulärer Einschlüsse nachweisen läßt. Es ist wahrscheinlich, daß diesen Erkrankungen ähnliche pathobiochemische Mechanismen zugrunde liegen. Bei allen Typ-1-Trinukleotidrepeaterkrankungen liegt der CAG-Block in einer DNA-Region, die die Information für das zu bildende Protein enthält (translatierte Region). Hierbei findet man keine Hinweise auf einen verminderten mRNA-Gehalt in den Zellen, d.h. die Transkription wird durch eine CAG-Verlängerung nicht beeinträchtigt. Es konnte nachgewiesen werden, daß aus der $(CAG)_n$-Information eine Polyglutaminkette gebildet wird (Jou u. Myers 1995). Statistisch gesehen ist die Länge der Trinukleotideinheiten indirekt mit dem Erkrankungsalter korreliert (Schöls u. Rieß 1996; Zühlke et al. 1993), d.h. Personen mit sehr langen Repeats erkranken in der Regel früher. Für den Einzelfall kann jedoch anhand der Repeatlänge keine exakte Vorhersage getroffen werden.

Typ-2-Trinukleotidrepeaterkrankungen wurden aufgrund mehrerer unterschiedlicher Eigenschaften von den Erkrankungen abgegrenzt, die durch eine intragenische CAG-Repeatverlängerung verursacht werden. Als Ursache der Typ-2-Trinukleotiderkrankungen findet man ununterbrochene CTG- (myotone Dystrophie), GAA- (Friedreich-Ataxie) oder CCG- (fra(X)-Syndrom) Verlängerungen, die außerhalb des offenen Leserahmens des Proteins lokalisiert sind (Abb. 4.4, s. Tabelle 4.1). Die Repeatlängen

Tabelle 4.1. Charakteristika von Trinukleotidblockverlängerungen neurologischer Erkrankungen (*nb* nicht bekannt)

Erkrankung	Krankheits-gen	Trinukleotid-sequenz	Länge des stabilen Normalrepeats	Instabile Prämutation	Instabile Mutation	Repeat-Lokalisation	Funktionelle Auswirkung
FRAXA-Syndrom	Fmr1	CGG	6–ca. 50	45–ca. 200	>230–>200	1. Exon 5′ – UTR	Vermindertes Transkript
FRAXE-Syndrom	nb	CCG	6–25	ca. 116–133	>200–>850	? (evtl. 1. Exon) 5′-UTR	Vermindertes Transkript (?)
FRAXF-Syndrom	nb	GCC	6–ca. 29	nb	300–500	? (evtl. 1. Exon) 5′-UTR	Vermindertes Transkript (?)
Myotone Dystrophie	Protein-kinase	CTG	5–37	nb	50–>2000	letztes Exon 3′-UTR	Verringerte mRNA-Stabilität (?)
Friedreich-Ataxie	Frataxin (X25)	GAA	6–27	34–58	66–>1350	Intronisch	Vermindertes Transkript
SBMA	Androgen-Rezeptor	CAG	12–34	nb	40–62	Exon 1, translatiert (Gln)	Neue Funktion (?)
Chorea Huntington	Huntingtin	CAG	11–34	30–38	38–102	Exon 1, translatiert (Gln)	Neue Funktion (?)
SCA1	SCA1-Gen	CAG	19–36	nb	43–81	Exon 8, translatiert (Gln)	Neue Funktion (?)
SCA2	SCA2-Gen	CAG	14–31	32–34	35–64	Kodierende Region (Gln)	Neue Funktion (?)
SCA3/MJD	MJD1-Gen	CAG	13–36	nb	56–79	Exon 4, translatiert (Gln)	Neue Funktion (?)
SCA6	Kalziumkanal (CACNL1A4)	CAG	6–18	nb	21–30	Kodierende Region (Gln)	Neue Funktion (?)
SCA7	SCA7-Gen	CAG	7–17	nb	38–130	Kodierende Region (Gln)	Neue Funktion (?)
DRPLA/Haw-River-Syndrom	Atrophin	CAG	6–ca. 28	nb	49–75	Kodierende Region (Gln)	Neue Funktion (?)

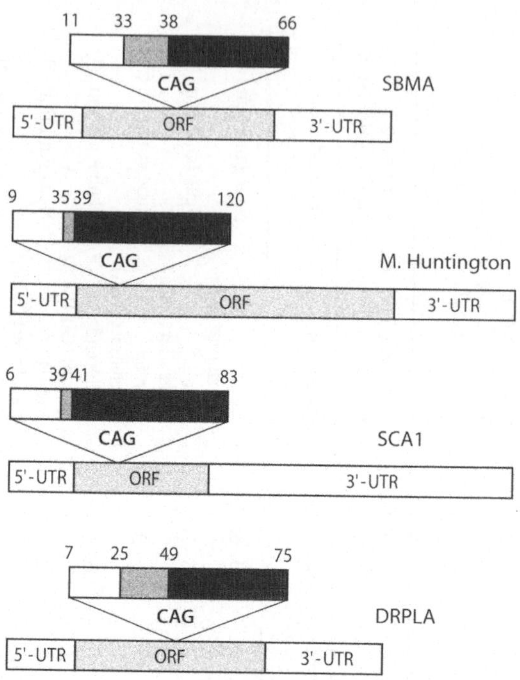

Abb. 4.3. Trinukleotidrepeaterkrankungen vom Typ 1. Die krankheitsverursachenden CAG-Trinukleotidrepeatverlängerungen sind in der translatierten Region der Gene lokalisiert, dem sog. offenen Leserahmen (ORF), und kodieren für eine Polyglutaminkette im Protein. Die in der Normalbevölkerung variierende Repeatanzahl wurde mit einem *weißen Balken* dargestellt, der Intermediärbereich in *grau* und der expandierte Bereich mit einem *schwarzen Balken*. Der offene Leserahmen wurde *grau* markiert und die nichttranslatierte Region (UTR) mit einem *weißen Balken*

in betroffenen Individuen expandieren in der Regel bis zu mehreren Hunderten bzw. sogar Tausenden von Einheiten. Außerdem findet man eine erstaunliche somatische Instabilität, d.h. die Anzahl der Repeateinheiten kann sich drastisch zwischen verschiedenen Geweben und sogar Zellen unterscheiden. Die Mutationen wiederum führen nicht etwa zu veränderten Eigenschaften der Proteine, sondern wahrscheinlich zumeist zu einer verminderten Proteinsynthese, wenn auch auf verschiedenen Mechanismen beruhend. So geht beim fra(X)-Syndrom (FraX A) die Repeatverlängerung mit einer Methylierung der 5'-Region einher, mit der Folge, daß die Proteine für den Transkriptionsapparat nicht mehr fest an die Region binden können und die Transkriptionseffizienz maßgeblich beeinträchtigt ist (Yu et al. 1991; Verkerk et al. 1991). Daher findet man bei betroffenen männlichen Personen (nur ein X-Chromosom) keine mRNA und letztendlich auch kein Protein. Nach wie vor bleibt ungeklärt, wieso es bei einem Verlust an Protein zur geistigen Behinderung und zu den eher milden dysmorphen Merkmalen kommt. Bei der myotonen Dystrophie (MD) liegt die $(CTG)_n$-Verlängerung in der 3'-nichttranslatierten Region des Gens (s. Abb. 4.4). Es ist wahrscheinlich, daß die mRNA des Gens korrekt abgelesen werden kann, jedoch instabil ist. Dies führt möglicherweise zu einer reduzierten mRNA-Menge und zu einem Verlust an Protein, der Myotoninproteinkinase (Fu et al. 1993). Bei etwa 95 % der Patienten mit

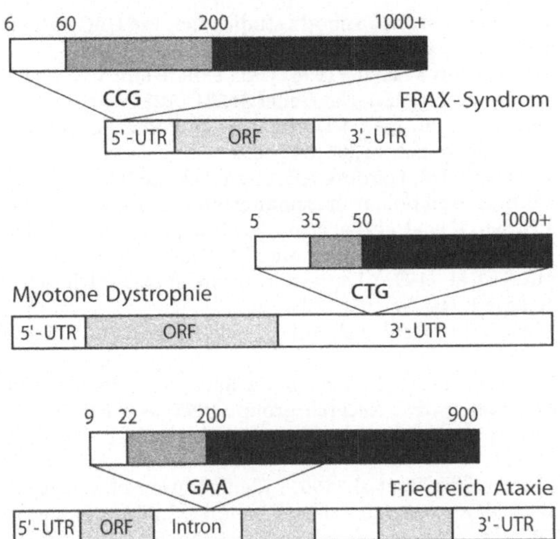

Abb. 4.4. Trinukleotidrepeaterkrankungen vom Typ 2. Die krankheitsverursachenden Trinukleotidrepeatverlängerungen sind in der 5′-nichttranslatierten Region (5′-UTR) wie im Falle des fra-(X)-A-Syndroms, im 3′-UTR bei der myotonen Dystrophie und im intronischen Bereich bei der Friedreich-Ataxie lokalisiert und kodieren im Gegensatz zu Typ-1-Erkrankungen nicht für eine Aminosäure. Die in der Normalbevölkerung variierende Repeatanzahl wurde mit einem *weißen Balken* dargestellt, der Intermediärbereich in *grau* und der expandierte Bereich mit einem *schwarzen Balken*. Der offene Leserahmen wurde *grau* markiert und die nichttranslatierte Region (UTR) mit einem *weißen Balken* dargestellt

Friedreich-Ataxie wurde eine (GAA)$_n$-Verlängerung (200–900 Einheiten) im Intron 1 des *Frataxin*gens gefunden (s. Abb. 4.4), also einem Bereich des Gens, der nicht in der reifen mRNA enthalten ist (Campuzano et al. 1996). Die Autoren spekulieren, daß die Repeatverlängerung mit der Prozessierung der RNA interferiert, da im Zytoplasma von Patientenzellen reife mRNA nicht nachweisbar war. Friedreich-Ataxie kann aber auch durch Punktmutationen im Gen verursacht werden (etwa 5% der Patienten), die zum Funktionsverlust des Proteins führen.

Erst kürzlich gelang der Nachweis, daß auch andere Repeateinheiten zu neurologischen Erkrankungen führen können. So wurde bei Patienten mit Unverricht-Lundborg-Epilepsie ein verlängertes 12-bp-Repeat in der 5′-untranslatierten Region gefunden (Lalioti et al. 1997). Man nimmt an, daß die Repeatverlängerung bei den Patienten eine Bindung von Transkriptionsfaktoren an diesen DNA-Bereich beeinträchtigt und damit die Transkription des Gens verhindert wird.

Literatur

Campuzano V, Montermini L, Moltò MD et al. (1996) Friedreich's ataxia: Autosomal recessive disease caused by an intronic GAA triplet repeat expansion. Science 271:1423–1427
David G, Abbas N, Stevanin G et al. (1997) Cloning of the SCA7 gene reveals a highly unstable CAG repeat expansion. Nat Genet 17:65–70
Fu YH, Friedman DL, Richards S et al. (1993) Decreased expression of myotonin-protein kinase messenger RNA and protein in adult form of myotonic dystrophy. Science 260:235–238

Jou YS, Myers RM (1995) Evidence from antibody studies that the CAG repeat in the Huntington's disease gene is expressed in the protein. Hum Mol Genet 4:465–469

Kawaguchi Y, Okamoto T, Taniwaki M et al. (1994) CAG expansions in a novel gene for Machado-Joseph disease at chromosome 14q32.1. Nat Genet 8: 221–228

Lalioti MD, Scott HS, Buresi C et al. (1997) Dodecamer repeat expansion in cystatin B gene in progressive myoclonus epilepsy. nature 386:847–851

La Spada A, Wilson EM, Lubahn DB, Harding AE, Fischbeck KH (1991) Androgen receptor gene mutations in X-linked spinal and bulbar muscular atrophy. Nature 352:77–79

Nagafuchi S, Yanagisawa H, Sato K et al. (1994) Dentatorubral and pallidoluysian atrophy expansion of an unstable CAG trinucleotide on chromosome 12p. Nat Genet 6:14–18

Orr HT, Chung MY, Banfi S et al. (1993) Expansion of an unstable trinucleotide CAG repeat in spinocerebellar ataxia type 1. Nat Genet 4:221–226

Schöls L, Rieß O (1996) Machado-Joseph-Erkrankung in Deutschland. Dtsch Ärtzebl 93:A-1108–1110

Strachan T, Read AP (1996) Molekulare Humangenetik. Spektrum, Heidelberg Berlin Oxford

The Huntington's disease collaborative research group (1993) A novel gene containing a trinucleotide repeat that is expanded and unstable on Huntington's disease chromosomes. Cell 72: 971–983

Verkerk AJMH, Oieretti M, Sutcliffe JS et al. (1991) Identification of a gene (FMR-1) containing a CGG repeat coincident with a breakpoint cluster region exhibiting length variation in fragile X syndrome. Cell 65:905–914

Yu S, Pritchard M, Kremer E et al. (1991) Fragile X genotype characterised by an unstable region of DNA. Science 252:1179–1181

Zhuchenko O, Bailey J, Bonnen P et al. (1997) Autosomal dominant cerebellar ataxia (SCA6) associated with small polyglutamine expansions in the α1A-voltage-dependent calcium channel. Nat Genet 15:62–69

Zühlke C, Riess O, Schröder K, Siedlaczck I, Epplen JT, Engel W, Thies U (1993) Expansion of the (CAG)n repeat causing Huntington's disease in 352 patients of German origin. Hum Mol Genet 2:1467–1469

5 Genetische Beratung

O. Rieß und A. Rieß

Es ist nicht neu, daß in der Medizin Krankheiten diagnostiziert werden, die nicht heilbar sind. Durch die Entwicklung der Molekulargenetik überschreiten jedoch die diagnostischen Möglichkeiten unsere therapeutischen Ansätze um ein Vielfaches. Darüber hinaus sind erstmals auch präsymptomatische sowie pränatale Voraussagen für bestimmte, genetisch bedingte Erkrankungen möglich, auch wenn diese sich erst im späteren Lebensalter manifestieren. Die Aufklärung der Erkrankungsursache kann selbst bei nichtheilbaren Erkrankungen für viele Patienten beim Umgang mit der Erkrankung und bei der weiteren Lebensplanung hilfreich sein. Das Wissen um eine genetische Ursache der Symptomatik kann bei anderen Personen wiederum tiefe Zweifel über den Nutzen eines genetischen Tests hervorrufen. Es wird daher in der Humangenetik und beim praktisch tätigen Arzt auf eine individuelle Beratung *vor und nach* einem genetischen Test mehr denn je ankommen.

Aufbauend auf den Erfahrungen bei der Betreuung von Patienten mit spätmanifestierenden Erkrankungen wie Chorea Huntington oder hereditäre Ataxien haben sich trotz aller individueller Unterschiede bei der humangenetischen Beratung folgende Richtlinien in Vorbereitung einer *molekulargenetischen Differentialdiagnostik* insbesondere von nichttherapierbaren, genetisch bedingten Erkrankungen bewährt:

- Eine zentrale Bedeutung hat die detaillierte klinische Diagnose der Erkrankung. Sie ermöglicht oftmals die Abgrenzung gegenüber ähnlich erscheinenden Krankheitsbildern und ist eine zwingende Voraussetzung für die Festlegung einer Therapie bzw. für die Beurteilung des Krankheitsverlaufs.
- Patienten sollen über die Erkrankung und deren Prognose umfassend und in verständlicher Form aufgeklärt werden, was nicht heißt, daß sämtliche Daten in aller Tiefe beim ersten ärztlichen Gespräch dargelegt werden müssen. Viele Patienten benötigen eine längere Verarbeitungszeit und sollten behutsam an die Darlegung der Fakten herangeführt werden. Diese Gespräche sind in der Regel sehr zeitintensiv.
- Die Erhebung der Familienanamnese ist in der Regel für die Stellung der Diagnose unverzichtbar. Sie sollte wenigstens bis zu den Verwandten 3. Grades vervollständigt werden. Die Daten werden zweckmäßig in Form eines Stammbaumes aufgezeichnet. Die Familienanamnese ermöglicht Hinweise auf den Erbgang einer Erkrankung. Für das Labor, welches mit der differentialdiagnostischen Fragestellung beauftragt wird, ermöglicht dieser Hinweis manchmal die Entscheidung, welches Gen untersucht werden sollte. Eine ausführliche Familienanamnese kann mitunter verhindern, daß mehrere molekulargenetische Untersuchungen durchgeführt werden und damit zur Zeit- und Kosteneinsparung im Gesundheitswesen beitragen.

- Ist eine molekulargenetische Analyse zur Sicherung der klinischen Verdachtsdiagnose möglich, sollte der Patient *vor* (!) der Blutabnahme über die Konsequenzen des Befundes, z. B. auch hinsichtlich des Erkrankungsrisikos für die Nachkommen, aufgeklärt werden. Es empfiehlt sich, dem Patienten etwas Zeit für seine Entscheidung zu gewähren, im Idealfall sogar einen neuen Termin zu geben. Wir raten generell zu einer schriftlichen Einverständniserklärung für die molekulargenetische Diagnostik durch den Patienten. Für den Fall, daß sich der Patient für eine molekulargenetische Diagnostik entschieden hat, verweisen wir auf Anhang A für weitere praktische Empfehlungen, die unmittelbar die Blutabnahme und Einsendung der Proben betreffen.

- In der Praxis werden Befunde an die Patienten oftmals telefonisch weitergegeben. Wir möchten von dieser Form der Befundmitteilung bei genetisch bedingten Erkrankungen dringend abraten. Es hat sich gezeigt, daß trotz vorheriger detaillierter Beratung der Patienten und deren Angehörigen ein molekulargenetischer Befund mitunter nicht richtig verstanden wird. Die rasante Entwicklung der Molekulargenetik mit einer eigenen Terminologie hat es mit sich gebracht, daß viele genetische Gutachten so geschrieben sind, daß selbst aufgeklärte Neurologen den Inhalt nur schwer interpretieren können. Hier helfen Rückfragen an die betreffenden Labors mit der Bitte um eine umfassende und klare Befundmitteilung. Darüber hinaus können unterschiedliche Mutationen in einem Gen verschiedene klinische Auswirkungen haben, über die sie informiert sein sollten.

- Viele genetisch bedingte neurologische Erkrankungen sind nicht heilbar, jedoch sind einzelne Symptome therapierbar. Hier helfen oftmals Gespräche auch nach Befundmitteilung des molekulargenetischen Testergebnisses. Diese können nur als Angebot für den Patienten gelten, werden aber von einigen Patienten dankend angenommen. Das Gefühl, vom Arzt aufgegeben worden zu sein, darf es für Betroffene nicht geben. Die Einbindung in Selbsthilfegruppen kann unterstützend wirken für die psychische Verarbeitung der Situation durch den Patienten.

Die Testung von Kindern wird gerade bei spätmanifestierenden Erkrankungen immer wieder kontrovers diskutiert. Eltern drängen auf die Aufklärung des Genträgerstatus ihrer Kinder. Auch wenn dieser Wunsch verständlich scheint, sollten die Konsequenzen für das weitere Leben der Kinder berücksichtigt werden. Probleme beim Abschluß von Gesundheits- und Lebensversicherungen könnten die Folge sein. Eine Bevorzugung von Kindern, die Genträger sind, durch die Eltern kann nicht ausgeschlossen werden. Das Recht auf die eigene Entscheidung des Individuums für oder gegen einen Gentest wäre aufgehoben, die psychischen Konsequenzen für die Kinder nicht vorhersehbar. International wird daher die genetische Testung von symptomfreien Kindern hinsichtlich eines bestehenden Risikos für die späte Manifestation einer Erkrankung abgelehnt. Zeigen Kinder erste krankheitsspezifische Symptome, kann, muß aber nicht zwingendermaßen, sofern sich keine therapeutischen Konsequenzen ergeben, ein Gentest zur Abklärung der Erkrankung erfolgen. Wie bei der Testung von Erwachsenen kann auch hier ein Gentest bei differentialdiagnostischen Erwägungen unterstützend zu Rate gezogen werden und sollte bei einigen Erkrankungen sogar zur Vermeidung invasiver Diagnosemethoden empfohlen werden.

Für Patienten und Ratsuchende sollten die Ergebnisse der molekulargenetischen Diagnostik in besonderer Vertraulichkeit behandelt werden. Es sollten nur die vom

Ratsuchenden selbst angegebenen Personen Auskünfte über Genträgerstatus etc. erhalten. Fragen der sozialen Absicherung und des Versicherungsschutzes werden bei Bedarf ausführlich besprochen.

Neben der Differentialdiagnostik für Erkrankte ist auch eine präsymptomatische und pränatale Diagnostik für viele genetisch bedingte Erkrankungen möglich. Hier muß durch jeden Ratsuchenden gut überlegt sein, ob das Wissen um den Genträgerstatus für die weitere Familien- und Lebensplanung hilfreich sein kann.

Eine *präsymptomatische bzw. pränatale Diagnostik* kann nur im Rahmen einer genetischen Beratung in einer dafür ausgewiesenen Einrichtung durch einen human-genetisch ausgebildeten Arzt angefordert werden.

Eine solche Beratung muß eine ausgiebige Aufklärung über die Erkrankung, die gendiagnostischen Möglichkeiten, deren Bedeutung und deren Auswirkung auf die gesamte Familie einschließen. Für nicht heilbare, zum Tode führende Erkrankungen (z.B. Chorea Huntington) wird ein Team von Genetikern, Psychologen, Sozialarbeitern und Neurologen empfohlen, die gemeinsam die Vorgehensweise bei der Beratung und Diagnostik abstimmen. Die begleitende Beratung erstreckt sich meist über einen längeren Zeitraum von über 3 Monaten. Nur bei bestehender Schwangerschaft kann von dem Zeitplan, nicht jedoch von der Gründlichkeit und der umfangreichen Wissensvermittlung während der Beratung Abstand genommen werden. Für die prä-symptomatische Diagnostik unheilbarer, genetisch bedingter Erkrankungen empfeh-len wir folgende Vorgehensweise:

- Eingangsberatung zu den Aspekten der Erkrankung, deren Vererbung einschließ-lich Stammbaumanalyse, diagnostische Möglichkeiten, Therapiemöglichkeiten sowie Situation in der Familie und im Beruf. Fragen der familiären und sozialen Absicherung und des Versicherungsschutzes bei positivem Testergebnis werden bei Bedarf angesprochen. Wenn der Ratsuchende weiterhin einen molekulargene-tischen Test wünscht, wird ihm die Inanspruchnahme eines psychotherapeutischen Gesprächs empfohlen.
- Der Ratsuchende nimmt Kontakt zu einem Psychotherapeuten auf. Es ist wichtig, die psychischen Verarbeitungsmöglichkeiten für ein evtl. ungünstiges Testergebnis abzuschätzen und sicherzustellen, daß für den Zeitraum der Diagnostik und für die Zeit nach dem Gentest eine Vertrauensperson in der Nähe der Risikoperson beispielsweise in Form einer psychologischen Betreuung zur Seite steht.
- Die Zweitberatung geht nochmals auf offenstehende Fragen der Risikoperson ein. Spätestens bei diesem Gespräch sollte eine Vertrauensperson des Ratsuchenden einbezogen werden. Wir verweisen außerdem auf die psychosozial unterstützende Rolle von Selbsthilfegruppen. Zu diesem Termin kann bereits Blut abgenommen werden, sofern vom Ratsuchenden und vom Psychotherapeuten oder Genetiker keine Zweifel an der Testdurchführung oder am Zeitpunkt bestehen. Der Berater sollte sich vorher informieren, wie lange das Labor für die Untersuchung benötigt, um den vorgesehenen Zeitplan für die Befundmitteilung aufzustellen. Wir empfeh-len, daß die Ratsuchenden nach einer Spanne von etwa 1–2 Monaten sich ihrerseits um den Termin der Befundmitteilung bemühen, um ihnen nochmals Gelegenheit zu geben, den Zeitpunkt der Ergebnismitteilung selbst zu bestimmen. Es hat sich gezeigt, daß bei der Beratung von Risikopersonen für die Chorea Huntington bis zu 30% der Ratsuchenden die Befundmitteilung herauszögern.

- Der Befund sollte nur in Anwesenheit einer Vertrauensperson mitgeteilt werden, die dann notfalls auch den Ratsuchenden nach Hause begleitet. Die Reaktion auf ein Testergebnis kann schwer vorhergesagt werden; sie reichen von tiefer Betroffenheit, Tränenausbrüchen, stiller Hinnahme, bei Ausschluß des Genträgerstatus bis hin zu offener Freude. Hierbei sei auch darauf hingewiesen, daß es durchaus zu negativen Reaktionen selbst bei Ausschluß von Mutationen kommen kann. Schuldgefühle gegenüber betroffenen Verwandten oder die fehlende Grundlage für den Verzicht auf Kinder sind nur einige Ursachen.

Der verantwortungsvolle Umgang mit den Möglichkeiten und Ergebnissen der molekulargenetischen Diagnostik bietet im Rahmen der prädiktiven Diagnostik eine Hilfe für die Zukunftsplanung bei einigen Ratsuchenden. Im Rahmen der Differentialdiagnostik eröffnet sie erstmals für viele Erkrankungen eine verläßliche Diagnosestellung und u. U. sogar die Schaffung einer anerkannten Klassifikation (s. hereditäre Ataxien). Sowohl in der prädiktiven als auch in der Differentialdiagnostik darf die genetische Untersuchung und Beratung nicht dem Drang nach Aufklärung der Krankheitsursache unterliegen, sondern muß auch ethisch vertretbar sein. Es ist in der heutigen gesellschaftspolitischen Situation besonders darauf zu achten, daß humangenetische Tätigkeit nicht für allgemein existierende Tendenzen zur Vermeidung der Geburt behinderter Kinder und gegen deren gesellschaftliche Integration instrumentalisiert wird.

6 Gentherapie neurologischer Erkrankungen

O. Rieß

Zahlreiche neurologische Erkrankungen sind mit konventionellen Pharmaka nicht therapierbar. Mit der Aufklärung des zugrundeliegenden Basisdefekts vieler neurologischer Krankheiten und mit den zahlreichen Möglichkeiten des Transfers genetischen Materials in einem Wirtsorganismus ist erstmals die Hoffnung auf eine kausale Therapie genetisch (mit)bedingter Erkrankungen gereift. Technisch gesehen ist es heute möglich, bestimmte Genkonstrukte in die betroffenen Regionen eines Körpers lokal zu applizieren und sie dort zu exprimieren. Gerade aber der Gentransfer zur Therapie von Erkrankungen des Nervensystems stellt aufgrund der Sensitivität des Organs ein viel komplexeres System als die Applikation in periphere Gewebe dar (Anderson 1992). Der Gentransfer von Konstrukten in das menschliche Nervensystem steckt daher noch am Beginn seiner Entwicklung. Viele Techniken wurden jedoch bereits erfolgreich in Tiermodellen getestet und die künftige Anwendung am Menschen wird in den kommenden Jahren immer stärker das Interesse der genetischen Forschung bestimmen. Die spürbare Begeisterung für die methodische Entwicklung der Gentechnik darf jedoch nie vergessen lassen, daß gerade ein Eingriff in das menschliche Gehirn als dominierendes Organ der individuellen Persönlichkeit viele ethische Gesichtspunkte aufwirft (Wivel u. Walters 1993).

Die in zahlreichen Ländern, darunter besonders die USA, Italien, Großbritannien und Frankreich, öffentlich geführte Diskussion über den Nutzen und die Risiken eines Eingriffs in das menschliche Erbmaterial hat letztendlich dazu geführt, daß international die Korrektur eines genetischen Defekts in der Keimbahn eines Individuums (*Keimbahntherapie*) verboten wurde. Momentan angewandte Techniken der Einführung eines Genkonstrukts führen zu zusätzlichen Genkopien in den Zellen (Genaddition), eine Methode, die es (noch) nicht ermöglicht, Kopienanzahl und in der Regel auch Lokalisation des Genkonstrukts im Erbmaterial (Ausnahme: adenoassoziierte Viren) vorherzubestimmen. In den meisten Fällen sind die Folgen des Zusammenwirkens von aberranten Genprodukten mit dem eingefügten „Wildtypprotein" nicht vorhersehbar, wie auch nicht die Stärke der Expression des Konstrukts. Gerade aber bei einem Eingriff in die reproduktiven Zellen sind daher die Folgen des Gentransfers u. a. für die Embryonalentwicklung unabwägbar und nicht mehr rückgängig zu machen. Darüber hinaus ist die prinzipielle Notwendigkeit eines Eingriffs in die Keimbahn fraglich. Die für den Eingriff notwendige *In-vitro*-Fertilisation eröffnet bereits heute die Möglichkeit einer Präimplantationsdiagnostik und somit die Implantation einer befruchteten Zygote, deren Erbmaterial den Gendefekt nicht trägt. Die Argumente der Befürworter einer Keimbahntherapie (elterliche Autonomie für die Anwendung modernster Technologie, um ein gesundes Kind zu bekommen; Kosten- und Therapieeffizienz) haben daher eher eine theoretisch-philosophische Grundlage (Wivel u. Walters 1993). Die folgenden Ausführungen diskutieren daher ausschließlich Grundlagen und Anwendungen einer *somatischen Gentherapie*.

Abb. 6.1. Prinzip der *Ex-vivo*-
und *In-vivo*-Gentherapie

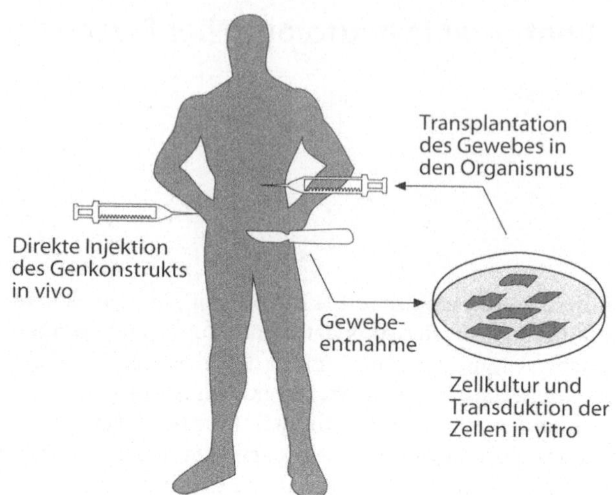

Basierend auf dem Weg der Einschleusung des Konstrukts in die Zielzellen unterscheidet man 1) einen *In-vivo-* und 2) einen *Ex-vivo*-Gentransfer (Abb. 6.1) (Übersicht in Suhr u. Gage 1993). Bei ersterem wird das Transgen mittels Viren oder chemischen Substanzen direkt in die Zellen *in situ* gebracht, letztere beschreibt den Transfer des Konstrukts in die vorher entnommenen Zellen oder auch in heterologe Zellinien mit anschließender Implantation in den Organismus. Bei dieser Methode werden auch nichtneuronale Gewebe genetisch modifiziert und anschließend in das ZNS verpflanzt (z.B. tyrosinhydroxylaseproduzierende Fibroblasten zur Behandlung des M. Parkinson). Die in diesem Fall erforderlichen stereotaktischen Eingriffe ermöglichen eine äußerst genaue Plazierung des Transplantats, so daß sogar Zellen mit wenig effizienter Transgenproduktion bedeutende Effekte auf die Behandlung der Symptome haben können. Der Erfolg dieser Methoden hängt jedoch auch von der Art der Erkrankung und von den biologischen Eigenschaften des Zielgewebes ab. Darüber hinaus wird die Zellspezifität der Genexpression u.a. vom Promotor bestimmt, der vor das Gen in das Konstrukt eingefügt wird. Diese Eigenschaft ist besonders wichtig für die Anwendung *in vivo*, da viele neurologische Erkrankungen ganz bestimmte Gehirnregionen betreffen. Es ist daher wenig wahrscheinlich, daß eine einzelne Methode für die Vielzahl der klinischen Fragestellungen erfolgreich sein wird. Die breite Basis der bereits entwickelten Wege selbst für ein und dieselbe Erkrankung spiegelt darüber hinaus wieder, daß keine der bisher existierenden Vektoren und Trägermedien akzeptable Zwischenerfolge erzielt hat.

Virale Vektoren

Die gegenwärtig effektivsten Carrier für artifizielle Genkonstrukte sind genetisch modifizierte Viren (Tabelle 6.1). Zwei virale Vektoren sind momentan für den Gentransfer in neuronale Zellen besonders interessant: HSV-1 und Adenoviren. Beide Viren können sowohl in Zellkultur als auch *in vivo* nichtteilende Zellen einschließlich neuronaler Zellen infizieren. Diese viralen Genome werden in der Regel nicht in das

Tabelle 6.1. Eigenschaften viraler Vektoren bei Gentransferexperimenten

Eigenschaft	Retroviren	HSV	Adenoviren	Adenoassoziierte Viren
Virusgenomgröße	Ca. 10 kb	152 kb	35 kb	4,5 kb
Nukleinsäure	RNA	dsDNA	dsDNA	dsDNA
Maximale Insertgröße	< 10 kb	> 25 kb	Ca. 8 kb	Ca. 8 kb
Integration in das Wirtsgenom	Ja	Nein	Nein	Ja, Chromosom 19
Kopien je Zelle	1	100 – 1500	?	2
Zielgewebe	Teilende Zellen	Neuronen	Nichtteilende Zellen	Nichtteilende Zellen
Vorteile	Geringe zelluläre Pathologie	Langzeitexpression, Insertgröße	Hohe Titer	Nicht pathogen, seltene Rekombinationen, chromosomenspezifische Integration
Nachteile	Zufällige Integration, geringe Titer, keine Infektion nichtproliferierender Zellen	Zelluläre Pathologie, Latenz unvollständig verstanden, erneute virale Infektion?	Immunantwort, wiederholte Applikation notwendig	Bisher für *In-vivo*-Transfer ins ZNS nicht getestet
Expressionsdauer	> 9 Monate		> 2 Monte	6 Monate

Genom des Wirtsorganismus eingebaut und unterliegen daher nicht den regulatorischen Mechanismen der Wirts-DNA. Als entscheidender Nachteil für einen breiten Einsatz bei Gentransferexperimenten erweist sich bisher jedoch die starke Zellpathologie der Viren, was die Herstellung von Mutanten der Virusstämme erschwert, die nichtzytopathologisch und nichtreplikativ sind und sich dennoch als Vektoren für den Gentransfer eignen. Die von HSV- und Adenoviren abstammenden Vektoren müssen ihre Fähigkeit der stabilen Genexpression in den transfizierten Neuronen behalten. Mehrere spezifische virale Genprodukte im zytopathologischen Prozeß wurden bereits identifiziert und werden gegenwärtig in den Vektoren deletiert. Folgende spezifische Aspekte der viralen Vektoren sind zu berücksichtigen:

Aufgrund des relativ großen Genoms von *HSV-Viren* (152 kb) ist gerade die genetische Manipulation dieses Vektors äußerst schwierig. Darüber hinaus bestehen grundlegende Probleme bei der Aufrechterhaltung der Genexpression über einen längeren Zeitraum: auf HSV basierende Genkonstrukte werden i. allg. innerhalb weniger Wochen durch die Wirtszelle erkannt und „abgeschaltet". HSV-Mutanten haben im Vergleich zu anderen viralen Vektoren eine geringe Infektionseffizienz und eine geringe Expressionsstärke.

Das Genom von *Adenoviren* ist nicht so komplex und viel kleiner (30 kb) als das der HSV-Viren. Zur Generierung der Vektoren wurden den Adenoviren das E1A- und E1B-

Gen deletiert, um eine Expression viraler Proteine zu verhindern. Einige der ersten Vektoren konnten dieses Problem jedoch nicht vollständig umgehen, so daß gegenwärtig zahlreiche Anstrengungen zur Generierung einer neuen Vektorengeneration durch Deletion der E3- bzw. E2-Gene unternommen werden. Adenovirale Vektoren werden nicht in das Genom integriert und daher nicht an Tochterzellen bei der Zeltleilung weitergegeben. Die geringere Zytotoxizität und das Erreichen hoher Virustiter, einhergehend mit einer hohen Infektionsrate, sind einige Vorteile gegenüber Vektoren, die auf einem HSV- oder Retrovirusgenom basieren. Die Dauer der Expression eines Transkripts im Wirtsorganismus muß noch näher untersucht werden. Adenovirale Vektoren wurden in neuronale und nichtneuronale Gewebe wie Leber, Muskel und Epithelzellen der Atemwege bereits erfolgreich transferriert. Im letzteren Fall werden sie gegenwärtig für die Behandlung der Atemwege bei der Mukoviszidose erprobt.

85 % aller Menschen sind seropositiv für ein Oberflächenprotein der *adenosassoziierten Viren* (*AAV*). Infektionserkrankungen werden jedoch durch AAV beim Menschen nicht hervorgerufen. AAV integrieren ausschließlich an eine spezifische Stelle des menschlichen Chromosoms 19. Problematisch sind jedoch die Reinigung vom infektiösen Helferadenovirus, die niedrigen Titer und die geringe Insertgröße.

Retroviren, die stabil in das Wirtsgenom integrieren, werden beim Nervensystem nur selten als Vektoren verwendet. Sie sind potentiell jedoch für Erkrankungen interessant, deren Gendefekt sekundär Auswirkungen auf das Gehirn hat. In den letzten Jahren wurden sie vielfach auch bei der Behandlung von Gehirntumoren verwendet. Eine starke Limitierung erfahren sie jedoch aufgrund ihrer geringen Titer, mit denen sie generiert werden können (maximal 10^7 infektiöse Partikel pro ml). Das wird deutlich, wenn man in Betracht zieht, daß selbst ein Tumor von 100 g etwa 10^{11} Zellen beherbergt. Wollte man alle Tumorzellen mit einem Retrovirusvektor targetieren, müßte man 10 l Virusüberstand zur Behandlung einsetzen, was gerade bei *In-vivo*-Applikationen ein großes Problem darstellt.

Physikalische Gentransfermethoden

Zahlreiche Nachteile viraler Vektoren, wie zelluläre Pathologie, Immunantwort des Wirtsindividuums, Induktion latenter Virusinfektionen und potentielle Inaktivierung von Tumorsuppressorgenen bei der chromosomalen Integration von Genkonstrukten, haben bereits frühzeitig nach alternativen Methoden suchen lassen. Die gebräuchlichste Methode des Gentransfers in Zellkulturen ist die Kalziumphosphatkopräzipitation. Leider ist diese äußerst ineffizient und daher – obwohl für Forschungszwecke exzellent geeignet – für Gentransferexperimente beim Menschen nicht brauchbar. Daher wurden weitere physikalische Methoden entwickelt, die bisher mit Ausnahme des liposomenassoziierten Gentransfers von untergeordneter Bedeutung sind.

Liposomen sind Fettkügelchen, die ein wäßriges Kompartment einschließen, in welchem DNA im gelösten Zustand transportiert werden kann. Liposomen werden durch eine große Anzahl verschiedenartiger Zellen aufgenommen und eignen sich daher für zahlreiche Anwendungen. Beim Menschen wurden sie bisher bei ersten Transferexperimenten zur Behandlung der Mukoviszidose eingesetzt. Für den Gentransfer in neuronales Gewebe werden sie zumindest bei *In-vivo*-Versuchen keine Bedeutung haben.

Eines der Hauptprobleme beim Gentransfer ist, daß Gewebe spezifisch targetiert werden soll. Es wurde daher beispielsweise nach Oberflächenrezeptoren gesucht, die nur auf bestimmten Zelltypen vorkommen. Gegen diese Rezeptoren werden Liganden entwickelt und mit DNA gekoppelt, sog. *DNA-Liganden-Komplexe.* Asialoglykanprotein-DNA-Komplexe sind spezifisch für Gentransfer in Hepatozyten. Bei neuronalen Zellen sind Transferrin-DNA-Komplexe in Erprobung. Problematisch bei Liganden-Rezeptor-Komplexen ist die Tatsache, daß die DNA normalerweise in die Endosomen aufgenommen und dort abgebaut wird, anstatt in den Zellkern integriert und dort transkribiert zu werden. Klinische Anwendungen sind daher noch nicht in Erprobung.

Plasmid-DNA kann auch direkt in die Zelleninjiziert werden (*DNA-Injektion*). Für Skelett- und Herzmuskelzellen wurde auch *in vivo* (*mdx*-Mäuse) gezeigt, daß die injizierte DNA, obwohl sie nicht in das Genom der Wirtszellen integriert wird und episomal im Zellkern vorliegt, stabil exprimiert wird. Obwohl diese Methode natürlich nur wenige Zellen treffen kann und daher nicht für die systemische Therapie von Krankheiten applikabel sein wird, ist die DNA-Injektion für die lokale Expression von Genen hoffnungsvoll (Boone Miller u. Boyce 1995). Unter anderem werden Versuche zur Stimulierung der Angiogenese in ischämischen Herzmuskelbereichen sowie bei der Vakzinierung (Influenza-A-Kernprotein) durchgeführt. In der Neurogenetik bestehen Anwendungsbereiche bei der Behandlung von nichtoperablen Gehirntumoren durch die lokale Applikation von sogenannten Suizidgenen (Vile u. Russel 1994; Culver u. Blaese 1994). Das am häufigsten verwendete System beinhaltet den Transfer des *Herpes-simplex*-Virus-Thymidinkinasegens (HSV-TK-Gen) in die Tumorzellen. Das systemisch applizierte Medikament „Ganciclovir" (GCV) wird durch die Thymidinkinase in den injizierten Zellen in GCV-Monophosphat und durch zelluläre Kinasen in GCV-Triphosphat umgewandelt, was letztendlich zur Hemmung der DNA-Polymerase und zum Zelltod führt. Interessant ist die Beobachtung, daß unmittelbar angrenzende Zellen, die nicht das HSV-TK-Gen exprimieren, ebenfalls absterben, wahrscheinlich durch die Diffusion des GCV-Triphosphats in die umliegenden Zellen. Die Methode wird potentiell für die Behandlung nichtoperabler Gehirntumoren im Kleinkindalter Anwendung finden, bei denen die routinemäßige Bestrahlung unterbleibt, um die Gehirnentwicklung der Kinder nicht zu beeinträchtigen.

Antisensetherapie

Einige Erkrankungen werden sich nicht durch den Transfer eines „Wildtypgens" in die Target-Zellen therapieren lassen. Das betrifft v. a. Krankheiten, bei denen keine Defizienz des Genprodukts vorliegt, sondern das aberrante Genprodukt eine neuartige Eigenschaft erlangt hat (z. B. M. Huntington, spinozerebelläre Ataxien). Bei diesen Erkrankungen ist es wahrscheinlich notwendig, die Bildung des aberranten Genprodukts zu verhindern. Mehrere Methoden, die man unter dem Begriff „Antisensetherapie" zusammengefaßt hat, wurden für diesen Zweck entwickelt. Dabei wird die Bildung der mRNA (Transkription) bzw. des Proteins (Translation) sequenzspezifisch gehemmt. Die Transkription kann durch kurze DNA-Oligonukleotide gehemmt werden, die sich an die Promotorregion eines Gens anlagern und somit die Bindung der Transkriptionsfaktoren an den Promotor verhindern (*Antigentherapie*). Die Bildung der mRNA wird damit beeinträchtigt bzw. ganz verhindert. Oligonukleotide können auch so konstruiert werden, daß sie spezifisch an die mRNA binden (*Antisenseoligo-*

nukleotide). Antisenseoligonukleotide müssen über folgende Eigenschaften verfügen, um als „Therapeutikum" einsetzbar zu sein:

- Sie müssen leicht, billig und in großen Mengen synthetisiert werden können.
- Sie müssen *in vivo* stabil sein.
- Sie müssen in die Zellen eindringen können.
- Sie sollten in der Zielzelle verweilen.
- Sie müssen an spezifische mRNA binden.
- Sie dürfen nicht mit anderen Makromolekülen sequenzunspezifisch interagieren.

Viele der hier erwähnten Eigenschaften sind schwierig vorherzusehen, so daß oftmals mehrere Oligonukleotide für ein spezifisches Gen getestet werden müssen. Die Stabilität der ursprünglichen Phosphodiesteroligonukleotide *in vivo* ist aufgrund der im Blut und anderen Geweben vorkommenden DNAsen stark beeinträchtigt, wird jedoch durch neuartige Modifikationen (Phosphothioate, Methylgruppen) kein grundlegendes Problem darstellen. Nach wie vor stellt jedoch der bei der Herstellung und Reinigung der Oligonukleotide entstehende hohe Kostenfaktor eine limitierende Rolle bei der Anwendung *in vivo* dar. Im Tiermodell wurden jedoch zahlreiche Gene erfolgreich ausgeschaltet, so z.B. N-myc zur Behandlung von xenoimplantierten Neuroepitheliomen (50%ige Reduktion der Tumormasse nach 14 Tagen) oder NF-κB, was zur vollständigen Regression von Fibroblastentumoren nach 15 Tagen führte.

Gentransfer bei neurologischen Erkrankungen

Bei der Anwendung der Gentherapie für neuromuskuläre Erkrankungen muß die Spezifität der Fehlfunktionen jeder einzelnen Krankheit besonders in Betracht gezogen werden. Obwohl es viele verschiedene Klassen an neuromuskulären Erkrankungen gibt (genetisch bedingt, toxisch, metabolisch, inflammatorisch, vaskulär, idiopathisch), wird für fast alle Erkrankungen gegenwärtig geprüft, ob sie gentherapeutischen Versuchen zugänglich sind (Tabelle 6.2).

Neurodegenerative Erkrankungen sind charakterisiert durch einen progredienten, symmetrischen Nervenzellverlust spezifischer Gehirnbereiche. Für einige Erkrankungen, z.B. Parkinson und M. Alzheimer, wurde bisher nur bei wenigen Patienten ein genetischer Hintergrund für die Krankheit aufgedeckt. Obwohl enorme Anstrengungen bei der Identifizierung von krankheitsverursachenden Mutationen bei neurodegenerativen Erkrankungen unternommen werden und gerade in jüngster Zeit bedeutende Erfolge erzielt wurden, gibt es nur wenige Tiermodelle für die jeweiligen Erkrankungen. Das ist ein Grund, warum Gentransferexperimente bei diesen Erkrankungen relativ schleppend vorangehen.

Bei der *Alzheimer-Erkrankung* konzentriert man sich daher auf Strategien, die das Überleben der normalerweise betroffenen Neuronenpopulationen unterstützen. Zahlreiche *Ex-vivo*-Gentransferexperimente exprimieren neurotrope Wachstumsfaktoren (NGF, BDNF) in unterschiedlichen Zellen, welche anschließend in die betroffenen Regionen implantiert werden (s. Tabelle 6.2). Neuronale Zellen des Wirtes wachsen mit ihren Enden zu den NGF-produzierenden Zellen hin. Daher werden diese Experimente auch bei Tiermodellen einer Querschnittslähmung angewandt. Beim Gentransfer ins ZNS werden außerdem neurotrope Faktoren kodierende Gene mit Antikörpern

Tabelle 6.2. Gentransferexperimente bei neuromuskulären Erkrankungen

Erkrankung	Gentransferstrategie
M. Alzheimer	Implantation NGF-produzierender Fibroblasten Implantation CHAT-produzierender Fibroblasten
M. Parkinson	Implantation TH-produzierender Fibroblasten Implantation TH-produzierender Myoblasten
Motorneuronen-erkrankungen	Adenoviraler Transfer von NT-3 nach Muskelinjektion in *pmn*-Mäuse
Unfall	Implantation NGF-produzierender Implantate ins Rückenmark der Ratte
Tumor	Injektion von HSV-TK-Konstrukten mit GCV-Behandlung
M. Gaucher Sly-Syndrom	Glukozerebrosidase-produzierende Knochenmarkzellen β-Glukoronidase-produzierende Knochenmarkzellen in MPS-Mäuse Implantation von β-Glukoronidase-produzierenden neuronalen Progenitorzellen ins Gehirn von MPS-Mäusen
Lesch-Nyhan-Syndrom	HPRT-Transfer ins ZNS von Nagern mit HSV-Vektoren

NGF neuronaler Wachstumsfaktor; *CHAT* Cholinazetyltransferase; *TH* Tyrosinhydroxylase; *HSV* Herpes-simplex-Virus; *TK* Thymidinkinase; *NT-3* Neurotrophin 3; *pmn* progressive Motorneuropathie; *MPS* Mukopolysaccharidose; *HPRT* Hypoxanthin-Guanin-Phosphoribosyl-Transferase.

gegen Transferrinrezeptoren gekoppelt und peripher appliziert, welches ein Überschreiten der Blut-Hirn-Schranke ermöglicht.

Die beim *M. Parkinson* vorhandene typische klinische Symptomatik, die durch einen Verlust dopaminerger Neuronen der Substantia nigra hervorgerufen wird, kann zumindest im Anfangsstadium der Erkrankung bei vielen Patienten durch die Gabe von L-Dopamin gut behandelt werden. Im fortgeschrittenen Stadium läßt der therapeutische Effekt einer L-DOPA-Gabe merklich nach. Obwohl Mutationen im limitierenden Schritt der Dopaminsynthese, der Tyrosinhydroxylase (TH), bei familiären und sporadischen Parkinson-Patienten ausgeschlossen werden konnten, werden zahlreiche Versuche an Tiermodellen mit genetisch modifizierten Fibroblasten, Myoblasten oder auch fetalen Gehirnzellen, in die das TH-Gen transduziert wurde, vorgenommen und zeigen dort deutliche Behandlungserfolge. Diese dürfen jedoch nicht darüber hinwegtäuschen, daß es momentan kein Tiermodell gibt, das der Parkinson-Erkrankung beim Menschen einigermaßen gerecht wird.

Nicht immer ist die Aufdeckung der Ursache einer Erkrankung Garant für die erfolgreiche Entwicklung einer Therapie. So wurde beispielsweise bereits 1985 der Gendefekt der *Duchenne-Muskeldystrophie* durch die Identifizierung von Deletionen im Dystrophingen aufgedeckt. Trotz intensiver Versuche zahlreicher Labors ist man bei der Gentherapie dieser Muskelerkrankung nur wenig vorangekommen. Das liegt zum einen an der Größe der cDNA des Dystrophingens, welches mit 16 kb transkribierter Sequenz und 2 Mill. Basenpaaren genomischer Sequenz das bisher größte identifizierte menschliche Gen darstellt. Gerade für die viralen Vektoren ist die Größe des Inserts eine limitierende Größe. Daher wurden Dystrophinminigene entwickelt, denen Teile des Gens fehlen, was jedoch nur geringe physiologische Konsequenzen hat. Außerdem wird ein homologes Gen, das Utrophin, dessen Produkt dystrophinähnliche Funktionen in Nichtmuskelzellen hat, in Gentransferexperimenten eingesetzt. Limitierend ist auch, daß reife Muskelzellen für den Gentransfer relativ resistent sind. Direkte Plasmid-DNA-Injektion ist trotz direkter Gabe in die Muskelzellen eine sehr ineffiziente Methode für den Gentransfer, besonders wenn es um eine Erkrankung geht, die alle Skelettmuskelzellen des Körpers betrifft. Erfolge bei der retroviralen Genapplikation bei einem Tiermodell für DMD, der *mdx*-Maus, bei der in 5–10% der Muskelfasern eine Genexpression festgestellt werden konnte, sind wahrscheinlich auf die Inkorporation des viralen Vektors in prolifieriende Myoblasten zurückzuführen. Die Fähigkeit der Myoblasten, mit Muskelfasern zu verschmelzen, wird auch für Gentherapieexperimente genutzt, indem Myoblasten in die Muskelzellen Betroffener verpflanzt werden. Alternativ werden auch Myoblasten durch Injektion in Blutgefäße angeschwemmt. Andere Gruppen benutzen Fibroblasten, die das Dystrophingen exprimieren. Die intensiven Versuche gerade bei der Therapie der DMD machen deutlich, wie schwer die Behandlung einer genetischen Erkrankung sein kann, die mehrere Organsysteme betrifft.

Alle bisher aufgeführten Wege der Gentherapie neurologischer Erkrankungen implizierten den *In-vivo-* bzw. *Ex-vivo*-Gentransfer in neuronale Zellen. Bei manchen *systemischen oder metabolischen Erkrankungen* scheint es jedoch notwendig zu sein, periphere Gewebe zu behandeln. So sind lysosomale Speicherkrankheiten einschließlich Sphingolipidosen und Mukopolysaccharidosen, Purin- und Pyrimidinsynthesestörungen, wie sie beim Lesch-Nyhan-Syndrom zu finden sind, und Störungen des Aminosäurenmetabolismus wie der Phenylketonurie gegenwärtiges Ziel von Gentransferversuchen. Die Speicherkrankheiten werden durch Mutationen in enzymkodierenden Genen verursacht, was zur pathologischen Akkumulation und Speicherung von Glykolipiden (M. Gaucher), Gangliosiden (Tay-Sachs-Erkrankung), Sphingomyelin (Niemann-Pick-Erkrankung) und Glykosaminoglykanen (Sly-Syndrom) in verschiedenen Organen, u. a. im ZNS, führt. Der kausale Defekt wird jedoch in anderen Geweben verursacht, so beim M. Gaucher in den Makrophagen. Die Enzymdefekte sind in der Regel mit Enzymsubstitutionstherapie behandelbar, wenn auch nicht heilbar. Die durchschnittlichen Kosten für die Reinigung der Enzyme sind jedoch extrem hoch. So wird der notwendige Jahresbedarf an Glukozerebrosidase für die Behandlung eines Patienten mit M. Gaucher auf etwa $ 500.000 geschätzt. Alternativ wird auch Knochenmarktransplantation für die Behandlung der Patienten versucht. Gentherapieversuche konzentrieren sich auf den Transfer des Glukozerebrosidasegens in die Stammzellen des Knochenmarks, um eine autologe Transplantation zu erreichen. In Tiermodellen gelang eine stabile Expression des Enzyms über mindestens 7 Monate. Eine Korrektur der neuropathologischen Befunde konnte jedoch bisher nicht erreicht werden. Das Lesch-Nyhan-Syndrom (LNS) wird durch Mutationen in der Hypoxanthin-Guanin-Phosphoribosyl-Transferase (HPRT) verursacht und führt u. a. zu schweren Bewegungsstörungen, geistiger Retardierung und Sprachstörungen. Die neurologischen Schädigungen sind bereits wenige Monate nach der Geburt zu beobachten. Eines der typischsten Symptome beim LNS ist die Autoaggression, die auch als Merkmal bei Tiermodellen für das LNS gilt. Leider sind bisher alle Versuche zur Generierung eines geeigneten Tiermodells fehlgeschlagen, obwohl beide Kopien des Gens in der Maus mittels homologer Rekombination ausgeschaltet wurden. Seit Jahren wird versucht, das HPRT-Gen in menschliche HPRT-defiziente Zellen mittels rekombinanten Retro- und HSV-Vektoren zu transduzieren; die erzielten Erfolge sind bisher jedoch nicht von durchschlagendem Erfolg.

Ethische und soziale Implikationen

Es besteht heutzutage eine genereller Konsens, daß somatische Gentherapie für die Behandlung von Krankheiten bzw. sogar für deren kausale Therapie eine Option für die medizinische Betreuung von Patienten sein kann. Der medizinische und ethische Diskurs beinhaltet v.a. Sicherheitsfragen, so z.B. daß Keimzellen nicht durch den Gentransfer targetiert werden dürfen, u.a. um eine genetische Schädigung oder Manipulation künftiger Generationen zu verhindern (Wivel u. Walters 1993). Gegenwärtig ist auch wenig über längerfristige Nebeneffekte bekannt, die möglicherweise durch die Insertion eines „normalen" Gens in die Zellen auftreten. Diese Nebeneffekte sind schwierig vorherzusehen und werden auch von den verwendeten Vektoren abhängen. Daher sollte ein großes Maß an Erfahrung über Sicherheit und Wirksamkeit der Methoden an Tiermodellen gesammelt werden, bevor eine Anwendung am Menschen erwogen wird. In den USA wurden daher 2 Kommissionen, das „Rekombinante DNA-Kommitee (RAC)" und eine Kommission bei der „Amerikanischen Nahrungs- und Medikamenten-Behörde (FDA)" eingerichtet, die alle Gentherapieversuche vor der Anwendung beim Menschen genehmigen muß. In Deutschland werden Gentherapieversuche durch das Gentechnikgesetz (Arbeiten mit rekombinanter DNA im Labor) und durch das Arzneimittelgesetz (Anwendung am Menschen) gesetzlich geregelt. Darüber hinaus ist die Zustimmung der lokalen Ethikkommissionen erforderlich, die Unterstützung durch eine Bund-Länder-Arbeitsgruppe „Gentherapie" bekommen, welche durch den Bundesminister für Gesundheit einberufen wurde.

Neben den medizinischen Problemen, die mit der Anwendung der Gentherapie beim Menschen bestehen, gibt es natürlich beträchtliche philosophische, ethische und theologische Bedenken. Diese richten sich v.a. auf den Aspekt, ob eine Manipulation des (menschlichen) Genoms erlaubt werden darf. Während die unmittelbar medizinische Applikation der Gentherapie zur Behandlung von Krankheiten, die bisher „konventioneller" Therapie gegenüber resistent sind, wenig in Frage gestellt wird, gibt es beträchtliche Bedenken, daß Gentransferexperimente künftig auch zur Steigerung der „Fitneß" eines Menschen angewendet werden. Diese Bedenken dürfen auch durch die Befürworter der Gentherapie nicht leichtfertig negiert werden. Letztendlich muß ein breiter gesellschaftlicher Konsens darüber herrschen, welche Krankheiten gentherapeutisch behandelt werden dürfen und daß Gentransferexperimente ausschließlich für die Behandlung und Prävention von Krankheiten eingesetzt werden.

Literatur

Anderson WF (1992) Human gene therapy. Science 256:808–813
Boone Miller J, Boyce FM (1995) Gene therapy by and for muscle cells. Trends Genet 11:163–165
Culver KW, Blaese RM (1994) Gene therapy for cancer. Trends Genet 10:174–178
Suhr ST, Gage FH (1993) Gene therapy for neurologic disease. Arch Neurol 50:1252–1268
Vile R, Russell SJ (1994) Gene transfer technologies for the gene therapy of cancer. Gene Ther 1:88–98
Wivel NA, Walters L (1993) Germ-line gene modification and disease prevention: Some medical and ethical perspectives. Science 262:533–538

Spezieller Teil

7 Zerebrale Erkrankungen

7.1 Mentale Retardierung

7.1.1 Prader-Willi-Syndrom und Angelman-Syndrom

G. Gillessen-Kaesbach und B. Horsthemke

Einführung

Das Prader-Willi-Syndrom (PWS) und das Angelman-Syndrom (AS) sind komplexe neurogenetische Krankheitsbilder, die mit einer Häufigkeit von etwa 1:10000 (PWS) bzw. 1:10000–30000 (AS) beobachtet werden.

Das PWS und das AS zeichnen sich durch einen distinkten klinischen Phänotyp aus (Tabelle 7.1). Das PWS ist durch verminderte Kindsbewegungen, ausgeprägte neonatale Hypotonie und Fütterungsschwierigkeiten, Entwicklung eines massiven Übergewichts, Hypogonadismus, Kleinwuchs, mäßige mentale Retardierung, geringfügige faziale Dysmorphien sowie eine Hypopigmentierung gekennzeichnet. Im Gegensatz dazu liegt beim AS ein wesentlich schwereres Krankheitsbild vor. Das AS ist durch folgende klinische Zeichen charakterisiert: Ataxie, Krampfanfälle, auffälliges Elektroenzephalogramm (EEG), schwere mentale Retardierung, fehlende Sprache sowie eine freundliche Grundstimmung.

Das PWS und das AS sind genetisch auf besondere Weise verbunden. Die für PWS und AS verantwortlichen Gene liegen eng benachbart auf dem Chromosom 15. Ob ein PWS oder ein AS entsteht, ist abhängig von dem elterlichen Ursprung der Deletion eines gleichen genetischen Segments (15q11-q13). Eine Deletion am vom Vater geerbten Chromosom 15 im Bereich 15q11-q13 führt zum PWS, während eine Deletion am von der Mutter geerbten Chromosom 15 im Bereich 15q11-q13 für das AS verantwortlich ist. Ein weiterer Grund für die Entstehung eines PWS und AS ist eine uniparentale Disomie (UPD). Hierunter versteht man, daß 2 homologe Chromosomen von einem Elternteil stammen. Normalerweise ist davon auszugehen, daß jeweils ein Chromosom eines Chromosomenpaares von jedem Elternteil vorhanden ist. Eine maternale uniparentale Disomie 15 führt zum PWS, während eine paternale Disomie 15 ein AS verursacht.

Diese Befunde illustrieren ein Phänomen, das als „genomisches Imprinting" bezeichnet wird. Als genomisches Imprinting, das man mit „genomische Prägung" übersetzen kann, bezeichnet man einen epigenetischen Prozeß, bei dem in der elterlichen Keimbahn bestimmte Chromosomenabschnitte spezifisch modifiziert (geprägt) werden. Dies hat zur Folge, daß in den somatischen Zellen entweder nur das väterliche oder nur das mütterliche Allel eines Gens aktiv ist. Hieraus ist zu schließen, daß sowohl

Tabelle 7.1. Klinische Merkmale beim PWS und AS

Prader-Willi-Syndrom	Angelman-Syndrom
Muskuläre Hypotonie	Muskuläre Hypotonie und Hypertonie
Neonatale Fütterungsprobleme	Fehlende Sprachentwicklung
Milde bis mäßige mentale Retardierung	Schwere mentale Retardierung
Verhaltensprobleme	Ataxie; Tremor
Fehlendes Sättigungsgefühl; Eßsucht	Pathologisches EEG
Hautkratzen (skin-picking)	Krampfanfälle
Adipositas	Hyperaktivität
Kleinwuchs	Unprovozierte Lachanfälle
Kleine Hände und Füße	Zungenprotrusion
Hypogonadismus	Mikrobrachyzephalie
Faziale Dysmorphie	Langes Kinn
Strabismus	Strabismus
Hypopigmentierung	Hypopigmentierung

mütterliches als auch väterliches Genom für die embryonale Entwicklung notwendig ist (McGrath u. Solter 1984; Surani et al. 1986).

Wie kann man sich nun den Ablauf des Imprinting vorstellen? Grundsätzlich ist dies ein zyklischer Vorgang, der im wesentlichen aus 3 Schritten besteht (Barlow 1995). Das genomische Imprinting findet bereits während der Keimzellentwicklung statt. In der Keimbahn erfolgt eine Umschaltung des Epigenotyps, also eine Umschaltung der ursprünglichen spezifischen elterlichen Prägung, so daß dann in den Keimzellen bei Frauen jedes Chromosomenpaar eine gleiche mütterliche Prägung hat, während bei Männern eine väterliche Prägung vorhanden ist (Abb. 7.1). Der 2. Schritt des „Imprinting" findet erst nach der Befruchtung statt. Postzygotisch wird das jeweils mütterliche bzw. väterliche Prägungsmuster repliziert und an die Tochterzellen weitergegeben (Imprintreplizierung, s. Abb. 7.1).

Das Phänomen des Imprinting wurde bisher ausschließlich bei Säugetieren beobachtet. Als wahrscheinlich gilt, daß das Säugetiergenom ca. 100–200 elternspezifische Gene enthält (Solter 1988; Hayashizaki et al. 1994), von denen bisher etwa 20 bekannt

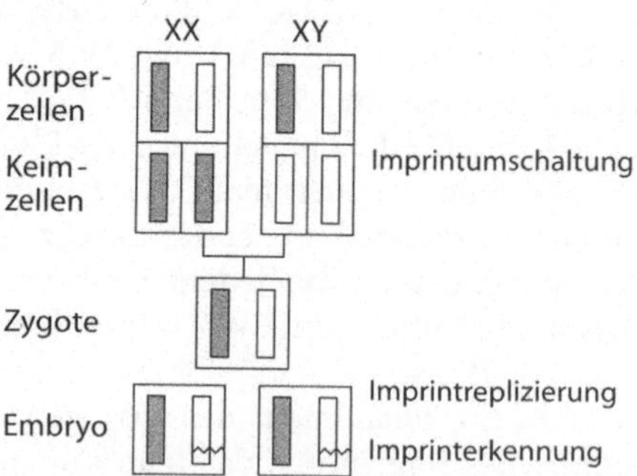

Abb. 7.1. Genomisches Imprinting, das in 3 Schritten abläuft: Umschaltung, Replizierung und Erkennung. Einfachheitshalber ist nur ein Chromosomenpaar gezeigt. Die mütterliche Prägung ist *schraffiert*, die väterliche Prägung *weiß* dargestellt. Die *Wellenlinie* stellt ein Transkript dar, das nur vom väterlichen Chromosom exprimiert wird

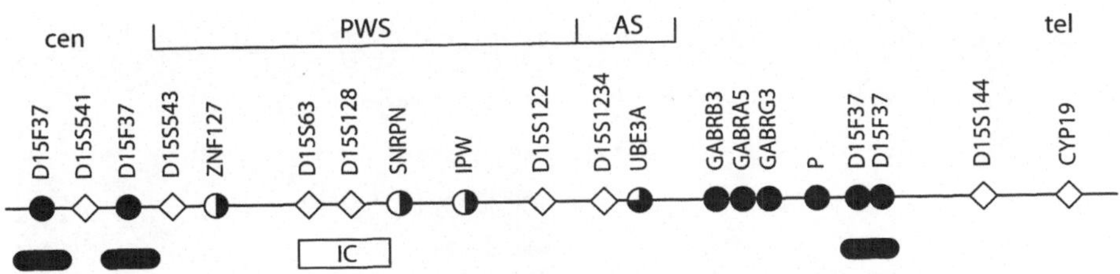

Abb. 7.2. Schematische Übersicht über die PWS/AS-Region auf Chromosom 15. Diagnostisch relevante DNA-Marker sind als *Rauten* dargestellt. *Schwarze Kreise* symbolisieren biallelisch exprimierte Gene, *halbausgefüllte Kreise* väterlich exprimierte Gene. Das *UBE3A*-Gen wird in bestimmten Gehirnzellen nur vom mütterlichen Chromosom, ansonsten aber biallelisch exprimiert. *IC* kennzeichnet das Imprintingcenter, *dicke schwarze Balken* die Orte gehäufter Bruchpunkte; *tel* Telomer; *cen* Zentromer

sind (John u. Surani 1996). Die meisten Untersuchungen konzentrieren sich auf das menschliche und das Mausgenom. Auf Chromosom 15 wurden bislang 4 Gene identifiziert, die dem Imprinting unterliegen (Abb. 7.2): *ZNF127* (Zinkfingerprotein 127), *SNRPN* (small nuclear ribonucleoprotein N) und *IPW* (imprinted in Prader-Willi syndrome region). Diese werden in allen adulten Geweben nur vom väterlichen Chromosom exprimiert (Nakao et al. 1994; Reed u. Leff 1994; Wevrick et al. 1994; Glenn et al. 1993). Das *Ubiquitin-Protein-Ligase*-Gen (UBE3A), das beim AS eine Rolle spielt, wird meist biallelisch (Nakao et al. 1994), in einigen Gehirnzellen aber monoallelisch vom mütterlichen Chromosom exprimiert (Beaudet et al. 1997; Wagstaff et al. 1997).

Die Krankheitsbilder

Obwohl dem PWS und AS ähnliche genetische Mechanismen zugrunde liegen und die Gene eng benachbart auf dem Chromosom 15 sind, handelt es sich um ganz unterschiedliche Krankheitsbilder.

Klinisches Bild des Prader-Willi-Syndroms[1]

Seit der Erstbeschreibung durch die Schweizer Pädiater und Endokrinologen Prader, Labhart und Willi im Jahre 1956 wurde in der Literatur über mehr als 700 Patienten mit Prader-Willi-Syndrom berichtet (Butler et al. 1986; Donaldson et al. 1994). Die altersabhängige klinische Symptomatik läßt sich 4 Entwicklungsphasen zuordnen (Abb. 7.3). In der 1. Phase (fetale und neonatale Periode) fallen verminderte Kindsbewegungen in der Schwangerschaft, eine ausgeprägte Muskelhypotonie, eine Genitalhypoplasie sowie Fütterungsprobleme auf. In der 2. Phase, die sich vom 1. bis zum 4. Lebensjahr erstreckt, zeigen die Kinder eine globale Entwicklungsverzögerung, eine faziale Dysmorphie, der Speichel hat eine erhöhte Viskosität, und ein Teil der Patienten ist hypopigmentiert. Bei einigen Kindern entwickelt sich schon während dieser Zeit ein

---

[1] Adresse der Selbsthilfegruppe PWS: Prader-Willi-Syndrom Vereinigung Deutschland e.V., Vorstandsvorsitzender: Udo Roßmannek, Fahrenheitstr. 32, D-44879 Bochum, Tel: 0234-495378, Fax: 0234-476263.

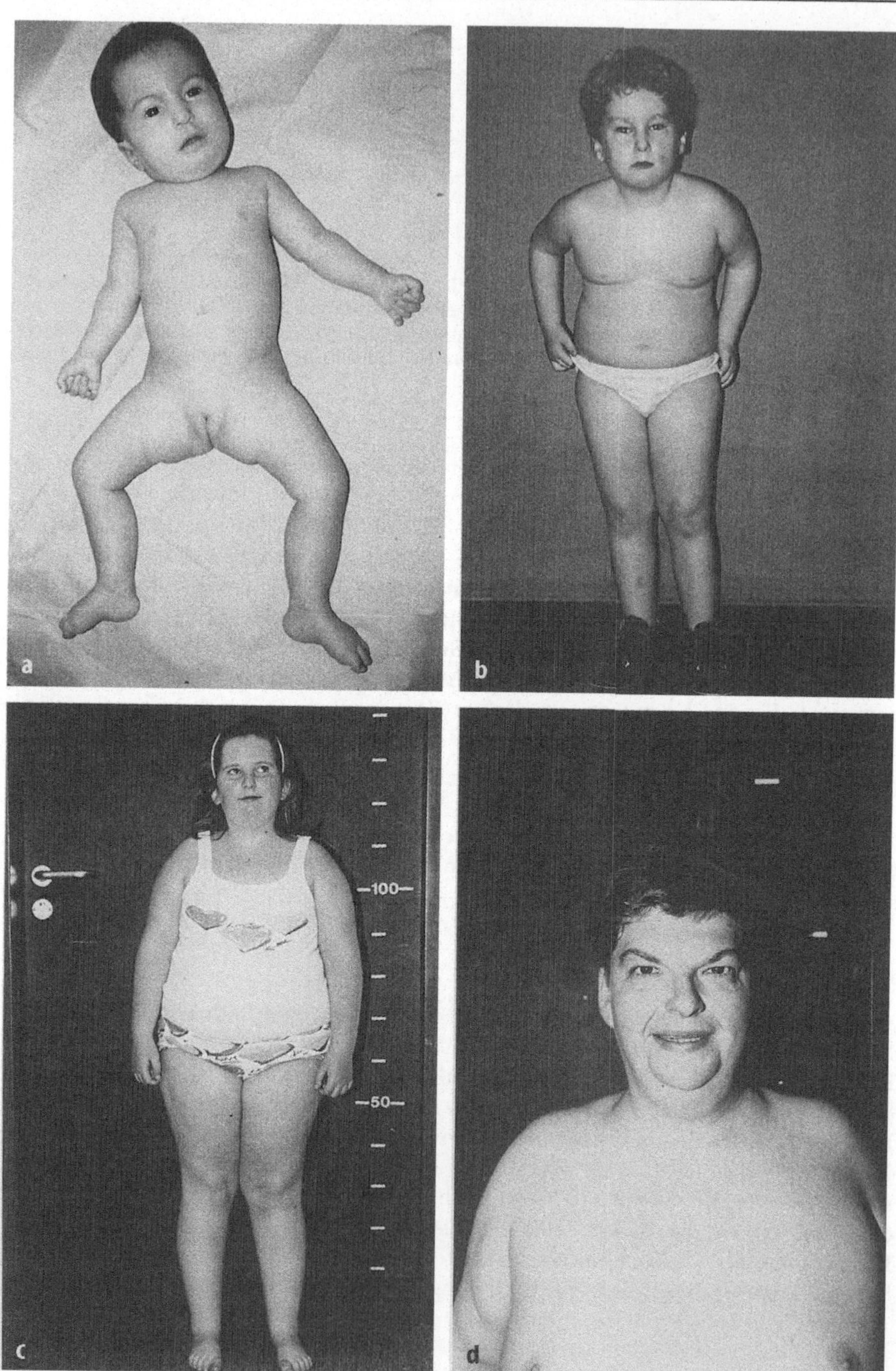

Abb. 7.3 a–d. Patienten mit PWS: **a** muskuläre Hypotonie im Neugeborenenalter, **b** Kleinkind, **c** jugendlicher und **d** erwachsener Patient

Übergewicht. Die Fettverteilung ist meist vorwiegend am Körperstamm, jedoch können auch die Extremitäten deutlich betroffen sein. Die 3. Phase, die das Kindes- und Jugendalter kennzeichnet, ist durch eine deutliche Eßsucht mit daraus sich entwickelnder Adipositas sowie Minderwuchs, Akromikrie, Skoliose, Karies, plötzliches Einschlafen, zwanghaftes Hautkratzen und eine vermehrte Stimmungslabilität charakterisiert. Viele der Patienten haben eine ausgeprägte Karies, die ursächlich in Zusammenhang mit der veränderten Zusammensetzung des Speichels zu sehen ist. Mit Beginn des Schulalters werden die reduzierten kognitiven Fähigkeiten der Patienten zunehmend deutlicher. Das Spektrum reicht von niedrig normaler Intelligenz bis hin zur schweren mentalen Retardierung. In der 4. Phase, im Erwachsenenalter, treten besonders psychische Probleme in den Vordergrund, die sich aus einem geringen Selbstwertgefühl vieler Patienten, der inkompletten sexuellen Entwicklung und nicht zuletzt dem ausgeprägten Nahrungstrieb und einem unzulänglichen Umgang mit Geld ergeben. Annähernd alle Patienten durchlaufen eine fehlende oder unvollständige Pubertätsentwicklung als Ausdruck eines hypogonadotropen Hypogonadismus. Nahezu alle erwachsenen Patienten zeigen einen Kleinwuchs.

Eine Hilfe bei der klinischen Einschätzung stellen die von Holm et al. (1993) entwickelten diagnostischen Kriterien dar. Bei der Bewertung der 8 Haupt- und 11 Nebenkriterien wird unterschieden zwischen Patienten im Alter von 0–36 Monaten und zwischen 3 Jahren bis zum Erwachsenenalter. Hauptkriterien werden mit einem Punkt bewertet, Nebenkriterien mit einem halben Punkt. Für die Diagnosestellung bei Patienten unter 3 Jahren sind 5 Kriterien obligat, von denen 4 Hauptkriterien sein müssen. Bei Patienten über 3 Jahren sind 8 Punkte, davon 5 Hauptkriterien, für die klinische Diagnose notwendig.

Hauptkriterien sind: Muskuläre Hypotonie (1), Fütterungsprobleme (2), massive Gewichtszunahme nach dem 12. Lebensmonat (3), charakteristisches Gesicht mit Dolichozephalie, engem bifrontalen Durchmesser, mandelförmigen Augen und herabgezogenen Mundwinkeln (4), Hypogonadismus (5), Entwicklungsverzögerung (6), übermäßiger Appetit (7), Deletion im Bereich 15q11-13 (8). Nebenkriterien sind: Verminderte Kindsbewegungen in der Schwangerschaft (1), Verhaltensauffälligkeiten (2), Schlafapnoen (3), Kleinwuchs (4), Hypopigmentierung (5), kleine Hände und Füße (6), schmale Hände (7), Fehlsichtigkeit (8), zäher Speichel (9), Artikulationsprobleme (10), Hautkratzen (11).

Das Prader-Willi-Syndrom wird häufig überdiagnostiziert, da eine muskuläre Hypotonie beim jungen Säugling und eine Adipositas in Kombination mit mentaler Retardierung bei älteren Patienten bei vielen Krankheitsbildern eine Rolle spielen. Differentialdiagnostisch sind im Säuglingsalter insbesondere eine spinale Muskelatrophie, eine kongenitale Form der myotonen Dystrophie, Stoffwechselerkrankungen sowie das Zellweger-Syndrom zu erwähnen. Bei älteren Kindern finden sich ähnliche klinische Zeichen wie bei PWS u.a. bei folgenden Krankheitsbildern: Bardet-Biedl-Syndrom, Alström-Syndrom, Cohen-Syndrom, Pseudohypoparathyreoidismus oder dem fra(X)-Syndrom.

Abb. 7.4. Typische Patientin
mit AS

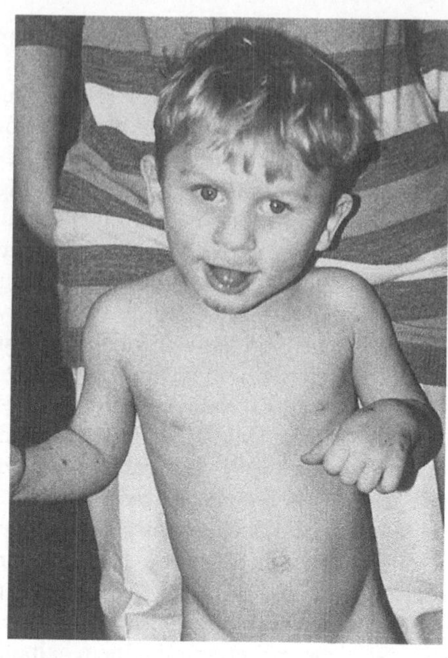

Klinisches Bild des Angelman-Syndroms[2]

Im Jahre 1965 beschrieb der Engländer Harry Angelman erstmalig bei 3 Kindern ein
„happy puppet syndrome", das heute als Angelman-Syndrom bezeichnet wird. Die
Abb. 7.4 zeigt einen typischen Patienten. Alle Patienten haben eine deutlich verzögerte
motorische Entwicklung einschließlich einer Ataxie und einer schweren mentalen
Retardierung. Eine expressive Sprache ist meist nicht vorhanden. Die typischen
kraniofazialen Auffälligkeiten wie eine Mikrozephalie, Prognathie und ein weiter
Zahnabstand entwickeln sich erst in den ersten Lebensjahren. Häufig sind Krampfanfälle und ein pathologisches Elektroenzephalogramm (EEG). Die EEG-Veränderungen
äußern sich in großamplitudigen „slow waves" (4–6/s) und einem „Spike-wave-
Muster" gemischt mit hohen Amplituden (Boyd et al. 1988). Charakteristisch sind
ferner das freundliche Verhalten und häufiges, grundloses Lachen, das zusammen mit
dem durch Ataxie geprägten Bewegungsmuster zu der Bezeichnung „happy puppet
syndrome" geführt hatte. Bei einem Teil der Patienten mit AS findet man eine Hypopigmentierung. Auch beim AS sind diagnostische Kriterien entwickelt worden, die bei
der klinischen Diagnosestellung hilfreich sind (Williams et al. 1995 a). Im Gegensatz
zum PWS wird das AS eher unterdiagnostiziert. In den ersten Lebensjahren kann ein
AS differentialdiagnostisch mit einem Rett-Syndrom, einer unspezifischen Zerebralparese, einem unspezifischen Autismus oder auch mit einem Lennox-Gastaut-Syn-
drom verwechselt werden. Gerade in der Neugeborenen- und frühkindlichen Phase ist

---

[2] Adresse der Selbsthilfegruppe AS: Angelman-Syndrom e. V., Karen und Heinz Bewersdorf, Prett-
   auer Pfad 8, D-12207 Berlin, Tel: 030-81 78 438, Fax: 030-61 49 172.

die klinische Diagnose schwierig, da sich der charakteristische Phänotyp erst im Laufe der ersten Lebensjahre entwickelt. Als obligatorische klinische Zeichen in diesem Alter sind eine schwere Entwicklungsverzögerung, fehlende Sprache, Ataxie und Gleichgewichtsstörungen, ein hyperkinetisches Bewegungsmuster sowie ein häufiges, nicht adäquates Lachen anzusehen. Erwachsene mit AS leben in der Regel in Heimen für geistig Behinderte. Fast alle Erwachsenen leiden unter Krampfanfällen. Die Patienten haben generell eine positive Grundstimmung. Eine aktive Sprache wird nicht entwickelt. Bemerkenswert ist die häufige Entwicklung einer schweren Kyphoskoliose und die Abhängigkeit vom Rollstuhl (Laan et al. 1996; Sandanam et al. 1997).

Molekulargenetische Grundlagen und pathophysiologische Zusammenhänge

Dem PWS und AS liegen verschiedene genetische Mechanismen zugrunde (Abb. 7.5). Der überwiegende Teil der Patienten hat eine interstitielle Deletion am langen Arm eines Chromosoms 15 im Bereich 15q11-q13. Befindet sich die Deletion auf dem väterlichen Chromosom 15, so liegt ein PWS vor, während eine Deletion auf dem mütterlichen Chromosom 15 zum AS führt. Beide Krankheitsbilder können auch aufgrund einer uniparentalen Disomie (UPD) entstehen. Hier führt eine maternale Disomie zum PWS und eine paternale Disomie zum AS. Seltene Ursachen bei einigen Patienten sind besondere Mutationen, sogenannte Imprintingdefekte. Beim AS konnten neuerdings auch Genmutationen im *Ubiquitin*gen nachgewiesen werden.

Deletion 15q11-q13

Mit Hilfe einer Analyse an hochauflösenden Prophasechromosomen haben Ledbetter et al. 1981 zum ersten Mal eine Deletion des Bereichs 15q11-q13 bei Patienten mit PWS nachgewiesen. Kaplan et al. (1987), Magenis et al. (1987) und Pembrey et al. (1989) fanden, daß eine Deletion im Bereich 15q11-q13 auch bei Patienten mit AS vorhanden ist. Die Deletion ist zytogenetisch nur dann nachzuweisen, wenn die Auflösung über 550 Banden pro haploidem Genom beträgt. Durch die Untersuchung einer großen Anzahl von Patienten ist festgestellt worden, daß eine *De-novo*-Deletion 15q11-q13 mit ca. 70 % die häufigste Ursache für das Prader-Willi-Syndrom (Robinson et al. 1991) und das Angelman-Syndrom ist (Chan et al. 1993). Bei den Deletionen handelt es sich meistens um eine interstitielle Deletion, die sich beim PWS immer auf dem vom Vater geerbten Chromosom 15 befindet, während sie bei AS das von der Mutter geerbte Chromosom 15 betrifft (Knoll et al. 1989). Der Unterschied zwischen einer Deletion bei PWS und AS liegt also nicht im Ausmaß der Deletion, sondern im elterlichen Ursprung. Die strikte Korrelation zwischen Krankheitsbild und elterlichem Ursprung der Deletion läßt sich dadurch erklären, daß die für PWS und AS relevanten Gene nur vom väterlichen bzw. mütterlichen Chromosom 15 exprimiert werden. Die Expression muß nicht notwendigerweise in allen Geweben monoallelisch sein. Wie schon erwähnt, wird das AS-Gen (*UBE3A*) in den meisten Geweben biallelisch exprimiert und nur in bestimmten Zellen des Gehirns ausschließlich vom mütterlichen Chromosom (monoallelisch). Die typischen Deletionen umfassen ca. 3 – 4 Megabasen (Mb). Bei einigen wenigen Patienten mit PWS und AS wurden Deletionen gefunden, die kleiner als die typischen Deletionen waren. Hierdurch konnte der kritische Bereich für die PWS-Gene und das AS-Gen definiert werden (s. Abb. 7.2).

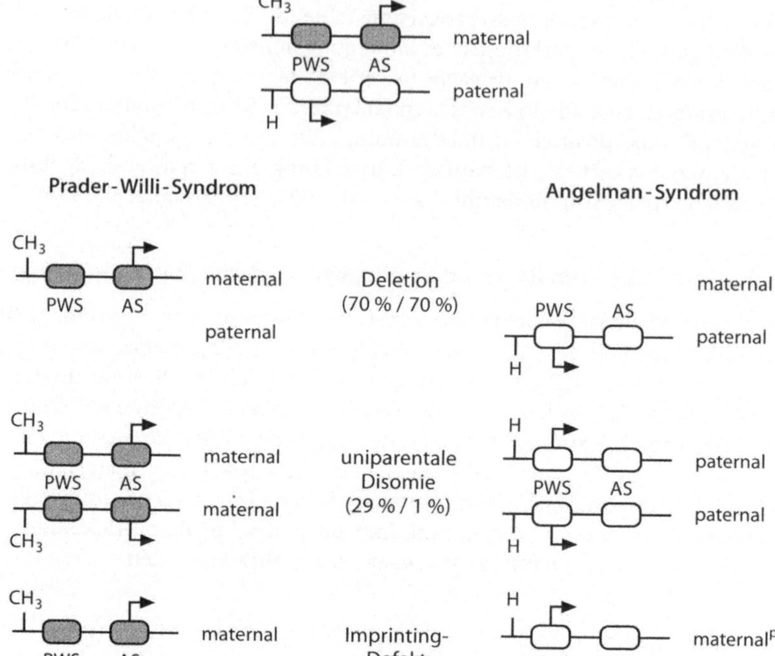

Abb. 7.5. Molekulare Klassifizierung von Patienten. Die *Pfeile* symbolisieren Genaktivität. *CH₃* und *H* kennzeichnen ein methyliertes bzw. unmethyliertes CpG-Dinukleotid. Die mütterliche Prägung ist *schraffiert*, die väterliche Prägung *weiß* dargestellt

Weniger häufig entsteht die Deletion durch eine unbalancierte Translokation. Die unbalancierten Translokationen sind entweder ebenfalls *de novo* entstanden oder aber durch eine balancierte Translokation bei einem der Eltern bedingt. Interessanterweise kann eine balancierte Translokation auch das Risiko für das Auftreten einer interstitiellen Deletion erhöhen: Horsthemke et al. (1996) haben kürzlich über 2 nicht verwandte Familien berichtet, in denen der Vater jeweils eine balancierte Translokation mit einem Bruchpunkt im Bereich 15q11-q13 hat. In beiden Familien wurde ein Kind mit einem PWS und einer interstitiellen Deletion in der Region 15q11-q13 geboren, die sich bei einer konventionellen Chromosomenuntersuchung nach Aminozentese zunächst nicht darstellen ließ. Als Ursache für die Entstehung der Deletion wird ein ungleiches Crossing-over zwischen einem Translokationschromosom und dem normalen Chromosom 15 angenommen.

Weder beim Prader-Willi-Syndrom noch beim Angelman-Syndrom ist der biochemische oder zelluläre Defekt genau bekannt. Beim PWS legt die Symptomatik nahe, daß der Hypothalamus wesentlich mitbetroffen ist. Histologische oder biochemische Veränderungen im Hypothalamus von PWS-Patienten konnten bisher jedoch noch nicht nachgewiesen werden. Im kritischen Bereich auf Chromosom 15 liegt das Gen für das „Small Nuclear Ribonucleoprotein N" (*SNRPN*) (Özcelik et al. 1992). Bisher wurden jedoch keine Patienten mit Mutationen in diesem Gen identifiziert.

Bei einigen Patienten mit AS wurden kürzlich Mutationen im Gen für die Ubiquitinproteinligase (*UBE3A*) identifiziert (Kishino et al. 1997; Matsuura et al. 1997), die zum Verlust der Enzymaktivität führen. Das Enzym spielt eine Rolle beim intrazellulären Proteinabbau. Ubiquitin ist entwicklungsgeschichtlich ein hochkonserviertes und in allen Zellen vorkommendes Peptid aus 76 Aminosäuren. Warum ein Defekt der Ubiquitinylierung und des Proteinabbaus zum Angelman-Syndrom führt, ist noch unklar. Mutationen in einem vergleichbaren Gen bei Drosophila, dem *E2*-Gen, führen zu Störungen der Axonführung und der neuronalen Verschaltung. Dies könnte auf einen pathogenetischen Zusammenhang hinsichtlich der neurologischen Symptomatik bei AS hinweisen.

Uniparentale Disomie

Unter einer uniparentalen Disomie (UPD) versteht man das Phänomen, daß 2 homologe Chromosomen desselben elterlichen Ursprungs vorliegen (Engel 1980). Beim PWS findet sich etwa bei 30 % der Patienten (Mascari et al. 1992) eine maternale Disomie (15), während beim AS eine paternale Disomie (15) nur bei etwa 1 % der untersuchten Patienten vorliegt. Der 1. Nachweis einer maternalen Disomie (15) bzw. paternalen Disomie (15) erfolgte durch Nicholls et al. (1989) und Malcolm et al. (1991). Bei einer maternalen UPD (15) sind beide Kopien des/der PWS-Gens(e) stumm (s. Abb. 7.5). Bei einer paternalen UPD (15) sind entsprechend beide Kopien des AS-Gens stumm. In beiden Fällen kommt es auf diese Weise zu einem Funktionsverlust des/der betreffenden Gens(e).

Eine UPD kann durch eine Fehlverteilung („non-disjunction") von Chromosomen während der Meiose entstehen, ähnlich wie sie als Ursache bei der Entstehung einer Trisomie 21 bekannt ist. Für das Chromosom 15 betrachtet würde das bedeuten, daß beispielsweise in einer Eizelle als Folge des „non-disjunction" 2 Chromosomen 15 vorhanden sind (Abb. 7.6). Bei der anschließenden Befruchtung resultiert eine Zygote mit Trisomie 15. Im weiteren Verlauf kann nun ein „trisomy rescue", ein spontaner „Reparaturvorgang" eintreten, der dazu führt, daß ein überzähliges Chromosom wieder verlorengeht. Auf diese Weise liegt bei Verlust des einen oder anderen Chromosoms 15 in zwei Dritteln der Fälle beim Kind wieder ein normaler Chromosomensatz vor. In einem Drittel der Fälle geht aber das väterliche Chromosom 15 verloren, so daß nun zwar die Chromosomenzahl normal ist, dabei aber eine maternale Disomie (15) vorliegt, die zum PWS führt. Je nachdem, ob die Fehlverteilung in der Meiose I oder Meiose II stattfindet, unterscheidet man zwischen einer Heterodisomie (Chromosomenpaar, bei dem die homologen Chromosomen unterschiedlicher großelterlicher Herkunft sind) und einer Isodisomie (Chromosomenpaar, bei dem ein Chromosom in duplizierter Form vorliegt).

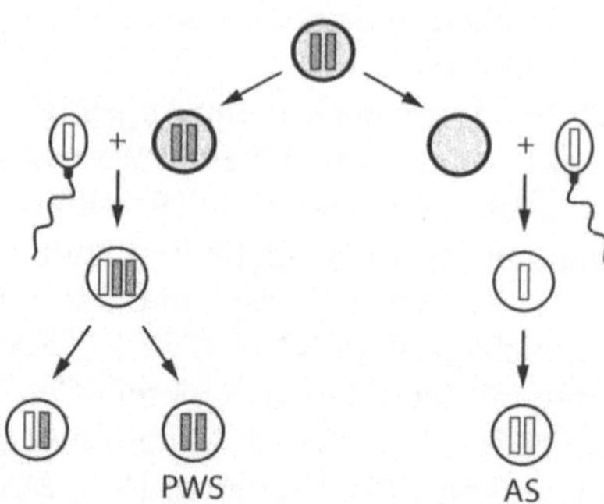

Abb. 7.6. Entstehung von uniparentaler Disomie durch postzygotische Korrektur einer Chromosomenfehlverteilung in der weiblichen Meiose. Einfachheitshalber ist nur ein Chromosomenpaar gezeigt. Die mütterliche Prägung ist *schraffiert*, die väterliche Prägung *weiß* dargestellt. Weibliche Keimzellen sind als *dick umrandeter Kreis*, männliche Keimzellen als *Oval* dargestellt. Die Zygote sowie embryonale Zellen sind als *dünn umrandeter Kreis* abgebildet

Ein weiterer, jedoch seltener Mechanismus, der im Hinblick auf das Chromosom 15 zu einer UPD führen kann, ist die Befruchtung einer nullisomen (fehlendes Chromosom 15) Eizelle durch ein Spermium mit normalem haploiden Chromosomensatz. Auch hier kann ein biologischer, allerdings andersartiger Reparaturmechanismus einsetzen. Für das Chromosom 15 würde das bedeuten, daß es postzygotisch zu einer Duplikation des einen väterlichen Chromosoms 15 kommen kann. Dieser Zustand würde dann einer paternalen Isodisomie entsprechen. Klinisch würde ein Angelman-Syndrom resultieren.

Bei der Trisomie 21 korreliert die vermehrte Inzidenz mit einem erhöhten mütterlichen Alter. Da in den überwiegenden Fällen auch die UPD durch eine Fehlverteilung der Chromosomen zustande kommt, wundert es nicht, daß auch hier ein erhöhtes mütterliches Alter gefunden wurde (Robinson et al. 1993; Gillessen-Kaesbach et al. 1995a; Robinson et al. 1996). Während bei 30jährigen Frauen die statistische Angabe für das Risiko einer UPD (15) unter 1:100000 liegt, beträgt es bei Frauen zwischen 40 und 44 Jahren ungefähr 1:3400. Tatsächlich sind einige Fälle bekannt, in denen bei einer Chorionzottenbiopsie eine Trisomie 15 im Mosaik und bei nachfolgender Aminozentese ein anscheinend normaler Karyotyp gefunden wurde. Molekulargenetische Untersuchungen deckten dann eine UPD auf (Cassidy et al. 1992; Purvis-Smith et al. 1992; Slater et al. 1997). Das Risiko für eine UPD (15) ist auch angesichts einer Robertson-Translokation bei einem der Eltern signifikant erhöht, da eine solche Translokation zu einer Chromosomenfehlverteilung in der Meiose führen kann.

Imprintingdefekte

In den letzten Jahren wurde eine kleine Gruppe von Patienten identifiziert (1% bei PWS und 4% bei AS), die 2 Chromosomen 15 biparentaler Herkunft haben, wobei jedoch beide jeweils ein mütterliches Prägungsmuster (PWS) oder ein väterliches Prägungsmuster (AS) aufweisen (Glen et al. 1993; Reis et al. 1994; Buiting et al. 1994). Infolge der falschen Prägung sind die für das PWS relevanten Gene auf dem väterlichen Chromosom und das für AS relevante Gen auf dem mütterlichen Chromosom stumm (s. Abb. 7.5). Der Effekt ist ähnlich wie bei der UPD. Man könnte diesen Zustand auch als „funktionelle UPD" bezeichnen. Das Vorhandensein einer falschen Prägung geht offensichtlich auf einen Fehler zurück, der entweder bei der „Imprint-umschaltung" oder der „Imprintreplizierung" entsteht. Der Nachweis von Mikrodeletionen zwischen *D15S63* und *SNRPN* bei einigen Patienten (s. Abb. 7.2) hat zur Identifizierung eines „Imprintingcenters" (IC) geführt, das die Imprintumschaltung reguliert (Sutcliffe et al. 1994; Buiting et al. 1995; Saitoh et al. 1996). Obwohl es nur einige Patienten mit diesem Defekt gibt, sind diese Veränderungen besonders instruktiv für die Analyse des Imprintingprozesses.

Bei 2 und mehr betroffenen Geschwisterkindern mit einem Imprintingdefekt ist immer eine familiäre IC-Mutation nachweisbar (Horsthemke et al. 1997). Bei Patienten mit sporadischem PWS infolge eines Imprintingdefekts wurde eine IC-Mutation nur in einigen Fällen gefunden. Interessanterweise gibt es einige Patienten, die bei PWS dasselbe väterliche oder bei AS dasselbe mütterliche Chromosom geerbt haben wie ein normales Geschwisterkind (Bürger et al. 1997, Horsthemke et al. 1997). In diesen Fällen ist eine familiäre IC-Mutation ausgeschlossen, und andere Mechanismen müssen in Erwägung gezogen werden. Der Imprintingdefekt könnte Folge eines Umschaltfehlers einer einzelnen Keimzelle oder Folge eines Fehlers bei der postzygotischen Imprintreplizierung sein.

Genmutationen

Ungefähr 25 % aller Patienten mit AS haben weder eine Deletion noch eine UPD oder einen Imprintingdefekt. Diese Patienten haben wahrscheinlich eine Mutation im *Ubiqitin*gen. Wie schon erwähnt, sind bei einigen dieser Patienten Mutationen mit *UBE3A*-Gen identifiziert worden (Kishino et al. 1997; Matsuura et al. 1997). Dabei handelte es sich meistens um „Nonsensemutationen". Liegt die Mutation auf dem mütterlichen Chromosom, wird in den Zellen, die *UBE3A* monoallelisch vom mütterlichen Allel exprimieren, kein funktionsfähiges Enzym gebildet.

Im Gegensatz zum AS kann das PWS anscheinend nicht durch die Mutation eines einzelnen Gens verursacht werden, denn nahezu alle Patienten haben entweder eine Deletion, eine UPD oder einen Imprintingdefekt (s. Abb. 7.5). Bei einigen Patienten mit partiellem PWS-Phänotyp wurde das *SNRPN*-Gen sequenziert, aber es wurden keine Mutationen gefunden. Das Vollbild des PWS scheint also durch den Funktionsverlust mehrerer Gene im Bereich 15q11-q13 verursacht zu werden. Zur Zeit wird an einer Bestandsaufnahme aller Gene in dieser Region gearbeitet, um die für das PWS verantwortlichen Gene zu identifizieren.

Genotyp-Phänotyp-Korrelation

Trotz der grundlegend verschiedenen genetischen Mechanismen, die zum PWS bzw. AS führen, gibt es erstaunlicherweise wenige klinische Unterschiede zwischen Patienten mit einer Deletion, einer UPD, einem Imprintingdefekt und (bei AS) einer Genmutation. In mehreren Arbeiten wurde versucht, mögliche klinische Unterschiede bei Patienten mit PWS mit und ohne Deletion nachzuweisen (Butler et al. 1986; Wenger et al. 1987; Wiesner et al. 1987; Robinson et al. 1991; Gillessen-Kaesbach et al. 1995a; Mitchell et al. 1996; Cassidy et al. 1997). Bei den Patienten mit PWS ohne Deletion wurde in der Regel nicht zwischen einer UPD und einem Imprintingdefekt unterschieden, aber angesichts der geringen Häufigkeit eines Imprintingdefekts gegenüber einer UPD ist davon auszugehen, daß in dieser Gruppe ganz überwiegend Patienten mit einer UPD vorhanden sind. Beide Patientengruppen unterscheiden sich nicht hinsichtlich der folgenden Parameter: Kindsbewegungen, Art und Zeitpunkt der Entbindung, Länge und Kopfumfang bei der Geburt, muskuläre Hypotonie, neonatale Fütterungsprobleme, angeborene Fehlbildungen, hoher Gaumen, vermehrt visköser Speichel, ophthalmologische Befunde wie Refraktionsanomalien oder Strabismus, Karies, Skoliose, Diabetes-mellitus-Typ II, Krytorchismus bzw. hypoplastische kleine Labien sowie Körpergröße, Gewicht und Kopfumfang zum Zeitpunkt der Untersuchung. Ebenso sind bei der mentalen Retardierung, der Sprachentwicklung, der Artikulation, der Häufigkeit des plötzlichen Einschlafens während des Tages, der Frequenz eines zerebralen Krampfleidens sowie bei Verhaltensproblemen (Aggression, zwanghaftes Benehmen mit Neigung zur Perseveration und depressiven Verstimmungen) keine signifikanten Unterschiede zwischen beiden Gruppen zu beobachten.

Signifikante Unterschiede bestehen lediglich hinsichtlich der Hypopigmentierung, dem Geburtsgewicht, der Dauer der Sondenernährung sowie dem mütterlichen Alter bei Geburt. Das erhöhte mütterliche Alter bei Patienten mit PWS ohne Deletion spiegelt die Rolle der Chromosomenfehlverteilung bei der Entstehung der UPD wieder. Die Hypopigmentierung läßt sich ansatzweise durch die Existenz des *P*-Gens im PWS/AS-Deletionsbereich erklären (s. Abb. 7.2). Hierbei handelt es sich um einen dem p-Locus der Maus (pink-eyed-dilution locus) homologen Genort, an dem Mutationen zu verminderter Pigmentierung der Haut, der Haare und des Auges führen. Individuen, die homozygot für eine Mutation oder eine Deletion dieses Gens sind, haben einen tyrosinasepositiven Albinismus. Das Gen kodiert vermutlich für ein membrangebundenes Protein, das Tyrosin, das als Ausgangssubstanz für die Biosynthese von Melanin innerhalb der Melanozyten vom Zytoplasma in die Eumelanosomen transportiert wird (Rinchik et al. 1993). Dieses Gen unterliegt nicht dem Imprinting, beide Alle sind also aktiv. Bei einer Deletion könnte es durch einen Gendosiseffekt zu einer Reduzierung der Zahl der Transportproteine und damit zu einer Konzentrationsabnahme des Tyrosins in den Eumelanosomen kommen. Ein okulokutaner Albinismus könnte auch bei einer uniparentalen Isodisomie auftreten, wenn der entsprechende Elternteil zufällig heterozygoter Träger einer *P*-Genmutation ist. In diesem Falle kann die UPD zu einer homozygoten Mutation führen.

Kinder mit PWS haben ein geringeres Geburtsgewicht als gesunde Kinder, wobei Kinder mit PWS infolge einer Deletion ein noch niedrigeres Gewicht als PWS-Kinder ohne Deletion haben (Robinson et al. 1991; Gillessen-Kaesbach et al. 1995a). Außerdem hat sich gezeigt, daß sie im Durchschnitt länger mit der Sonde ernährt werden müssen (Mitchell et al. 1996). Der Grund für diese Unterschiede ist unklar. Es ist möglich, daß bei einer mütterlichen UPD die beiden Kopien der Gene in der „PWS-Region" nicht funktionell identisch sind, sondern daß einige der Gene auf einem der beiden Chromosomen 15 nur partiell aktiv sind.

Angesichts der kleinen Fallzahl von Patienten mit AS infolge einer UPD läßt sich keine statistisch signifikante Aussage zu möglichen phänotypischen Unterschieden zwischen Patienten mit AS infolge Deletion und einer UPD machen. Einzelfallbeschreibungen von Patienten mit AS durch UPD lassen aber vermuten, daß das Krankheitsbild bei diesen Patienten etwas milder ist (Bottani et al. 1994; Gillessen-Kaesbach et al. 1995 b; Williams et al. 1995 b; Prasad u. Wagstaff 1997; Tonk et al. 1996). Danach scheinen Patienten mit AS infolge UPD eine leichtere Ataxie, weniger Krampfanfälle und etwas bessere kognitive Fähigkeiten zu haben. Patienten mit AS infolge Imprintingdefekts haben seltener eine Mikrozephalie (Bürger et al. 1996; Saitoh et al. 1997). Patienten mit PWS und einem Imprintingdefekt dagegen zeigen ein typisches Krankheitsbild (Saitoh et al. 1997). Da Patienten mit AS bzw. PWS infolge eines Imprintingdefekts 2 Kopien des *P*-Gens haben, sind sie in der Regel nicht hypopigmentiert.

Besonderheiten bei der Anforderung einer genetischen Diagnostik

Die Verdachtsdiagnose PWS oder AS wird zunächst aufgrund der typischen klinischen Befunde gestellt. Bei Neugeborenen ist die Diagnosestellung manchmal schwierig, da sich das charakteristische Krankheitsbild noch nicht vollständig entwickelt hat. Bei einer ausgeprägten Muskelhypotonie im Neugeborenenalter sollte immer auch an das PWS gedacht werden, da ein signifikanter Prozentsatz dieser Kinder von PWS betroffen ist (Gillessen-Kaesbach et al. 1995 c). Bei älteren Kindern mit mentaler Retardierung und massiver Adipositas wird häufig fälschlicherweise ein PWS diagnostiziert.

Um die Frage zu klären, ob ein PWS oder AS vorliegt, ist es ratsam, zunächst eine Untersuchung des Methylierungsstatus im Bereich 15q11-q13 vorzunehmen (Dittrich et al. 1992, 1993, 1996; Glenn et al. 1993; Sutcliffe et al. 1994; Kubota et al. 1996 a; Zeschnigk et al. 1997 a; ASHG/ACMG 1996; Monaghan et al. 1997). Hierzu wird lediglich eine EDTA-Blutprobe (5 ml) des Patienten benötigt. Der damit mögliche Methylierungstest beruht auf einer unterschiedlichen Methylierung zwischen mütterlichem und väterlichem Chromosom 15 am Locus *D15S63* und im Bereich von *SNRPN*. Bei einer Deletion, einer UPD und einem Imprintingdefekt zeigt sich bei *D15S63* und *SNRPN* immer wieder ein uniparentales Methylierungsmuster. Der Methylierungsstatus wird routinemäßig mit Hilfe methylierungssensitiver Restriktionsenzyme wie *Hpa*II (*D15S63*) oder *Not*I (*SNRPN*) bestimmt. Nach einer Doppelverdauung mit einem dieser Enzyme und einem flankierend schneidenden Enzym wird die DNA gelelektrophoretisch aufgetrennt, eine Southern-blot-Analyse durchgeführt und mit einer geeigneten Sonde hybridisiert. Ein typisches Ergebnis ist in Abb. 7.7 gezeigt. Normal-

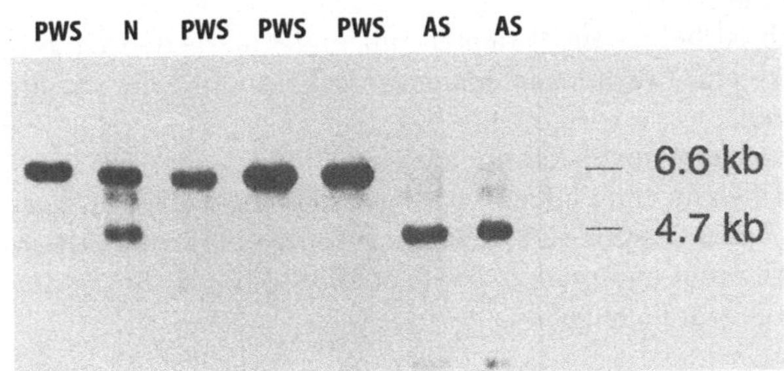

Abb. 7.7. Methylierungstest. *Oben:* Southern-blot-Analyse: Genomische DNA wurde mit *Hind*III+ *Hpa*II verdaut, gelelektrophoretisch aufgetrennt, und durch eine Southern-blot-Analyse mit PW71B (*D15S63*) hybridisiert

personen haben eine große (mütterliche) Bande und eine kleine (väterliche) Bande. Das Fehlen der väterlichen Bande beweist ein PWS, das Fehlen der mütterlichen Bande ein AS. Da diese Aberrationen bei mehr als 99% von Patienten mit PWS und bei ca. 75% von Patienten mit AS vorliegen, lassen sich durch die Untersuchung des Methylierungsstatus fast alle Patienten mit PWS und drei Viertel aller Patienten mit AS erfassen. Bei einem normalen Methylierungsbefund ist das Vorliegen eines PWS sehr unwahrscheinlich.

Im Erprobungsstadium befinden sich z. Z. eine Variante des Methylierungstests, der mit Hilfe der Polymerasekettenreaktion (PCR) erfolgt (Kubota et al. 1997; Zeschnigk et al. 1997b).

Bei Patienten mit einem auffälligen, für PWS oder AS typischen Methylierungsmuster sollte dann eine weitergehende Untersuchung zur Ätiologie stattfinden, wenn eine Aussage über das Wiederholungsrisiko notwendig ist. Empfehlenswert ist es als nächstes, eine Fluoreszenz-in situ-Hybridisierung (FISH) mit 2 Sonden (*SNRPN* und *GABRB3*) aus der Region 15q11-q13 durchzuführen. Bei einer Deletion beider Loci liegt mit großer Wahrscheinlichkeit eine typische Deletion vor. Beim PWS kann es vorkommen, daß nur *SNRPN* deletiert ist. Dies kann dann ein Hinweis sein, daß es sich um eine IC-Deletion mit einem Imprintingdefekt handelt. In diesem Fall würde man eine FISH-Untersuchung beim Vater des Patienten durchführen. Zusätzlich sollte mit Hilfe von Mikrosatellitenmarkern die elterliche Herkunft beider Chromosomen 15 untersucht werden. Wenn durch diese Untersuchungen keine Deletion nachzuweisen ist, wäre auch hier eine Mikrosatellitenanalyse notwendig. Dafür wird zusätzlich zur DNA des Patienten auch DNA der Eltern benötigt. Es sollten nach Möglichkeit mindestens 2 Loci innerhalb des PWS/AS-Bereichs sowie 2 Loci außerhalb (z. B. *D15S144*, *CYP19* oder *FES*) informativ sein. Diese Untersuchung läßt erkennen, ob eine UPD (Iso- oder Heterodisomie) oder biparental vererbte Chromosomen vorliegen. Biparental vererbte Chromosomen in Verbindung mit einem abnormalen Methylierungsergebnis sind hochverdächtig für einen Imprintingdefekt. Zur Klärung, ob es sich dabei um eine familiäre IC-Mutation mit Wiederholungsrisiko oder ein *De-novo*-Ereignis ohne Wiederholungsrisiko handelt, wären diese Fälle an ein Forschungslabor zur weiteren molekularen Analyse zu überweisen.

Bei Patienten mit eindeutigen klinischen Zeichen eines AS läßt sich die Diagnose bisher jedoch erst in ca. 80% der Fälle bestätigen. Bei den Patienten mit AS, die einen unauffälligen Methylierungstest haben, sollte als nächster Schritt eine Mutationssuche im *UB3EA*-Gen stattfinden.

Grundsätzlich ist bei jedem Patienten mit molekulargenetisch gesichertem PWS und seinen Eltern eine Chromosomenanalyse indiziert, um eine mögliche Translokation nachzuweisen.

Für eine Pränataldiagnostik kommen je nach Situation der *SNRPN*-Methylierungstest, eine FISH-Untersuchung oder eine Mikrosatellitenanalyse in Frage (Tabelle 7.2). Im extraembryonalen Gewebe (CVS, Plazenta) sollte nur der Methylierungsstatus am *SNRPN*-Locus Anwendung finden (Kubota et al. 1996b), da für *D15S63* die Methylierungsunterschiede hier nicht gelten.

Tabelle 7.2. Molekulare Klasse und Wiederholungsrisiko beim PWS und AS

Molekulare Klasse	Wiederholungs-risiko	Pränataldiagnostik
Typische Deletion		
Normaler elterlicher Karyotyp	Nicht erhöht	Nicht empfohlen
Familiäre Translokation	Erhöht	FISH an CVS-Material oder Amnionzellen
UPD		
Normaler elterlicher Karyotyp	Nicht erhöht	Nicht empfohlen
Familiäre Translokation	Erhöht	SNRPN-Methylierung an CVS-Material oder Amnionzellen
Imprintingdefekt		
Imprintingcentermutation	50%	Direkter Nachweis der Mutation oder SNRPN-Methylierung an CVS-Material
Keine nachweisbare Mutation	0–50%	SNRPN-Methylierung an CVS-Material oder Amnionzellen
Genmutation (AS)		
Familiär	50%	Mutationsnachweis
De novo	Nicht erhöht	Nicht empfohlen

Therapie

Weder für das PWS noch für das AS gibt es bisher eine kausale Therapie. Untersuchungen der longitudinalen Wachstumshormonsekretion haben erbracht, daß die nächtliche Ausschüttung von Wachstumshormon bei vielen Patienten mit PWS vermindert ist (Lee et al. 1987; Angulo et al. 1992; Ritzen et al. 1992). Aufgrund dieser Ergebnisse wurden im Rahmen von Pilotstudien Kinder mit PWS mit Wachstumshormon behandelt (0,1 mg/kg/Tag). Bei diesen mit täglichen Injektionen behandelten Patienten zeigt sich nicht nur die zu erwartende gesteigerte Wachstumsrate, sondern es erfolgte auch eine eindrucksvolle Umwandlung von Körperfett in Muskulatur, bedingt durch die anabole Wirkung des Hormons (Angulo et al. 1992; Kamel et al. 1995).

Literatur

Angelman H (1965) „Puppet children": A report of three cases. Dev Med Child Neurol 7:681–683
Angulo M, Castro-Magana M, Uy J, Rosenfeld W (1992) Growth hormone evaluation and treatment in Prader-Willi syndrome. Nato ASI Series. Springer Berlin Heidelberg New York Tokyo (Cell Biol 61:171–174)
ASHG/ACMG (1996) Diagnostic testing for Prader-Willi and Angelman syndromes: Report of the ASHG/ACMG Test and Technology Transfer Committee. Am J Hum Genet 58:1085–1088
Barlow DP (1995) Gametic imprinting in mammals. Science 270:1610–1613
Beaudet A, Matsuura T, Fang P et al. (1997) Truncating mutations in E6-AP ubiquitin-protein ligase (UBE3A) cause sporadic and inherited Angelman syndrome. Med Genet 9:12
Bottani A, Robinson WP, DeLozier-Blanchet CD et al. (1994) Angelman syndrome due to paternal uniparental disomy of chromosome 15: a milder phenotype? Am J Med Genet 51:35–40
Boyd SG, Harden A, Patton MA (1988) The EEG in early diagnosis of the Angelman (hyppy puppet) syndrome. Eur J Pediatr 147:508–513

Buiting K, Dittrich B, Robinson WP, Guitart M, Abeliovich D, Lerer I, Horsthemke B (1994) Detection of aberrant DNA methylation in unique Prader-Willi syndrome patients and its diagnostic implications. Hum Mol Genet 3:893–895

Buiting K, Saitoh S, Gross S, Dittrich B, Schwartz S, Nichols RD, Horsthemke B (1995) Inherited microdeletions in the Angelman and Prader-Willi syndromes define an imprinting centre on human chromosome 15. Nat Genet 9:395–400

Butler MG (1990) Prader-Willi syndrome. Current understanding of cause and diagnosis. Am J Med Genet 35:319–332

Butler MG, Meany FJ, Palmer CG (1986) Clinical and cytogenetic survey of 39 individuals with Prader-Labhart-Willi syndrome. Am J Med Genet 23:793–809

Bürger J, Kunze J, Sperling K, Reis A (1996) Phenotypic differences in Angelman syndrome patients: Imprinting mutations show less frequently microcephaly and hypopigmentation than deletions. Am J Med Genet 66:221–226

Bürger J, Buiting K, Dittrich B et al. (1997) Different mechanisms and recurrence risks of imprinting defects in Angelman syndrome. Am J Hum Genet 61:88–93

Cassidy SB, Lai LW, Erickson RP, Magnuson L, Thomas E, Gendron R, Herrmann J (1992) Trisomy 15 with loss of the paternal 15 as a cause of Prader-Willi syndrome due to maternal disomy. Am J Hum Genet 51:701–708

Cassidy SB, Forsythe M, Heeger S, Nicholls RD, Schork N, Benn P, Schwartz S (1997) Comparison of phenotype between patients with Prader-Willi syndrome due to deletion 15q and uniparental disomy 15. Am J Med Genet 68:433–440

Chan CTJ, Clayton-Smith J, Cheng XJ, Buxton JL, Webb T, Pembrey ME; Malcolm S (1993) Molecular mechanisms in Angelman syndrome: a survey of 93 patients. J Med Genet 30:895–902

Dittrich B, Robinson WP, Knoblauch H, Buiting K, Schmidt K, Gillessen-Kaesbach G, Horsthemke B (1992) Molecular diagnosis of the Prader-Willi and Angelman syndromes by detection of parent-of origin specific DNA methylation in 15q11-13. Hum Genet 90:313–315

Dittrich B, Buiting K, Groß S, Horsthemke B (1993) Characterization of a methylation imprint in the Prader-Willi syndrome region. Hum Mol Genet 2:1995–1999

Dittrich B, Buiting K, Horsthemke B (1996) PW71 methylation test for Prader-Willi and Angelman syndromes. Am J Med Genet 61:196–197

Donaldson MDC, Chu CE, Cooke A, Wilson A, Greene SA, Stephenson JPB (1994) The Prader-Willi syndrome. Arch Dis Child 70:58–63

Driscoll DJ, Waters MF, Williams CA, Zori RT, Glenn CC, Avidano KM, Nicholls RD (1992) A DNA methylation imprint, determined by the sex of the parent, distinguishes the Angelman and Prader-Willi syndromes. Genomics 13:917–924

Engel E (1980) A new genetic concept: Uniparental disomy and its potential effect, isodisomy. Am J Med Genet 6:137–147

Gillessen-Kaesbach G, Robinson W, Lohmann D, Kaya-Westerloh S, Passarge E, Horsthemke B (1995a) Genotype-phenotype correlation in a series of 167 deletion and nondeletion patients with Prader-Willi syndrome. Hum Genet 96:638–643

Gillessen-Kaesbach G, Albrecht D, Passarge E, Horsthemke B (1995b) Further patient with Angelman syndrome due to paternal disomy of chromosome 15 and a milder phenotype. Am J Med Genet 56:328–329

Gillessen-Kaesbach G, Groß S, Kaya-Westerloh S, Passarge E, Horsthemke B (1995c) DNA methylation based testing of 450 patients suspected of having Prader-Willi syndrome. J Med Genet 32:88–92

Glenn CC, Nicholls RD, Robinson WP et al. (1993) Modification of 15q11-q13 DNA methylation imprints in unique Angelman and Prader-Willi patients. Hum Mol Genet 2:1377–1382

Hayashizaki Y, Shibata H, Hirotsune s et al. (1994) Identification of an imprinted U2af binding protein related sequence on mouse chromosome 11 using the RLGS method. Nat Genet 6:33–40

Holm VA, Cassidy SB, Butler MG, Hanchett JM, Greenswag LR, Whitman BY, Greenberg F (1993) Prader-Willi Syndrome: consensus criteria. Pediatrics 91:398–402

Horsthemke B, Maat-Kievit A, Sleegers E et al. (1996) Familial translocations involving 15q11-q13 can give rise to interstitial deletions causing Prader-Willi or Angelman syndrome. J Med Genet 33:848–851

Horsthemke B, Dittrich B, Buiting K (1997) Imprinting mutations on human chromosome 15. Hum Mutat 10:329–337

John RM, Surani MA 81996) Imprinted genes and regulation of gene expression by epigenetic inheritance. Curr Opin Cell Biol 8:348–353

Kamel A, Margery V, Norstedt G, Thoren M, Lindgren AC, Bronnegard M, Marcus C (1995) Growth hormone (GH) treatment up-regulates GH receptor mRNA levels in adipocytes from patients with GH deficiency and Prader-Willi syndrome. Pediatr Res 38(3):418–421

Kaplan LC; Wharton R, Elias E, Mandell F, Donlon T, Latt SA (1987) Clinical heterogeneity associated with deletions in the long arm of chromosome 15: report of 3 new cases and their possible significance. Am J Med Genet 28:45–53

Kishino T, Lalande M, Wagstaff J (1997) UBE3A/E6-AP mutations cause Angelman syndrome. Nat Genet 15:70–73

Knoll JHM, Nicholls RD, Magenis RE, Graham JM Jr, Lalande M, Latt SA (1989) Angelman and Prader-Willi syndrome share a common chromosome 15 deletion but differ in parental origin of the deletion. Am J Med Genet 32:285–290

Kubota T, Sutcliffe JS, Aradhya S et al. (1996a) Validation studies of SNRPN methylation as a diagnostic test for Prader-Willi syndrome. Am J Med Genet 66:77–80

Kubota T, Aradya S, Macha M et al. (1996b) Analysis of parent of origin specific DNA methylation at SNRPN and PW71 in tissues: implication for prenatal diagnosis. J Med Genet 33:1011–1014

Kubota T, Das S, Christian SL, Baylin SB, Herman JG, Ledbetter DH (1997) Methylation-specific PCR simplifies imprinting analysis. Nat Genet 16:16–17

Laan LAEM, den Boer AT, Hennekam RCM, Renier WO, Brouwer OF (1996) Angelman syndrome in adulthood. Am J Med Genet 66:356–360

Ledbetter D, Riccardi VM, Airhart SD, Strobel RJ, Keenan BS, Crawford JD (1981) Deletions of chromosome 15 as a cause of the Prader-Willi syndrome. N Engl J Med 304:325–329

Lee PDK, Brannam CI, Hintz RL, Rosenfeld RG (1987) Growth hormone treatment of short stature in Prader-Willi syndrome. J Pediatr Endocrinol Metab 2:31–34

Magenis RE, Brown MG, Lacy DA, Budden S, LaFranchi S (1987) Is Angelman syndrome an alternate result of del(15)(q11q13)? Am J Med Genet 28:829–838

Malcolm S, Clayton-Smith J, Nichols M et al. (1991) Uniparental paternal disomy in Angelman's syndrome. Lancet 337:694–697

Mascari MJ, Gottlieb W, Rogan PK, Butler MG, Waller DA, Nicholls RD (1992) The frequency of uniparental disomy in Prader-Willi syndrome. N Engl J Med 326:1599–1607

Matsuura T, Sutcluffe JS, Fang P et al. (1997) De novo truncating mutations in E6-AP ubiquitin-protein ligase gene (UBE3A) in Angelman syndrome. Nat Genet 15:74–77

McGrath J, Solter D (1984) Completion of mouse embryogenesis requires both the maternal and paternal genomes. Cell 37:179–183

Mitchell J, Schinzel A, Langlois S et al. (1996) Comparison of phenotype in uniparental disomy and deletion Prader-Willi snydrome: Sex specific differences. Am J Med Genet 65:133–136

Monaghan KG, Van Dyke DL, Feldman G, Wiktor A, Weiss L (1997) Diagnostic testing: A cost analysis for Prader-Willi and Angelman syndromes. Am J Hum Genet 60:244–247

Nakao M, Sutcliffe JS, Durtschi B, Mutirangura A, Ledbetter DH, Beaudet AL (1994) Imprinting analysis of three genes in the Prader-Willi/Angelman region: SNRPN, E6-associated protein, and PAR-2 (D11S225E). Hum Mol Genet 3:309–315

Nicholls RD, Knoll JHM, Butler MG, Karam S, Lalande M (1989) Genetic imprinting suggested by maternal heterodisomy in non-deletion Prader-Willi syndrome. Nature 342:281–285

Özcelik T, Leff S, Robinson W et al. (1992) Small nuclear ribonucleoprotein polypeptide N (SNRPN), an expressed gene in the Prader-Willi syndrome critical region. Nat Genet 2:265–269

Pembrey M, Fennell SJ, Berghe J van den et al. (1989) The association of Angelman's syndrome with deletions within 15q11-13. J Med Genet 26:73–77

Prader A, Labhart A, Willi H (1956) Ein Syndrom von Adipositas, Kleinwuchs, Kryptorchismus und Oligophrenie nach myatonieartigem Zustand im Neugeborenenalter. Schweiz Med Wochenschr 86:1260–1261

Prasad C, Wagstaff J (1997) Genotype and phenotype in Angelman syndrome caused by paternal UPD 15. Am J Med Genet 70:328–329

Purvis-Smith SG, Saville T, Manass S et al. (1992) Uniparental disomy resulting from „correction" of an initial trisomy 15. Am J Hum Genet 50:1348–1350

Reed M, Leff S (1994) Maternal imprinting of human SNRPN, a gene deleted in Prader-Willi syndrome. Nat Genet 6:163–167

Reis A, Dittrich B, Greger V et al. (1994) Imprinting mutations suggested by abnormal DNA methylation patterns in familial Angelman and Prader-Willi syndromes. Am J Hum Genet 54:741–747

Rinchik EM, Bultman SJ, Horsthemke B et al. (1993) A gene for the mouse pink-eyed dilution locus and for human type II oculocutaneous albinism. Nature 361:72–76

Ritzen ME, Bolme P, Hall K (1992) Endocrine physiology and therapy in Prader-Willi syndrome. NATO ASI Series. Springer, Berlin Heidelberg New York Tokyo (Cell Biol 61:154–169)

Robinson WP, Bottani A, Yagang X et al. (1991) Molecular, cytogenetic and clinical investigations of Prader-Willi syndrome patients. Am J Hum Genet 49:1219–1234

Robinson WP, Lorda-Sanchez I, Malcolm S et al. (1993) Increased parental ages and uniparental disomy 15: a paternal age effect? Eur J Hum Genet 1:280–286

Robinson WP, Langlois S, Schuffenhauer S et al. (1996) Cytogenetic and age-dependent risk factors associated with uniparental disomy 15. Prenat Diagn 16:837–844

Saitoh S, Buiting K, Rogan PK et al. (1996) Minimal definition of the imprinting center and fixation of a chromosome 15q11-13 epigenotype by imprinting mutations. Proc Natl Acad Sci U S A 93:7811–7815

Saitoh S, Buiting K, Cassidy SB et al. (1997) Clinical spectrum and molecular diagnosis of Angelman and Prader-Willi syndrome patients with an imprinting mutation. Am J Med Genet 68:195–206

Sandanam T, Beange H, Robson L, Woolnough H, Buchholz T, Smith A (1997) Manifestations in instituionalised adults with Angelman syndrome due to deletion. Am J Med Genet 70:415–420

Slater H, Vaux C, Pertile M, Burges T, Petrovic V (1997) Prenatal diagnosis of Prader-Willi syndrome using PW71 methylation analysis – Uniparental disomy and the significance of residual trisomy. Prenat Diagn 17(2):109–113

Solter D (1988) Differential imprinting and expression of maternal and paternal genomes. Ann u Rev Genet 22:127–146

Surani MAH, Barton SC, Norris ML (1986) Nuclear transplantation in the mouse: heritable differences between parental genomes after activation of the embryonic genome. Cell 45:127–136

Sutcliffe JS, Nakao M, Mutirangura A et al. (1994) Deletions of a differentially methylated CpG island at the SNRPN gene define a putative imprinting control region. Nat Genet 8:52–58

Tonk V, Schultz RA, Christian SL, Kubota T, Ledbetter D (1996) Robertsonian (15q;15q) translocation in a child with Angelman syndrome. Am J Med Genet 66:426–428

Wagstaff J, Knoll JHM, Glatt KA, Shugart YY, Sommer A, Lalande M (1992) Maternal but not paternal transmission of 15q11-q13-linked nondeletion Angelmann syndrome leads to phenotypic expression. Nat Genet 1:291–294

Wagstaff J, Lalande M, Kishino T (1997) UBE3A/E6-AP mutations cause Angelman syndrome. Med Genet 9:12

Wenger SL, Hanchett JM, Steele MW, Maier BV, Golden WL (1987) Clinical comparison of 59 Prader-Willi syndrome patients with and without the 15(q12) deletion. Am J Med Genet 28:881–887

Wevrick R, Kerns JA, Francke U (1994) Identification of a novel paternally expressed gene in the Prader-Willi syndrome region. Hum Mol Genet 3:1877–1882

Wiesner GL, Bendel CM, Olds DP, White JG, Arthur DC, Ball DW, King RA (1987) Hypopigmentation in the Prader-Willi syndrome. Am J Med Genet 40:431–442

Williams CA, Zori RT, Hendrickson J, Stalker H, Marum T, Whidden E, Driscoll DJ (1995a) Angelman syndrome. Curr Probl Pediatr 25:216–231

Williams CA, Angelman H, Clayton-Smith et al. (1995b) Angelman syndrome: Consensus for diagnostic criteria. Am J Med Genet 56:237–238

Zeschnigk M, Schmitz B, Dittrich B, Buiting K, Horsthemke B, Doerfler W (1997a) Imprinted segments in the human genome: different DNA methylation patterns in the Prader-Willi/Angelman syndrome region as determined by the genomic sequencing method. Hum Mol Genet 6:387–395

Zeschnigk M, Lich C, Buiting K, Doerfler W, Horsthemke B (1997b) A single tube PCR test for the diagnosis of Angelman and Prader-Willi syndrome based on allelic methylation differences at the SNRPN locus. Eur J Hum Genet 5:94–98

7.1.2 Das fra(X)-Syndrom

P. Steinbach

Einführung

Das fra(X)-Syndrom ist eine der häufigsten Ursachen erblicher geistiger Behinderung. Es wird in Deutschland auch als Marker-X-Syndrom oder nach seinen Erstbeschreibern als Martin-Bell-Syndrom bezeichnet.

Der Name fra(X)-Syndrom leitet sich ab von dem sog. fragilen X-Chromosom: In Zellkulturen von betroffenen Individuen kann unter geeigneten Kulturbedingungen ein aberrantes X-Chromosom mit einer Lücke oder einem Bruch an einer „fragilen Stelle" (FRAXA) am distalen Chromosomenende beobachtet werden (Abb. 7.8). Bis vor wenigen Jahren war diese zytogenetische Analyse die einzige diagnostische Möglichkeit. Inzwischen kennt man das beim fra(X)-Syndrom veränderte Gen und den molekularen Defekt in diesem Gen, was eine eindeutige Diagnose mittels DNA-Analyse ermöglicht.

Der klinische Phänotyp

Das fra(X)-Syndrom betrifft männliche und weibliche Individuen. Es äußert sich in einer Minderung der intellektuellen und emotionalen Intelligenz (Hagerman 1989) sowie in somatischen Merkmalen (Fryns 1989).

Intellektuelle und emotionale Intelligenz

In der Regel zeigen Patienten mit fra(X)-Syndrom eine geistige Beeinträchtigung. Die Schwere der Beeinträchtigung ist unterschiedlich und reicht von einer allgemeinen

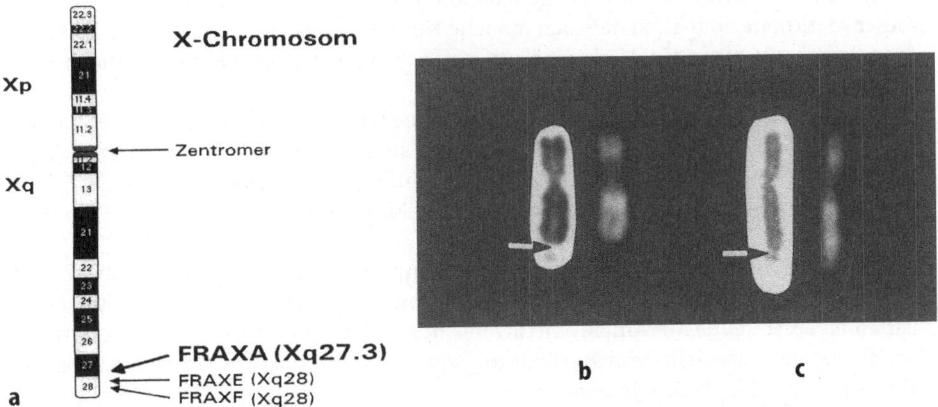

Abb. 7.8. a Schema des menschlichen X-Chromosoms mit der Lokalisation der fragilen Stellen FRAXA, FRAXE und FRAXF. **b, c** Zytogenetischer Nachweis der Expression der fragilen Stelle FRAXA (→) bei homogener Chromosomenfärbung (*links*) und anschließender Q-Bänderung zur Identifizierung des X-Chromosoms (*rechts*)

Lernbehinderung mit normalem bis grenzwertigem IQ bis hin zu schwergradiger geistiger Retardierung. Mit zunehmendem Alter nimmt der IQ weiter ab.

Die meisten betroffenen Kinder haben Sprech- und Sprachstörungen. Aufgrund der Sprachentwicklungsverzögerung sprechen sie erst spät und können mit $2^1/_2$ Jahren oft nur kurze Sätze bilden. Die Sprache der fra(X)-Patienten ist zwanghaft und narrativ; die Patienten sprechen laut, schnell und arhythmisch, bei oraler und verbaler Dyspraxie. Die Lernbehinderung äußert sich v. a. in einer Rechenschwäche, die stärker ausgeprägt ist als die Schwächen in anderen Funktionsbereichen. Bei fast allen männlichen und vielen weiblichen Probanden ist das Lernen durch Aufmerksamkeitsdefizite und ausgeprägtes hyperkinetisches Verhalten beeinträchtigt. Sie sind sehr unaufmerksam, leicht abgelenkt, impulsiv und sowohl verbal als auch motorisch hyperaktiv. Einige Patienten haben zusätzlich emotionale Probleme. Sie sind ängstlich und meiden Blick- und Körperkontakt. Es können sogar panische Attacken auftreten, ebenso Anfälle von Wut und Trotz, z. B. bei Überforderung. Bei einem relativ großen Anteil der Knaben und auch bei einigen Mädchen mit fra(X)-Syndrom sind alle Symptome des frühkindlichen Autismus ausgeprägt.

Es gibt aber auch fra(X)-Patienten, deren Verhalten als sozial engagiert und freundlich beschrieben wird; ihre Kommunikationsfähigkeit ist relativ gut entwickelt, sie sind aufmerksam und interessieren sich für ihre Umgebung.

Bei Frauen und Mädchen mit fra(X)-Syndrom ist das Spektrum der geistigen Fähigkeiten breiter als bei männlichen Patienten. Die Intelligenzminderung ist im Durchschnitt nicht so stark ausgeprägt. Ein Teil dieser Frauen zeigt überhaupt keine Beeinträchtigung. Die Hauptursache dieser Variabilität ist die zufällige Inaktivierung eines der beiden X-Chromosomen in den somatischen weiblichen Zellen. Der Anteil der Nervenzellen, in denen das mutierte X-Chromosom das aktive ist, ist von großer Bedeutung für die intellektuellen Fähigkeiten.

Somatische Merkmale

Beim fra(X)-Syndrom treten verschiedene somatische Merkmale auf. Jedoch ist keines dieser Merkmale obligat, so daß sich manche Kinder und Erwachsene mit fra(X)-Syndrom kaum von gesunden Altersgenossen unterscheiden, was eine klinische Diagnosestellung oft erheblich erschwert.

Viele Patienten mit fra(X)-Syndrom zeigen eine faziale Dysmorphie. Das Gesicht ist oft schmal und länglich. Die Stirn springt vor, so daß die Augen zurückliegen. Das Kinn steht ebenfalls hervor. Die Ohren sind häufig groß, manchmal abstehend. Bei etwa 80 % der betroffenen Männer besteht eine Makroorchidie, die vor der Pubertät bereits bei 20 % vorliegt.

Patienten mit fra(X)-Syndrom können Symptome einer Bindegewebsdysplasie zeigen. Oft besteht eine Gelenkschlaffheit mit Gangstörungen. Weitere, manchmal bei Patienten auftretende Merkmale sind Strabismus, Myopie und Skoliose. Die Endgröße der Patienten entspricht dem Bevölkerungsdurchschnitt, das Wachstum im Kindesalter kann aber beschleunigt sein.

Es gibt nur wenige Autopsien des Gehirns von fra(X)-Patienten. Hier fanden sich unspezifische Merkmale wie Hirnatrophie, Dilatation der Ventrikel und abnorme Konfigurationen der Dendriten pyramidaler Neurone. Kernspintomographische Analysen bei männlichen und weiblichen Patienten zeigten im Vergleich zu Kontrollen eine Vergrößerung des Nucleus caudatus und bei den männlichen Patienten zusätzlich vergrößerte laterale Ventrikel.

Molekulargenetik

Ursache des fra(X)-Syndroms sind Veränderungen in einem Gen, das FMR1 („fragile X linked mental retardation") genannt wurde. Die normale Struktur dieses Gens und seine zellphysiologischen Aufgaben sind weitgehend aufgeklärt (Oberlé et al. 1991; Verkerk et al. 1991). Durch Mutation des FMR1-Gens wird eine Abfolge verschiedener pathogenetischer Störungen ausgelöst, die schließlich in der Manifestation des klinischen Phänotyps mündet (Steinbach u. Wöhrle 1993; Oostra u. Willems 1995; Steinbach 1998).

Das FMR1-Gen und seine Funktion

Das FMR1-Gen erstreckt sich über insgesamt 38 kb in der Bande Xq27.3 des X-Chromosoms und besteht aus 17 Exons (Abb. 7.9a). Am 5'-Ende in Exon 1 und am 3'-Ende in Exon 17 gibt es jeweils eine relativ große Region, die nicht in FMR1-Protein translatiert wird. In der 5'-nichttranslatierten Region befindet sich eine variable repetitive Sequenz aus tandemartig wiederholten CGG-Trinukleotiden, das CGG-Repeat (Abb. 7.10a, b).

Alle Sequenzelemente, die für die korrekte, vollständige Initiation der FMR1-Transkription benötigt werden, befinden sich in einem 2,8 kb großen DNA-Abschnitt, der die 5'-flankierende Region und das CG-Repeat enthält. Das FMR1-Gen unterliegt der X-Inaktivierung und wird bei Frauen nur auf dem aktiven X-Chromosom transkribiert.

Die Messener-RNA (mRNA) ist etwa 4,8 kg groß. Das primäre Transkript wird im 3'-Bereich auf mehrere alternative Arten gespleißt, wobei der Translationsleserahmen

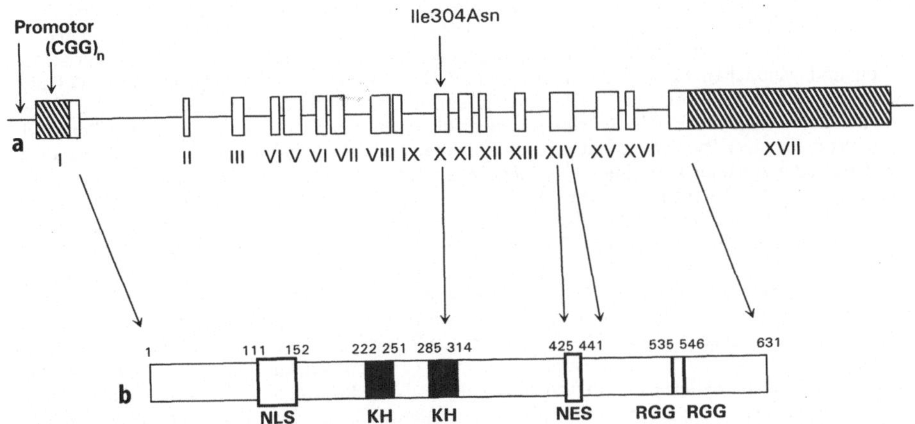

Abb. 7.9a, b. Schema des **a** FMR1-Gens und **b** seines Proteins FMRP. Die Exons sind mit *römischen Ziffern* numeriert, die Position von Aminosäuren mit *arabischen Ziffern*. Die nichttranslatierten Genregionen sind *schraffiert*. *NLS* nukleäres Lokalisationssignal; *NES* nukleäres Exportsignal; *KH* KH-Domäne; *RGG* Arginin-Glycin-Glycin-Tripeptid. Weitere Erläuterungen s. Text

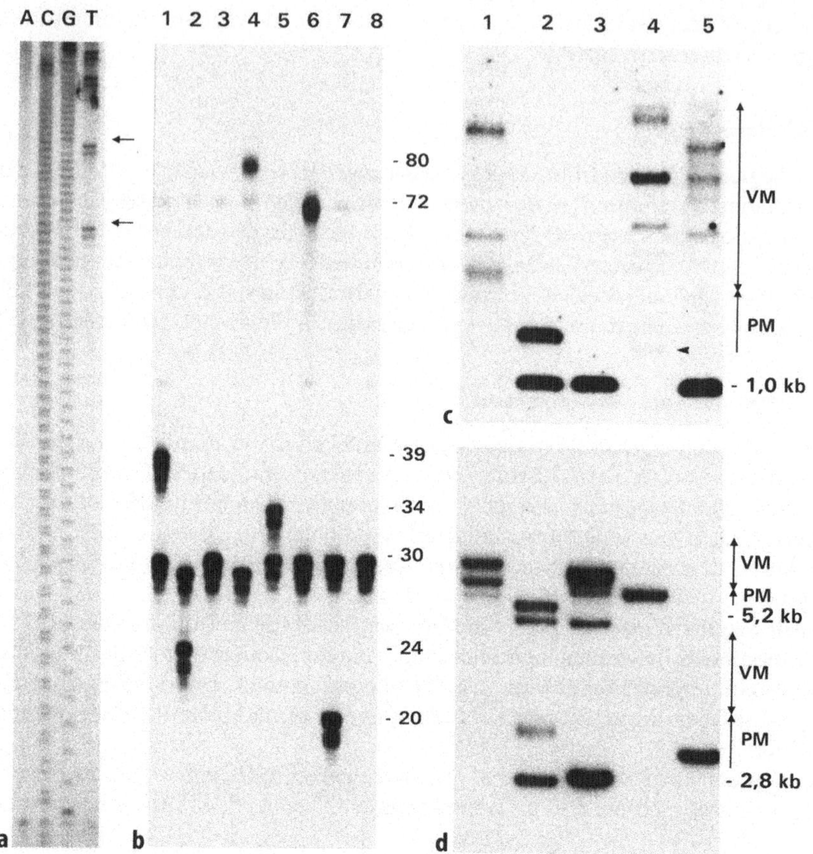

Abb. 7.10a–d. DNA-Analyse des *FMR1*-Gens. **a** Sequenzierung eines CGG-Repeats mit 53 Tripletts, darunter 2 AGG-Unterbrechungen (→). Die Sequenz lautet 5′(CGG)$_9$(AGG)$_1$(CGG)$_9$(AGG)$_1$-(CGG)$_{33}$-3′. **b** PCR-Analyse zur Bestimmung der Länge des CGG-Repeats (Angabe rechts) bei männlichen und weiblichen Kontrollpersonen sowie 2 Überträgerinnen mit 1 Prämutation (72 und 80 Tripletts). **c, d** Nachweis von fra(X)-Mutationen durch Southern-blot-Analyse bei betroffenen und normalen Individuen. Die Hybridisierung erfolgte mit einer radioaktiv markierten Gensonde (Ox0.55 oder Ox1.9). Die DNA wurde mit den Enzymen PstI (**c**) sowie *EcoRI* plus EagI (**d**) gespalten. Die Größe der normalen Fragmente ist angegeben (**kb**). Die mutierten Fragmente sind infolge Expansion des CGG-Repeats vergrößert. Sie finden sich im Prämutationsbereich (**PM**) oder im Bereich der Vollmutationen (**VM**). Nach Doppelspaltung mit *EcoRI* und dem methylierungssensitiven Restriktionsenzym *EagI* (**d**) ist das genomische *EcoRI*-Fragment mit dem CGG-Repeat 5,2 kb groß und enthält die *EagI*-Stelle. Diese wird nur geschnitten, wenn sie unmethyliert ist. Dann detektiert die Gensonde anstelle eines 5,2-kb-*EcoRI*-Fragments ein 2,8 kb großes *EagI/EcoRI*-Fragment. Bei weiblichen Personen finden sich stets beide Signale (**d** Spur 2 und 3). Das 2,8-kb-Fragment stammt vom (normalen) aktiven X-Chromosom, auf dem die EagI-Stelle unmethyliert ist. Das 5,2-kb-Signal kennzeichnet das (normale) inaktive X-Chromosom, auf dem diese Stelle methyliert ist. Expandierte methylierte Fragmente sind größer als 5,2 kb. Expandierte unmethylierte Fragmente sind größer als 2,8 kb. Es werden Befunde folgender Individuen gezeigt: betroffene männliche Probanden mit Vollmutation (**c** Spur 1, **d** Spur 1 und 4); betroffener männlicher Proband mit Prämutation (▶) und Vollmutation (**c** 4); männlicher Überträger mit Prämutation (**d** 5); Überträgerinnen mit Prämutation (**c** 2, **d** 2); Überträgerinnen mit Vollmutation (**c** 5, **d** 3); normale männliche Kontrolle (**c** 3)

in allen alternativen Spleißprodukten erhalten bleibt. Bei Immuno-blot-Analysen wurden mehrere Proteinisoformen gefunden, wobei aber zwischen verschiedenen Geweben höchstens quantitative Unterschiede bestehen.

Das FMR1-Protein

Die Aminosäurensequenz des FMR1-Proteins (FMRP) ist bei Vertebraten hochkonserviert und enthält Sequenzmotive RNA-bindender Domänen. Im mittleren Abschnitt befinden sich 2 K-homologe (KH-)Domänen. Der carboxyterminale Abschnitt enthält eine RGG-Box (Abb. 7.9b).

Die KH-Domäne wurde zuerst im menschlichen hnRNP-K-Protein gefunden und anschließend in verschiedenen anderen Proteinen, deren einzige gemeinsame Eigenschaft darin besteht, daß sie ihre Funktion in enger Assoziation mit RNA ausüben. Proteine mit KH-Domänen spielen eine wichtige Rolle bei der Regulation des zellulären RNA-Metabolismus. Höchstwahrscheinlich binden die KH-Domänen direkt einzelsträngige RNA.

Die RGG-Box ist eine arginin (R)- und glycin (G)-reiche Domäne, in der das RGG-Tripeptid vorkommt. Sie findet sich ebenfalls in vielen RNA-bindenden nukleären Proteinen. *In vitro* Experimente zeigten, daß FMRP RNA binden kann. Vermutlich bindet FMRP die eigene mRNA und die RNAs vieler, aber bei weitem nicht aller im Gehirn exprimierter Strukturgene.

Der Hauptanteil des zellulären FMRP befindet sich im Zytoplasma, wobei eine Kolokalisation von FMRP mit Ribosomen gefunden wurde. Die Bindungsaffinität von FMRP an Ribosomen ist bei mutativer Veränderung der KH-Domäne herabgesetzt.

Ein geringer Teil des FMRP findet sich im Zellkern. Die 184 N-terminalen Aminosäuren von FMRP enthalten Gruppen basischer Arginin- und Lysinreste, die sehr wahrscheinlich ein nukleäres Lokalisationssignal (NLS) darstellen. Die ersten 17 der in Exon 14 kodierten Aminosäuren enthalten aber auch ein funktionelles nukleäres Exportsignal (NES).

Auf der Grundlage dieser Erkenntnisse wurde folgendes Modell zur Funktion des FMRP vorgeschlagen (Eberhart et al. 1996): Das NLS des neusynthetisierten FMRP könnte, z. B. mittels spezifischer Rezeptoren, aktiviert sein, so daß das Protein in den Zellkern gelangt. Dort wird es wahrscheinlich zusammen mit anderen Proteinen in ein Ribonukleoproteinpartikel (RNP) eingebaut, wobei FMRP mit bestimmten mRNAs interagiert. In dieser strukturellen Umgebung könnte das NES des FMRP aktiviert sein, was den Transport des RNP mit der gebundenen mRNA ins Zytoplasma ermöglicht, wo FMRP als Bestandteil des aktiven Translationsapparates auftritt.

Somit werden dem FMRP die Funktionen eines nukleozytoplasmatischen RNA-Transportproteins und eines Translationsfaktors zugeschrieben. Diese Funktionen sind nicht nur bei der Zellproliferation und bei Regenerationsprozessen wichtig. Auch für die Funktion enddifferenzierter Zellen mit hoher Proteinsyntheserate, einer Eigenschaft mancher Neurone des NS, könnte FMRP als Translationsfaktor unbedingt notwendig sein. Wie erst kürzlich berichtet (Weiler et al. 1997), tritt FMR1-mRNA und FMRP zusammen mit anderen mRNAs und Proteinen unmittelbar nach Stimulation durch Neurotransmitter an den dendritischen Synapsen auf, in deren Nachbarschaft die neurotransmitterinduzierte Proteinsynthese stattfindet. Somit könnte FMRP auch an der Ausreifung und der Stabilisierung der synaptischen Verbindungen im Gehirn beteiligt sein. Eine funktionelle Beteiligung von FMRP an der Synaptogenese steht auch im Einklang mit beobachteten Veränderungen an der Hirnrinde von fra(X)-Männern und FMR1 „Knock-out-Mäusen". Bei Ausfall von FMRP ähnelt das histologische Bild der Dendriten und ihrer Fortsätze in der adulten Hirnrinde dem ausgereiften Zustand während der normalen frühen Entwicklung des Neokortex (Comery et al. 1997). Die Funktionen des FMRP spiegeln sich in einem zell- und gewebespezifischen Expressionsmuster des FMR1-Gens wider.

Die Expression des FMR1-Gens

Das FMR1-Gen des Menschen und das homologe Gen der Maus (Fmr1) werden in allen bisher untersuchten embryonalen und adulten Geweben exprimiert (Bächner et al. 1993; Devys et al. 1993). Allerdings ist das Expressionsniveau in den verschiedenen Geweben unterschiedlich, und innerhalb der einzelnen Gewebe bestehen zellspezifische Expressionsmuster. Ferner unterscheidet sich das Expressionsniveau des FMRP normaler adulter Gewebe deutlich von dem erhöhten intrazellulären FMRP-Spiegel während der Embryonalentwicklung und in anderen Situationen des Zellwachstums und der Differenzierung.

Im adulten Leben finden sich RNA und Protein des FMR1-Gens hauptsächlich im Gehirn und im Testis. Im Gehirn wird FMR1 am stärksten in den Neuronen des Hippocampus und im Zerebellum exprimiert, während Gliazellen nur sehr wenig FMRP enthalten. Im Testis findet sich auffällig erhöhte Expression in den Spermatogonien. Im peripheren Blut enthalten nur die T-Lymphozyten immunochemisch nachweisbares FMRP.

Während der Embryogenese sind die Unterschiede zwischen den verschiedenen Geweben weit weniger deutlich als im adulten Leben. Am 12. und 14. Entwicklungstag der Maus fand sich eine beträchtliche Aktivität des Fmr1-Gens in allen Geweben. Allerdings ist die Transkriptionsrate in den weiblichen und männlichen Gonaden noch erheblich höher. Starke Fmr1-Expression findet sich in erster Linie in den diploiden Stammzellen der Oogonien und Spermatogonien und besteht jeweils zum Zeitpunkt der Keimzellproliferation, die im weiblichen Geschlecht nur während der fetalen Entwicklung erfolgt, im männlichen Geschlecht jedoch lebenslang während der gametogenen Proliferationszyklen in den Tubuli des reifen Testis. In reifen Spermatiden und Spermatozoen sowie in Sertoli-Zellen ist dagegen kein FMRP nachzuweisen.

Auch in anderen Situationen, die mit Zellwachstum, Zellteilung oder dem Umbau von Gewebestrukturen verbunden sind, findet sich eine erhöhte Menge an FMRP in Zellen, die dieses Protein sonst kaum exprimieren. Zum Beispiel tritt während der Wundheilung, anders als in der gesunden Haut, FMRP in den proliferierenden Hautzellen auf.

In enddifferenzierten Neuronen und Purkinje-Zellen sowie in anderen mitotisch inaktiven Zellen ist die Menge an FMRP hoch, obwohl die Fmr1-Transkription reduziert ist. Vermutlich reflektiert die Menge an FMRP sowohl die Leistungsfähigkeit als auch die jeweilige aktuelle Aktivität des zellulären Proteinbiosyntheseapparates. Letztere ist nicht nur während des Wachstums aller Zelltypen erhöht, sondern in manchen Zellen auch im enddifferenzierten Zustand, z.B. in hochdifferenzierten Neuronen mit dem ausgeprägten, ribosomenreichen endoplasmatischen Retikulum der Nissl-Schollen.

Untersuchungen der Struktur des FMR1-Proteins und seiner subzellulären Lokalisation weisen auf die funktionelle Bedeutung dieses RNA-bindenden Ribonukleoproteins als nukleozytoplasmatischen RNA-Transporter und als Bestandteil des zellulären Translationsapparates hin. Das Expressionsmuster des FMR1-Gens mit den Kennzeichen sowohl eines ubiqitär exprimierten Haushaltsgens als auch eines zell-, gewebe- und entwicklungsspezifisch exprimierten Gens steht mit einer solchen Funktion in Einklang. Die funktionelle Bedeutung von FMRP wird insbesondere im Nervengewebe sichtbar. Beim fra(X)-Syndrom ist diese wichtige Funktion gestört, und zwar fast immer infolge einer Regulationsstörung mit Ausfall der Transkription.

Mutationen und molekulare Pathogenese

Die kausale Bedeutung des FMR1-Gens an der klinischen Manifestation des fra(X)-Syndroms wurde durch den Nachweis von Mutationen bestätigt, die fast immer zum Verlust der Genfunktion führen (Pieretti et al. 1991; Steinbach 1998).

Mutationen

In seltenen Fällen lag eine größere Deletion zugrunde, die entweder das gesamte FMR1-Gen oder nur den proximalen, für die Genfunktion unbedingt notwendigen Abschnitt betraf. Die meisten Deletionen des FMR1-Gens sind *De-novo*-Mutationen. Auch 2 Fälle einer intragenischen Mutation sind bekannt, eine *De-novo*-Deletion eines einzelnen Nukleotids und eine maternal vererbte Spleißmutation. Alle genannten Mutationen führten zu einem Ausfall der Genfunktion. Nur in einem Ausnahmefall fand sich eine Missensemutation (Ile304Asn) im FMR1-Gen (s. Abb. 7.9 a), die zu einem Austausch eines Aminosäurerests im Protein führte. Der Patient zeigte eine extrem ausgeprägte klinische Symptomatik (De Boulle et al. 1993).

Die bei weitem häufigste Mutation im *FMR1*-Gen ist aber die Verlängerung des CGG-Repeats in der 5′-nichttranslatierten Region des *FMR1*-Gens (s. Abb. 7.10). In der Normalpopultion variiert die Triplettzahl zwischen 6 und 60, wobei Repeats mit 30 Tripletts in Deutschland am häufigsten vorkommen (s. Abb. 7.10 b). In den meisten Repeats sind 2 AGGs eingestreut, und zwar als 9. und 19. Trinukleotid (s. Abb. 7.10 a). Am 3′-Ende des Repeats kommen längere ununterbrochene CGG-Abschnitte vor. In Familien mit fra(X)-Syndrom treten 2 verschiedene Arten von fra(X)-Mutationen auf, die als Prämutation und Vollmutation bezeichnet werden.

Prämutationen kommen bei den meisten unauffälligen männlichen und bei vielen unauffälligen weiblichen Überträgern vor. Es handelt sich um CGG-Repeats, die mindestens 60, aber nicht mehr als 220 Tripletts enthalten (z. B. Abb. 7.10 b, Spuren 4 und 6). Die Bezeichnung Prämutation wurde eingeführt, weil diese Genveränderung ohne Auswirkungen auf die intellektuelle Entwicklung bleibt, aber eine Vorstufe der krankheitsverursachenden Vollmutation ist, bei der die Triplettzahl über 220 liegt. Damit sind Prämutationen durch ihr instabiles Verhalten bei der Weitergabe an die nachfolgenden Generationen definiert.

Das kürzeste Repeat, aus dem in einer fra(X)-Familie bereits in der nächsten Generation eine Vollmutation entstand, besaß 60 Tripletts. Geringfügige Veränderungen der Triplettzahl werden manchmal bereits bei Repeats mit 45 – 59 Tripletts beobachtet, was auch als instabile Transmission bezeichnet wird. Aus solchen Repeats kann über

mehrere Generationen hinweg schließlich eine Vollmutation entstehen. Man bezeichnet diesen Repeatlängenbereich deshalb auch als Grauzone. Etwa 2,5 % aller CGG-
Repeats der Normalbevölkerung sind Grauzonenallele.

Die Vollmutation bei betroffenen Probanden ist nie das Ergebnis eines einzigen
mutativen Ereignisses. Stets sind mehrere Repeatverlängerungen vorausgegangen,
wobei über viele Generationen hinweg aus einem Normalallel über Grauzonen- und
Prämutationsallele schließlich die Vollmutation entstand.

Vollmutationen kennzeichnen die fragilen X-Chromosomen aller betroffenen
männlichen und weiblichen Probanden sowie einen Teil der nichtbetroffenen
Überträgerinnen. Die vollmutierten CGG-Repeats enthalten über 220 Tripletts,
meist sind sie erheblich größer. Bei fast allen Probanden mit einer Vollmutation
besteht ein somatisches Mosaik von Zellen mit unterschiedlich langen CGG-Repeats,
das bei der Southern-blot-Analyse in der Regel verschieden große Banden ergibt,
wobei jede Bande vergrößerte, repeattragende Restriktionsfragmente enthält
(s. Abb. 7.10 c, d).

Die Repeatexpansion zur Vollmutation ist fast immer verknüpft mit einer Methylierung des vollmutierten CGG-Repeats und seiner umgebenden DNA-Sequenzen
(s. Abb. 7.10 d). Innerhalb des methylierten Genabschnitts befindet sich der Promoter
des FMR1-Gens (Schwemmle et al. 1997).

Molekulare Pathogenese

Das fra(X)-Syndrom entsteht, wenn das FMR1-Protein in allen oder einem hohen
Anteil der somatischen Zellen fehlt oder wenn abnormes FMRP gebildet wird, das
seine normale Funktion nicht ausüben kann. In den meisten Fällen liegt eine fra(X)-
Mutation zugrunde, die indirekt zur kompletten oder partiellen Inaktivierung der
FMR1-Genexpression führt.

Die Expansion eines prämutierten Repeats zur Vollmutation geschieht ausschließlich bei maternaler Vererbung, und zwar entweder in der Oogenese oder während der
frühen postzygotischen Entwicklung oder in beiden Phasen (z. B. Reyniers et al. 1993;
Wöhrle et al. 1993; Steinbach 1998). In einem der Expansion vermutlich nachfolgenden
Schritt kommt es zur Hypermethylierung des CGG-Repeats und seiner Umgebung.
Dies ist höchstwahrscheinlich nur in einer begrenzten Phase der Embryogenese
möglich, und erfolgt vermutlich zum Zeitpunkt der Differenzierung der somatischen
Gewebe des Embryo. Die Methylierung der Promotorregion führt zum Ausfall der
zellulären FMRP-Synthese.

Vererbung des fra(X)-Syndroms

Die Mendelsche Vererbung gilt beim fra(X)-Syndrom nur in den seltenen Fällen, in
denen das FMR1-Gen eine Deletion oder eine Punktmutation aufweist. Im Gegensatz
dazu handelt es sich bei der Expansion des CGG-Repeats um eine instabile, dynamische Mutation (Steinbach et al. 1998). Jede Transmission an die nächste Generation
kann mit einer erneuten Veränderung der mutierten Sequenz verbunden sein. Deshalb
ergeben sich beim fra(X)-Syndrom besondere Vererbungsmuster.

Das vollmutierte X-Chromosom eines männlichen Probanden stammt stets von der
Mutter. Im Gegensatz zu anderen X-chromosomalen Erbkrankheiten, bei denen eine

signifikante Anzahl der Betroffenen eine Neumutation trägt, ist beim fra(X)-Syndrom die Mutter immer Überträgerin. Das vollmutierte CGG-Repeat ist nie das Ergebnis einer *De-novo*-Mutation eines normalen Allels. Die Entstehungsgeschichte einer Vollmutation läßt sich vielmehr zurückverfolgen auf einen unauffälligen weiblichen Vorfahren mit einer Prämutation.

Bei der Weitergabe an die nächste Generation verändert sich die Repeatlänge. Dies geschieht um so häufiger, je länger das Repeat ist. Die Verkürzung einer Prämutation bis in den Bereich normaler Allele findet nur selten statt. Meist kommt es zu Verlängerungen, die dann die Instabilität weiter erhöhen. Bei einem Repeat mit weniger als 60 Tripletts wurde bisher noch nicht beobachtet, daß bereits in der nächsten Generation eine Vollmutation auftrat.

Dennoch ist die Beurteilung des genetischen Risikos für Nachkommen von Trägern mit einem sog. Grauzonenallel (45–59 Repeats) schwierig. Die Stabilität solcher Allele ist vermutlich in erster Linie abhängig von der Zusammensetzung des Repeats. Eingestreute AGGs stabilisieren das Repeat. Je länger der Bereich reiner CGG-Tripletts am 3'-Ende des Repeats ist, desto wahrscheinlicher ist eine Instabilität.

Im Bereich zwischen 60 und 100 Tripletts steigt das Risiko einer Überträgerin auf 100 % an, bei Weitergabe des mutierten Gens einen Sohn oder eine Tochter mit Vollmutation zu bekommen. Weil die Länge der Prämutation im Verlauf der Generationen fast immer zunimmt, wird auch der Anteil der betroffenen Geschwister von Generation zu Generation größer.

Genetische Risiken der Träger einer fra(X)-Mutation

Frau(X)-Mutationen treten bei Männern und Frauen auf. Es kann sich dabei um Prämutationen und Vollmutationen handeln. Die Verlängerung einer Prämutation zur Vollmutation erfolgt aber ausschließlich bei maternaler Vererbung.

Männliche Überträger mit einer Prämutation bleiben ohne Beeinträchtigung. Dies gilt auch für deren Töchter, die immer eine Prämutation erben. Eine Vollmutation tritt in keinem Fall auf.

Die meisten Männer mit Vollmutation sind betroffen. Die Bandbreite ihrer intellektuellen Leistungsfähigkeit ist groß. Männer mit Vollmutation haben in der Regel keine Nachkommen, sind aber fertil. In den wenigen, bisher beobachteten Fällen erbten Töchter solcher Männer immer eine Prämutation (Reyniers et al. 1993).

Überträgerinnen mit einer Prämutation zeigen keine geistigen oder körperlichen Merkmale eines fra(X)-Syndroms. Unter ihren Söhnen und Töchtern kann jedoch ein fra(X)-Syndrom auftreten. Der Anteil der Kinder mit Vollmutation hängt hauptsächlich von der Repeatlänge der maternalen Prämutation ab.

Unter den Überträgerinnen mit einer Vollmutation sind manche in keiner Hinsicht betroffen. Doch bei über der Hälfte dieser Frauen besteht eine mehr oder weniger ausgeprägte Lernschwäche, intellektuelle und kognitive Defizite bei grenzwertigem IQ oder eine geistige Behinderung mit IQ-Werten unter 70, oft verknüpft mit körperlichen Merkmalen des fra(X)-Syndroms. Der Anteil der Probandinnen mit IQ-Werten unter 85 liegt bei 60 %. Von seltenen Ausnahmen abgesehen haben alle Kinder, die das mutierte X-Chromosom einer Überträgerin mit Vollmutation erben, wiederum eine Vollmutation. Demzufolge tritt das fra(X)-Syndrom bei 60 % der Söhne und etwa 30 % der Töchter auf.

Diagnostik

Bis zum Jahre 1990 basierte die Diagnostik des fra(X)-Syndroms ausschließlich auf dem Nachweis des fra(X)-Chromosoms mit zytogenetischen Methoden. Dieses Verfahren ist ziemlich aufwendig und ergibt hohe Raten falsch-positiver und falsch-negativer Befunde. Außerdem lassen sich Prämutationen mit diesem Test nicht nachweisen. Die einzige Möglichkeit, fra(X)-Mutationen sicher zu identifizieren, ist die direkte DNA-Diagnostik. Sie beinhaltet Southern-blot- und PCR-Analysen (s. Abb. 7.10).

Die Isolierung der benötigten DNA erfolgt in der Regel aus den kernhaltigen Leukozyten des peripheren Blutes. Die meisten Labors bevorzugen EDTA-Blut. Zur vorgeburtlichen Diagnostik wird fetale DNA aus zuvor kultivierten Fruchtwasserzellen oder direkt aus frisch biopsierten und mikroskopisch präparierten Chorionzotten gewonnen.

Indikationen

Der direkte Test wird allgemein angeboten für alle männlichen und weiblichen Patienten mit geistiger Behinderung oder Lernschwäche, für die keine andere Ursache gefunden werden konnte, ferner für alle männlichen und weiblichen Probanden mit Autismus oder autistoiden Verhaltensweisen sowie für alle männlichen und weiblichen Angehörigen eines Betroffenen mit fra(X)-Syndrom oder ungeklärter geistiger Behinderung.

In der Schwangerschaft steht der Test zur vorgeburtlichen Diagnostik bei Frauen mit gesichertem Überträgerstatus zur Verfügung. Ziel der vorgeburtlichen DNA-Analyse ist der Ausschluß oder Nachweis einer Vollmutation bei männlichen und weiblichen Feten.

Southern-blot-Analyse

Die Southern-blot-Analyse wird zum Nachweis von Vollmutationen und Prämutationen eingesetzt. Mit dieser Technik kann auch der Methylierungsstatus bestimmt werden, was manchmal bei der Unterscheidung zwischen Prämutation und Vollmutation hilfreich ist und Informationen zur Prognostik liefert.

Die DNA wird zunächst mit einer Restriktionsendonuklease (z.B. HindIII, PstI, EcoRI, EagI) gespalten. Die Fragmente werden dann im Agarosegel elektrophoretisch aufgetrennt, denaturiert und auf Nylonfilter übertragen (Southern blot). Restriktionsfragmente, die das CGG-Repeat enthalten, werden durch Hybridisierung mit einer geeigneten markierten FMR1-Sonde (z.B. StB12.3, Ox1.9, pfxa7, Ox0.55, Ox0.48, pfxa3) sichtbar gemacht.

Liegt ein expandiertes CGG-Repeat vor, so sind die Restriktionsfragmente gegenüber dem jeweiligen Normalfragment vergrößert. Bei Vollmutationen (mehr als 220 Tripletts) ist die Expansion in der Regel größer als 0,5 kb und die expandierten Fragmente sind meistens methyliert. Fast immer findet man mehrere, unterschiedlich große expandierte Fragmente als Kennzeichen eines somatischen Mosaiks (s. Abb. 7.10 c, d).

Bei Prämutationen (60–220 Tripletts) ist der Größenunterschied zum Normalfragment entsprechend geringer, so daß für eine zuverlässige Identifizierung dieser fra(X)-

Mutation und für eine genauere Abschätzung der Repeatlänge eine höhere Auflösung der Banden erforderlich ist. Dies wird durch Verwendung eines Restriktionsenzyms, dessen Schnittstellen relativ nahe am CGG-Repeat liegen (z.B. PstI, s. Abb. 7.10 c), erreicht.

Bei Doppelspaltungen mit EcoRI und EagI (Abb. 7.10 d) werden die Mutationsmuster bei mittlerer Auflösung der Banden dargestellt und zusätzlich der Methylierungsstatus jedes einzelnen expandierten DNA-Fragments bestimmt.

PCR-Analyse

Die PCR-Analyse erlaubt eine exakte, auf 1 Triplett genaue Bestimmung der Länge von Repeats im Normalbereich, in der Grauzone und im Prämutationsbereich. Der Nachweis einer Vollmutation mittels PCR-Analyse ist dagegen sehr problematisch.

Durch PCR wird ein sehr kurzes DNA-Fragment, welches das CGG-Repeat enthält, aus der genomischen DNA kopiert und *in vitro* amplifiziert. Dies gelingt mit Hilfe zweier Oligonukleotide, die spezifisch zu beiden Seiten des Repeats binden und dann von einer DNA-Polymerase jeweils in 3'-Richtung über die repetitive Sequenz hinweg verlängert werden. Nach elektrophoretischer Auftrennung in einem Sequenziergel läßt sich aus der Länge des PCR-Produkts die Anzahl der Tripletts im CGG-Repeat direkt ablesen (s. Abb. 7.10b).

PCR-Analysen stellen Vollmutationen nur unzuverlässig dar. Bei einer Überträgerin mit Vollmutation sieht das PCR-Ergebnis daher oft aus wie bei einer Frau, die in beiden FMR1-Genen gleich große CGG-Repeats trägt. In den somatischen Mosaiken Betroffener können neben vollmutierten auch prämutierte und sogar normale Allele vorkommen. Hier sind ebenfalls Fehldiagnosen zu befürchten, wenn die Diagnostik allein auf der PCR-Analyse beruht.

Immunochemische Diagnostik

Bei einigen Probanden bleibt, obwohl ein normales CGG-Repeat auf intaktem genomischem Restriktionsfragment und ein normaler Chromosomensatz nachgewiesen wurden, der dringende Verdacht auf ein fra(X)-Syndrom bestehen. In dieser Situation ist bei männlichen Probanden eine immunochemische Diagnostik angezeigt, mit der sich ein Ausfall des FMR1-Proteins (FMRP) unabhängig von der zugrundeliegenden Genveränderung nachweisen läßt. Mit nur einer Ausnahme hatten alle beim fra(X)-Syndrom bisher entdeckten kausalen FMR1-Mutationen diese Eigenschaft.

Für den immunochemischen Nachweis von FMRP und zur Abschätzung der zellulären FMRP-Prouktion stehen monoklonale Antikörper zur Verfügung, die sowohl bei Immuno (Western)-blot-Analysen als auch in der Immunhistochemie angewendet werden. Als Untersuchungsmaterial sind Zellen und Gewebe geeignet, in denen FMRP bei normalen Individuen hinreichend stark exprimiert wird. Dazu gehören u.a. die T-Lymphozyten des peripheren Blutes. Daher kann die FMRP-Expression an konventionellen Blutausstrichen getestet werden. Nach bisherigen Erfahrungen ist dieser Test bei männlichen Probanden hinreichend zuverlässig, wenn die Präparate unmittelbar nach der Blutentnahme angefertigt werden.

Therapeutische Hilfen

Das fra(X)-Syndrom ist nicht heilbar, es gibt jedoch viele medizinische und pädagogische Verfahren zur Behandlung der Beeinträchtigung und zur Förderung der intellektuellen und kognitiven Leistungsfähigkeit. Diese müssen an die beim fra(X)-Syndrom sehr unterschiedlichen Bedürfnisse der Patienten angepaßt werden, die i. allg. durch kinderpsychiatrische, pädiatrische und neurologische Untersuchungen zu ermitteln sind. Das individuelle Förderprogramm der fra(X)-Patienten kann Krankengymnastik, Ergotherapie und Musiktherapie zur Stützung der Motorik und Wahrnehmungsverarbeitung, eine logopädische Betreuung bei sprachlicher Behinderung und Sprechstörungen sowie psychotherapeutische Maßnahmen bei Verhaltensstörungen beinhalten. Auch eine medikamentöse Behandlung kann indiziert sein, z. B. bei Hyperaktivität und Unaufmerksamkeit, bei stark aggressivem Verhalten, erheblichen Angstzuständen und anderen schweren emotionalen Problemen.

Die schulische Förderung geschieht im Rahmen der Sonderpädagogik. Speziell für lernbehinderte Knaben und Mädchen mit fra(X)-Syndrom wurden in den letzten Jahren Stoffpläne und didaktische Programme entwickelt, welche auf die speziellen Bedürfnisse dieser Gruppe abgestimmt sind. Zur Unterstützung der betroffenen Familien stehen Frühförderstellen, psychosoziale Beratungsstellen und Selbsthilfegruppen zur Verfügung.

FRAXE und FRAXF

Vom fra(X)-Syndrom abzugrenzen ist eine andere, seltenere syndromale X-chromosomale geistige Behinderung, die zusammen mit einer fragilen Stelle am Locus FRAXE in Xq28, distal von FRAXA, auftritt (s. Abb. 7.8 a). Die männlichen und weiblichen FRAXE-positiven Probanden sind in der Regel nur geringfügig beeinträchtigt und befinden sich nicht in ärztlicher Betreuung. Anders als beim fra(X)-Syndrom gibt es in FRAXE-Familien einen hohen Anteil unauffälliger Überträger. Die FRAXE-assoziierte Behinderung kann von betroffenen Männern direkt an Töchter weitervererbt werden, was beim fra(X)-Syndrom nie geschieht. Die molekulare Ursache der chromosomalen Fragilität am FRAXE-Locus entspricht der aller anderen bekannten folatsensitiven fragilen Stellen: Es liegt ein verlängertes Triplettrepeat zugrunde, bei FRAXE eine ununterbrochene Kette von GCC-Trinukleotiden. Die Verlängerung ist meistens mit DNA-Methylierung verknüpft (Knight et al. 1993, 1994). Das GCC-Repeat am FRAXE-Locus ist Bestandteil des erst kürzlich identifizierten Gens FMR2 (z. B. Gu et al. 1996). Es wird u. a. im adulten Gehirn exprimiert und ist bei geistig beeinträchtigten Probanden mit verlängertem Repeat und methylierter Sequenz inaktiv (Gécz et al. 1997). FMR2 trägt somit vermutlich zur geistigen Retardierung bei, jedoch zusammen mit anderen Faktoren. Denn im Gegensatz zum fra(X)-Syndrom besteht keine vollständige Assoziation zwischen der FMR2-Genveränderung und der klinischen Manifestation.

FRAXF ist eine weitere folatsensitive X-chromosomale fragile Stelle in der Bande Xq28, distal von FRAXE (s. Abb. 7.8 a). Wiederum liegt ein expandiertes und in diesem Zustand methyliertes Repeat zugrunde. Es besteht aus GCC-Tripletts, zwischen denen einzelne GTCs vorkommen (Parrish et al. 1994). Die Repeatexpansion am FRAXF-Locus trägt höchstwahrscheinlich nicht zur Manifestation irgendeines Syndroms bei.

Danksagung. Der Autor bedankt sich bei Frau Dr. biol. hum. Doris Wöhrle für umfangreiche Hilfen bei der Abfassung dieses Manuskripts, ferner bei Herrn Prof. Dr. med. Walther Vogel und den wissenschaftlichen Kollegen der Abteilung Medizinische Genetik der Universität Ulm für die kritische Durchsicht des Textes.

Literatur

Bächner D, Steinbach P, Wöhrle D et al. (1993) Enhanced Fmr-1 expression in testis. nat Genet 4:15–115

Comery TA, Harris JB, Willems PJ et al. (1997) Abnormal dendritic spines in fragile X knockout mice: Maturation and pruning deficits. Proc Natl Acad Sci USA 94:5401–5404

De Boulle K, Verkerk AJHM, Reyniers E et al. (1993) A point mutation in the FMR1 gene associated with fragile X mental retardation. Nat Genet 3:1–35

Devys D, Lutz Y, Rouyer N et al. (1993) The FMR1 protein is cytoplasmatic, most abundant in neurons and appears normal in carriers of fragile X premutation. Nat Genet 4:35–340

Eberhart DE, Malter HE, Feng Y, Warren ST (1996) The fragile X mental retardation protein is a ribonucleoprotein containing both nuclear localisation and nuclear export signals. Hum Mol Genet 8:1089–1091

Fryns JP (1989) X-linked mental retardation and the fragile X syndrome: A clinical approach. In: Davies KE (ed) The fragile X syndrome. Oxford Univ Press, Oxford New York Tokyo, pp 1–39

Gécz J, Oostra BA, Hockey A et al. (1997) FMR2 expression in families with FRAXE mental retardation. Hum Mol Genet 6:435–441

Gu Y, Shen Y, Gibbs RA, Nelson dL (1996) Identification of FMR2, a novel gene associated with the FRAXE CCG repeat and CpG island. Nat Genet 13:109–113

Hagerman RJ (1989) Behaviour and treatment of the fragile X syndrome. In: Davies KE (ed) The fragile X syndrome. Oxford Univ Press, Oxford New York Tokyo, pp 56–75

Knight SJL, Flannery AV, Hirst MC et al. (1993) Trinucleotide repeat amplification and hypermethylation of a CpG island in FRAXE mental retardation. Cell 74:127–134

Knight SJL, Voelckel MA, Hirst MC et al. 81994) Triplet repeat expansion at the FRAXE locus and X-linked mild mental handicap. Am J Hum Genet 55:81–86

Oberlé I, Rousseau F, Heitz D et al. (1991) Amazing instability of a 550 bp DNA segment and abnormal methylation in fragile X syndrome. Science 252:1097–1102

Oostra BA, Willems PJ (1995) A fragile gene. Bio essays 17:41–947

Parrish JE, Oostra BA, Verkerk AJMH et al. (1994) Isolation of a GCC repeat showing expansion in FRAXF, a fragile site distal to FRAXA and FRAXE. Nat Genet 8:229–235

Pieretti M, Zhang FP, Fu YH et al. (1991) Absence of expression of the FMR-1 gene in fragile X syndrome. Cell 66:817–X822

Reyniers E, Vits L, De Boulee K et al. 81993) The full mutation in the FMR1 gene of male fragile X patients is absent in their sperm. Nat Genet 4:43–146

Schwemmle S, De Graaff E, Deissler H et al. (1997) Characterization of FMR1 promotor elements by in vivo footprinting analysis. Am J Hum Genet, in press

Steinbach P (1998) Molekulargenetik des fra(X)-Syndroms: In: Ganten U, Ruckpaul K (Hrsg) Handbuch der Molekularen Medizin, Bd 6. Springer, Berlin Heidelberg New York Tokyo (in Vorbereitung)

Steinbach P, Wöhrle D (1993) Molekulargenetik des fra(X)-Syndroms. Dtsch Ärztebl 50:3376–3379

Steinbach P, Wöhrle D, Gläser D, Vogel W (1998) Studies of triplet repeat instability in cultured mammalian cells. In: Warren S, Wells R (Hrsg) Genetic instabilities and hereditary neurological diseases. Academic Press, San Diego (in Vorbereitung)

Verkerk AJMH, Pieretti M, Sutcliffe JS et al. 81991) Identification of a gene (FMR-1) containing a CGG repeat coincident with a breakpoint cluster region exhibiting length variation in fragile X syndrome. Cell 65:905–914

Weiler IJ, Irwin SA, Klintsova AY et al. (1997) Fragile X mental retardation protein is translated near synapses in response to neurotransmitter activation. proc Natl Acad Sci USA 94:5395–5400

Wöhrle D, Hennig I, Vogel W et al. (1993) Mitotic stability of fragile X mutations in differentiated cells indicates early post-conceptional trinucleotide repeat expansion. Nat Genet 4:40–142

7.2 Alzheimer-Krankheit

R. Sandbrink

Genetik/Häufigkeit

Die Alzheimer-Krankheit (M. Alzheimer, engl. *Alzheimer's Disease*, AD; im deutschen auch als Demenz vom Alzheimer-Typ oder als Alzheimer-Demenz bezeichnet) ist eine zur Demenz führende, primär degenerative Hirnerkrankung, die für mindestens die Hälfte aller Demenzfälle verantwortlich ist. In Industrieländern hat sich die Alzheimer-Krankheit mittlerweile zur vierthäufigsten Todesursache entwickelt, nach Herzerkrankungen, Krebs und Hirninfarkten. Ursache für diese Entwicklung ist die Zunahme der Erkrankung mit dem Alter: Entsprechend der europäischen EURODEM-Studie beträgt die Prävalenz in der Altersgruppe der 60- bis 69jährigen 0,3%, der 70- bis 79jährigen 3,2% und unter den 80- bis 89jährigen 10,8% (Rocca et al. 1991). Unter den über 90jährigen sind etwa 40% betroffen, wobei die Erkrankungshäufigkeit bei den über 95jährigen nach einigen neueren Untersuchungen jedoch nicht mehr zuzunehmen scheint (Übersicht: Sandbrink et al. 1996).

Üblicherweise wird die Erkrankung bei einem Manifestationsbeginn in einem Alter von 65 oder älter als *„late-onset Alzheimer's Disease"* (LOAD) bezeichnet, bei Beginn der Symptome in einem jüngeren Alter (etwa 15–20% aller AD-Patienten) dementsprechend als *„early-onset Alzheimer's Disease"* (EOAD). Im deutschsprachigen Raum werden hierfür noch häufig die Begriffe „Senile Demenz vom Alzheimer-Typ" (SDAT) bzw. „Präsenile Demenz" verwendet. Letztere stellte lange Zeit den M. Alzheimer im eigentlichen Sinne dar – eine Abgrenzung der präsenilen Fälle als eigene Krankheitsentität allein aufgrund des Alters ist jedoch wegen des einheitlichen klinischen Verlaufs und identischer histopathologischer Merkmale nicht gerechtfertigt. Von einer zunehmenden Zahl von Autoren wird heute als Grenze zwischen LOAD und EOAD ein Alter von 60 Jahren bevorzugt (Anteil der EOAD-Patienten dann etwa 5–10%), um den unterschiedlichen genetischen Ursachen besser gerecht zu werden.

Familiäre Fälle einer Alzheimer-Krankheit mit autosomal-dominantem Erbgang und vollständiger Penetranz wurden erstmals bereits vor mehr als 60 Jahren beschrieben. Nur diese werden heute als „Familiäre Alzheimer-Krankheit" (FAD) bezeichnet. Für einen großen Teil der FAD-Fälle konnten die ursächlich verantwortlichen „deterministischen" FAD-Gene identifiziert werden. Dabei handelt es sich um die Präseniline (*PS1* und *PS2*) und das Amyloidvorläuferprotein (*APP*) (s. unten). FAD-Fälle weisen einen eher frühen Beginn der Erkrankung auf, aber auch unter den AD-Patienten mit einem Erkrankungsalter unter 60 Jahren machen sie nur einen kleinen Anteil aus, der auf unter 5 bis mehr als 20% geschätzt wird. Sie repräsentieren daher vermutlich nicht mehr als 1% aller AD-Fälle.

Hiervon abzugrenzen ist die überwiegende Zahl der – rein deskriptiv – oft ebenfalls als „familiär" bezeichneten Alzheimer-Fälle mit mindestens einem weiteren erstgradig Verwandten mit AD (Übersicht: Sandbrink et al. 1996). Dies ist bei etwa 40–50% der Patienten der Fall. Bei diesen Patienten ist die Erkrankung vermutlich multifaktoriell bedingt, ebenso wie bei den sog. sporadischen AD-Patienten. Von den beteiligten genetischen Risikofaktoren (Suszeptibilitätsgenen) konnte, wie unten erläutert, das ε4-Allel des Apolipoprotein-E-Gens identifiziert werden. Eine Metaanalyse mehrerer

Fall-Kontroll-Studien ergab, daß das Risiko für eine Alzheimer-Krankheit für erstgradig Verwandte eines Alzheimer-Patienten etwa 3,5fach (Konfidenzintervall 2,6–4,6) gegenüber Kontrollpersonen erhöht ist (Duijn et al. 1991). In den meisten dieser Studien wurde kein statistisch signifikanter Unterschied zwischen EOAD- und LOAD-Patienten gefunden, was auf einen nur sehr kleinen Anteil an FAD-Patienten in den untersuchten Patientenkollektiven hinweist.

Krankheitsbild

Die Alzheimer-Krankheit ist durch einen schleichenden Verlust von Hirnleistungen gekennzeichnet. Uncharakteristisch z. B. mit Leistungsschwäche und Kopfschmerzen beginnend, äußert sie sich anfangs v. a. in einer gestörten Merkfähigkeit. Diese „Vergeßlichkeit" betrifft zunächst jüngere Ereignisse, einschließlich der zeitlichen und örtlichen Orientierung, später ist dann auch das Altgedächtnis betroffen. Im Vordergrund der sich schleichend entwickelnden Demenz stehen des weiteren Störungen der Sprache (zunächst Wortfindungsstörungen), der Kognition (Problemlösungs-, Rechen- und Abstraktionsvermögen) und der räumlichen Orientierung, die zu einer ausgeprägten konstruktiven Apraxie führen. Inhaltlich neigen die Betroffenen dazu, zu perseverieren, d. h. an einem gedanklichen Inhalt haften zu bleiben. Die funktionellen Beeinträchtigungen sind recht bald so ausgeprägt, daß die Betroffenen ihren Beruf nicht mehr ausüben und ihren Haushalt nicht mehr versorgen können. Charakteristisch für die AD ist, daß die Persönlichkeit des Betroffenen relativ lange gut erhalten bleibt („erhaltene Fassade"), auch die emotionalen Reaktionen sind nicht grob gestört.

Der Verlauf der AD ist unaufhaltsam progredient: Die Gedächtnisstörungen weiten sich aus und die Sprache verarmt bei zunehmenden Stereotypien immer mehr. Motorisch zeigen sich in ähnlicher Weise stereotype Bewegungen wie z. B. Nesteln, Zupfen, etc. Hinzu treten im Verlauf der Erkrankung Verhaltens- und Stimmungsveränderungen. Nach einem Zeitraum von etwa 6–12 Jahren führt die Krankheit in der Regel zum Tod des Patienten, i. allg. durch Sekundärerkrankungen wie z. B. Lungen-, Harnwegs- oder Dekubitalinfektionen.

Legt man die Kriterien des National Institute of Neurological and Communicative Disorders (NINCDS) – Alzheimer's Disease und Related Disorders Association (ADRDA) zugrunde (McKhann et al. 1984), so ergibt sich klinisch ein Verdacht auf eine Alzheimer-Krankheit („*probable AD*") anhand der genannten schleichend zunehmenden Hirnleistungsstörungen mit ihrem typischen neuropsychologischen Ausfallmuster und nach Ausschluß anderer Ursachen für die dementielle Symptomatik (McKhann et al. 1984). Wichtigste Differentialdiagnose ist die sog. vaskuläre Demenz, die durch eine ischämische Demyelinisierung des Marklagers bei zerebraler Mikroangiopathie infolge einer über lange Zeit bestehenden arteriellen Hypertonie ausgelöst werden kann (subkortikale arteriosklerotische Enzephalopathie (SAE) oder Binswanger-Krankheit). Wegen der oft vorhandenen kleinen lakunären Infarkte wird die vaskuläre Demenz auch als Multi-Infarkt-Demenz bezeichnet. Die vaskuläre Demenz ist die zweithäufigste Ursache einer Demenz (15–20% der Fälle) und verläuft – im Vergleich zur AD – eher schubweise, wobei aber in vielen Fällen eine Kombination der beiden Erkrankungen zu bestehen scheint (weitere 15–20%). Auch mit dem M. Parkinson und der hiervon unterschiedenen sog. *diffuse Lewy-body Disease* scheinen spezielle Kombinationsformen der AD zu bestehen, die klinisch oft schwierig zu diagnostizieren sind und deren Klassifikation bis heute kontrovers diskutiert wird. Eine weitere wichtige Differentialdiagnose ist die Pick-Atrophie (M. Pick; *„frontal lobe degeneration"*), bei der es zu einer Degeneration v. a. im Stirn- und Schläfenlappenbereich kommt und die sich daher in einer starken Persönlichkeitsveränderung bei vergleichsweise gut erhaltener formaler Intelligenz und Orientierung äußert. Eine dementielle Symptomatik findet sich auch beim sog. Normaldruckhydrozephalus, dann typischerweise kombiniert mit Gangstörungen und Harninkontinenz, und in Form einer sog. Pseudodemenz bei einem Teil der Patienten mit einer Depression. Seltene Erkrankungen, die aber in einem Teil der Fälle mit einer AD verwechselt werden können, sind die durch eine große phänotypische Heterogenität gekennzeichneten Prionenkrankheiten, zu denen die Creutzfeldt-Jakob-Krankheit (CJD) und die Gerstmann-Sträußler-Scheinker-Krankheit (GSS) gehören. Diese beruhen in den hereditären Fällen auf Mutationen im Prionproteingen (*PRNP*), können aber auch sporadisch auftreten oder durch Infektion übertragen werden. Insgesamt sind mehr als 70 Erkrankungen bekannt, die eine Demenz auslösen können.

Eine besondere Rolle bei der Abklärung dieser und anderer Differentialdiagnosen zur AD haben die verschiedenen bildgebenden Verfahren. Wie in jüngerer Zeit von verschiedenen Gruppen gezeigt, können hiermit über die Ausschlußdiagnostik hinausgehende „positive" Hinweise auf das Vorliegen einer AD gewonnen werden. Diagnoseweisend sind, insbesondere auch in sehr frühen Krankheitsstadien, eine Atrophie der Hippocampusformation und im medialen Temporallappen, die mittels MRT bzw. CT nachgewiesen werden können. Typisch für eine AD sind außerdem eine mittels SPECT oder PET nachweisbare parietotemporale Minderperfusion und eine hiermit verknüpfte regional verminderte Glukoseutilisation (PET).

Entsprechend den NINCDS-ADRDA-Kriterien erfolgt die definitive Diagnose der Alzheimer-Krankheit erst *post mortem* durch den zusätzlichen Nachweis bestimmter neurohistopathologischer Merkmale, die erstmals 1906 von Alois Alzheimer im Zusammenhang mit dem klinischen Bild einer Demenz gebracht wurden (McKhann et al. 1984). Ein solches histopathologisches Merkmal der AD sind die zahlreichen extrazellulären Amyloidablagerungen, als deren Hauptbestandteil mit molekularbiologischen Methoden das sog. βA4-Protein (auch bezeichnet als Aβ) identifiziert wurde, ein proteolytisches Abbauprodukt des βA4-Amyloidvorläuferproteins (*„Amyloid Precursor Protein"*, APP) (Kang et al. 1987; Übersicht: Müller-Hill u. Beyreuther 1989; Selkoe 1994). Dieses βA4-Protein aggregiert zu Fibrillen von weniger als 10 nm Durchmesser, die sich in verdichteter Form zusammenlagern und histopathologisch als „Amyloidplaques" mit einem Durchmesser von bis zu 0,2 nm imponieren (Abb. 7.11). Die Ablagerung des βA4 erfolgt im Hirnparenchym als senile oder neuritische Amyloidplaques und zudem als sog. amorphe (diffuse) Plaques ohne Amyloideigenschaften in Abhängigkeit von der Aggregationsform des βA4-Proteins und anderen Faktoren. Einen ganz wesentlichen Einfluß hat dabei die Länge des βA4 am Karboxyterminus: Hier unterscheidet man βA4-Formen, das sehr viel häufigere βA4 mit insgesamt 39–40 Aminosäureresten (Aβ40) und das βA4 mit 42–43 Resten (Aβ42/43), das erheblich leichter aggregiert und daher stärker amyloidogen wirkt (Übersicht: Sandbrink et al. 1996; Sandbrink u. Beyreuther 1996; Hardy 1997; Selkoe 1997). Bei einem Teil der AD-Patienten tritt zusätzlich in den zerebralen und meningealen Blutgefäßen aggregiertes βA4 als vaskuläres Amyloid auf, das als „kongophile Angiopathie" oder „zerebrale Amyloidangiopathie" (CAA) bezeichnet wird. Ein weiteres

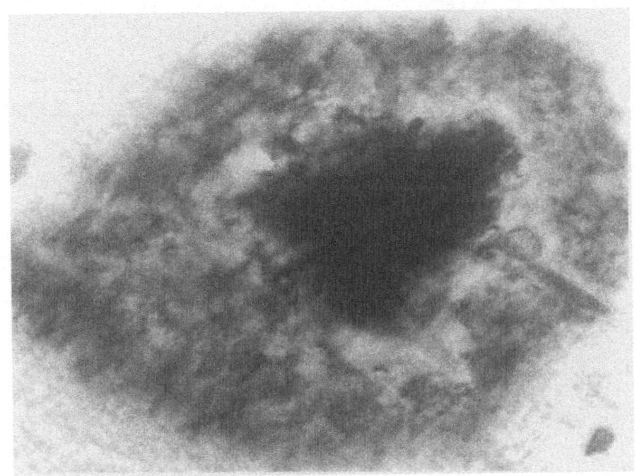

Abb. 7.11. Amyloidplaque. Abgebildet ist ein immunhistochemisch mit anti-βA4-Antikörpern angefärbter Plaque, nachgewiesen mittels Avidinbiotin gekoppelter Peroxidasetechnik auf Gefrierschnitten. Gegenfärbung der Zellkerne mit Hämotoxylin

charakteristisches Merkmal ist die Bildung von sog. Neurofibrillenbündeln in Neuriten und neuronalen Perikaryen (*"neurofibrillary tangles"*, NFT) (s. Abb. 7.11). Diese bestehen aus Aggregaten mit einem Durchmesser von 10–20 nm, die als "paarige helikale Filamente" (*"paired helical filaments"*, PHF) bezeichnet werden. Hauptkomponente dieser Neurofibrillenbündel ist das in pathologischer Weise veränderte tau-Protein, ein neuronales mikrotubuliassoziiertes Protein. Das tau der *"paired helical filaments"* ist im Gegensatz zum löslichen, normalen tau nicht an Mikrotubuli gebunden, sondern hochgradig phosphoryliert und teilweise fragmentiert (Übersicht: Goedert 1993). Diese Neurofibrillenbündel werden auch bei anderen neurodegenerativen Erkrankungen gefunden. Interessanterweise ist die tau-Konzentration im Liquor bei AD-Patienten, aber auch bei Patienten mit anderen neurologischen Erkrankungen, im Vergleich zu Kontrollpersonen signifikant erhöht.

Sowohl die Amyloidplaques als auch die Neurofibrillenbündel treten auch bei klinisch gesunden Personen auf, wobei ihre Häufigkeit mit höherem Alter zunimmt. Dieses läßt sich als "stumme" präklinische Phase der Erkrankung interpretieren, d. h., daß erste histopathologische Veränderungen u. U. bereits mehrere Jahrzehnte vor der Manifestation der Erkrankung auftreten können. Im Hinblick auf die Amyloidablagerungen wurde hieraus vor dem Hintergrund der unten genannten molekulargenetischen Ergebnisse die Hypothese der "Amyloidkaskade" abgeleitet, nach der die Bildung und/oder Ablagerung des βA4-Proteins (insbesondere Aβ42/43) über eine komplexe pathologische Kaskade zur Neurodegeneration führt, an deren Ende das klinische Bild einer Demenz steht (Sandbrink et al. 1996; Sandbrink u. Beyreuther 1996; Hardy 1997, Selkoe 1997).

Molekulargenetische Grundlagen und pathophysiologische Zusammenhänge

Die deutlichsten Hinweise für eine entscheidende Rolle der βA4-Proteinfreisetzung und Aggregation bei der Pathogenese der Alzheimer-Krankheit haben sich durch die molekulargenetische und molekularbiologische Charakterisierung der familiären

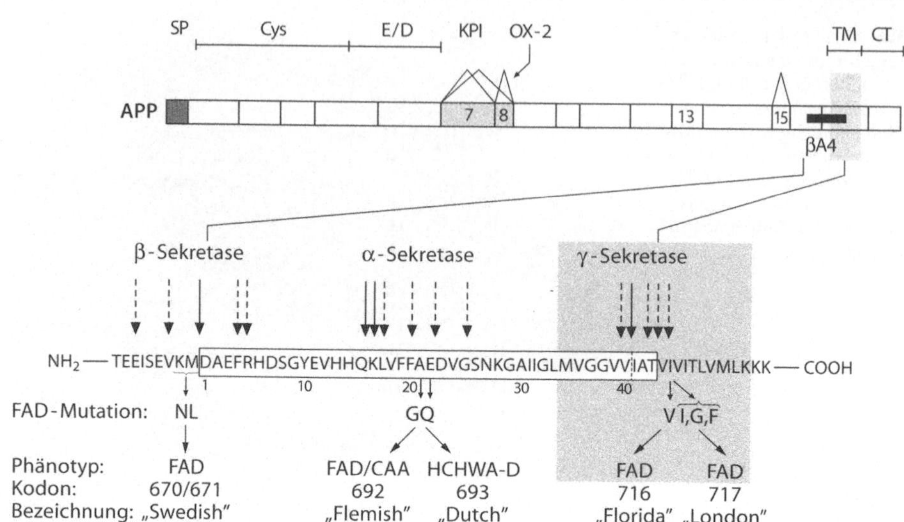

Abb. 7.12. Amyloidvorläuferprotein (APP) und βA4-Protein. *Oben:* Exon- und Domänenstruktur des APP, *unten:* Sequenz im Bereich der βA4-Region mit den proteolytischen Spaltungsstellen (α-, β- und γ-Sekretase, *Pfeile*) und den 6 bekannten FAD-Mutationen im *APP*-Gen. APP-Domänen: *SP* Signalpeptid; *Cys* cysteinreiche Domäne; *E/D* Domäne mit hohem Anteil an negativ geladenen Aminosäureresten; *KPI* Kunitz-Typ-Proteaseinhibitordomäne; *OX-2* Domäne mit Ähnlichkeit zum Lymphozytenrezeptorprotein MRC OX-2; *TM* Transmembrandomäne; *CT* cytplasmatische Domäne. Die verschiedenen APP-Mutationen tragen geographische Bezeichnungen: Phänotyp: *FAD* familiäre Alzheimer-Krankheit; *CAA* kongophile Amyloidangiopathie; *HCHWA-D* zerebrale Hämorrhaghie mit Amyloidose-Dutch-Typ

Formen einer Alzheimer-Demenz (FAD) ergeben. Mindestens 3 Gene existieren, die in mutierter Form eine FAD hervorrufen können und für etwa 50% aller FAD-Fälle verantwortlich zu sein scheinen (Übersichten: Sandbrink et al. 1996; Hardy 1997, Selkoe 1997). Allen bisher untersuchten FAD-Mutationen dieser 3 Gene ist gemeinsam, daß sie die Menge des βA4, insbesondere des stärker amyloidogenen Aβ42/43, erhöhen.

Das 1. FAD-Gen, das identifiziert werden konnte, war das auf dem Chromosom 21 lokalisierte *APP*-Gen, also das Gen für das Vorläuferprotein des βA4-Peptids (Kang et al. 1987). APP stellt ein Glykoprotein mit einer singulären Transmembrandomäne dar, das aufgrund von alternativem Spleißen von 3 der insgesamt 18 Exons (7, 8 und 15) in 8 verschiedenen Isoformen existiert, die entsprechend ihrer Länge in Aminosäureresten bezeichnet werden (Übersicht: Sandbrink et al. 1996). Die APP-Isoformen werden ubiquitär exprimiert, wobei von Neuronen, die eine besonders starke APP-Expression aufweisen, ganz überwiegend das APP695 gebildet wird. Dieses enthält nicht die von Exon 7 (Kunitz-Protease-Inhibitor-Domäne) und Exon 8, jedoch die durch Exon 15 kodierte Region (Abb. 7.12). Wie *in vitro* gezeigt wurde, ist APP695 stärker amyloidogen als die nur von nichtneuronalen Zellen gebildeten sog. L-APP-Isoformen, die die durch das Exon 15 kodierte Domäne nicht besitzen. Die APP-Funktion ist bis heute nicht geklärt, es ist aber gut vorstellbar, daß es sich um ein Spektrum von funktionellen Aktivitäten handelt, je nach APP-Isoform und posttranslationaler Modifikation, zu

Tabelle 7.3. An der Alzheimer-Krankheit beteiligte Gene. Für 4 Gene ist eine Beteiligung an der Alzheimerkrankheit gesichert: 3 FAD-Gene, die in mutierter Form (*Missense*mutationen) die erbliche Form der Alzheimerkrankheit auslösen (FAD), und ein Risikogen, bei dem ein natürlich vorkommender Polymorphismus mit einem signifikant erhöhten Risiko assoziiert ist (APOE). Die Existenz weiterer, bisher nicht identifizierter Gene wird für beide Gruppen angenommen. Nicht in der Tabelle aufgeführt sind die mitochondrialen Mutationen, für deren Beteiligung als Suszeptibilitätsgene sich kürzlich neue Hinweise ergeben haben

Chromosom	Gen	Gendefekt bzw. Prädispositionsform	Erkrankungsalter (Jahre)	Anteil an AD-Fällen insgesamt	Molekulare Effekte
FAD-Gene (autosomal-dominanter Erbgang mit in der Regel kompletter Penetranz):					
21	*APP*	*Missensemutationen:* K670N+M671L (Swedish) A692G (Flemish) E693Q (Dutch, Phänotyp: HCHWA-D) I716V (Florida) V717I oder G, F (London)	Mitte 50: (40–65)	<0,5 % (≤20 Familien bekannt, v.a. (V717I)	K670N+M671L und A692G: → βA4 insgesamt erhöht I716V und V717I (oder G, F): → Aβ42/43 erhöht
14	*PS1* (*S182*)	*Missensemutationen:* mindestens 41 verschiedene berichtet, betreffen 31 Aminosäurereste (s. Tabelle 7.4); eine Mutation der Spleißakzeptorstelle vor Exon 9: Deletion und Missensemutation, keine Leserasterverschiebung	Mitte 40 (29–65)	2–5 % (oder weniger), etwa 50 % aller FAD-Fälle	alle bisher untersuchten Mutationen: →Aβ42/43 erhöht
1	*PS2* (*STM2*, *E5-1*)	*Missensemutationen* N141I (die meisten Fälle), M239V	Mitte 50 (40–75)	<0,5 %	N141I: → Aβ42/43 erhöht
Suszeptibilitätsgene (Risikogene):					
19	*APOE*	*Polymorphismus:* ε4-Allel assoziiert mit erhöhtem AD-Risiko (Allelfrequenz in der Normalbevölkerung: 14 %)	≥55	Beitrag bei 30–50 %? (= Allelfrequenz bei AD)	Histopathologie: → erhöhte βA4-Amyloidplaquedichte

denen insbesondere auch eine Rolle als Rezeptor im Rahmen einer regulatorischen Funktion oder einer Reparaturfunktion gehören könnte.

Das *APP*-Gen war bereits mit seiner Kolorierung 1987 als ein geeignetes FAD-Kandidatengen erkannt worden, und etwa zeitgleich war auch ein FAD-Locus auf dem Chromosom 21 nachgewiesen worden (*AD1*-Locus). Schon viel früher hatten sich Hinweise darauf ergeben, daß auf dem Chromosom 21 (mindestens) ein Locus für ein Gen existiert, das auch in nichtmutierter Form aufgrund eines Gendosiseffekts eine früh einsetzende AD-ähnliche Pathologie auslösen kann, da diese bei einem Down-

Syndrom (Trisomie 21) regelmäßig beobachtet wird. Dennoch wurden FAD-Mutationen im *APP*-Gen erst 1990 erstmals beschrieben. Mittlerweile wurden Mutationen von 6 verschiedenen Aminosäureresten im APP als Ursache für eine FAD identifiziert. Diese werden üblicherweise mit geographischen Namen bezeichnet (s. Abb. 7.12, Tabelle 7.3) (Übersicht: Sandbrink et al. 1996; Hardy et al. 1997). Das Manifestationsalter einer FAD aufgrund dieser APP-Mutation liegt je nach Art der Mutation zwischen ca. 40 und 65 Jahren. Weltweit wurden bisher – trotz extensiver Suche – nicht mehr als 20 Familien mit einer solchen FAD-APP-Mutation identifiziert, die meisten davon mit der V717I-Mutation. Alle 6 FAD-Mutationen im *APP*-Gen führen zu Aminosäuresubstitutionen in der Nähe einer der 3 für die Amyloidpathogenese relevanten Sekretasespaltstellen, die als α, β und γ bezeichnet werden (s. Abb. 7.12). Auf diese Weise kommt es zur verstärkten Spaltung des APP von der entsprechenden Stelle, die z. B. im Falle der sog. schwedischen FAD-APP-Mutation (Doppelmutation K670N+M671L) zu einer verstärkten Bildung aller βA4-Formen und im Fall der London-Mutation (V717I) zu einer verstärkten selektiven Freisetzung der längeren βA4-Form Aβ42/43 führt (s. Abb. 7.12) (Sandbrink et al. 1996; Hardy 1997; Selkoe 1997). In ähnlicher Weise vermutet man als Ursache für die AD-Pathologie bei einem Down-Syndrom einen Gendosiseffekt aufgrund der überzähligen Kopie des *APP*-Gens, die über eine Überexpression des APP eine vermehrte Bildung des βA4-Proteins bewirkt.

Zwei weitere FAD-Gene konnten 1996 identifiziert werden. Sie werden heute als Präseniline (*Presenilins, PS*) bezeichnet. Zunächst wurde hiervon mittels *„positional cloning"* das Präsenilin 1 (*PS1*)-Gen als das lange gesuchte FAD-Gen auf dem Chromosom 14 identifiziert (*AD3*-Locus) (Sherrington et al. 1995). *PS1*-Mutationen sind die häufigste bekannte Ursache einer FAD, ursächlich verantwortlich für ca. die Hälfte aller FAD-Fälle. In mehr als 70 FAD-Familien (und in 2 sporadischen AD-Fällen) wurden bisher mindestens 41 verschiedene *PS1*-Mutationen identifiziert, die 31 verschiedene Aminosäurereste betreffen und im gesamten kodierenden Abschnitt des Gens zu finden sind (Abb. 7.13, Tabelle 7.4) (Hardy 1997). Bis auf eine Ausnahme handelt es sich bei allen diesen Mutationen um *Missense*mutationen, die den Austausch eines einzelnen Aminosäurerests bewirken. Eine der Mutationen zerstört die Spleiß-Akzeptor-Stelle vor Exon 9 und führt so zu einer Deletion ohne Leserasterverschiebung mit einem einzelnen Aminosäurenaustausch (s. Abb. 7.13, Tabelle 7.4). Das durchschnittliche Erkrankungsalter für die einzelnen *PS1*-Mutationen liegt zwischen 32 und 56 Jahren (im Mittel bei ca. 45 Jahren), das jüngste bisher beschriebene Manifestationsalter beträgt 29 Jahre. Bis auf eine Ausnahme sind alle diese FAD-PS1-Mutationen, soweit beurteilbar, vollständig penetrant. Das Präsenilin-2-Gen (*PS2*) auf Chromosom 1 (*AD4*-Locus) konnte aufgrund seiner Homologie zu PS1 nur kurze Zeit später identifiziert werden. Hierfür wurden bisher in 3 z. T. sehr großen Familien Mutationen nachgewiesen, beide ebenfalls *Missense*mutationen. Die bekannteste ist die bei den sog. Wolga-Deutschen-FAD-Patienten auftretende N141I-Mutation mit einem mittleren Erkrankungsalter von 52 Jahren (40–85 Jahre), wobei aber keine vollständige Penetranz besteht.

Die Sequenz der Präseniline ist auf Proteinebene zu 67 % identisch und enthält vermutlich 8 hydrophobe Transmembrandomänen und eine weitere membranassoziierte Domäne, die durch eine große und mehrere kleine hydrophile Schlaufen miteinander verbunden sind (s. Abb. 7.13). Expressionsanalysen von *PS1* und *PS2* zeigen, daß beide ebenso wie APP ubiquitär exprimiert und alternativ gespleißt werden. Die Expression

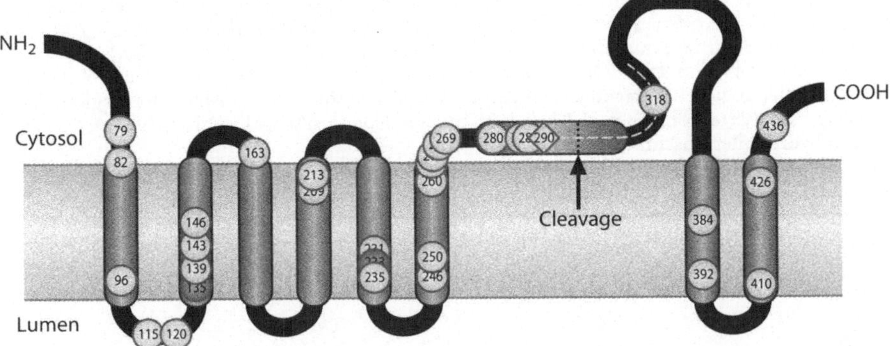

Abb. 7.13. Modell der Präsenilinstruktur und die Position der bekannten FAD-Mutationen in den Präsenilinen. Nach neueren Untersuchungen liegen die Präseniline in einer 8-Transmembranstruktur vor, für eine weitere hydrophobe Region wird eine periphere Membranassoziation (an der zytosolischen Membranseite) vermutet. Eingetragen sind die PS1-Mutationen (*offene Kreise*) und die 2 bekannten PS2-Mutationen (*schraffierte Kreise*). Die ΔExon-9-Mutation der Spleißakzeptorstelle vor Exon 9 im *PS1*-Gen (S290C, s. Tabelle 7.4) führt zur Deletion des Exon 9 ohne Leserasterverschiebung und zu einer *Missense*mutation (*gestrichelt*). „Cleavage" bezeichnet die Stelle der proteolytischen Spaltung in PS1, in ähnlicher Weise für PS2 vermutet

von *PS1* und *PS2* im Gehirn ist sehr ähnlich und am stärksten in Neuronen. Subzellulär scheinen die Präseniline v. a. im endoplasmatischen Retikulum (ER), schwächer im Golgi-Apparat lokalisiert zu sein. Die Funktion der Präseniline ist bis jetzt nicht geklärt. Es konnte aber gezeigt werden, daß die Präseniline im ER an der APP-Spaltung speziell der γ-Sekretaseaktivität, beteiligt sind, da sie die Freisetzung des im ER gebildeten Aβ42/43-Proteins beeinflussen: Alle bisher untersuchten FAD-Mutationen in den Präsenilingenen erhöhen selektiv die Freisetzung von Aβ42/43 (Scheuner et al. 1996; Übersichten: Sandbrink u. Beyreuther 1996; Sandbrink et al. 1996; Hardy 1997; Selkoe 1997). Diese konnte, wie bei den FAD-Mutationen im *APP*-Gen, sowohl *in vivo* (Plasmaproben) als auch *in vitro* (an Fibroblasten von FAD-Patienten und in transfizierten Zellen) nachgewiesen werden.

Die weit überwiegende Zahl der AD-Fälle ist aber multifaktoriell bedingt, unter Beteiligung von Risiko- oder Suszeptibilitätsgenen. Als ein solches Suszeptibilitätsgen konnte 1993 das Apolipoprotein-E (*APOE*)-Gen auf Chromosom 19 identifiziert (Corder et al. 1993; Übersicht: Roses 1996; Sandbrink et al. 1996) und seitdem in sehr vielen Studien immer wieder bestätigt werden (*AD2*-Locus). Das *APOE*-Gen tritt im wesentlichen in 3 verschiedenen Allelen auf, die als ε2 (in Europa ca. 7 %), ε3 (78 %) und ε4 (15 %) bezeichnet werden. Die entsprechenden Genprodukte, bezeichnet als *APOE*, unterscheiden sich in 2 Aminosäureresten an den Positionen 112 (C in ε2 und ε3, R in ε4) und 158 (C in ε2, R in ε3 und ε4). Das Vorhandensein des *APOE*-ε4-Allels erhöht das AD-Risiko zumindest teilweise, so scheint es, indem es das durchschnittliche Erkrankungsalter senkt. Im einzelnen, so ergab eine Metaanalyse mehrerer Studien, beträgt die Allelfrequenz des *APOE* ε4 in „*late-onset familial*" AD 48 % (95 %-Konfidenzintervall [KI] 45 – 51 %) und in „*late-onset sporadic*" AD 37 % (KI 35 – 39 %), während sie in „*early-onset*"-AD niedriger liegt (42 % bzw. 28 %) (Gool et al. 1995). Es wurde berichtet, daß sich in den „*late-onset*"-AD-Familien das Manifestationsalter der AD pro Kopie

Tabelle 7.4. Präsenilinmutationen. Aufgelistet sind die bisher identifizierten PS1- und PS2-Mutationen mit dem betroffenen Exon und der vermuteten Domänenlokalisation (s. Abb. 7.13). Alle Mutationen sind *Missense*mutationen, bei der S290C-Mutation (ΔExon-9-Mutation) der Spleißakzeptorstelle vor Exon 9 im *PS1*-Gen kommt es zusätzlich zur Deletion des Exon 9 ohne Leserasterverschiebung; *NT* N-terminaler hydrophiler Abschnitt; *TM* Transmembranregion; *MAD* membranassoziierte Domäne nach TM6; *HPL hair-pin loop* (große hydrophile Schleife); *CT* C-terminaler hydrophiler Abschnitt

Mutation	Exon	Domäne
PS1:		
A79V	4	NT
V82L	4	TM1
V96F	4	TM1
Y115H	5	TM1/2
Y115C	5	TM1/2
E120K	5	TM1/2
E120D	5	TM1/2
N135D	5	TM2
M139V	5	TM2
M139T	5	TM2
M139I	5	TM2
I143F	5	TM2
I143T	5	TM2
M146L	5	TM2
M146V	5	TM2
H163Y	6	TM2/3
H163R	6	TM2/3
G209V	7	TM4
I213T	7	TM4
A231T	7	TM5
A231V	7	TM5
L235P	7	TM5
A246E	7	TM6
L250S	7	TM6
A260V	8	TM6
C263R	8	TM6
P264L	8	TM6
P267S	8	TM6/MAD
R269G	8	TM6/MAD
R269H	8	TM6/MAD
E280A	8	MAD
E280G	8	MAD
A285V	8	MAD
L286V	8	MAD
S290C	8/9 Spleißen	MAD
E318G	9	HPL
G384A	11	TM7
L392V	11	TM7
C410Y	11	TM8
A426P	12	TM8
P436S	12	CT
PS2:		
N141I	5	TM2
M239V	7	TM5

des ε4-Allels um etwa 5–9 Jahre erniedrigt. Im Vergleich zu Individuen ohne *APOE-ε4*-Allel entspricht diesem in homozygoten *APOE-ε4*-Genträgern ein ca. 8fach höheres Risiko und in heterozygoten ein ca. 3fach erhöhtes Risiko, im Alter von 70 Jahren oder älter an AD zu erkranken. Andere Studien geben als relatives AD-Risiko („*odds ratio*") Werte von 2,2–4,4 (1 *APOE-ε4*-Allel) und 5,1–17,9 (2 *APOE-ε4*-Allele) an (Übersichten: Roses 1996; Sandbrink et al. 1996; NIA/AA 1996). Eine neuere Untersuchung anhand von 310 „*late onset*"-AD-Familien ergab, daß der *APOE-ε4*-Effekt besonders ausgeprägt in der Altersgruppe zwischen 61 und 65 Jahren ist (Blacker et al. 1997). Nach dieser Studie ist aber der Einfluß auf das Manifestationsalter deutlich geringer als ursprünglich berichtet: So fand sich zwischen den AD-Patienten mit keinem und mit einem ε4-Allel kein statistisch signifikanter Unterschied im Erkrankungsbeginn, während dieser zwischen den *APOE-ε4/ε4*-Patienten und den Patienten mit keinem oder einem ε4-Allel etwa 6 Jahre betrug (66,4 gegenüber 72,0 Jahre). In mehreren Studien fanden sich Hinweise, daß das *APOE-ε2*-Allel eine protektive Wirkung in bezug auf das AD-Risiko besitzt, indem es den Erkrankungsbeginn hinauszögert, bzw. das Erkrankungsrisiko senkt; dieses wird aber in der Literatur kontrovers diskutiert (Übersicht: Sandbrink et al. 1996). Nach einer neueren epidemiologischen Untersuchung besitzen *APOE-ε4*-Genträger ein noch deutlich höheres AD-Risiko, wenn zusätzlich arteriosklerotische Veränderungen bestehen (Hofman et al. 1997). Da schon seit vielen Jahren eine Assoziation des *APOE-ε4*-Allels mit arteriosklerotischen Veränderungen und Myokardinfarkten bekannt ist, betont dieses Ergebnis einen Zusammenhang zwischen arteriosklerotischen Gefäßschäden und der Alzheimer-Krankheit.

Ähnlich wie die FAD-Mutationen scheint auch das *APOE-ε4*-Allel den Stoffwechsel des βA4-Amyloids zu modulieren. Die mittlerweile mehrfach reproduzierte Beobachtung einer Assoziation des *APOE-ε4*-Allels mit der Zahl und Dichte der βA4-Ablagerungen im Hirn weist aber darauf hin, daß der AD-fördernde Effekt nicht wie im Falle der FAD-Mutationen auf einer veränderten Freisetzung des βA4-Proteins beruht, sondern durch eine Steigerung der Aggregation bzw. eine Hemmung des βA4-Abbaus erfolgt (Referenzen in Sandbrink et al. 1996). Im Sinne einer Chaperon-Funktion des APOE ist hier auch eine reduzierte βA4-Bindung an das APOE4 denkbar, wie aufgrund von *In-vitro*-Untersuchungen vorgeschlagen wurde. Die ganz überwiegende Mehrzahl der „sporadischen" AD-Patienten weist jedenfalls *keine* erhöhten βA4-42/43-Mengen im Plasma auf, wie in mehreren Studien gezeigt werden konnte.

Es soll betont werden, daß das *APOE-ε4*-Allel „nur" eine Risikoerhöhung für die Erkrankung bewirkt: Mehr als die Hälfte aller AD-Patienten besitzen kein APOE-ε4-Allel, und nur ein Teil der ε4-Genträger ist tatsächlich von der Erkrankung betroffen. Dies bedeutet zugleich, daß die Existenz weiterer, auch genetischer Faktoren, die an der Auslösung der AD ursächlich beteiligt sind, angenommen werden muß. Verschiedene solcher Risikogene wurden in den letzten Jahren vorgeschlagen, wie z.B. das A-Allel, das α_1-Antichymotrypsingen (*ACT-A*) und das 5-Repeat-Allel des VLDL-Rezeptorgens (*VLDL-R*), ohne daß sich bisher eindeutige Belege für die generelle Gültigkeit der vorgeschlagenen Assoziationen ergeben haben (diskutiert in Sandbrink et al. 1996).

Von besonderem Interesse sind jüngste Ergebnisse, die auf einen seit längerem postulierten Zusammenhang der AD mit bestimmten mitochondrialen Mutationen hinweisen. Schon früher hatten epidemiologische Untersuchungen ergeben, daß sich aufgrund einer mütterlichen Alzheimer-Erkrankung ein höheres AD-Risiko der Nachkommen ergibt als bei einer väterlichen AD. Darüber hinaus ist seit Jahren bekannt, daß der Energiestoffwechsel im Hirn von AD-Patienten abnorm erniedrigt ist. Nun wurde berichtet, daß bei AD-Patienten in 2 mitochondrialen Genen, die für das katalytische Zentrum der Zytochromoxidase kodieren, *CO1* und *CO2*, statistisch signifikant häufiger spezifische Mutationen nachweisbar sind. Hierbei handelt es sich um 5 *Missense*mutationen und eine *Silent*mutation an den Positionen 6366, 6483, 7146 (*CO1*) und 7650, 7868, 8021 (*CO2*) des mitochondrialen Genoms, die in den meisten Fällen zudem gemeinsam auftraten (Davies et al. 1997). In 60 % der untersuchten AD-Patienten wiesen mehr als 20 % der mitochondrialen Genome die mutierte Form auf, während nur in 20 % der Kontrollpersonen ein derartig hoher Anteil an mitochondrialen Genomen mit diesen Mutationen gefunden wurde (Davies et al. 1997). *In vitro* konnte gezeigt werden, daß diese Mutationen eine Störung der Atmungskette auslösen, die sich u. a. in einer erhöhten Freisetzung freier Sauerstoffradikale äußert. Diese, so wird seit längerem vermutet, könnten an der AD-Pathogenese beteiligt sein, da freie Radikale die Aggregation des βA4-Proteins *in vitro* verstärken und zudem eine gesteigerte APP-Bildung als Folge einer gestörten Zytochromoxidase *in vitro* beobachtet worden war (Referenzen bei Davies et al. 1997).

Genotyp-Phänotyp-Korrelation

Das klinische Konzept der Diagnose einer „wahrscheinlichen Alzheimer-Krankheit" („*probable AD*") anhand des Ausschlusses anderer möglicher Ursachen einer Demenz beinhaltet *a priori* die Möglichkeit der Heterogenität der Erkrankung (McKhann et al. 1984). Wie durch die beschriebenen molekulargenetischen Befunde belegt, ist in ätiologischer Hinsicht diese Heterogenität sicher gegeben, was sich in der zunehmend häufiger verwendeten Bezeichnung „Alzheimer-Krankheiten" als Sammelbegriff für die verschiedenen Formen niederschlägt. Anhand der klinischen Symptomatik hat sich aber bis heute – trotz vielfacher Versuche – kein eindeutiges Konzept zur Klassifikation von Subgruppen einer Alzheimer-Demenz ergeben, obwohl Unterschiede in der individuellen Verteilung der kognitiven und neurologischen Defizite durchaus bestehen können.

Daher werden auch heute noch das „Manifestationsalter" und die „Erblichkeit" als Parameter zur Charakterisierung einer AD verwendet. Die hierfür bestehende Genotyp-Phänotyp-Korrelation wurde oben bereits ausführlich beschrieben (s. Tabelle 7.3) und ist von großer Bedeutung für die genetische Beratung von Betroffenen bzw. ihren Familienangehörigen (s. auch nächster Abschnitt). So wie für die 3 bekannten FAD-Gene ein unterschiedliches durchschnittliches Erkrankungsalter besteht (am niedrigsten in PS1, am höchsten in PS2), so bestehen auch unter den FAD-Mutationen eines FAD-Gens signifikante Unterschiede. Beispielsweise ist beim PS1, dem häufigsten FAD-Gen mit dem jüngsten Manifestationsalter, ein besonders früher Erkrankungsbeginn mit der L235P-Mutation (im Durchschnitt 32 Jahre) verbunden, aber auch die Mutationen im Exon 5 (Transmembrandomäne II, s. Abb. 7.13) gehen generell eher mit einem relativ jungen Erkrankungsalter einher, das hier im Durchschnitt bei etwa 40 Jahren liegt (s. Tabelle 7.4).

Wie bereits erläutert, ist den FAD-Formen eine erhöhte Freisetzung von Aβ42/43 gemeinsam, die sich in der Regel bei den multifaktoriell bedingten bzw. sporadischen AD-Formen nicht nachweisen läßt. Vorstellbar ist, daß sich in dieser Weise biochemische Parameter definieren lassen, die, in Ergänzung zu den molekulargenetischen Merkmalen, eine verläßliche Subklassifikation der AD erlauben. Eine solche Einteilung wäre eventuell auch von therapeutischer Relevanz: So zeigen z. B. erste Untersuchungen, daß das Ansprechen der AD-Patienten auf eine Therapie mit Azetylcholinesteraseinhibitoren wie Tacrin (Handelsname: *Cognex*) vom *APOE*-Genotyp beeinflußt wird. Dieses wird gegenwärtig aber noch kontrovers diskutiert, ebenso wie die Frage, ob es Unterschiede im Krankheitsverlauf zwischen den AD-Patienten mit bzw. ohne *APOE ε4* gibt.

Besonderheiten bei der Anforderung einer genetischen Diagnostik

Die Diagnose einer Alzheimer-Krankheit ist in erster Linie klinisch zu stellen und sollte in jedem Falle eine differentialdiagnostische Abklärung anderer Ursachen für eine Demenz beinhalten. Neben einer sorgfältigen Erhebung der oft schon richtungsweisenden (Fremd-)Anamnese einschließlich Stammbaum und Erkrankungsalter sollte die Diagnostik insbesondere auch eine gezielte neuropsychologische Testung und eine Untersuchung mit bildgebenden Verfahren mit einschließen, da diese aussagekräftige „positive" Hinweise auf eine AD geben können.

Zur Bestätigung einer klinisch gestellten Verdachtsdiagnose FAD, nicht aber zum Ausschluß, kann eine molekulargenetische Untersuchung im Hinblick auf eine der FAD-Mutationen dann angestrebt werden, wenn die Stammbaumdaten einen autosomal-dominanten Erbgang nahelegen und das Erkrankungsalter unter ca. 50–55 Jahren liegt, bei eindeutigem Stammbaum eventuell auch höher. Weltweit wurden bisher aber auch 2mal *PS1*-Mutationen bei „scheinbar sporadischen" AD-Patienten mit frühem Erkrankungsbeginn nachgewiesen. Auch bei einem Erkrankungsbeginn um 50–55 Jahre ist zunächst zu prüfen, ob ein *APOE-ε4/ε4*-Genotyp vorliegt, da in diesem Falle eine FAD-Erkrankung sehr viel weniger wahrscheinlich ist. Die molekulargenetische Untersuchung im Hinblick auf eine FAD-Mutation beginnt zweckmäßigerweise mit der Untersuchung des *PS1*-Gens. Da es sich in der Regel bei FAD-Mutationen um *Missense*mutationen handelt und diese im Falle des *PS1* über die ganze kodierende Region (Exons 3–12 des *PS1*-Gens) verteilt sind, wird die Diagnostik ggf. zunächst ein *Screening* nach dem Vorhandensein einer solchen Mutation oder gleich die direkte Sequenzierung beinhalten. Findet sich keine PS1-Mutation, kann eine gezielte Diagnostik im Hinblick auf die bekannten *APP*- und *PS2*-Mutationen angeschlossen werden. Läßt sich auf diese Weise keine FAD-Mutation identifizieren, schließt dies das Vorliegen eines FAD-Phänotyps keineswegs aus, allein schon deswegen, weil wir von der Existenz weiterer, bisher nicht identifizierter FAD-Gene ausgehen müssen.

Eine FAD-Erkrankung bedeutet für die Nachkommen eines Betroffenen in der Regel ein Risiko von 50 %, in einem ähnlichen Alter an einer AD zu erkranken. Daher sollte ein Betroffener bzw. sein Betreuer bereits bei klinisch bestehender Verdachtsdiagnose über die Möglichkeit einer ausführlichen humangenetischen Beratung informiert werden, die natürlich, sofern gewünscht, auch allen anderen Angehörigen zur Verfügung stehen sollte. Selbstverständlich sollten hierbei und bei einer ggf. gewünschten prädiktiven Diagnostik von Familienangehörigen die Richtlinien des Berufsverbandes für Medizinische Genetik Anwendung finden, wie sie für die Huntington-Krankheit als dem Paradigma einer (bisher) nicht behandelbaren neurodegenerativen Erkrankung erarbeitet wurden. Diese sehen für die prädiktive Diagnostik eine neurologische Untersuchung und eine begleitende psychotherapeutische Betreuung sowie eine ausreichende Bedenkzeit vor der Blutentnahme für die molekulargenetische Diagnostik vor.

Auch bei einer *APOE*-Genotypisierung sollten bestehende Empfehlungen („*consensus statements*") berücksichtigt werden, wie sie z. B. von der *National Institute of Aging (NIA)/Alzheimer's Association (AA) Working Group* erstellt wurden (NIA/AA 1996). Diese betonen, daß die Sensitivität und Spezifität einer *APOE*-Genotypisierung in asymptomatischen Individuen nicht ausreichen, um eine solche Genotypisierung zur prädiktiven Diagnostik zu empfehlen. Auch für eine Abschätzung des individuellen Risikos für eine AD anhand einer *APOE*-Genotypisierung seien zur Zeit keine ausreichenden Daten vorhanden, die vor dem Hintergrund der fehlenden therapeutischen Konsequenzen und der vielfältigen sozialrechtlichen und ethischen Implikationen eine Empfehlung für die Genotypisierung rechtfertigten. Bei bestehender dementieller Symptomatik könne aber die *APOE*-Diagnostik vom Arzt als *ergänzende* diagnostische Maßnahme veranlaßt werden, zusätzlich zu anderen diagnostischen Untersuchungen. In diesem Fall erhöht sich bei positivem *APOE*-ε4-Nachweis die Sicherheit einer AD-Verdachtsdiagnose.

Literatur

Blacker D, Haines JL, Rodes L et al. (1997) APOE-4 and age of onset of Alzheimer's disease: The NIMH Genetics Initiative. Neurology 48:139–147

Corder EH, Saunders AM, Strittmatter WJ et al. (1993) Gene dose of apolipoprotein E type 4 allele and the risk of Alzheimer's disease in late onset families. Science 261:921–923

Davies RE, Miller S, Herrnstadt C et al. (1997) Mutations in mitochondrial cytochrome c oxidase genes segregate with late-onset Alzheimer's disease. Proc Natl Acad Sci USA 94:4526–4531

Duijn CM van, Clayton D, Chandra V et al. (1991) Familial aggregation of Alzheimer's disease and related disorders: a collaborative re-analysis of case-control studies. Int J Epidemiol 20 (Suppl 1):13–20

Goedert M (1993) Tau protein and the neurofibrillary pathology of Alzheimer's disease. TINS 16:460–465

Gool WA van, Evenhuis HM, Duijn CM van (1995) A case-control study of apolipoprotein E genotypes in Alzheimer's disease associated with Down's syndrome. Ann Neurol 38:225–230

Hardy J (1997) Amyloid, the presenilins and Alzheimer's disease. TINS 20:154–159

Hofman A, Ott A, Breteler MMB et al. (1997) Atherosclerosis, apolipoprotein E, and prevalence of dementia and Alzheimer's disease in the Rotterdam Study. Lancet 349:151–154

Kang J, Lemaire HG, Unterbeck A et al. (1987) The precursor of Alzheimer's disease amyloid A4 protein resembles a cell surface receptor. Nature 325:733–736

McKhann G, Drachman D, Folstein M, Kargman R, Price D, Stadlan EM (1984) Clinical diagnosis of Alzheimer's disease: report of the NINCDS-ADRDA Work Group under the auspices of the Department of Health and Human Services Task Force on Alzheimer's disease. Neurology 34:939–944

Müller-Hill B, Beyreuther K (1989) Molecular biology of Alzheimer's disease. Annu Rev Biochem 58:287–307

National Institute on Aging/Alzheimer's Association (NIA/AA) Working Group (1996) Apolipoprotein E genotypging in Alzheimer's disease. Lancet 347:1091–1095

Rocca WA, Hofman A, Brayne C et al. (1991) Frequency and distribution of Alzheimer's disease in Europe: a collaborative study of 1980–1990 prevalence findings. The EURODEM-Prevalence Research Group. Ann Neurol 30:381–390

Roses AD (1996) Apolipoprotein E alleles as risk factors in Alzheimer's disease. Annu Rev Med 47:387–400

Sandbrink R, Beyreuther K (1996) Unraveling the molecular pathway of Alzheimer's disease: research about presenilins gather momentum. Mol Psychiatry 1:438–444

Sandbrink R, Hartmann T, Masters CL, Beyreuther K (1996) Genes contributing to Alzheimer's disease. Mol Psychiatry 1:27–40
Selkoe DJ (1994) Cell biology of the amyloid β-protein precusor and the mechanism of Alzheimer's disease. Ann Rev Cell Dev Biol 10:373–403
Selkoe DJ (1997) Alzheimer's disease: genotypes, phenotype, and treatments. Science 275:630–631
Scheuner D, Eckman C, Jensen M et al. (1996) Secreted amyloid β-protein similar to that in the senile plaques of Alzheimer's disease is increased in vivo by the presenilin 1 and 2 and APP mutations linked to familial Alzheimer's disease. Nat Med 2:864–870
Sherrington R, Rogaev EI, Liang Y et al. (1995) Cloning of a gene bearing missense mutations in early-onset familial Alzheimer's disease. Nature 375:754–760

7.3 Spongiforme Enzephalopathien

H. A. Kretzschmar und O. Windl

Die Sonderstellung der spongiformen Enzephalopathien und die Prionhypothese

Die spongiformen Enzephalopathien (Prionkrankheiten) sind seit langem bekannt. Als erstes wurde Scrapie (die Traberkrankheit bei Schafen) vor 250 Jahren in Deutschland und Großbritannien als eine tödlich endende Krankheit, die mit Juckreiz, Nervosität und Ataxie einhergeht, beschrieben. Schon in den 30er Jahren konnten Cuillé und Chelle zeigen, daß Scrapie auf experimentellem Wege übertragen werden kann. Prionkrankheiten des Menschen wurden in den frühen 20er Jahren unseres Jahrhunderts als seltene neurodegenerative Krankheiten von Hans Gerhard Creutzfeldt und Alfons Jakob beschrieben. Bei einem der ersten Fälle der Creutzfeldt-Jakob-Krankheit (CJD), die damals noch spastische Pseudosklerose genannt wurde, handelte es sich um einen familiären Fall, bei dem später eine Mutation des Prionproteingens gezeigt werden konnte (die D178N-Mutation). Spongiforme Enzephalopathien galten deshalb von Anfang an für eine lange Zeit als neurodegenerative und erbliche Krankheiten. Erst in den 60er Jahren, nachdem William Hadlow als erster Ähnlichkeiten zwischen Scrapie bei Schafen und Kuru, einer tödlichen neurologischen Erkrankung, die durch rituellen Kannibalismus in einem Volksstamm in Neuguinea verbreitet wurde, bemerkt hatte, und nachdem Kuru experimentell auf Primaten übertragen worden war, gelang es Gajdusek, Gibbs und Alpers zu zeigen, daß auch CJD eine experimentell übertragbare Krankheit ist. Erbliche spongiforme Enzephalopathien des Menschen wurden zum ersten Mal 1981 auf Primaten übertragen. Während indirekte Hinweise darauf hindeuten, daß Scrapie vermutlich nicht auf Menschen übertragbar ist, hat das Auftreten einer neuen spongiformen Enzephalopathie beim Rind (bovine spongiforme Enzephalopathie oder BSE) in Großbritannien Anlaß zur Besorgnis gegeben. BSE konnte experimentell auf viele Säugetierspezies übertragen werden, und es gibt in der Tat Hinweise darauf, daß die BSE auch auf den Menschen übertragen worden sein könnte und dort eine ungewöhnliche Form der humanen spongiformen Enzephalopathie hervorruft (Will et al. 1996).

Die Natur des infektiösen Agens der spongiformen Enzephalopathien ist nach vielen Jahren intensiver Forschungsarbeit noch nicht genau bekannt. Die in den 70er Jahren naheliegend erscheinende Annahme, daß das Agens ein unkonventionelles oder langsames Virus sein müsse, wurde durch den fehlenden Nachweis einer viralen Nukleinsäure oder auch einer immunologischen Reaktion auf ein hypothetisches Virus stark in Zweifel gezogen. Der Begriff „Prion" wurde vorgeschlagen, um das infektiöse Agens von den Viren oder Viroiden zu unterscheiden (Prusiner 1982). Obwohl ein formeller Beweis fehlt, wird die Prionhypothese durch Hinweise aus unterschiedlichen Richtungen unterstützt (Prusiner 1991). Prione werden als kleine proteinhaltige Partikel definiert, die chemischen und physikalischen Behandlungen, die Nukleinsäuren verändern, widerstehen. Die Veränderung eines normalen Proteins, das vom Wirtsgenom kodiert wird, der sog. zellulären Isoform des Prionproteins (PrP^c) in eine konformationell veränderte Isoform, die Scrapieisoform des Prionproteins (PrP^{Sc}), ist der Kernpunkt der Prionhypothese, die 10 Jahre, nachdem sie ausgesprochen wurde, noch nicht über jeden vernünftigen Zweifel erhaben ist. Die Existenz verschiedener Scrapiestämme (scrapie strains) mit ganz bestimmten unterschiedlichen Kombinationen von pathologischen Veränderungen ist innerhalb der Prionhypothese noch nicht befriedigend erklärt. Die Entdeckung unterschiedlicher Proteinase-K-resistenter Isoformen des Prionproteins bei sporadischen CJD-Fällen, die sehr gut mit dem Krankheitsbild korrelieren, mag ein Schritt in diese Richtung sein und zu einem vollständigen Verständnis der Scrapiestämme beitragen (Parchi et al. 1996).

Genetik und Häufigkeit

Die Prionkrankheiten des Menschen treten weltweit mit einer Inzidenz von einem Fall pro Million pro Jahr auf. Etwa 5 – 15 % dieser Erkrankungen sind hereditär, sie sind mit einer Mutation des Prionproteingens (*PRNP*) assoziiert. Der Erbgang ist autosomaldominant mit einer Penetranz von 100 % (eine häufig angezweifelte Ausnahme mag die E200K-Mutation sein). Das Erkrankungsalter variiert bei den erblichen Fällen außerordentlich. Es liegt meist jenseits des 40. Lebensjahres. Erkrankungsfälle im jugendlichen Alter sind nicht bekannt.

Das humane Prionproteingen (*PRNP*) ist auf dem kurzen Arm des Chromosoms 20 (20-pter 12) lokalisiert. Es hat eine relativ einfache genomische Struktur und besteht aus 2 Exons mit einem Intron von 13 kb Länge. Der gesamte proteinkodierende Teil des Gens (Open Reading Frame) ist auf dem Exon 2 lokalisiert (Puckett et al. 1991). Alle bislang bei Säugetieren untersuchten PrP-Gene haben eine ähnliche genomische Struktur mit nur 2 oder 3 Exons, wobei der proteinkodierende Teil nie durch ein Intron unterbrochen wird.

Pathogene Mutationen

In Familien mit erblichen Prionkrankheiten wurden 11 verschiedene Punktmutationen und 13 verschiedene Insertionsmutationen im Open Reading Frame des *PRNP*-Gens beschrieben (Abb. 7.14). Die Insertionsmutationen finden sich in einer Oktapeptidrepeatregion in der N-terminalen Hälfte des Proteins, während die Punktmutation in der C-terminalen Hälfte des Proteins konzentriert sind. Die Analyse der Daten in einem großen epidemiologischen Projekt in Deutschland haben gezeigt, daß erstaunlicherweise die Hälfte der Familien mit Mutationen des *PRNP*-Gens angeben, von einer erblichen, tödlichen, neurologischen Erkrankung in ihrer Familie nichts zu wissen (unpublizierte Beobachtung). Diese Beobachtung hebt hervor, wie wichtig eine

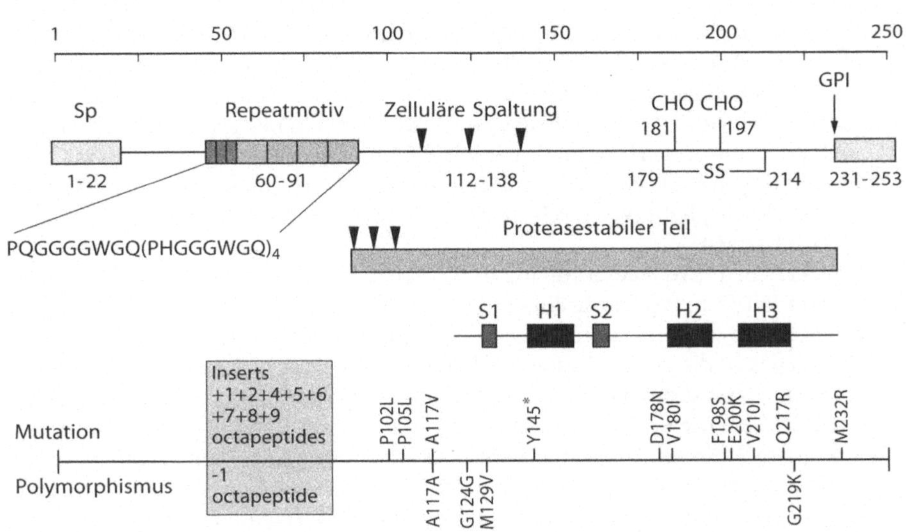

Abb. 7.14. Strukturelle Charakteristika des humanen Prionproteins; dargestellt sind die zelluläre Isoform des Prionproteins (PrP^C), der proteaseresistente Kern, Charakteristika der sekundären Struktur und Mutationen sowie Polymorphismen des Prionproteingens. Die Zahlen deuten die Aminosäurereste an. *SP* Signalpeptid; *GPI* Glykosylphosphatidylinositolanker; *CHO* Glykosilierungsstellen; *S1-*, *S2*-β-Faltblattanteile; *H1, H2, H3* α-Helices. (Riek et al. 1996)

routinemäßige Untersuchung des Prionproteingens bei unklaren neurologischen Syndromen mit Demenz ist.

- P102L. Diese Mutation ist die häufigste Ursache für das Gerstmann-Sträussler-Scheinker-Syndrom (GSS). Die von Gerstmann, Sträussler und Scheinker zum ersten Mal beschriebene Familie mit diesem Syndrom trägt ebenfalls diese Mutation. Experimentell ist es gelungen, mit Hirngewebe von P102L-Fällen eine spongiforme Enzephalopathie auf Primaten und Nagetiere zu übertragen. So konnte gezeigt werden, daß GSS eine genetische und transmissible (infektiöse) Krankheit ist. Transgene Mäuse, die ein murines PrP-Gen mit der P102L-Mutation exprimieren, entwickeln spontan eine neurodegenerative Krankheit, die von Scrapie nicht zu unterscheiden ist. Diese Krankheit ist ebenfalls auf andere Nagetiere übertragbar.

- D178N-CJD/FFI (fatal familial insomnia, tödliche familiäre Schlaflosigkeit). Der Krankheitsphänotyp, der durch die D178N-Mutation hervorgerufen wird, scheint durch den Polymorphismus am Kodon 129 determiniert zu werden, der entweder Methionin oder Valin kodiert. Valin am Kodon 129 des mutierten Allels ist mit der familiären Creutzfeldt-Jakob-Krankheit vergesellschaftet, während Methionin am Kodon 129 in Verbindung mit der D178N-Mutation den FFI-Phänotyp hervorruft. FFI-Patienten, die am Kodon 129 homozygot für Methionin sind, zeigen einen schnelleren Verlauf der Krankheit als heterozygote Patienten. Bei CJD-D178N-Patienten mit Homozygotie für Valin am Kodon 129 wird ein schnellerer Verlauf und auch ein niedrigeres Erkrankungsalter beobachtet (Gambetti et al. 1995). Kodon 129 auf dem mutanten Allel spezifiziert deshalb den Phänotyp der Erkrankung und das auf dem normalen Allel beeinflußt den Schweregrad der Erkrankung bei beiden Phänotypen. Die biochemische Analyse des proteaseresistenten PrP (PrP[res]) aus Gehirnmaterial von FFI- und CJD-D178N-Patienten hat 2 verschiedene Proteine in bezug auf die Größe des proteaseresistenten Kerns und die relative Verteilung der Glykosylierungsformen gezeigt. Es wird vermutet, daß die Kombination der Mutationen am Kodon 178 und der Polymorphismus am Kodon 129 zusammen den Krankheitsphänotyp durch unterschiedliche Konformationen des Prionproteins bestimmen.

In neuerer Zeit wird jedoch von mehreren Arbeitsgruppen berichtet, daß Patienten mit dem FFI-Genotyp häufig einen CJD-Phänotyp aufweisen und damit die Unterscheidung der beiden Erkrankungstypen klinisch nicht immer möglich ist.

- E200K. Dies ist die am häufigsten bei hereditären Prionkrankheiten anzutreffende Mutation. Sie ist klinisch und neuropathologisch von der sporadischen CJD nicht zu unterscheiden. Die größte bekannte Gruppe findet sich unter libyschen Einwanderern in Israel, die eine 100fach erhöhte CJD-Inzidenz haben. Ursprünglich glaubte man, daß diese erhöhte CJD-Inzidenz auf den Verzehr von Schafgehirnen oder -augen zurückzuführen sei, es hat sich jedoch in den letzten Jahren herausgestellt, daß in jedem Erkrankungsfall dieser Gruppe mindestens ein *PRNP*-Allel die Mutation E200K trägt, und daß diese Mutation genetisch mit der CJD verbunden ist. Die Penetranz dieser Mutation ist etwas umstritten. Sie wird von manchen mit 56%, von anderen mit 100% ebenso wie die anderen *PRNP*-Mutationen angegeben.
- P105L, A117V, Y145* (Stopkodon). V180I, F198S, V210I, Q217R, M232R. Hierbei handelt es sich um selten zu beobachtende Mutationen, die mit GSS, CJD oder atypischen Prionkrankheiten verbunden sind und nur in sehr wenigen Familien beobachtet wurden.
- Insertionsmutationen. Eine ganz andere Art von Mutation des *PRNP*-Gens liegt bei verschiedenen sog. Insertionsmutationen vor. Das normale Protein trägt 5 Repeats (1 Nonarepeat, 4 Oktarepeats, Aminosäuren 51–91) in der N-terminalen Hälfte des Proteins, wogegen die mutierten Prionproteine zwischen 1 und 9 zusätzlichen Oktarepeats haben (s. Abb. 7.14). Die klinischen und pathologischen Charakteristika, die mit Insertionsmutationen einhergehen, sind außerordentlich variabel, es finden sich Patienten mit der klassischen CJD oder GSS, aber auch Patienten mit keinem morphologisch erkennbaren Phänotyp, die klinisch lediglich eine progressive Demenz zeigen. Identische Rearrangements der Oktapeptide sind in voneinander unabhängigen Familien nie entdeckt worden. Man vermutet, daß die Bildung von Extrarepeats auf einem ungleichen Crossing-over und Rekombination beruhen. Für die Generierung von mehr als 4 Extrarepeats müßte dieser Hypothese zufolge mehr als eine Runde von Crossing-over stattgefunden haben. Sowohl der disperse Ursprung der Extrarepeats als auch die Wahrscheinlichkeit von mehreren aufeinanderfolgenden Rekombinationen innerhalb einer Familie weisen darauf hin, daß die Oktapeptidregion genetisch instabil ist. Auf der anderen Seite weisen die Seltenheit von Extrarepeats in der Population und die Existenz einer großen Familie, deren mutiertes Allel über 6 Generationen sich nicht verändert hat, genau in die andere Richtung.

Krankheitsbilder

Spongiforme Enzephalopathien des Menschen

Sechs spongiforme Enzephalopathien des Menschen sind bis jetzt beschrieben.

- Die Creutzfeldt-Jakob-Krankheit (CJD), die zu 5–15% familiär auftritt (fCJD für familiäre Creutzfeldt-Jakob-Krankheit), aber auch iatrogen übertragen werden kann (iCJD), während der überwiegende Teil der Fälle sporadisch auftritt (sCJD), ohne daß eine Infektionsquelle bekannt wäre.
- Eine neue Variante der Creutzfeldt-Jakob-Krankheit (nvCJD für new variant CJD) wurde in Großbritannien beobachtet. Diese Krankheit mag ihren Ursprung in der BSE haben und zeigt eine ungewöhnliche Kombination von klinischen und neuropathologischen Veränderungen.
- Das Gerstmann-Sträussler-Scheinker-Syndrom (GSS), eine hereditäre Krankheit.
- Die tödliche familiäre Insomnie (FFI für fatal familial insomnia), die ebenfalls als autosomal-dominantes Merkmal vererbt wird.
- Atypische Prionkrankheiten wurden bei wenigen Familien mit Insertionsmutanten des Prionproteingens (*PRNP*) beschrieben.
- Kuru, eine Krankheit, die durch rituellen Kannibalismus in Neuguinea verbreitet wurde und jetzt überwiegend von medizinhistorischem Interesse ist.

Diagnostische Kriterien für die Creutzfeldt-Jakob-Krankheit

Die sporadische CJD betrifft in der Regel Patienten im 7. Lebensjahrzehnt. Erste Auffälligkeiten sind i.allg. Demenz und verschiedene neurologische Symptome, häufig Ataxie und Myoklonien. Die klinischen Kriterien, die Masters et al. (1979) vor mehreren Jahren aufgeführt haben, wurden modifiziert und von einer großen CJD-Epidemiologiearbeitsgruppe unter der Leitung von Robert Will aus Edinburgh in Europa allgemein eingeführt. Eine definitive Diagnose kann nur durch die neuropathologische oder biochemische Untersuchung des Gehirns gestellt werden. Klinische Diagnosekriterien sind in Tabelle 7.5 zusammengefaßt.

Die neue Variante der Creutzfeldt-Jakob-Krankheit

Im April 1996 wurde von einer neuen Variante der Creutzfeldt-Jakob-Krankheit im Vereinigten Königreich berichtet, die damals 10 Patienten betraf (Will et al. 1996). Inzwischen wurden in Großbritannien weitere 10 Fälle beobachtet, ein Fall wird aus Frankreich berichtet (Robert Will, CJD Surveillance Unit Edinburgh, persönliche Mitteilung, Stand August 1997). Diese Patienten waren auffällig jung. Das Durchschnittsalter lag unter 30 Jahren, sie fielen zunächst durch ein psychiatrisches Erscheinungsbild der Erkrankung mit Depression und Absonderung auf, während für CJD typische Veränderungen sich erst später einstellten. Das EEG zeigte bei keinem der Fälle typische Veränderungen. Die neuropathologischen Veränderungen bei der Autopsie waren außergewöhnlich und zeigten massive Ablagerungen des Prionproteins in den verschiedensten Arealen des Gehirns in einer Art und Weise, wie sie bisher nur bei hereditären Formen beschrieben worden war. Zusätzlich fanden sich „floride" Plaques mit einer zentralen PrP-Ablagerung, die von Vakuolen umgeben war, wie sie ebenfalls bei

Tabelle 7.5. Diagnostische Kriterien für die Creutzfeldt-Jakob-Krankheit (CJD)

Klinische Kriterien

1. Sporadische CJD

1.1 Wahrscheinliche CJD
- Progressive Demenz von weniger als 2 Jahren Dauer
- Typische EEG-Veränderungen (periodische scharfe Wellen)
- Mindestens 2 der folgenden 4 Veränderungen
  1. Myoklonien
  2. Visuelle oder zerebelläre Veränderungen
  3. Pyramidale oder extrapyramidale Symptome
  4. Akinetischer Mutismus

1.2 Mögliche CJD
Klinische Charakteristika identisch mit „wahrscheinlicher CJD", aber ohne typische EEG-Veränderungen

2. Akzidentell (iatrogen) übertragene CJD

Progressives zerebelläres Syndrom nach Therapie mit Hypophysenhormonen
Sporadische CJD mit anerkanntem Expositionsrisiko (z. B. Dura-mater-Transplantation)

3. Familiäre CJD

Definitive oder wahrscheinliche CJD plus definitive oder wahrscheinliche CJD in einem Verwandten 1. Grades
Neuropsychiatrische Veränderungen plus krankheitsspezifische *PRNP*-Mutation

4. nvCJD (neue Variante der Creutzfeldt-Jakob-Krankheit)

Derzeit gibt es keine allgemein anerkannten klinischen diagnostischen Kriterien für die nvCJD. Typischerweise sind die betroffenen Patienten jünger als bei der klassischen CJD, sie zeigen einen verlängerten klinischen Verlauf, Ataxie und psychiatrische Symptome sind prominent in den frühen Stadien. Demenz und Myoklonien entwickeln sich später.

Die definitive Diagnose kann nur durch Untersuchung des Hirngewebes erfolgen:
1. Neuropathologische Untersuchung einschließlich Immunhistochemie,
2. Western-blot-Analyse mit Antikörpern gegen PrP.

humanen Prionkrankheiten bis dato nicht beobachtet worden waren. Die Hypothese, daß diese neuen Fälle durch den Verzehr von BSE-erregerhaltigen Lebensmitteln verursacht worden seien, wurde durch Experimente, bei denen die BSE auf Makaken übertragen wurde und dort ein pathologisches Bild hervorrief, das der neuen Variante der CJD sehr ähnlich sieht, weithin unterstützt, wenngleich nicht bewiesen. Gleiches gilt für das in Western-blots identifizierte Bandenmuster, das bei nvCJD und BSE ähnlich aussieht, jedoch auch bei anderen Prionkrankheiten gefunden wird (Collinge et al. 1996). Während bei der sporadischen klassischen Variante der CJD PrP-Plaques fast ausschließlich mit Valin an Kodon 129 des *PRNP*-Gens auf mindestens einem Allel verbunden sind, hatten alle Patienten der neuen Variante zahlreiche Plaques und waren alle homozygot für Methionin am Kodon 129. Unter Verwendung mathematischer Modelle (z. B. „backcalculation"), die bestimmte Annahmen über die Verteilung der Exposition gegenüber dem BSE-Agens und die durchschnittliche Inkubationszeit machen, hatte man versucht abzuschätzen, wie viele Fälle der neuen Variante in der Zukunft zu erwarten sind. Es scheint jedoch, daß wegen der Ungewißheit der zu machenden Annahmen nicht einmal die Größenordnung der zu erwartenden Fälle in den nächsten 4 Jahren verläßlich eingeschätzt werden kann (Cousens et al. 1997).

Gerstmann-Sträussler-Scheinker-Syndrom (GSS)

Dieses Syndrom wurde zum ersten Mal 1928 beschrieben und wird durch eine Reihe unterschiedlicher Mutationen des *PRNP*-Gens hervorgerufen. Die Patienten sind überwiegend ataktisch. Sie zeigen Anzeichen der Dysphagie, Dysarthrie, Hyporeflexie und Demenz, die sich in vielen Fällen erst spät und nicht immer sehr ausgeprägt darstellen. GSS ist von der CJD durch das Vorherrschen von Ataxie zu unterscheiden, während Demenz und Myoklonien bei der Creutzfeldt-Jakob-Krankheit mehr im Vordergrund stehen. Es sollte jedoch bedacht werden, daß die klinische Manifestation einer CJD oder GSS in Trägern derselben Mutation in ein und derselben Familie beobachtet werden kann und eine sichere Unterscheidung mit klinischen Mitteln nicht immer möglich ist. Neuropathologisch stellt sich die GSS als eigene Entität dar und wird durch große multizentrische prionproteinenthaltende Amyloidplaques charakterisiert, während spongiforme Veränderungen häufig weniger deutlich ausgeprägt sind.

Tödliche familiäre Insomnie (FFI)

Die FFI fällt häufig durch Insomnie und Dysautonomie auf, später zeigen sich Ataxie, Dysarthrie, Myoklonie und Dysfunktion der Pyramidenbahnen. Schließlich entwickeln die betroffenen Patienten eine weitgehende Insomnie und Demenz, Rigidität, Dystonie und Mutismus. Nach einem durchschnittlich 13monatigen Verlauf führt diese Krankheit zu Stupor, Koma und Tod. Neuropathologisch ist die FFI durch Nervenzellverlust und astrozytäre Gliose vorwiegend im Thalamus (anteroventraler und mediodorsaler Kern) sowie in der unteren Olive gekennzeichnet. Sie wird ausschließlich bei Patienten mit einer D178N-Mutation des *PRNP*-Gens, bei dem sich ein Methioninkodon an der Position 129 desselben Allels findet, identifiziert (Details s. Gambetti et al. 1995). In vielen Fällen scheint diese Mutation jedoch zu einer Krankheit zu führen, die eher der klassischen Creutzfeldt-Jakob-Variante entspricht.

Neuropathologie der humanen Prionkrankheiten

Die klassische Creutzfeldt-Jakob-Krankheit ist neuropathologisch durch spongiforme Degeneration (spongiforme Veränderungen und Status spongiosus), Nervenzellverlust und astrozytäre Gliose gekennzeichnet (Abb. 7.15). Lediglich die spongiforme Degeneration hat einen gewissen Anspruch auf Spezifität für CJD. Kuru-Plaques und andere Formen PrP-enthaltender Amyloidplaques, obwohl pathognomonisch für Prionkrankheiten, finden sich nur in einer geringen Anzahl sporadischer Fälle, in denen sie fast ausschließlich mit mindestens einem Valinkodon an der Position 129 des *PRNP*-Gens vergesellschaftet sind. Multizentrische Plaques finden sich regelmäßig bei der GSS. Die spongiforme Degeneration umfaßt ein Spektrum von Veränderungen mit unterschiedlichem diagnostischem Wert. Typische spongiforme Veränderungen bestehen aus relativ kleinen Vakuolen im Neuropil. Diese Vakuolen, die häufig in Routinefärbungen (HE) opak erscheinen, haben einen Durchmesser von 2–20 µm. Diese spongiformen Veränderungen können fokal auftreten und müssen von den vakuolären Veränderungen unterschieden werden, die häufig in der 2. Rindenschicht bei Erkrankungen, die mit kortikaler Atrophie einhergehen, beobachtet werden. Als status spongiosus bezeichnen wir ein Gewebebild mit extremer astrozytärer Gliose

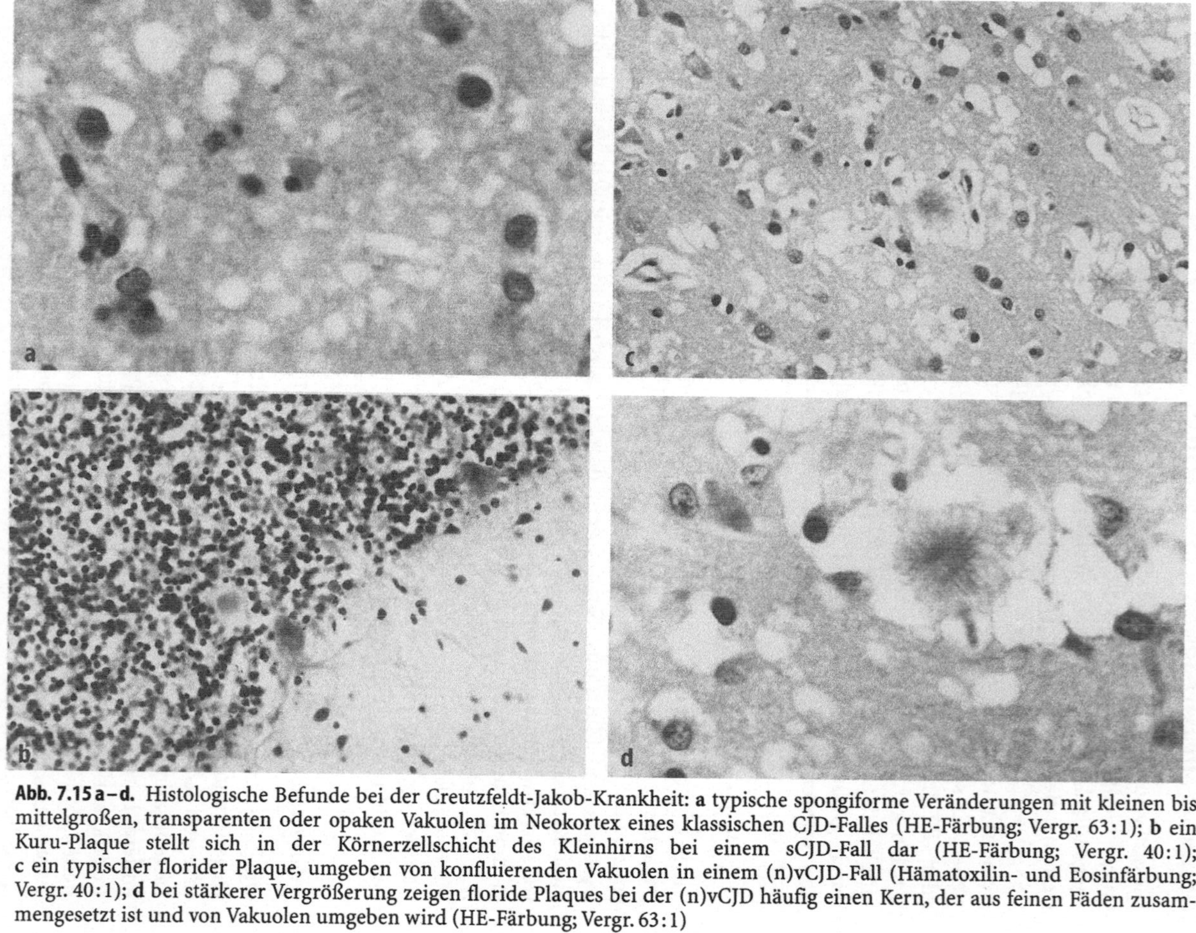

Abb. 7.15 a–d. Histologische Befunde bei der Creutzfeldt-Jakob-Krankheit: **a** typische spongiforme Veränderungen mit kleinen bis mittelgroßen, transparenten oder opaken Vakuolen im Neokortex eines klassischen CJD-Falles (HE-Färbung; Vergr. 63:1); **b** ein Kuru-Plaque stellt sich in der Körnerzellschicht des Kleinhirns bei einem sCJD-Fall dar (HE-Färbung; Vergr. 40:1); **c** ein typischer florider Plaque, umgeben von konfluierenden Vakuolen in einem (n)vCJD-Fall (Hämatoxilin- und Eosinfärbung; Vergr. 40:1); **d** bei stärkerer Vergrößerung zeigen floride Plaques bei der (n)vCJD häufig einen Kern, der aus feinen Fäden zusammengesetzt ist und von Vakuolen umgeben wird (HE-Färbung; Vergr. 63:1)

und Nervenzellverlust. Dieses Gewebebild ist wenig spezifisch und kann auch als Endstadium bei anderen neurodegenerativen Krankheiten beobachtet werden. Spongiforme Degeneration mit Vakuolen im Perikaryon von Neuronen wird bei humanen Prionkrankheiten selten beobachtet und ist deshalb von geringem diagnostischem Wert. Bei der „panenzephalopathischen Variante" der CJD wird eine ausgeprägte spongiforme Degeneration mit Ansammlung von Makrophagen in der weißen Substanz des Gehirns berichtet. Die moderne neuropathologische Diagnose der humanen Prionkrankheiten beruht ganz wesentlich auf immunhistochemischen Untersuchungen mit Antikörpern gegen das Prionprotein und einer Kombination unterschiedlicher Gewebsvorbehandlungsmethoden, mit denen ein spezifischer Nachweis von PrP^{Sc} im Gewebe gelingt (weitere Einzelheiten s. Kretzschmar et al. 1996).

Molekulargenetische Grundlagen und pathophysiologische Zusammenhänge

Struktur der Prionproteine

Das humane PrP^{C} ist ein Glykoprotein mit einer Länge von 253 Aminosäuren vor der zellulären Prozessierung (Kretzschmar et al. 1986). Es handelt sich um ein Membranprotein, das vorwiegend auf der Oberfläche von Neuronen, jedoch auch von Astrozyten und einer Vielzahl anderer Zellen exprimiert wird. PrP^{C} hat eine N-terminale Signalsequenz von 22 Aminosäuren (s. Abb. 7.14). Es ist auf der Zelloberfläche über ein Glykosylphosphatidylinositol (GPI) verankert und unterliegt der Endozytose und einem Recycling. Es bestehen 2 N-Glykosylierungsstellen an den Aminosäureresten 181 und 197, die bei verschiedenen Varianten der humanen CJD bestimmte Unterschiede zu zeigen scheinen. Die N-terminale Hälfte des Prionproteins enthält eine Oktarepeatregion ((PHGGGWGQ)×4) unbekannter Funktion.

Das reife PrP^{C} hat eine zelluläre Spaltstelle, die durch Epitopmapping zwischen den Aminosäuren 112 und 138 lokalisiert werden konnte. „Pulse-chase-Experimente" in scrapieinfizierten Neuroblastomzellen zeigten, daß PrP^{C} entweder an der Oberfläche oder nach Endozytose in PrP^{Sc} umgewandelt wird. Limitierte Proteolyse von PrP^{Sc} generiert ein Protein von 27–30 kDa (PrP27–30) durch Abspaltung von ca. 67 Aminosäuren am N-Terminus. Der entstehende Protease-K-resistente Kern (PrP^{res}) wird von den Kodons 90–231 codiert. Bei sporadischen CJD-Fällen müssen mindestens 2 verschiedene pK-sensitive Schnittstellen am N-Terminus des pK-resistenten Kerns postuliert werden, da mindestens 2 verschiedene pK-Digestionsprodukte mit einem Größenunterschied von 2 kDa festzustellen sind und diese beiden Varianten mit distinkten klinischen und pathologischen Charakteristika der Krankheit assoziiert sind. NMR-strukturelle Untersuchungen haben gezeigt, daß die C-terminale Hälfte des Proteins 3 α-Helices (H1, H2, H3) und 2 sehr kurze β-Faltblattabschnitte (S1 und S2) besitzen (s. Abb. 7.14) (Riek et al. 1996).

Funktion

Die Funktion des zellulären Prionproteins ist noch nicht bekannt. Für Untersuchungen, die auf eine Beschreibung der Rolle von PrP bei der Infektion und auf die normale Funktion von PrP^{C} abheben, wurde durch homologe Rekombination bei Mäusen das PrP-Gen ausgeschaltet (Prnp$^{0/0}$-Mäuse, Prnp-Knock-out-Mäuse). Prnp$^{0/0}$-Mauslinien wurden mit verschiedenen Targetingstrategien hergestellt. Diese Mäuse sind resistent gegenüber Infektion mit mausadaptiertem Scrapie. PrP^C ist deshalb eine notwendige Voraussetzung für die Replikation des Scrapieagens. Ebenso scheint die Vulnerabilität gegenüber PrP^{Sc} und der zu beobachtende Nervenzellverlust bei Prionkrankheiten von der Expression von PrP^C abzuhängen, wie durch 2 ganz unterschiedliche Experimente gezeigt wurde, in denen entweder Transplantate von normalen Mäusegehirnen in Prnp$^{0/0}$-Mäuse verwandt oder primäre neuronale Zellkulturen von Prnp$^{0/0}$-Mäusen eingesetzt wurden. Prnp$^{0/0}$-Mäuse sind in ihrem Verhalten und in ihrer Morphologie weitgehend normal, ein Befund, der im Hinblick auf die sehr hohe evolutionäre Konservierung des Gens erstaunlich erscheint. Kürzlich jedoch wurden verschiedene subtile Phänotypen dieser Tiere beschrieben. Elektrophysiologische Untersuchungen von Prnp$^{0/0}$-Mäusen zeigten kleine Veränderungen in hippocampalen LTP's („long term potentiation"). Morphologische, biochemische und physiologische Befunde deuten darauf hin, daß PrP bei der synaptischen Übertragung beteiligt ist. Kürzlich wurden 2 weitere Phänotypen beobachtet. So ließen sich bei einer der Prnp$^{0/0}$-Linien feine Veränderungen in den zirkadianen Rhythmen festgestellt. Als zellbiologisch-biochemischer Phänotyp hat sich eine verminderte Aktivierbarkeit der Superoxiddismutase (SOD-1) in Prnp$^{0/0}$-Zellen gezeigt.

Konformationsänderungen

Pulse-chase-Experimente in scrapieinfizierten Neuroblastomzellen legen die Vermutung nahe, daß die Konversion von PrP^C zu PrP^{Sc} ein später posttranslationeller Prozeß ist, der entweder an der Zelloberfläche oder nach Endozytose erfolgt. Die Kinetik dieses Konversionsprozesses ist nicht gut verstanden und der vorgeschlagene autokatalytische Mechanismus mag für sein Funktionieren Kooperativität voraussetzen (Eigen 1996). Unabhängig von diesen theoretischen Erwägungen konnte gezeigt werden, daß Inkubation von ^{35}S-markiertem Hamster-PrP^C mit einem 50fachen Überschuß von PrP^{Sc} aus scrapieinfiziertem Hamstergehirn zur Konversion eines Teils des markierten Proteins in proteaseresistentes, PrP^{Sc}-typisches Protein führte (Kocisko et al. 1994). Wegen des für dieses Experiment notwendigerweise einzusetzenden Überschusses an infektiösem Agens konnte unter diesen Voraussetzungen ein etwa entstehender Anstieg in der Infektiosität nach Abschluß des Prozesses nicht gezeigt werden.

Modelle in transgenen Tieren

Die interessantesten Experimente hinsichtlich erblicher Prionkrankheiten wurden mit transgenen Mäusen durchgeführt, die ein murines Prnp mit einer der P102L-GSS-Mutation homologen Mutation überexprimiert (Tg (MoPrP-P101L) H). Diese Mäuse entwickelten spontan eine neurodegenerative Krankheit, die der anderer Prionkrankheiten in der Maus sehr ähnlich ist (Hsiao et al. 1990). Die infektiöse Natur des Agens der so generierten Krankheit wurde durch serielle Transmission auf Hamster (10% der Tiere) und transgene Mäuse, die das mutierte Protein auf niedrigem Niveau exprimieren (40% der Tiere) gezeigt (Hsiao et al. 1994). Die Krankheit konnte allerdings nicht auf normale Wildtypmäuse übertragen werden. Während die erfolgreiche Transmission der Krankheit von Tg(MoPrP-P101L)H-Mäusen auf Hamster – jedoch nicht auf Wildtypmäuse – ein Rätsel bleibt, unterstützt die Transmission auf Mäuse, die wenige Kopien des mutierten Proteins tragen, die Vorstellung, daß homologe Protein-Protein-Interaktion die Transmissibilität unterstützt. Als Komplikation stellte sich heraus, daß manche transgene Linien, die verschieden normale PrP-Gene überexprimieren, eine spontane letale Krankheit entwickeln können (Westaway et al. 1994). Diese Krankheit zeigt Degeneration der Skelettmuskeln und peripheren Nerven, aber auch spongiforme Veränderungen im Gehirn. Es wurde berichtet, daß diese Krankheit transmissibel sein kann, allerdings wurde kein proteaseresistentes PrP gefunden. Um in zukünftigen Untersuchungen besser zwischen der Krankheit, die durch die Überexpression des normalen PrP-Gens und einer durch eine spezifische Mutation in demselben Gen hervorgerufenen Krankheit unterscheiden zu können, wird man versuchen, Genreplacementstrategien einzusetzen.

Genotyp-Phänotyp-Korrelation

Polymorphismen

Eine Reihe von Polymorphismen sind beschrieben, die sowohl bei CJD-Patienten als auch in der nicht erkrankten Population gefunden werden. Eine Bedeutung für das Auftreten und den Phänotyp humaner Prionkrankheiten ist bei den allermeisten nicht bekannt geworden. Im Gegenatz dazu hat ein Polymorphismus an der Aminosäureposition 129 (Methionin (ATG) → Valin (GTG)) Konsequenzen sowohl für das Auftreten der sporadischen Creutzfeldt-Jakob-Krankheit als auch für den klinischen und neuropathologischen Phänotyp der sporadisch auftretenden und erblichen Variante humaner Prionkrankheiten. Die Verteilung der verschiedenen Genotypen wurde in mehreren Ländern bestimmt und liegt bei 37,5–45% Homozygotie für Methionin, 10–15% Homozygotie für Valin und 40–51% Heterozygotie. Daraus ergibt sich eine Allelfrequenz für Methionin von 0,6–0,65 und 0,35–0,4 für Valin in der europäischen und nordamerikanischen Bevölkerung. Die Allelfrequenz in Japan liegt für Methionin bei 0,96 und für Valin bei 0,04. Deshalb sind über 90% der japanischen Bevölkerung homozygot für Methionin. Dieser Unterschied in der Allelfrequenz mag die Ursache eines Disputs über den Einfluß der Homozygotie am Kodon 129 auf die Suzeptibilität bei sporadisch beobachteten CJD-Fällen zu sein. Mehrere europäische Studien haben eine ausgeprägte Überrepräsentation von Homozygoten (in 1. Linie Methionin) bei sporadischen CJD-Fällen im Vergleich zur normalen Population beschrieben. Dies war in Japan nicht der Fall, jedoch könnte eine vergleichbare Verschiebung in der Verteilung durch die hohe Inzidenz der Methioninhomozygoten in der normalen Bevölkerung überdeckt werden. CJD-Homozygote am Kodon 129 zeigen auch eine höhere Suszeptibilität gegenüber der iatrogen übertragenen CJD: Homozygotie für Valin ist, insbesondere bei Fällen, die iatrogen über periphere Wege übertragen wurden, überrepräsentiert. Auch der Phänotyp der sporadischen CJD wird vom Kodon 129 beeinflußt. Bei sporadischen CJD-Fällen der klassischen Variante werden PrP-Plaques fast ausschließlich bei Fällen beobachtet, die zumindest auf einem Allel an der Position 129 ein Valinkodon besitzen. Kodon 129 beeinflußt auch den klinischen Phänotyp bei einigen erblichen Prionkrankheiten. (1) Zusammen mit einer D178N-Mutation bestimmt dieses Kodon, ob das klinische Erscheinungsbild einer CJD oder FFI entspricht. (2) In einer großen Sippe im Südosten Englands mit 6 Extrarepeats ließ sich zeigen, daß das Todesalter der betroffenen Patienten vom Kodon 129 beeinflußt wird. (3) In ähnlicher

Weise hat dieses Kodon einen Einfluß auf das Erkrankungsalter in einer großen Familie mit der F198S-Mutation. Im Gegensatz dazu findet sich bei der CJD-E200K-Mutation kein erkennbarer Einfluß auf den Phänotyp oder den Verlauf der Krankheit.

Prionproteintypen – CJD-Varianten

Innerhalb experimenteller Scrapiesysteme ist der Krankheitsphänotyp weitgehend vom Genotyp des Wirtsorganismus abhängig. Zusätzlich sind bestimmte pathologische Charakteristika wie Topologie und Typ der Läsion und Verteilungsmuster von PrP^{Sc} mit bestimmten Prionstrains assoziiert. Die Diversität der Scrapieisolate (strains) wurde verschiedenen Konformationen von PrP^{Sc}, das durch nichtgenetische Mechanismen repliziert werden kann, zugeschrieben. Es wurde die Hypothese aufgestellt, daß unterschiedliche Konformationen von PrP^{Sc} auch zur phänotypischen Variabilität der sporadischen CJD beitragen könnten. Parchi et al. (1996) gelang es, 2 pK-resistente PrP-Isoformen bei sporadischen CJD-Fällen mit unterschiedlichen Wanderungsmustern (Größe) auf Western-blots zu zeigen. Interessanterweise scheinen die beiden PrP-Isotypen 1 und 2 zusammen mit dem Genotyp am Kodon 129 die klinischen und pathologischen Eigenschaften der Krankheit zu determinieren. MM-Homozygotie mit PrP^{res}-Typ 1 war in der beschriebenen Untersuchung assoziiert mit einer typischen CJD-Erkrankung, d.h. mit einem klinischen Verlauf von unter 6 Monaten, kognitiver Verschlechterung im frühen klinischen Verlauf, Myoklonien und periodischen scharfen Wellen im EEG. Die Histologie zeigte typische spongiforme Veränderungen und Gliose mit nur mäßigem Nervenzellverlust. Atypische und seltene Formen der CJD waren assoziiert mit verschiedenen Genotypen am Kodon 129 und dem Typ-2-PrP^{res}. Immunhistochemisch ließen sich Plaques und plaqueähnliche Ablagerungen nur bei Kodon-129-Heterozygoten oder Valin-Homozygoten mit PrP^{res}-Typ-2-Protein darstellen. MM-Homozygote mit Typ-2-Protein zeigten einen längeren klinischen Verlauf ohne anhaltende Myoklonien oder periodische scharfe Wellen im EEG. Bestimmte Eigenschaften des Typ-1- und Typ-2-PrP^{res} scheinen bei der experimentellen Transmission erhalten zu werden oder sogar als „Schablone" für weitere PrP^{res}-Bildung zu funktionieren. Dies konnte anhand der Transmission von FFI und fCJD (E200K), beide mit Typ-2-PrP^{res}, und sCJD mit Typ-1-PrP^{res} auf transgene Mäuse, die ein chimäres maushumanes PrP-Gen (Mhu2M) exprimieren, gezeigt werden. Hier entsprach das nach Übertragung isolierbare PrP^{res} in 2 Größenklassen jeweils dem Inokulum. Das Glykosylierungsmuster, wie im Western-blot zu sehen, wurde jedoch nicht propagiert (Telling et al. 1996).

Besonderheiten bei der Anforderung einer genetischen Diagnostik

Eine Indikation zur Untersuchung des Prionproteingens besteht in jedem Falle einer ungeklärten familiären Demenz sowie unklarer familiärer neurologischer Erkrankungen, insbesondere solcher, die mit Ataxie oder Myoklonien vergesellschaftet sind. Mutationen des *PRNP* werden auch in Familien mit einer neurologischen oder psychiatrischen Symptomatik gefunden, bei denen nicht primär an eine CJD gedacht wird.

Eine Untersuchung des *PRNP* sollte auch in jedem Falle bei einer sporadischen CJD angestrebt werden, da die Kenntnis des Genotyps (Kodon 129, Valin/Methionin) für die Beurteilung des klinischen und pathologischen Erscheinungsbildes von großer Bedeutung ist. Insbesondere trifft dies für die neue Variante der CJD zu, die vermutlich auf die BSE zurückzuführen ist, erstaunlicherweise aber manchen genetisch bedingten Prionkrankheiten sehr ähnelt.

Eine groß angelegte Untersuchung der CJD in Deutschland hat gezeigt, daß in etwa 10% der vermeintlich sporadischen Fälle eine Mutation des *PRNP* vorlag. Etwa die Hälfte der betroffenen Familien gab an, daß eine erbliche neurologische Krankheit bei ihnen nicht bekannt sei. Aus dieser Darstellung ergibt sich schon die besondere Stellung der Genetik der humanen Prionkrankheiten. In vielen Fällen tritt eben nicht eine betroffene Familie mit der Frage nach einer Beratung an die Medizin heran, sondern bei der Untersuchung eines Familienmitglieds mit einer vermeintlich sporadischen oder transmissiblen Krankheit wird das Vorliegen einer tödlichen hereditären Erkrankung entdeckt.

Besondere Vorsichtsmaßnahmen bei der Blutentnahme für die genetische Untersuchung sind zu beachten. Als hochinfektiös muß nur das ZNS gelten.

Literatur

Collinge J, Sidle KCL, Meads J, Ironside J, Hill AF (1996) Molecular analysis of prion strain variation and the aetiology of „new variant" CJD. Nature 383:685–690

Cousens SN, Vynnycky E, Zeidler M, Will RG, Smith PG (1997) Predicting the CJD epidemic in humans. Nature 385:197–198

Eigen M (1996) Prionics or the kinetic basis of prion diseases. Biophys Chem 63:A1–A18

Gambeti P, Parchi P, Petersen RB, Chen SG, Lugaresi E (1995) Fatal familial insomnia and familial Creutzfeldt-Jakob disease: Clinical, pathological and molecular features. Brain Pathol 5:43–51

Hsiao K, Scott M, Foster D, Groth DF, DeArmond SJ, Prusiner SB (1990) Spontaneous neurodegeneration in transgenic mice with mutant prion protein. Science 250:1587–1590

Hsiao K, Groth D, Scott M et al. (1994) Serial transmission in rodents of neurodegeneration from transgenic mice expressing mutant prion protein. Proc Natl Acad Sci USA 91:9126–9130

Kocisko DA, Come JH, Priola SA, Chesebro B, Raymond GJ, Lansbury PT, Caughey B (1994) Cell-free formation of protease-resistant prion protein. Nature 370:471–473

Kretzschmar HA, Stowring LE, Westaway D, Stubblebine WH, Prusiner SB, DeArmond SJ (1986) Molecular cloning of a human prion protein cDNA. DNA 5:315–324

Kretzschmar HA, Ironside JW, DeArmond SJ, Tateischi J (1996) Diagnostic criteria for sporadic Creutzfeldt-Jakob disease. Arch Neurol 53:913–920

Masters CL, Harris JO, Gajdusek DC. Gibbs CJ Jr, Bernoulli C, Asher DM (1979) Creutzfeldt-Jakob disease: patterns of worldwide occurrence and the significance of familial and sporadic clustering. Ann Neurol 5:177–188

Parchi P, Castellani R, Capellari S et al. (1996) Molecular basis of phenotypic variability in sporadic Creutzfeldt-Jakob disease. Ann Neurol 39:767–778

Prusiner SB (1982) Novel proteinaceous infectious particles cause scrapie. Science 216:136–144

Prusiner SB (1991) Molecular biology of prion diseases. Science 252:1515–1522

Puckett C, Concannon P, Casey C, Hood L (1991) Genomic structure of the human prion protein gene. Am J Hum Genet 49:320–329

Riek R, Hornemann S, Wider G, Billeter M, Glockshuber R, Wüthrich K (1996) NMR structure of the mouse prion protein domain PrP (121–231). Nature 382:180–182

Telling GC, Parchi P, DeArmond SJ et al. (1996) Evidence for the conformation of the pathologic isoform of the prion protein enciphering and propagating prion diversity. Science 274:2079–2082

Westaway D, DeArmond SJ, Cayetano-Canlas J et al. (1994) Degeneration of skeletal muscle, peripheral nerves, and the nervous system in transgenic mice overexpressing wild-type prion proteins. Cell 76:117–129

Will RG, Ironside JW, Zeidler M et al. (1996) A new variant of Creutzfeldt-Jakob disease in the UK. Lancet 347:921–925

7.4 CADASIL

M. Dichgans und T. Gasser

CADASIL (Cerebral Autosomal Dominant Arteriopathy with Subcortical Infarcts and Leukoencephalopathy) ist seit 1993 als eigenständige Krankheitsentität definiert (Tournier Lasserve et al. 1993). Die Erstbeschreibung des Syndroms geht auf Sourander u. Walinder (1977) zurück. Der Vererbungsmodus ist autosomal-dominant. Männer und Frauen sind gleich häufig betroffen. Die Penetranz ist vollständig (Chabriat et al. 1995b; Sabbadini et al. 1995). Der klinische Phänotyp und die Expressivität der Erkrankung variieren jedoch intra- und interfamiliär erheblich (Chabriat et al. 1995b). Seit 1993 sind in Europa über 100 Familien mit dieser Erkrankung bekannt geworden. Detaillierte Zahlen zur Prävalenz der Erkrankung liegen noch nicht vor.

Krankheitsbild

Zerebrale Durchblutungsstörungen

Leitsymptom der Erkrankung sind im mittleren Lebensalter einsetzende, rezidivierende, zerebrale Durchblutungsstörungen. Chabriat et al. (1995b) fanden bei 45 CADASIL-Patienten mit einem Alter zwischen 28 und 67 Jahren (Mittel: 51,3) in 84% der Fälle eine Anamnese für transiente ischämische Attacken (TIAs) oder ischämische Infarkte. Die meisten dieser Episoden lassen sich einem der klassischen lakunären Syndrome zuordnen: (i) rein motorischer, (ii) rein sensibler, (iii) kombiniert senso-motorischer Schlaganfall, (iv) ataktische Hemiparese. Hinzu kommen Hirnstammsymptome (häufig mit Dysarthrie) sowie andere Ausfallerscheinungen, die in der Regel ebenfalls mit kleineren subkortikal oder im Hirnstamm gelegenen Infarkten vereinbar sind. Vaskuläre Risikofaktoren – insbesondere eine arterielle Hypertonie – werden i. allg. nicht nachgewiesen. Das mittlere Erkrankungsalter für transiente ischämische Attacken und Schlaganfälle im französischen Patientengut betrug 49,3 Jahre (Chabriat et al. 1995b). Rezidivierende Ischämien führen in vielen Fällen zu einer spastischen Tetraparese mit Pseudobulbärparalyse (Chabriat et al. 1995b; Ebke et al. 1997; Hutchinson et al. 1995; Sabbadini et al. 1995; Verin et al. 1995).

Kognitive Defizite

Ein Großteil der Patienten entwickelt kognitive Störungen (Chabriat et al. 1995b; Ebke et al. 1997; Hutchinson et al. 1995; Sabbadini et al. 1995; Verin et al. 1995). Neben einer allmählich fortschreitenden Komponente läßt sich in der Regel auch eine stufenweise Verschlechterung im Rahmen von akut auftretenden fokalneurologischen Defiziten beobachten. Von unseren eigenen neuropsychologisch ausführlich getesteten Patienten (18 Patienten, Alter zum Zeitpunkt der Testung über 41 Jahre, mittleres Alter 53 Jahre) zeigten über 90% neuropsychologische Auffälligkeiten. Das Spektrum reichte von umschriebenen kognitiven Defiziten bis hin zu einer schwerwiegenden, typischerweise subkortikalen Demenz.

Migräne

Migräneartige Kopfschmerzen sind mit etwa 30% ein häufiges und anamnestisch wichtiges Frühsymptom der Erkrankung (Chabriat et al. 1995 a, b; Verin et al. 1995). Oft finden sich klassische Aurasymptome (Chabriat et al. 1995 a, b). Die Erkrankung kann klinisch unter dem Bild einer hemiplegischen Migräne ablaufen (Hutchinson et al. 1995). Daneben kommen auch Verläufe einer Basilarismigräne, einer Migräne mit verlängerter Aura oder einer Migräne ohne Kopfschmerzen (isolierte Auren) vor.

Weitere Störungen

Manche Patienten werden durch psychiatrische Symptome auffällig, die in der Regel episodenhaft auftreten und in Einzelfällen auch lange Zeit die einzige Manifestation der Erkrankung bleiben können (Chabriat et al. 1995b). Bei einigen Patienten mit meist fortgeschrittener Erkrankung treten epileptische Anfälle auf. Klinisch faßbare extrazerebrale Manifestationen der Erkrankung sind bislang nicht beschrieben.

Bildgebung

Die Erkrankung hat einen charakteristischen kernspintomographischen Befund: In den T2-gewichteten Aufnahmen finden sich konfluierende, in Spätstadien das gesamte Marklager ausfüllende, weitgehend symmetrische Hyperintensitäten. Zusätzlich zeigen sich umschriebene, lakunäre Infarkte (Abb. 7.16). Die kernspintomographischen Veränderungen gehen den klinischen Symptomen oft um Jahre voraus (Chabriat et al. 1995b; Ebke et al. 1997). Bildgebende Auffälligkeiten finden sich daher nicht selten auch schon bei klinisch noch nicht betroffenen Nachkommen von CADASIL-Patienten (Chabriat et al. 1995b; Ebke et al. 1997).

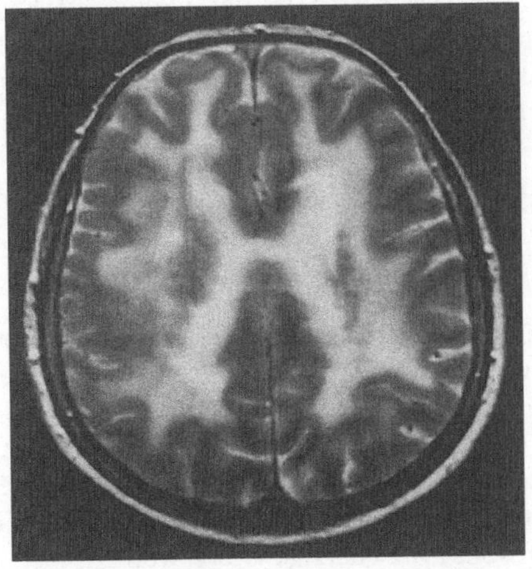

Abb. 7.16. MRT-Schädel, transversal, T2-gewichtete Aufnahme (66jährige Patientin mit CADASIL): diffuse, weitgehend symmetrische Signalanhebungen im periventrikulären Marklager und umschriebene lakunäre Infarkte. Auch der Balken ist betroffen. Die Hirnrinde ist ausgespart

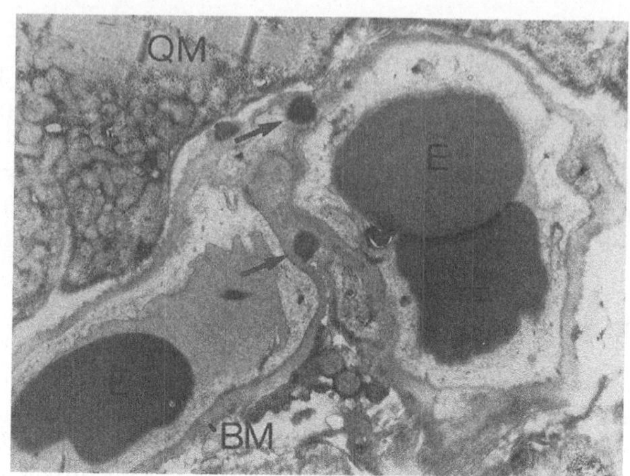

Abb. 7.17. Granuläre Ablagerungen (*Pfeilkopf*) in der Basalmembran einer Kapillare (betroffenes Individuum, Muskelbiopsat, Ultradünnschnitt, 14 200 : 1); Präparat: Prof. Müller-Höcker, München). *E* Erythrozyt; *QM* quergestreifte Muskulatur; *BM* Basalmembran

Pathologie

Bei der makroskopischen Untersuchung des Gehirns imponiert zum einen eine diffuse Leukoenzephalopathie mit Rarefizierung der weißen Substanz. Zum anderen finden sich multiple lakunäre Infarkte mit einer Prädilektion für die Basalganglien, den Thalamus, die innere und äußere Kapsel und den Hirnstamm (Bergmann et al. 1996; Sourander u. Walinder 1977). Die Hirnrinde und die subkortikal gelegenen U-Fasern sind von den Veränderungen kennzeichnenderweise ausgespart.

Ursache der Infarkte ist eine nicht arteriosklerotische, nichtamyloidotische, generalisierte Mikroangiopathie mit Schwerpunkt in den leptomeningealen Gefäßen und langen penetrierenden Markarterien (Bergmann et al. 1996). Betroffen sind vorwiegend kleinere Arterien und Kapillaren (Bergmann et al. 1996; Sourander u. Walinder 1977). Die Gefäße sind verdickt und lichtmikroskopisch durch die Einlagerung von granulärem, eosinophilem und PAS-positivem Material gekennzeichnet. Elektronenoptisch lassen sich in der verdickten Basalmembran der betroffenen Gefäße osmiophile Ablagerungen nachweisen (Abb. 7.17) (Bergmann et al. 1996). Derartige Gefäßveränderungen wurden bislang bei keiner anderen zerebralen Erkrankung beschrieben (Ebke et al. 1997).

Genetik und molekulare Grundlagen

Kartierungsdaten

Der Genlocus wurde 1993 auf dem kurzen Arm vom Chromosom 19 kartiert (Tournier Lasserve et al. 1993). Kopplungsuntersuchungen an einer großen Zahl vorwiegend europäischer CADASIL-Familien sprechen für Locushomogenität (Dichgans et al. 1996; Ducros et al. 1996). Auch für die von St Clair et al. (1995) publizierte Familie, die aufgrund von Fehlern bei der phänotypischen Einordnung initial als nicht gekoppelt vorgestellt wurde, konnte zwischenzeitlich eine Kosegregation mit Markern auf Chromosom 19p13 nachgewiesen werden.

Bemerkenswert ist der geringe genetische Abstand zwischen dem CADASIL-Locus und dem Locus für familiäre hemiplegische Migräne (FHM, s. Kap. 7.5) (Joutel et al. 1993; Tournier Lasserve et al. 1993). Beide Erkrankungen sind durch migräneartige Kopfschmerzen und vorübergehende Halbseitensymptome gekennzeichnet. Die Erkrankungen werden jedoch durch Mutationen in unterschiedlichen Genen verursacht (Dichgans et al. 1996; Joutel et al. 1996; Ophoff et al. 1996). Beide Gene sind kloniert (Joutel et al 1996; Ophoff et al. 1996).

Notch3 und CADASIL

CADASIL-Patienten tragen Mutationen in dem Gen für Notch3 (Joutel et al. 1996). Bislang sind 4 Notch-Homologe bekannt. *Notch*-Genprodukte sind glykosylierte membranständige Rezeptoren (Wharton et al. 1985). Das humane *Notch3*-Gen umfaßt 33 Exons mit 34 „epidermal growth factor (EGF)-Repeatmotiven" (Abb. 7.18), (Joutel et al. 1996; Joutel et al. 1997). In 39 bisher publizierten CADASIL-Familien mit nachgewiesenen Mutationen wurden 23 verschiedene Mutationen im *Notch3*-Gen gefunden (Joutel et al. 1996; Joutel et al. 1997). Nahezu alle Mutationen sind innerhalb der EGF-Domänen lokalisiet. 21 dieser Mutationen führen zum Austausch einer Aminosäure (missense). Bei den restlichen beiden Mutationen handelt es sich um Splice-site-Mutationen. Auffällig ist, daß die meisten Missensemutationen zur Substitution eines Cysteinrestes führen (s. Abb. 7.18). Die Cysteinreste der EGF-Domänen von Notch-Genprodukten sind evolutionär streng konserviert. Über eine festgelegte Disulfidbrückenbildung sind sie wesentlich mitbestimmend für die Tertiärstruktur des Proteins (Downing et al. 1996).

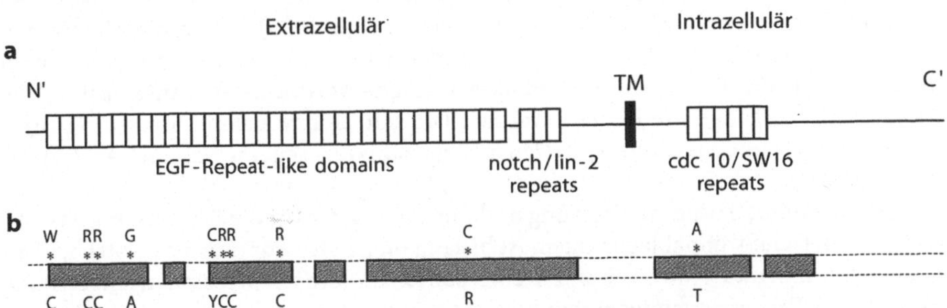

Abb. 7.18. a Graphische Darstellung der erwarteten Proteinstruktur von humanem Notch3: 34 EGF-Domänen, 3 notch/lin-12 und 6 cdc10-Domänen. *TM* Transmembrandomäne. Die Struktur wurde aus der humanen Notch3-cDNA und auf der Grundlage von Homologien zu anderen Spezies abgeleitet. **b** Darstellung der bis jetzt publizierten humanen partiellen Notch3 cDNA-Sequenz. *Schraffiert* Sequenzen, für welche Exon-Intron-Grenzen festgelegt werden konnten. * Position der 1996 publizierten CADASIL-Mutationen (Wildtyp oberhalb, Mutationen unterhalb der cDNA). (Mod. nach Joutel et al. 1996)

Biologie von Notch

Die biologische Funktion von *Notch*-Genprodukten liegt in der Regulation von embryonalen Differenzierungsvorgängen (Johansen et al. 1989): Über eine Interaktion mit ihren extrazellulären Liganden kontrollieren sie binäre Zellschicksalsentscheidungen wie beispielsweise die neurale/epidermale Zellspezifikation (Artavanis Tsakonas et al. 1995). Notch-Genprodukte besitzen funktionell unterschiedliche Domänen (s. Abb. 7.18). Der extrazelluläre Teil von Notch-Proteinen umfaßt mindestens 33 Domänen mit EGF-Repeatmotiven. Es wird vermutet, daß diese Sequenzen einen regulatorischen Einfluß auf den Metabolismus und die Aktivität der intrazellulär gelegenen Domänen ausüben (Artavanis Tsakonas et al. 1995). Die intrazellulär gelegenen Domänen von Notch vermitteln die transkriptionelle Aktivierung bestimmter (bei Drosophila z. T. identifizierter) Gene (Artavanis Tsakonas et al. 1995). Die spezifische Funktion von Notch3 bei Mensch und Tier ist noch ungeklärt.

Molekulare Pathogenese

Die Biochemie von humanem wtNotch3 und mutiertem Notch3 ist bislang nicht untersucht. Der molekulare Mechanismus, über den Mutationen in *Notch3* zu der für CADASIL charakteristischen Pathologie führen, ist noch ungeklärt. Aufgrund der Häufigkeit von Cysteinmutationen (s. oben) darf spekuliert werden, daß Veränderungen der Proteinstruktur von Notch3 eine wesentliche Rolle spielen, möglicherweise über die Bildung neuer intra- oder intermolekularer Disulfidbrücken. Änderungen der Proteinstruktur könnten zu einer Störung des Proteintransports, einem gestörten proteolytischen Abbau, einer Multimerisierung des Proteins oder zur Bindung von mtNotch3 an neue Liganden führen (Aoyama et al. 1993; Lelli et al. 1994).

Denkbar wäre allerdings auch eine Alteration der durch *Notch*-Genprodukte vermittelten Signaltransduktion (Artavanis Tsakonas et al. 1995). Durch die Mutationen könnte einerseits die Bindung an den Liganden alteriert sein, andererseits könnten dadurch auch die über die intrazelluläre Domäne vermittelten transkriptionellen Aktivierungsvorgänge modifiziert werden. Die mit embryonalen Differenzierungsvorgängen verbundene Rolle von *Notch*-Genprodukten scheint bei CADASIL nicht gestört zu sein.

Die molekulare Zusammensetzung und Entstehung der für die Erkrankung charakteristischen Gefäßwandablagerungen ist bislang ungeklärt. Für murines Notch4, nicht jedoch für murines Notch3, konnte eine starke Endothelexpression nachgewiesen werden. Das Expressionsmuster von humanem Notch3 ist noch nicht untersucht.

Genotyp-Phänotyp-Korrelation und phänotypische Variabilität

Die erhebliche Variabilität des Phänotyps wirft die Frage nach einer Genotyp-Phänotyp-Korrelation auf. In einzelnen Familien wurde ein ungewöhnlich hohe Prävalenz von migräneartigen Kopfschmerzen beobachtet (Chabriat et al. 1995a; Verin et al. 1995), doch ist die Existenz gesonderter Verlaufsformen bislang nicht hinreichend belegt. Wie in anderen CADASIL-Familien ist die intrafamiliäre Variabilität von Phänotyp und Expressivität auch in diesen Familien so ausgeprägt (Chabriat et al. 1995a; Verin et al. 1995), daß eine strenge Bindung bestimmter Verlaufsformen an bestimmte *Notch3*-Mutationen unwahrscheinlich erscheint.

Notch und Presenilin-1

Es gibt eine bemerkenswerte genetische Beziehung von CADASIL zu einer autosomal-dominant vererbten Form der Alzheimer-Erkrankung mit Mutation im *S182*-Gen (*PS-1*) (s. Kap. 7.2). S182 besitzt hohe Homologien zu Sel-12, einem Protein, das genetisch mit Lin-12/Notch interagiert (Levitan u. Greenwald 1995; Sherrington et al. 1995). Genetische Experimente belegen, daß Sel-12 für die Ligand-Notch-Rezeptor-vermittelte Signalübertragung benötigt wird. Das menschliche *PS-1*-Gen kann den Phänotyp eines Sel-12-Defekts in *C. elegans* ausgleichen (Levitan et al. 1996). Mutiertes PS-1 kann dies nicht, was zu der Hypothese veranlassen könnte, daß zur Alzheimer-Erkrankung führende Mutationen im *PS-1*-Gen über eine Beeinträchtigung des Notch-Stoffwechsels pathogen werden (Levitan et al. 1996). Über die Funktion von PS-1 im menschlichen Notch-Signalweg ist noch nichts bekannt.

Genetische Diagnostik

Eine direkte DNA-Diagnostik ist bisher nur eingeschränkt möglich. Sie ist aufgrund der Größe des Gens (3 Exons, 7 kb kodierende Sequenz) sehr aufwendig (Joutel et al. 1996). Das volle Spektrum der Mutationen ist noch nicht absehbar. So ist unklar, ob sich in Einzelfällen nicht auch Mutationen in der Promotorregion von *Notch3* finden lassen werden. In Abhängigkeit von der Größe der untersuchten Familien kann die Diagnose auch durch den Nachweis einer Kopplung mit polymorphen Mikrosatellitenmarkern auf Chromosom 19p13 gestützt werden (Dichgans et al. 1996; Ducros et al. 1996; Tournier Lasserve et al. 1993).

Die Diagnose läßt sich fernerhin durch eine Hautstanze sichern (Bergmann et al. 1996; Ebke et al. 1997): Da es sich bei CADASIL um eine generalisierte Arteriopathie handelt, lassen sich die beschriebenen Gefäßwandveränderungen auch in den Gefäßen der Haut nachweisen. Der Nachweis erfolgt mittels Elektronenmikroskopie. Die Untersuchung von Biopsaten ist in München und Bremen etabliert, kann aber grundsätzlich in jeder pathologischen Abteilung mit Möglichkeiten zur Elektronenmikroskopie durchgeführt werden.

Wir gehen derzeit folgendermaßen vor: Bei dem Verdacht auf das Vorliegen von CADASIL (Anamnese für früh einsetzende zerebrale Durchblutungsstörungen, fehlender Bluthochdruck, leukenzephalopathische Veränderungen in der Kernspintomographie, positive bzw. suspekte Familienanamnese) führen wir zunächst eine Hautbiopsie durch. Bei der anschließenden elektronenoptischen Untersuchung sollten neben Kapillaren auch Arteriolen angetroffen und untersucht sein. Parallel zur Biopsie entnehmen wir 20 ml EDTA-Blut für die DNA-Diagnostik (Kopplungsanalyse und Mutationssuche). Die sehr aufwendige DNA-Diagnostik (s. oben) wird derzeit im Rahmen von Forschungsprojekten im Labor der Verfasser durchgeführt.

Literatur

Aoyama T, Tynan K, Dietz HC, Francke U, Furthmayr H (1993) Missense mutations impair intracellular processing of fibrillin and microfibril assembly in Marfan syndrome. Hum Mol Genet 2:2135–2140
Artavanis Tsakonas S, Matsuno K, Fortini ME (1995) Notch signaling. Science 268:225–232
Bergmann M, Ebke M, Yuan Y, Bruck W, Mugler M, Schwendemann G (1996) Cerebral autosomal dominant arteriopathy with subcortical infarcts and leukoencephalopathy (CADASIL): A morphological study of a german family. Acta Neuropathol 92:341–350

Chabriat H, Tournier Lasserve E, Vahedi K et al. (1995a) Autosomal dominant migraine with MRI white-matter abnormalities mapping to the CADASIL locus. Neurology 45:1086–1091

Chabriat H, Vahedi K, Iba Zizen MT et al. (1995b) Clinical spectrum of CADASIL: A sutdy of 7 families. Cerebral autosomal dominant arteriopathy with subcortical infarcts and leukoencephalopathy. Lancet 346:934–939

Dichgans M, Mayer M, Muller Myhsok B, Straube A, Gasser T (1996) Indentification of a key recombinant narrows the CADASIL gene region to 8 cM and argues against allelism of CADASIL and familial hemiplegic migraine. Genomics 32:151–154

Downing AK, Knott V, Werner JM, Cardy CM, Campbell ID, Handford PA (1996) Solution structure of a pair of calcium-binding epidermal growth factor-like domains: implications for the Marfan syndrome and other genetic disorders. Cell 85:597–605

Ducros A, Nagy T, Alamowitch S et al. (1996) Cerebral autosomal dominant arteriopathy with subcortical infarcts and leukoencephalopathy, genetic homogeneity, and mapping of the locus within a 2-cM interval. Am J Hum Genet 58:171–181

Ebke M, Dichgans M, Bergmann M, Voelter H, Rieger P, Gasser T, Schwendemann G (1997) CADASIL: skin biopsy allows diagnosis in early stages. Acta Neurol Scand 95:351–357

Hutchinson M, O'Riordan J, Javed M et al. (1995) Familial hemiplegic migraine and autosomal dominant arteriopathy with leukoencephalopathy (CADASIL). Ann Neurol 38:817–824

Johansen KM, Fehon RG, Artavanis Tsakonas S (1989) The notch gene product is a glycoprotein expressed on the cell surface of both epidermal and neuronal precursor cells during Drosophila development. J Cell Biol 109:2427–2440

Joutel A, Bousser MG, Biousse V et al. (1993) A gene for familial hemiplegic migraine maps to chromosome 19. Nat Genet 5:40–45

Joutel A, Corpechot C, Ducros A et al. (1996) Notch3 mutations in CADASIL, a hereditary adult-onset condition causing stroke and dementia. Nature 383:707–710

Joutel A, Corpechot C, Vayssiere et al. (1997) Characterization of Notch3 Mutations in CADASIL Patients. Neurology 48:1729–1730

Lelli N, Garuti R, Pedrazzi P et al. (1994) A new missense mutation (Cys297 → Phe) of a low density lipoprotein receptor in Italien patients with familial hypercholesterolemia. Hum Genet 93: 538–540

Levitan D, Greenwald I (1995) Facilitation of lin-12-mediated signalling by sel-12, a Caenorhabditis elegans S182 Alzheimer's disease gene. Nature 377:351–354

Levitan D, Doyle TG, Brousseau D et al. (1996) Assessment of normal and mutant human presenilin function in caenorhabditis elegans. Proc Natl Acad Sci USA. Dec 93:14940–14944

Ophoff RA, Terwindt GM, Vergouwe MN et al. (1996) Familial hemiplegic migraine und episodic ataxia type-2 are caused by mutations in the Ca2+ channel gene CACNL1A4. Cell 87:543–552

Sabbadini G, Francia A, Calandriello L et al. (1995) Cerebral autosomal dominant arteriopathy with subcortical infarcts and leucoencephalopathy (CADASIL): Clinical, neuroimaging, pathological and genetic study of a large Italian family. Brain 118:207–215

Sherrington R, Rogaev EI, Liang Y (et al. (1995) Cloning of a gene bearing missense mutations in early-onset familial Alzheimer's disease. Nature 375:754–760

Sourander P, Walinder J (1977) Hereditary multi-infarct dementia. Morphological and clinical studies of a new disease. Acta Neuropathol 39:247–254

St Clair D, Bolt J, Morris S, Doyle D (1995) Hereditary multi-infarct dementia unlinked to chromosome 19q12 in a large Scottish predigree: evidence of probable locus heterogeneity. J Med Genet 32:57–60

Tournier Lasserve E, Joutel A, Melki J et al. (1993) Cerebral autosomal dominant arteriopathy with subcortical infarcts and leukoencephalopathy maps to chromosome 19q12. Nat Genet 3:256–259

Verin M, Rolland Y, Landgraf F et al. (1995) New phenotype of the cererbral autosomal dominant arteriopathy mapped to chromosome 19: Migraine as the prominent clinical feature. J Neurol Neurosurg Psychiatry 59:579–585

Wharton KA, Johansen KM, Xu T, Artavanis Tsakonas S (1985) Nucleotide sequence from the neurogenic locus notch implies a gene product that shares homology with proteins containing EGF-like repeats. Cell 43:567–581

7.5 Migräne und episodische Ataxien

K. Jurkat-Rott, H. Lerche und F. Lehmann-Horn

Vererbungsmodus und Häufigkeit von Migräne

Unter den idiopathischen Kopfschmerzen hebt sich die Migräne als besonders gut umgrenztes Krankheitsbild ab. Gemäß der International Headache Society handelt es sich um rezidivierende, meist einseitig pulsierende Kopfschmerzen, begleitet von Nausea, Phono- und Photophobie. Die Symptomatik tritt anfallsartig auf, wird durch körperliche Aktivität verstärkt und dauert zwischen 4 und 72 Stunden an. Bis zu 10% der Bevölkerung sind davon betroffen, wobei im Erwachsenenalter Frauen etwa doppelt so häufig daran leiden wie Männer, bei Kindern hingegen herrscht ein ausgewogenes Geschlechterverhältnis. Entscheidende diagnostische Hinweise sind positive Familienanamnese (bei etwa 60% der Patienten), typisches Erstmanifestationsalter (Pubertät), Auftreten in Beziehung zu gleichartig auslösenden Ereignissen (sog. Triggerfaktoren), typisches Verlaufsmuster der Schmerzattacken und evtl. vorausgegangene Aura mit Plussymptomen und nachfolgenden Ausfallssymptomen wie Aphasie, Dysarthrie, homonyme Sehstörungen, unilaterale Parästhesien oder Hemiplegie. Ein klarer Erbgang ist meist nicht feststellbar, so daß multifaktorielle Genese angenommen wird, wobei ein dominanter Erbgang mit variabler Expressivität nicht ausgeschlossen werden kann (Gancher u. Nutt 1986).

Kurzbeschreibung der familiären hemiplegischen Migräne

Bei einer besonders schweren Sonderform mit Aura, der familiären hemiplegischen Migräne (FHM), liegt ein autosomal-dominanter Erbgang vor. Den Schmerzen um 30–60 Minuten vorangehend tritt eine Halbseitensymptomatik mit Hemiparese, Hemianopsie, cheirooralem Kribbeln oder Taubheitsgefühl auf. Zusätzlich werden Vertigo und Aphasie, aber auch Fieber, Schläfrigkeit, Verwirrtheit oder Bewußtseinsverlust beschrieben. In manchen Familien treten zusätzliche Befunde wie Epilepsie oder Retinadegeneration und Hypakusis sowie zerebelläre Zeichen wie zentrale Nystagmusformen, Tremor, Ataxie und Kleinhirnatrophie auf. Neben klassischen Triggern wie tyraminhaltige Nahrungsmittel, Streß oder hormonelle Faktoren sind auch leichte Kopfverletzungen und zerebrale Angiographie auslösend. Bereits über 40 Familien sind in der Literatur beschrieben, jedoch ohne Abschätzung der Krankheitsprävalenz. Nicht alle betroffenen Familienmitglieder und nicht jede Attacke zeigen das Vollbild, sondern vielfach nur einfache Migräne.

Molekulargenetische Grundlage und pathophysiologische Zusammenhänge

Aufgrund der überlappenden Symptomatik mit CADASIL, einer zerebralen, autosomal-dominanten Arteriopathie mit subkortikalen Infarkten und Leukoenzephalopathie, lag die Vermutung nahe, die Krankheitsbilder könnten verwandt sein. Kopplungsanalysen zeigten tatsächlich einen Zusammenhang mit der zu CADASIL assoziierten Region auf Chromosom 19p13, Rekombinationen zwischen den Loci machten jedoch eine Allelie unwahrscheinlich (Terwindt et al. 1996).

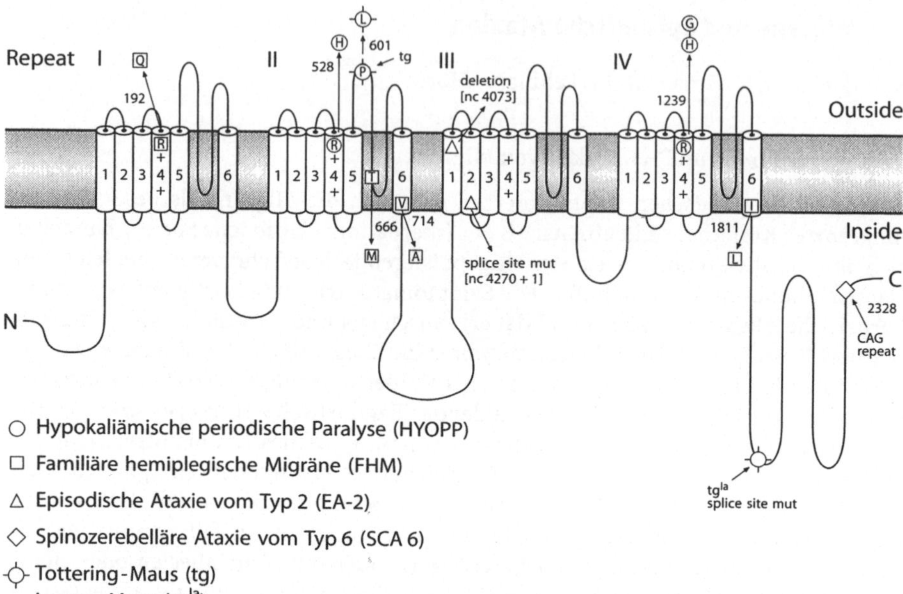

○ Hypokaliämische periodische Paralyse (HYOPP)

□ Familiäre hemiplegische Migräne (FHM)

△ Episodische Ataxie vom Typ 2 (EA-2)

◇ Spinozerebelläre Ataxie vom Typ 6 (SCA 6)

-○- Tottering-Maus (tg)
   Leaner-Maus (tg^la)

Abb. 7.19. Putative Proteinstruktur der α1-Untereinheit des spannungsgesteuerten Kalziumkanals. Punktmutationen im Kanalprotein des neuronalen P/Q-Typs verursachen 3 klinisch differenzierbare Krankheiten: familiäre hemiplegische Migräne, episodische Ataxie vom Typ 2 (EA-2) und spinozerebelläre Ataxie vom Typ 6. Mutationen im homologen Kanalprotein der Maus führen zu sog. tottering und leaner mice. Mutationen im strukturell sehr ähnlichen L-Typ-Kalziumkanal der menschlichen Skelettmuskeln bewirken die hypokaliämische periodische Paralyse (s. auch Kap. 11.2)

Das für die FHM ursächliche Gen, CACNL1A4, das für eine Untereinheit eines spannungsabhängigen Kalziumkanals kodiert, der ubiqitär im Gehirn v. a. in den Purkinje- und Körner-Zellen des Zerebellums exprimiert wird, ist 1996 kloniert worden. Diese Untereinheit enthält v. a. die ionenleitende transmembranäre Pore und die Regionen, die das spannungsabhängige Schaltverhalten des Kanals vermitteln (Spannungssensor). Der Aufbau entspricht dem typischen Strickmuster von α-Untereinheiten spannungsabhängiger Kationenkanäle mit 4 strukturell ähnlichen Domänen mit je 6 transmembranären Segmenten. Die 4 bisher gefundenen Punktmutationen liegen im Spannungssensor der 1. Domäne, in der Porenregion der 2. Domäne und in den der Pore benachbarten transmembranären Segmenten der Domänen 2 und 4 (Abb. 7.19). Obschon funktionelle Charakterisierung der Mutanten ausstehen, läßt sich aufgrund der Lage und Art der Mutation eine Aussage über mögliche Funktionsstörungen treffen. Die Mutation im Spannungssensor könnte die Kanalöffnung beeinträchtigen, während Mutationen nahe der Pore die Leitfähigkeit oder Ionenspezifität verändern könnten.

Leider ist die Funktion des Kalziumkanals in den Neuronen nicht bekannt. Möglicherweise könnte ein Kalziumeinstrom durch den Kanal mit Transmitterfreisetzung zusammenhängen, sicher ist, daß die Zellen dadurch depolarisieren. Gegenwärtige

Pathogenesemodelle zur Migräne beinhalten beide dieser Faktoren. Anhand der FHM läßt sich sagen, daß der Kalziumkanal eine Schlüsselrolle in der Migräneentstehung spielt, auch ohne daß Mutationen in anderen Migräneformen unbedingt erwartet werden müßten. Vielmehr können interagierende Proteine oder modulierende Faktoren beteiligt sein. Die FHM bietet nun einen konkreten Ansatzpunkt für künftige Forschung.

Genotyp-Phänotyp-Korrelation

FHM ist heterogen. In etwa 50 % der Familien hängt die Erkrankung mit der Region auf Chromosom 19 zusammen. Ein weiterer Locus auf Chromosom 1q31, in der Nähe eines Gens (CACNL1A6), das für einen weiteren neuronalen Kalziumkanal kodiert, konnte anhand einer weiteren Familie festgestellt werden. Während die Familien, die Kopplung zu Chromosom 19p zeigen, vermehrt zerebelläre Zeichen, Bewußtseinsstörungen und als Trigger Kopfverletzung aufweisen, sind nichtgekoppelte Familien mit z.B. benignen Neugeborenenkrämpfen als Begleiterkrankung assoziiert. Unterschiede in Erkrankungsalter, Bandbreite der Migränesymptomatik, Häufigkeit und Schwere der Attacken sind nicht feststellbar. Die verschiedenen Mutationen im Gen erzeugen offenbar alle ein ähnliches Krankheitsbild.

Allelische Erkankungen und episodische Ataxien

Entsprechend der mit FHM assoziierten Symptomatik bei Familien mit Kopplung zu Chromosom 19 sind dominante hereditäre Ataxieformen wie spinozerebelläre Ataxie vom Typ 6 (SCA6, s. Zhuchenko et al. 1997) und episodische Ataxie vom Typ 2 (EA2) allelische Erkrankungen (Ophoff et al. 1996). Passend zum chronisch progredienten Verlauf von SCA6 besteht die zugrundeliegende Mutation aus einer CAG-Repeatexpansion im kodierenden Bereich (s. Abb. 7.19). Für EA2 sind 2 Nonsensemutationen mit Verschiebung des Leserasters oder verändertem Splicing ursächlich, die vermutlich zu keinem funktionsfähigen Genprodukt führen (s. Abb. 7.19). Haplotypinsuffizienz scheint der entscheidende pathophysiologische Mechanismus zu sein. Klinisch zeigen Patienten mit EA2 durch Streß oder starke Emotionen ausgelöste ataktische Anfälle von mehreren Stunden Dauer. Die Ataxie kann von Vertigo oder Kopfschmerz begleitet sein, im Intervall findet sich gelegentlich ein Nystagmus. Bei manchen Betroffenen kommt es zur Kleinatrophie mit chronisch progredienter Ataxie.

Zu unterscheiden von EA2 ist die ebenfalls autosomal-dominante episodische Ataxie vom Typ 1 (EA1), eine zum KCNA1-Gen auf Chromosom 12p13 gekoppelte Erkrankung (Browne et al. 1994). Das Gen kodiert für einen weiteren neuronalen spannungsgesteuerten Kationenkanal, diesmal aber mit hoher Spezifität für Kaliumionen. Die Ataxie ist in diesen Familien kinesiogen und nur von Minuten Dauer. Interiktal finden sich Myokymien v.a. im Bereich der Gesichts- und distalen Extremitätenmuskulatur. Die Symptomatik läßt sich dadurch erklären, daß der Kaliumkanal nicht nur zerebellär, sondern auch im peripheren Motoneuron exprimiert wird. Bereits 6 Mutationen sind bekannt (Abb. 7.20), die über verschiedene Mechanismen zu einer verstärkten De- oder Inaktivierung des Kaliumauswärtsstroms führen, was eine erschwerte Repolarisation der Zellmembran nach vorangegangenem Aktionspotential bedingt.

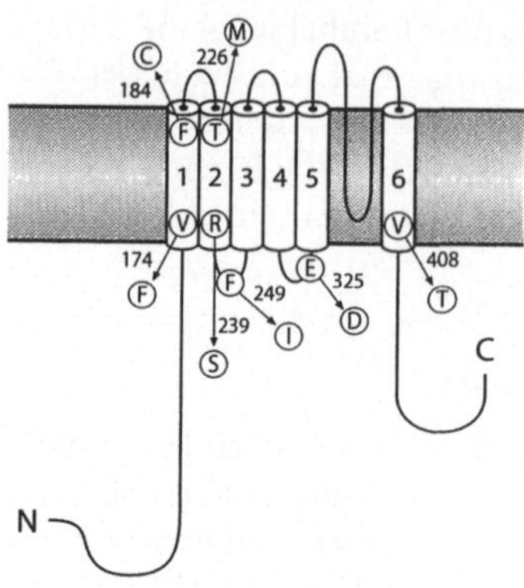

Episodische Ataxie
mit Myokymien (EA-1)

Abb. 7.20. Putative Proteinstruktur des spannungsgesteuerten Kaliumkanals KV1.1 mit Punktmutationen, die zur episodischen Ataxie vom Typ 1 (EA-1) führen. Durch das korrespon-
dierende Gen wird nur eine Domäne des Kanals kodiert, der normalerweise in Funktion aus
4 identischen Domänen besteht (Homotetramer). Da die Patienten für eine Mutation heterozygot
sind, gibt es – gleiche Expression beider Allele vorausgesetzt – 4 verschiedene Tetramere
mit unterschiedlicher Häufigkeit (1/16 normale und 1/16 4fach mutierte Homotetramere,
4/16 Heterotetramere mit 1, 8/16 Heterotetramere mit 2 und 4/16 Heterotetramere mit 3 mutierten
Domänen)

Besonderheiten von Ionenkanalkrankheiten in der genetischen Diagnostik

FHM, EA1 und EA2 haben mehrere Gemeinsamkeiten, die charakteristisch für die
sog. Ionenkanalkrankheiten sind. Betroffene werden episodisch symptomatisch und,
obschon progressive Komponenten vorkommen, spielen sie im täglichen Leben eine
untergeordnete Rolle. Nicht bereits bei Geburt, sondern erst später (Tabelle 7.6) treten
Beschwerden auf, wobei bei den über 50jährigen häufig eine Besserung zu verzeichnen
ist. Attacken werden durch reproduzierbare Trigger ausgelöst und zeigen einen typischen Verlauf mit meist symptomfreien Intervallen. Vielen Patienten kann mit Azeta-
zolamid geholfen werden.

Pathophysiologisch läßt sich aus den veränderten Kanaleigenschaften eine gestörte Membranrepolarisation der Neurone ableiten, die nach Ausprägung zur Über- oder
Untererregbarkeit der Zellen führt. Bei der Migräne könnte die Phase der Übererregbarkeit die Reizerscheinung, die der Untererregbarkeit die Ausfallserscheinungen der
Aura erklären.

Im Gegensatz zu vielen anderen genetisch bedingten Erkrankungen kann durch
Kenntnis des Genprodukts, also der Ionenkanäle mit den wiederkehrenden Motiven
Spannungssensor, Pore usw., häufig auf die Funktionsveränderung direkt geschlossen
werden. Technisch besteht die Möglichkeit, die gestörte Funktion des Genprodukts
in heterologen Expressionssystemen zu untersuchen und die Pathogenese der Erkrankung zu erfassen. Dies wird in Zukunft die Grundlage einer rationellen Therapie
sein.

Tabelle 7.6. Vergleich der klinischen Eigenschaften der allelischen Kalziumkanalkrankheiten familiäre hemiplegische Migräne (FHM) und episodische Ataxie vom Typ 2 (EA2) und der Kaliumkanalkrankheit episodische Ataxie vom Typ 1 (EA1)

	FHM	EA1	EA2
Erstmanifestation	Pubertät	Kindheit	Jugend
Auslöser	Alimentär, hormonell	Kinesiogen	Emotional
Attackendauer	Stunden	Minuten	Stunden
Attackenfrequenz	Wöchentlich	Täglich	Wöchentlich
Assoziierte Symptome	Ataxie, Vertigo, Bewußtseinsverlust	Choreoathetose	Vertigo, Kopfschmerz
Intervallsymptome	Nystagmus	Myokymien	Nystagmus
Progressive Komponente	Zerebelläre Atrophie	Keine bekannt	Zerebelläre Atrophie
Therapie	Azetazolamid	Carbamazepin Phenytoin ev. Azetazolamid	Azetazolamid

Literatur

Browne DL, Gancher ST, Nutt JG, Brunt ERP, Smith EA, Kramer P, Litt M (1994) Episodic ataxia/myokymia syndrome is associated with point mutations in the human potassium channel gene, KCNA1. Nat Genet 8:136–140

Gancher ST, Nutt JG (1986) Autosomal dominant episodic ataxia: A heterogeneous syndrome. Mov Disord 1:239–253

Ophoff RA, Terwindt GM, Vergouwe MN et al. (1996) Familial hemiplegic migraine and episodic ataxia type-2 are caused by mutations in the Ca^{2+} channel gene CACNL1A4. Cell 87:543–552

Terwindt GM, Ophoff RA, Haan J, Frants RR, Ferrari MD (1996) Familial hemiplegic migraine: a clinical comparison of families linked and unlinked to chromosome 19. Cephalalgia 16:153–155

Zhuchenko O, Bailey J, Bonnen P et al. (1997) Autosomal dominant cerebellar ataxia (SCA6) associated with small polyglutamine expansions in the α_{1A}-voltage-dependent calcium channel. Nat Gen 15:62

7.6 Epilepsien

T. Sander

Krankheitsbild

Epilepsien sind gekennzeichnet durch wiederholte „unprovozierte" Anfälle infolge paroxysmal auftretender exzessiver und synchronisierter neuronaler Entladungen im ZNS. Das klinisch unterschiedliche Erscheinungsbild einzelner Anfallsformen (tonisch-klonisch, myoklonisch, tonisch, sensorisch, Bewußtseinsstörung) wird durch die Lokalisation und Ausbreitung der neuronalen Erregung bestimmt. Die Epilepsien umfassen eine Gruppe von Syndromen mit vielfältiger, zumeist multifaktorieller Pathogenese (Schmidt 1993). Die aktuelle Klassifikation unterscheidet einzelne Syn-

drome anhand des dominierenden Anfallstyps, des Erkrankungsverlaufs, elektro-
enzephalographischer (EEG) Befunde und der vermuteten Ätiologie (Commission on
Classification and Terminology 1989). Die Epilepsien werden unterteilt in Epilepsien
mit generalisiertem bzw. lokalisationsbezogenem Beginn. Bei den generalisierten
Epilepsien weisen das klinische Anfallsbild und die EEG-Befunde auf einen bilateral-
synchronen Beginn der zerebralen Erregungssteigerung hin. Basierend auf der vermuteten Ätiologie erfolgt eine 2. Unterteilung in symptomatische Epilepsien, bei denen
exogene Ursache belegbar ist (z. B. Hirntumor, Enzephalitis, zerebrale Mißbildung),
und in idiopathische Epilepsien, für die keine Hinweise auf eine exogene Pathogenese
vorliegen und eine genetische Determinierung angenommen wird. Bis auf das Auftreten epileptischer Anfälle sind Patienten mit idiopathischer Epilepsie neurologisch
unauffällig und weisen eine normale psychomotorische Entwicklung auf.

Häufigkeit

Die Epilepsien stellen eine der häufigsten neurologischen Erkrankungen dar. Bis zum
40. Lebensjahr erkranken 2 % der Allgemeinbevölkerung an einer Epilepsie (Hauser
et al. 1996). Weltweit sind ca. 60 Mio. Menschen betroffen. Inklusive der häufigen epileptischen Gelegenheitsanfälle (Fieberkrämpfe, Alkoholentzugsanfälle, etc.) erleiden
ca. 6 % der Allgemeinbevölkerung mindestens einmal einen epileptischen Anfall. Aus
den oft lebenslangen Erkrankungsverläufen und einer Therapieresistenz bei ca. 20 %
aller Betroffenen resultiert der bedeutende Stellenwert der Epilepsien in der neurologischen Praxis.

Genetik

Bei ca. 40–50 % aller Epilepsien wird eine vorwiegend genetische Ätiologie angenommen. Allerdings weisen nur 2 % aller Epilepsien einen monogenen Vererbungsmodus
auf. Zumeist handelt es sich hierbei um eine Vielzahl (~180) von seltenen monogen
vererbten Stoffwechselstörungen und Fehlbildungen mit Beteiligung des ZNS, die
fakultativ mit einer symptomatischen Epilepsie assoziiert sind. Der molekulargenetische Erkenntnisstand bei einigen der monogen vererbten Erkrankungen, wie z. B. bei
einigen Neurophakomatosen (Kap. 7.8), Speichererkrankungen (Kap. 7.10) und Mitochondriopathien (Kap. 12) werden in diesem Buch in weiteren Kapiteln ausführlich
dargestellt. Der weitaus größte Anteil genetisch determinierter Epilepsien ist auf das
komplexe Zusammenspiel mehrerer genetischer Faktoren und den modifizierenden
Einfluß von Umweltfaktoren zurückzuführen. Familienstudien ergaben uneinheitliche
Aussagen zum Vererbungsmodus der häufigen genetisch determinierten Epilepsien.
Sowohl eine monogene Vererbung mit unvollständiger Penetranz, ein Zwei-Locus-
Modell, ein oligogener wie auch ein polygener Vererbungsmodus wurden diskutiert
(Greenberg et al. 1992). Die Unterschiede in der familiären Segregation von Epilepsieformen entsprechen der variablen Verteilung von genetischen Einflußfaktoren. An
einem Ende dieses Kontinuums finden sich einzelne Epilepsiefamilien mit einem
monogenen Vererbungsmodus, bei denen Hauptgeneffekte die Manifestation einer
Epilepsieform bestimmen (z. B. benigne familiäre Neugeborenenkrämpfe, autosomal-
dominant vererbte nächtliche Frontallappenepilepsie). In diesen Familien mit monogenen Epilepsieformen konnten bisher einige disponierende Genloci chromosomal

kartiert und in Einzelfällen die verantwortlichen Genmutationen identifiziert werden. Bisher gibt es jedoch wenig Hinweise, daß die bereits identifizierten Genloci und disponierenden Genallele repräsentativ für die häufigen genetisch determinierten Epilepsieformen sind. Am anderen Ende des Spektrums findet sich der Großteil von Familien mit sporadischen Epilepsien, in denen polygene Effekte eine Manifestationsschwelle für epileptische Anfälle in Einzelfällen erreichen oder diese Schwelle erst bei Hinzutreten provozierender exogener Faktoren (z. B. Gelegenheitsanfälle bei Photosensibilität, Fieberkrämpfe, Alkoholentzugsanfälle) überschritten wird. Die interaktive Beteiligung mehrerer genetischer Faktoren wird verdeutlicht durch die klinische Variabilität des Schweregrades der Epilepsieformen innerhalb der Familien und dem gehäuften Auftreten (10–30%) von EEG-Merkmalen mit Zeichen einer zerebralen Erregbarkeitssteigerung bei klinisch unbetroffenen Familienangehörigen (Pedley 1991). Allerdings weist die Lokalisation von verschiedenen Epilepsiesyndromen in den gleichen chromosomalen Regionen (15q14, 20q13) darauf hin, daß die Anzahl relevanter Genloci überschaubar sein sollte.

Molekulargenetische Grundlagen und pathophysiologische Zusammenhänge

Progressive Myoklonusepilepsien

Die progressiven Myoklonusepilepsien (PME) umfassen eine heterogene Gruppe seltener, autosomal-rezessiv vererbter Erkrankungen, in deren Erkrankungsverlauf epileptische Anfälle, Myoklonien und weitere neurologische Störungen auftreten (Berkovic et al. 1993). Verschiedene Grunderkrankungen (degenerative, metabolische, entzündliche Erkrankungen, Speichererkrankungen) führen durch eine fortschreitende, diffuse Hirnschädigung im Kindes- und frühen Erwachsenenalter zur PME. Die häufigsten Unterformen sind der Unverricht-Lundborg-Typ, der Lafora-Typ, die neuronalen Zeroidlipofuszinosen, die Sialidose vom Typ I, der M. Gaucher vom Typ III und die mitochondriale Enzepahlopathie mit „ragged red fibres" (MERRF). Molekulargenetische Erkenntnisse haben zur differentialdiagnostischen Abgrenzung beigetragen und ermöglichen im Zusammenhang mit klinischen Charakteristika und histopathologischen Befunden eine eindeutige nosologische Zuordnung. Leitsymptome zur diagnostischen Abklärung bei Verdacht auf eine PME finden sich in Tabelle 7.7 (Schmidt 1993). Die Indikation einer prädiktiven molekulargenetischen Diagnostik bei den PME resultiert aus dem progredienten und fatalen Verlauf der Erkrankung. Durch die Identifizierung verantwortlicher Genmutationen ist bei mehreren Unterformen der PME eine direkte Gendiagnostik möglich. Kausale Therapieansätze fehlen bisher.

PME vom Unverricht-Lundborg-Typ. Die PME vom Unverricht-Lundborg-Typ ist eine neurodegenerative Erkrankung und repräsentiert die häufigste Unterform der PME. Regional wird diese Unterform gehäuft in Skandinavien (baltische Form) und dem mediterranen Raum (mediterrane Form) angetroffen. Die Inzidenz beträgt in Finnland 1:20000. Kopplungsanalysen und der Nachweis einer allelischen Assoziation mit Markern in der chromosomalen Region 21q22.3 ermöglichten die positionelle Klonierung des verantwortlichen Gens (*EPM1*) (Lehesjoki et al. 1991; Pennacchio et al. 1996). Neben zahlreichen Punktmutationen in kodierenden Genabschnitten (Pennacchio

Tabelle 7.7. Klinische Charakteristika und Genetik der progressiven Myoklonusepilepsien (PME)

PME-Typ	Beginn [Jahre]	Erstsymptom	Leitsymptom	Demenz	Augen-hintergrund	Histopathologie	Erbgang	Genort	Gen-diagnostik
Unverricht-Lundborg	8–13	Myoklonien	Stimulusem-pfindliche Myo-klonien	Leicht	Normal	Degnerative Purkinje-Zelluntergänge	Rezessiv	*EPM1*, 21q22.3, Cystatin B	Direkt
Lafora	6–19	Epileptische Anfälle	Beginn mit Grand mal, Biopsie	Keine	Normal	Lafora-Einschlußkörper, ubiquitär	Rezessiv	*MELF*, 6q23–q25	Indirekt
Juvenile Zeroid-lipofuszinose	6–8	Visusverlust	Geringe, zerebelläre Symptomatik	spät, Psychosen	Makula-degeneraton	Granuläre Lipofuszinose, ubiquitär	Rezessiv	*CLN3*, 16p12.1	Direkt
MERRF	10–20	Myoklonien	Maternale Vererbung, Hypakusis	Variabel	Optikus-atrophie	Ragged red fibres, Muskelbiopsie	Maternal, dominant	mito-, chondrial t-RNA^{Lys}	Direkt
Morbus-Gaucher-Typ III	6–8	Unspezifisch	Infantiler Beginn, Splenomegalie	Regel-mäßig	Normal	Gaucher-Zellen, ubiquitär, Knochenmark	Rezessiv	1q21, *GBA*	Direkt
Sialidosistyp I	Adoles-zenz	Unspezifisch	Visusminde-rung, Fundus	Keine	Cherry red spot	Variabel, Urinanalyse	Rezessiv	Gp21.3, *NEU*	Direkt

et al. 1996; Lalioti et al. 1997) wurde eine Expansion eines instabilen Minisatelliten-motivs in der Promotorregion des Cystatin-B-Gens als häufigste Erkrankungsmutation identifiziert (Lalioti et al. 1997). Etwa 80 % aller Erkrankungsmutationen werden weltweit auf diesen neuartigen Mutationstyp zurückgeführt, der mit einer reduzierten Gentranskription assoziiert ist. Die Funktion des Cystatin-B-Gens in der molekularen Pathogenese epileptischer Anfälle ist derzeit noch ungeklärt. Vermutlich stabilisiert Cystatin B durch seine Proteaseinhibition den präsynaptischen Vesikeltransport und reguliert die Verfügbarkeit von Neurotransmittern.

Juvenile Zeroidlipofuszinose. Die juvenile Zeroidlipofuszinose (Spielmeyer-Vogt-Syndrom) ist die häufigste progressive Enzephalopathie des Kindesalters in Europa. Die Klinik ist charakterisiert durch eine progrediente Sehstörung, epileptische Anfälle und psychomotorische Störungen. Die autosomal-rezessiv vererbte Genstörung (*CLN3*) wurde in der chromosomalen Region 16p12.1 lokalisiert (Gardiner et al. 1990). Etwa 80 % aller Mutationen basieren auf einer Deletion von 1 kb innerhalb des *CLN3*-Gens (International Batten Disease Consortium 1995). Zwei weitere Deletionen und eine Punktmutation in unabhängigen Familien bestätigten dieses Kandidatengen. Die Funktion des *CLN3*-Gens ist bisher unbekannt.

Morbus-Gaucher vom Typ III. Ursache des autosomal-rezessiv vererbten M. Gaucher ist eine lysosomale Speicherung von Glukozerebrosid, vorwiegend im retikuloendothelialen Gewebe, infolge von Mutationen im Gen der Glukosylzeramidase (GBA) in der chromosomalen Region 1q21. Nur der seltene Typ III manifestiert sich als PME: Erhöhte Prävalenzen finden sich in Schweden und bei ashkenasischen Juden. Während bei schwedischen Patienten meist eine Mutation in Exon 10 des *GBA*-Gens vorliegt (Dahl et al. 1990), können eine Vielzahl von weiteren Mutationen die Diagnostik erschweren (Kawame et al. 1992). Eine Splenomegalie ist das 1. Symptom dieser Erkrankung. Knochenschmerzen und pathologische Frakturen sind häufige Begleitsymptome.

Sialidosis vom Typ I. Die Sialidosen gehören zu den lysosomalen Speichererkrankungen. Mutationen im Gen der Neuraminidase in der chromosomalen Region 6p21.3 führen zu einer Speicherung von Sialyloligosacchariden (Pshezhetsky et al. 1997). Pathognomonisch ist ein beidseitiger kirschroter Fleck in der Makularegion im Augenhintergrund (Cherry-red-spot-Myoklonussyndrom). Typisch ist das Fehlen einer Demenz. Im Urin lassen sich chromatographisch Oligosaccharide feststellen.

Mitochondriale Enzephalopathie mit „ragged red fibres" (MERRF). Diese Unterform der PME basiert auf genetischen Defekten in der mitochondrialen (mt)DNA und ist durch eine mütterliche Vererbung gekennzeichnet. In 80–90 % der MERRF-Patienten findet sich eine A zu G Substitution an der Nukleotidposition 8344, die eine Nonsensemutation im Gen der Transfer-RNA für Lysin bewirkt (Shoffner et al. 1990). Biochemisch führt diese Mutation zu einer Einschränkung der Translationseffizienz mitochondrial kodierter Gene, die zu verschiedenen enzymatischen Störungen der Atmungskette führen. Das Erkrankungsbild der Mutationsträger variiert stark aufgrund der unterschiedlichen heteroplasmatischen Verteilung der mutierten mtDNA und der Wildtyp-mtDNA. Die Erkrankung beginnt meist in der 2. Lebensdekade mit

Myoklonien und generalisierten tonisch-klonischen Anfällen, gefolgt von ataktischen Störungen, Hörverlust und einer dementiellen Entwicklung unterschiedlicher Ausprägung. Wegweisend für die Diagnose einer MERRF ist der histopathologische Nachweis von „ragged red fibres" in der Muskelbiopsie.

PME vom Lafora-Typ. Die PME vom Lafora-Typ (MELF) ist die zweithäufigste Unterform der PME. Kennzeichnend für diese Speicherkrankheit ist der histopathologische Nachweis von Polyglykosaneinschlußkörperchen (Lafora-Körper) in verschiedenen Körpergeweben (Hirn, Leber, exokrine Drüsen, Haut, Muskel). Kopplungsanalysen in 9 Familien aus den USA, Spanien, Palästina und dem Iran kartieren das verantwortliche Gen in die chromosomale Region 6q23–25 innerhalb eines Segments von 17 cM, das durch die Marker *D6S292* und *D6S420* flankiert wird (Serratosa et al. 1995).

Idiopathische Epilepsien mit monogenem Erbgang

Monogene idiopathische Epilepsien mit lokalisationsgebundenem Beginn. Der größte Teil der Epilepsien mit lokalisationsbezogenem Beginn wird der Gruppe der symptomatischen Epilepsien zugeordnet und bietet wenig Anhalt für eine genetische Ätiologie. Allerdings deutet ein 2fach erhöhtes empirisches Risiko (2,5%) für Epilepsien bei Familienangehörigen von Patienten mit symptomatischer Epilepsie auf eine Beteiligung von genetischen Einflüssen (Beck-Mannagetta 1992). Darüber hinaus wurden mehrere Großfamilien beschrieben, in denen Epilepsien mit lokalisationsbezogenem Beginn einem monogenen Erbgang entsprechend auftraten. In einigen dieser seltenen Großfamilien konnte der verantwortliche genetische Defekt chromosomal lokalisiert werden (Tabelle 7.8). Im Falle der autosomal-dominant vererbten nächtlichen Frontallappenepilepsie wurden Mutationen in dem Gen der α4-Untereinheit des neuronalen Nikotinazetylcholinrezeptors (*CHRNA4*) in 2 Familien identifiziert (Steinlein et al. 1995, 1997a). Molekulargenetische Untersuchungen sind derzeit vorwiegend von wissenschaftlichem Interesse und von untergeordneter Bedeutung für die genetische Beratung.

Autosomal-dominante nächtliche Frontallappenepilepsie. Scheffler et al. (1995a) beschrieb erstmals 5 Familien mit autosomal-dominant vererbter nächtlicher Frontallappenepilepsie (ADNFLE). Das klinische Bild ist gekennzeichnet durch fokal eingeleitete Anfälle während des Schlafs, die von der frontalen Hirnregion ausgehen. Aufgrund ihres nächtlichen Auftretens wird diese Anfallsform häufig nicht erkannt. In einer australischen Großfamilie mit 27 Betroffenen in 6 Generationen konnte eine signifikante Kopplung mit dem VNTR-Marker *D20S19* in der chromosomalen Region 20q13 ermittelt werden (Phillips et al. 1995). In der chromosomalen Region von *D20S19* wurden ebenfalls der Genort (*EBN1*) einer seltenen Unterform der idiopathisch generalisierten Epilepsien, die benignen familiären Neugeborenenkrämpfe (BFNC) (Leppert et al. 1989), und der Genort (*EEGV1*) des Niederspannungs-EEG (Steinlein et al. 1992) lokalisiert. Die Kartierung des Gens der α4-Untereinheit des neuronalen Nikotinazetylcholinrezeptors (*CHRNA4*) in der unmittelbaren Nähe von *D20S19* legte die Vermutung nahe, daß dieses Kandidatengen zur Ätiologie der in dieser Region lokalisierten Erkrankungen beiträgt. Steinlein et al. (1995) fanden eine Mutation im 3. Exon des *CHRNA4*-Gens, die assoziiert mit der nächtlichen Frontallap-

Tabelle 7.8. Gendiagnostik bei monogenen idiopathischen Epilepsien mit lokalisationsbezogenem Beginn

Epilepsie	Erbgang	Genort	Gen
Autosomal-dominante nächtliche Frontallappenepilepsie (ADNFE)	Autosomal-dominant	20q13	CHRNA4
Autosomal-dominante Temporallappenepilepsie	Autosomal-dominant	10q	Unbekannt
Nordische Epilepsie	Autosomal-rezessiv	8pter-p22	Unbekannt
Isolierte Lissenzephaliesequenz	Autosomal-dominant	17p13 LIS1	LIS1
X-chromosomale Epilepsie mit Lissenzephalie	X-chromosomal, dominant	Xq22.3 – q23 Xq28	Unbekannt Unbekannt
Benigne familiäre infantile Anfälle (BFIC)	Autosomal-dominant	19q	Unbekannt
Rolando-Epilepsie	Autosomal-dominant (EEG-Merkmal)	15q14?	CHRNA7?
Autosomal-dominante Rolando-Epilepsie mit Sprachdyspraxie	Autosomal-dominant	Unbekannt	Unbekannt

penepilepsie in der australischen Großfamilie auftrat. Eine C zu T Substitution führt zu einem Austausch der neutralen Aminosäure Serin an der Position 248 der Aminosäurenkette durch die aromatische Aminosäure Phenylalanin. Der Nachweis einer Insertionsmutation von 3 Nukleotiden im *CHRNA4*-Gen in einer norwegischen Familie mit ADNFLE bestätigt die pathogenetische Bedeutung des *CHRNA4*-Gens für die ADNFLE (Steinlein et al. 1997a). Expressionsstudien der mutierten Genvarianten zeigen, daß der Aminosäurenaustausch zu einer reduzierten Rezeptorfunktion führt (Steinlein et al. 1997a). Bei weiteren ADNFLE-Familien konnten bisher keine assoziierten Sequenzvariationen im *CHRNA4*-Gen nachgewiesen werden. Einige ADNFLE-Familien wiesen keine Kopplung mit dem Marker *D20S19* auf und belegen das Vorliegen einer genetischen Heterogenität. Derzeit ungeklärt bleibt die Frage, ob allelische Sequenzvariationen im *CHRNA4*-Gen ebenfalls an der Disposition zu den benignen familiären Neugeborenenkrämpfen oder dem Niederspannungs-EEG beteiligt sind.

Autosomal-dominante Temporallappenepilepsie. In einer einzelnen Großfamilie von 11 Familienmitgliedern mit autosomal-dominant vererbten Temporallappenanfällen fand sich eine signifikante Kopplung des vermutlichen Erkrankungsgens mit Mikrosatellitenmarkern in der chromosomalen Region 10q22 – q24 ($Z_{max} = 4.83$ bei $\theta_{max} = 0.00$) (Ottmann et al. 1995). Eine Rekombinationsanalyse engte die Kandidatengenregion dieses Gens auf ein Segment von 10 cM zwischen den Markern *D10S185* und *D10S566* ein. Bei 7 der 11 Betroffenen wurden die Anfälle von einer akustischen Pseudohalluzination eingeleitet. Eine Bestätigung dieses Kopplungsbefundes in weiteren Familien steht derzeit noch aus.

Berkovic et al. (1996) identifizierte im Rahmen einer australischen Zwillingsstudie 13 Familien mit familiärer Temporallappenepilepsie, deren Vererbungsmuster am ehesten einem autosomal-dominanten Erbgang mit 60 % Penetranz entsprach. Die meisten einfach fokal eingeleiteten Anfälle waren vorwiegend durch psychische Auffälligkeiten oder eine vegetative Symptomatik gekennzeichnet. Diese Symptomatik spricht für einen temporomesialen Beginn der Anfälle und unterscheidet sich deutlich von der Symptomatik der anfangs beschriebenen Familien mit Kopplungshinweis für die Region 10q.

Nordische Epilepsie. Diese seltene Epilepsie mit autosomal-rezessivem Erbgang beginnt im Kindesalter mit epileptischen Anfällen, die nachfolgend von einer dementiellen Entwicklung abgelöst werden. Bisher wurden 11 Familien mit dieser Epilepsieform in Finnland angetroffen, für die ein gemeinsamer Vorfahre ermittelt wurde. Der verantwortliche Genlocus konnte durch Kopplungsanalysen auf eine Region von 4 cM auf dem kurzen Arm des Chromosom 8 (8pter–p22) im Bereich des Markers *D8S262* eingegrenzt werden (Ranta et al. 1996).

X-chromosomale Epilepsie mit Lissenzephalie. Mutationen in den bisher noch nicht klonierten Genen (LISX) der X-chromosomalen Lissenzephalie sind klinisch durch eine pharmakoresistente Epilepsie, eine schwere mentale Retardierung und Minderwuchs bei hemizygoten männlichen Nachkommen gekennzeichnet (Übersicht: Dobyns et al. 1996). Eine diskretere Migrationsstörung in Form einer bandenförmigen subkortikalen Heterotopie (SCLH; subkortikale laminäre Heterotopie) und ebenfalls milder ausgeprägten klinischen Symptomatik finden sich bei heterozygoten weiblichen Nachkommen. Häufig sind Fehlgeburten männlicher Feten. Eine Kandidatenregion für die bandförmige subkortikale Heterotopie wurde in der chromosomalen Region Xq22.3–q23 lokalisiert. Die Kandidatengenregion der bilateralen nodulären periventrikulären Heterotopie liegt in der chromosomalen Region Xq28.

Eine autosomal-dominant vererbte Genvariante der Lissenzephalie (*LIS1*) wurde auf dem Chromosomenabschnitt 17p13.3 lokalisiert, der beim Miller-Dieker-Syndrom deletiert ist. Punktmutationen und eine intragene Deletion im *LIS1*-Gen sind für die neuronale Migrationsstörung in der 9.–13. Gestationswoche verantwortlich, die zur Lissenzephalie führt (Nigro et al. 1997).

Benigne Epilepsie mit zentrotemporalen Spikes (Rolando-Epilepsie). Die Epilepsie mit zentrotemporalen Spikes repräsentiert 15–20 % aller Epilepsien im Kindesalter (Heijbel et al. 1975). Der Anfallstyp ist initial lokalisationsbezogen und betrifft meist die orofaziale Region. Das charakteristische EEG-Merkmal, die fokalen Spikes und Sharpwaves mit vorwiegend zentrotemporaler Lokalisation, findet sich bei 14 % der Geschwister eines Probanden mit Rolando-Epilepsie. Familienstudien unterstützen die Hypothese, daß das EEG-Merkmal einem autosomal-dominanten Erbgang mit altersabhängiger reduzierter Penetranz folgt. Das EEG-Merkmal ist mit einer altersabhängigen Prävalenz von 1,5–2 % häufig in der Allgemeinbevölkerung. Jedoch nur 8 % der EEG-Merkmalsträger erleiden einen epileptischen Anfall. Eine systematische Genomsuche bei 22 Familien von Patienten mit Rolando-Epilepsie ergab für das EEG-Merkmal unter einem dominanten Erbgang mit reduzierter Penetranz einen signifikanten Kopplungsbefund in der chromosomalen Region 15q14 (Neubauer, persönliche Mitteilung), in der das Gen der α7-Untereinheit des neuronalen Nikotin-azetylcholinrezeptors (*CHRNA7*) kartiert.

Autosomal-dominante Rolando-Epilepsie mit Sprachdyspraxie. Bisher wurde eine einzelne Großfamilie mit 9 betroffenen Familienangehörigen beschrieben, die in 3 Generationen an orofaziobrachialen Anfällen mit sekundärer Generalisierung erkrankt waren (Scheffer et al. 1995b). Zusätzlich zeigten die Erkrankten eine Sprachdyspraxie und eine leichte kognitive Störung. Im EEG fanden sich Zeichen einer zentrotemporalen Erregungssteigerung. Der Anfallstyp und der EEG-Befund ähnelt dem der benignen Rolando-Epilepsie. Neben dem autosomal-dominanten Erbgang fanden sich Hinweise auf eine genetische Antizipation in Form einer Zunahme des Erkrankungsschweregrades und eines früheren Erkrankungsbeginns in nachfolgenden Generationen. Die verantwortliche Genstörung konnte bisher noch nicht lokalisiert werden. Das Vorliegen einer genetischen Antizipation könnte molekulargenetisch auf eine instabile Expansion eines Trinukleotidmotivs hinweisen.

Benigne familiäre infantile Anfälle (BFIC). BFIC ist ein kürzlich abgegrenztes idiopathisches Epilepsiesyndrom mit einem autosomal-dominanten Erbgang (Vigevano et al. 1992). Die zumeist fokalen Anfälle beginnen zwischen dem 4.–12. Lebensmonat und haben einen günstigen Verlauf mit Neigung zu Spontanremission während der postnatalen Hirnreifung. Guipponi et al. (1997) lokalisierten kürzlich die verantwortliche Genstörung auf dem langen Arm des Chromosomen 19 in der Nähe des Markers *D19S114* in 5 Familien italienischer Herkunft.

Idiopathisch generalisierte Epilepsien

Die idiopathisch generalisierten Epilepsien (IGE) repräsentieren etwa 40 % aller Epilepsien. Sieben IGE-Syndrome werden gemäß der Klassifikation der Internationalen Liga gegen Epilepsie unterschieden (Commission on Classification and Terminology 1989). Die IGE-Syndrome sind als Prototyp häufiger Erkrankungen mit komplexer genetischer Disposition für den molekulargenetischen Ansatz der positionellen Klonierung besonders geeignet aufgrund: a) ihrer klinisch eindeutigen Charakterisierung, b) ihrer nahezu ausschließlich genetischen Ätiologie, c) der Beteiligung einzelner Hauptgene und d) dem Vorkommen von generalisierten Spike-wave-Entladungen im EEG als neurophysiologischer Determinante. Hauptprobleme bei der molekulargenetischen Identifizierung disponierender Gene ist das Fehlen einer eindeutigen Genotyp-Phänotyp-Beziehung und die genetische Heterogenität. Aktuell werden 2 Forschungsansätze angewandt, um diese Probleme zu überwinden: (1) Studien an einzelnen Großfamilien, in denen das IGE-Syndrom in einem annähernd monogenen Modus vererbt wird; (2) systematische Genomsuchen und Kandidatengenanalysen in Familien mit Hinweis auf einen Hauptgeneffekt. Tabelle 7.9 gibt einen Überblick über die aktuell beschriebenen disponierenden Genloci von IGE-Syndromen.

Benigne familiäre Neugeborenenkrämpfe (BFNC). Innerhalb der benignen idiopathischen Neugeborenenkrämpfe konnte eine seltene familiäre Unterform abgegrenzt werden, in denen Neugeborenenanfälle in einem autosomal-dominanten Erbgang mit einer Penetranz von 80 % vererbt werden (Plouin 1992). Die meist klonischen und

Tabelle 7.9. Gendiagnostik bei idiopathischen generalisierten Epilepsien

Epilepsie	Erbgang	Genort	Gen
Benigne familiäre Neugeborenenkrämpfe	Dominant	20q13 (*EBN1*) 8q24 (*EBN2*)	*CHRNA4*?
Idiopatisch generalisierte Epilepsie	Komplex	8q24 (*EGI*)	Unbekannt
Juvenile myoklonische Epilepsie	Dominant Dominant Rezessiv	6p21.3 (*EJM1*) 6p11 (*EJM2*) 15q14 (*EJM3*)	*GABA-BR1*? Unbekannt *CHRNA7*?

apnoischen Anfälle beginnen in der 1. Lebenswoche, typischerweise am 3. Tag. In der Regel sistieren die Anfälle während des 1. Lebenshalbjahrs ohne weitere neurologische Auffälligkeiten. Die psychomotorische Entwicklung der Kinder ist normal. Allerdings treten bei ca. 15 % der Betroffenen weitere Anfälle in ihrem Leben auf, und bei 7 % der erkrankten Kinder konnte eine spätere Lernstörung festgestellt werden (Ronen et al. 1993). 80 % der BFNC-Familien zeigen eine Kopplung des Erkrankungslocus (*EBN1*) mit dem Marker *D20S19* in der chromosomalen Region 20q13 (Übersicht: Sander 1996). Eine Kopplung mit dem Marker *D20S19* besteht ebenfalls mit der seltenen autosomal-dominant vererbten Frontallappenepilepsie und dem häufigen Niederspannungs-EEG. Mutationen im *CHRNA4*-Gen in dieser Region fanden sich bei BFNC-Patienten bisher nicht. Ein Bericht über eine funktionelle Mutation in Exon 5 des *CHRNA4*-Gens in einer BFNC-Familie wurde zurückgezogen. Für einige BFNC-Familien fand sich ein 2. Erkrankungslocus (*EBN2*) im Bereich der chromosomalen Region 8q24 (Übersicht: Sander 1996). Eine Assoziationsstudie an einer Gruppe von häufigen idiopathisch generalisierten Epilepsien (Absence-Epilepsien, juvenile myoklonische Epilepsie) wies auf eine schwache allelische Assoziation mit einer Sequenzvariation in Exon 5 des *CHRNA4*-Gens (Steinlein et al. 1997b) hin. Dieser Befund unterstützt die Vermutung, daß allelische Variationen des *CHRNA4*-Gens zur genetischen Disposition eines breiteren Spektrums von Erkrankungen mit gestörter Regulation der zerebralen Erregung beitragen. Eine Kopplungsstudie in Familien von Patienten mit idiopathisch generalisierten Epilepsien des Kindes- und Jugendalters ergab allerdings keinen Hinweis auf einen Hauptgeneffekt in der chromosomalen Region 20q13 (Sander et al. 1996).

Idiopathisch generalisierte Epilepsie mit komplexer genetischer Disposition. Die häufigen IGE-Syndrome mit altersabhängigem Beginn (Absence-Epilepsie des Kindesalters, juvenile Absence-Epilepsie, juvenile myoklonische Epilepsie mit Aufwach-Grand-mal) repräsentieren ca. 80 % aller genetisch determinierten Epilepsien. Wegen ihrer häufigen Kombination bei Patienten und ihrem gemeinsamen Auftreten in Familien werden diese Syndrome auch als ein IGE-Spektrum des Kindes- und Jugendalters zusammengefaßt (Übersicht: Sander 1996). Konkordanzraten dieser IGE-Syndrome von 80 % bei eineiigen Zwillingen und 20 % bei zweieiigen Zwillingen belegen eine vorwiegend genetische Ätiologie und deuten auf die Beteiligung mehrerer genetischer Faktoren hin. Da konkordante eineiige Zwillinge stets den gleichen IGE-Subtyp aufweisen, während die IGE-Subtypen bei konkordanten zweieiigen Zwillingen häufig variieren, ist ebenfalls von einer genetischen Determinierung der einzelnen IGE-Subtypen auszugehen. Das familiäre Wiederholungsrisiko beträgt bei erstgradigen Verwandten ca. 5–10% (Beck-Mannagetta u. Janz 1991). Bei den erkrankten Familienangehörigen finden sich in 90% wieder IGE-Syndrome und ca. 20–50% weisen den gleichen IGE-Subtyp wie der Indexpatient auf (Beck-Mannagetta u. Janz 1991). Generalisierte Spike-wave-Entladungen sind regelmäßig im Elektroenzephalogramm (GSW-EEG) von IGE-Patienten und bei ca. 10–20% ihrer klinisch gesunden Familienangehörigen 1. Grades nachweisbar. Das GSW-EEG könnte demnach eine subklinische Manifestation der genetischen Störungen darstellen (Pedley 1991). Der Vererbungsmodus der häufigen IGE-Syndrome ist ungeklärt und meist auf eine komplexe Interaktion mehrerer genetischer Faktoren zurückzuführen (Greenberg et al. 1992). Analysen des Erbgangs von Familien mit mehreren IGE-Mitgliedern stützen die Annahme, daß einzelne Hauptgene die Manifestation der IGE bestimmen. Seltene Ausnahmen stellen einzelne Großfamilien dar, in denen IGE-Syndrome annähernd monogen vererbt werden (Serratosa et al. 1996). Der pathomorphometrische Nachweis von zerebralen Mikrodysgenesien bei Patienten mit IGE-Syndromen des Kindes- und Jugendalters deutet auf eine Störung der embryofetalen Hirnentwicklung (Meencke u. Janz 1985), die zu einer Alteration der postnatalen Hirnreifung führt und das Auftreten altersgebundener Anfallstypen bedingt.

Idiopathisch generalisierte Epilepsie des Kindes- und Jugendalters. Zara et al. (1995) berichteten über eine signifikante Kopplung des chromosomalen Segments 8q24 mit einem Genort (EGI) für die häufigen IGE-Syndrome des Kindes- und Jugendalters und das assoziierte GSW-EEG-Merkmal. In der homologen chromosomalen Region bei der Maus findet sich der Genort für die Stargazer-Mutation, die zu einer autosomal-rezessiv vererbten Absence-Epilepsie führt.

Juvenile myoklonische Epilepsie. Die juvenile myoklonische Epilepsie (JME) repräsentiert 7% aller Epilepsien. Das Erkrankungsbild ist gekennzeichnet durch bilaterale Myoklonien in den Schultern und Armen ohne Einschränkung des Bewußtseins (Janz 1989). Die myoklonischen Anfälle beginnen zwischen dem 8.–26. Lebensjahr und ereignen sich nach dem Aufwachen. Etwa 30% der Patienten haben zusätzlich Absencen und 95% ein Aufwach-Grand-mal. Das Vorkommen von Absence-Epilepsien und von Epilepsien mit Aufwach-Grand-mal bei den meisten der in 5%–10% der Fälle erkrankten Familienangehörigen 1. Grades spricht für eine z.T. gemeinsame genetische Disposition dieses Spektrums von sich überlappenden IGE-Syndromen mit altersabhängigem Beginn (Janz 1997). Erkrankungsloci für JME-assoziierte Epilepsien wurden bisher in folgenden 3 chromosomalen Regionen ermittelt: 6p21 (*EJM1*), 6p11 und 15q14.

Der Nachweis des *EJM1*-Locus auf dem Chromosomenabschnitt 6p21.3 basiert auf Assoziations- und Kopplungsbefunden (Übersicht: Sander 1996). In 3 unabhängigen Studienkollektiven wurde von einer allelischen Assoziation von JME mit HLA-DR13 bzw. HLA-DRw6 berichtet. Signifikante Kopplungsbefunde mit *HLA*-Polymorphismen wurden in 2 unabhängigen Familienkollektiven sowie in Familien von Patienten mit einer Epilepsie mit Aufwach-Grand-mal (Greenberg et al. 1995) gefunden. Das klinische Spektrum gekoppelter Epilepsien setzte sich zusammen aus der JME, Absence-Epilepsien und den Epilepsien mit Aufwach-Grand-mal (Sander et al. 1995). Gemeinsam ist diesem Spektrum eine Anfallsinitiierung unmittelbar nach dem Aufwachen. Eine Kandidatengenregion für den *EJM1*-Locus konnte in einem Intervall von 10 cM zwischen dem *HLA-DQ*-Locus und dem Marker *D6S1019* eingegrenzt werden (Sander et al. 1997). Kürzlich wurde mit dem Gen der $GABA_B$-Einheit (GABA-BR1) ein interessantes Kandidatengen in der *EJM1*-Kandidatengenregion lokalisiert (Kaupmann et al. 1997). $GABA_B$-Rezeptoren inhibieren präsynaptisch spannungsabhängige Ca^{2+}-Kanäle und regulieren dadurch die Freisetzung von Neurotransmittern. Der Nachweis von Mutationen in den Genen der α_{1A}- und β-Kalziumkanaluntereinheiten bei Mäusestämmen (tottering, lethargic) mit autosomal-rezessiv vererbter Absence-Epilepsie belegen die Bedeutung dieses molekularen Mechanismus in der Pathogenese von Absencen bei der Maus (Fletcher et al. 1996; Burgess et al. 1997).

Ein weiterer Locus für eine spezielle Unterform der JME wurde in der chromosomalen Region 6p11 lokalisiert (Serratosa et al. 1996; Liu et al. 1996). Serratosa et al. (1996) untersuchte eine lateinamerikanische Großfamilie mit 10 betroffenen Familienangehörigen in 3 Generationen, in der JME und das assoziierte Multispike wave EEG-Muster in einem autosomal-dominanten Erbgang weitergegeben wurden. Das vererbte Merkmal wurde als „klassische" JME bezeichnet, da in dieser Familie im Gegensatz zu den europäischen Familien von JME-Probanden keine Absence-Epilepsie des Kindesalters oder das damit assoziierte 3/s Spike wave EEG-Muster auftrat. In dieser Familie fand sich eine signifikante Kopplung (Z_{max} = 3,43; θ_{max} = 0.00) für ein chromosomales Segment von 43 cM auf dem kurzen Arm des Chromosom 6, das telomer von dem Marker *D6S256* (*HLA*) und zentromer von dem Marker *D6S313* flankiert wird. In weiteren vorwiegend südamerikanischen Familien mit „klassischer" JME konnte die Kopplung bestätigt und eine Kandidatengenregion von 7 cM zwischen den Markern *D6S272* und *D6S257* eingegrenzt werden (Liu et al. 1996). Familien von JME-Probanden, in denen ebenfalls Absence-Epilepsien des Kindesalters auftraten, zeigten keine Kopplung mit der Region 6p11 und bestätigen das Vorliegen einer genetischen Heterogenität für die JME.

Ein 3. Hauptgenort für die JME wurde kürzlich in der chromosomalen Region 15q14 im Bereich des Gens der α7-Untereinheit des neuronalen Nikotinazetylcholinrezeptors (*CHRNA7*) kartiert (Elmslie et al. 1997). In dieser Kandidatengenstudie wurden systematisch Genregionen überprüft, in denen Gene der Untereinheiten des neuronalen Nikotinazetylcholinrezeptors lokalisiert sind. Für diese Kopplungsstudie waren 34 Familien europäischer Herkunft mit zumindest 2 Angehörigen mit einer JME ausgewählt worden. Diese Familien wiesen keinen Kopplungshinweis für den *EJM1*-Locus auf (Elmslie et al. 1996). Eine signifikante Kopplung fand sich für eine heterogene Untergruppe von 65% der Familien im Bereich des *CHRNA7*-Gens unter der Annahme eines autosomal-dominanten Erbgangs und einem Betroffenheitsmodell, das nur Familienmitglieder mit JME einschloß (Z_{max} = 4,4 bei signifikantem Hinweis auf genetische Heterogenität).

Zusammengefaßt entsprechen die vorliegenden Kopplungsbefunde der Voraussage, daß mehrere Hauptgeneffekte an der Epileptogenese von der JME und assoziierter Epilepsien beteiligt sind. Allerdings sind weitere Studien erforderlich, die die Validität der vermuteten disponierenden Genorte bestätigen. Angesichts der genetischen Heterogenität der IGE sind multizentrische Studien notwendig, um einzelne Hauptgeneffekte zu dedektieren und um präzisere Genotyp-Phänotyp-Beziehungen zu definieren. Offensichtlich spielen die Kriterien der Familienauswahl und ethnische

Aspekte eine wesentliche Rolle, welche Genvariation auf dem Hintergrund einer bedeutenden polygenen Komponente einen Haupteffekt exprimiert. Rasche Fortschritte sind zu erwarten, falls die Mutationssuche bei den positionell implizierten Kandidatengenen (*CHNRA7*, *GABA-BR1*) disponierende Genvarianten identifizieren.

Gelegenheitsanfälle

Unter Gelegenheitsanfällen versteht man epileptische Anfälle mit einem exogenen Auslöser. Typische Beispiele sind Fieberkrämpfe, Anfälle bei Photosensibilität oder Alkoholentzugsanfälle. Trotz des exogenen Auslösers spielen genetische Faktoren in einer multifaktoriellen Pathogenese eine bedeutende Rolle. Die individuelle, genetisch determinierte Anfallsschwelle bestimmt quantitativ, ob ein exogener Faktor ausreicht, einen epileptischen Anfall auszulösen.

Fieberkrämpfe. Fieberkrämpfe sind definiert als epileptische Gelegenheitsanfälle bis zum 6. Lebensjahr, die während einer extrazerebralen fieberhaften Erkrankung auftreten. Die Prävalenz liegt in Europa bei 2–5%. Meist handelt es sich um kurze generalisierte tonisch-klonische Anfälle mit guter Prognose. Bei 4% der Kinder mit Fieberkrämpfen tritt später eine Epilepsie auf. Das empirische Risiko für Fieberkrämpfe beträgt 10% bei Geschwistern von Indexfällen mit Fieberkrämpfen. Familienanalysen sprechen für eine polygene Disposition. Die Verteilung von Fieberkrämpfen in Familien von Indexpersonen mit mehreren Fieberkrämpfen entspricht jedoch am ehesten einem autosomal-dominanten Erbgang mit reduzierter Penetranz (Rich et al. 1987). In einer australischen Großfamilie mit 19 betroffenen Angehörigen fand sich ein Kopplungshinweis (Z_{max} = 3,4 bei *D8S553* und *D8S279*) mit dem chromosomalen Segment 8q13–q21 (Wallace et al. 1996). Eine weitere Kandidatengenregion für familiäre Fieberkrämpfe wurde auf dem kurzen Arm des Chromosom 19 lokalisiert (Z_{max} = 4,5 bei *D19S177*) (Johnson, persönliche Mitteilung). Die Kandidatengenregion von 11,7 cM wird durch die Marker *D19S591* und *D19S395* flankiert. Beide Befunde sind derzeit allerdings unbestätigt.

Besonderheiten bei der Anforderung einer genetischen Diagnostik

Soweit dem Autor bekannt ist, wird in Deutschland derzeit keine molekulargenetische Diagnostik bei Epilepsien angeboten. Ein sinnvoller Anwendungsbereich einer prädiktiven molekulargenetischen Diagnostik besteht bei den progressiven Myoklonusepilepsien und ist für einige Unterformen bereits durchführbar. Bei den idiopathischen Epilepsien erscheint eine molekulargenetische Diagnostik, soweit diese in der Zukunft möglich sein wird, nur begrenzt sinnvoll. Aufgrund der meist benignen Erkrankungsverläufe und der guten medikamentösen Therapieresponse (Anfallsfreiheit in 60–90%) stellen diese Epilepsien eine allenfalls geringfügige Einschränkung der individuellen Lebensqualität dar. Bei den Epilepsien und Gelegenheitsanfällen mit komplexer genetischer Disposition wird sich die genetische Beratung vorwiegend auf die empirisch ermittelten Risikoeinschätzungen beschränken (Abb. 7.21). Die angegebenen Zahlen variieren bei Berücksichtigung mehrerer Einflußgrößen erheblich und erhöhen sich mit der relativen Anzahl weiterer betroffener Familienangehöriger. Meist ist die Selbsteinschätzung des Risikos bei den Ratsuchenden erheblich höher als das

Elterliche Einflußgrößen

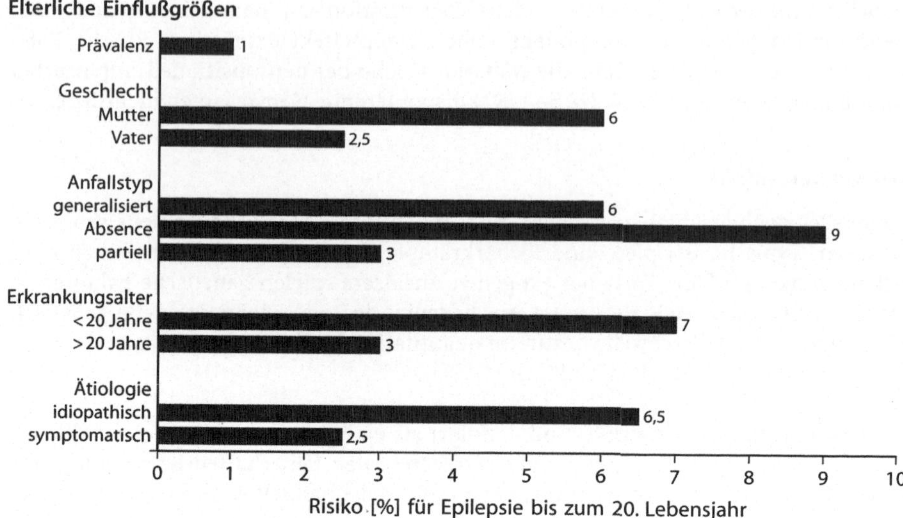

Abb. 7.21. Empirisches Risiko für Kinder von Eltern mit Epilepsie

empirisch ermittelte, so daß die Beratung zur Beruhigung beiträgt. Eine prophylaktische, antiepileptische Therapie vor dem Auftreten eines epileptischen Anfalls erscheint auf der Grundlage des aktuellen Erkenntnisstandes nicht indiziert. Zusätzlich besteht bei schwangeren Frauen mit Epilepsie eine geringfügig höhere Fehlbildungsrate bei ihren Kindern im Vergleich mit Kindern von Frauen ohne Epilepsie (6‰ versus 4‰). Die marginale Erhöhung der Fehlbildungsrate bei Frauen mit Epilepsie resultiert sowohl aus genetischen Einflüssen wie auch seltenen teratogenen Effekten einiger Antiepileptika (Lindhout 1996). Zur Betreuung epilepsiekranker Frauen gehört deshalb eine ausführliche Information über das Vorgehen bei Kinderwunsch. Eine ärztlich begleitete Schwangerschaft ist i.allg. als problemlos einzustufen.

Literatur

Beck-Mannagetta G (1992) Genetik und genetische Beratung. In: Hopf HC, Poeck K, Schliack H (Hrsg) Neurologie in Praxis und Klinik, Bd 1. Thieme, Stuttgart New York, S 3.57–3.63

Beck-Mannagetta G, Janz D (1991) Syndrome related genetics in generalized epilepsy. Epilepsy Res 32 (Suppl 4):105–111

Berkovic SF, Cochius J, Andermann E, Andermann F (1993) Progressive myoclonus epilepsies: clinical and genetic aspects. Epilepsia 34 (Suppl 3):19–30

Berkovic SV, McIntosh A, Howell RA, Mitchell A, Scheffield LJ, Hopper JL (1996) Familial temporal lobe epilepsy: a common disorder identified in twins. Ann Neurol 40:227–235

Burgess DL, Jones JM, Meisler MH, Noebels JL (1997) Mutation of the Ca^{2+} channel β subunit gene *Cchb4* is associated with ataxia and seizures in the lethargic mouse. Cell 88:385–392

Commission on Classification and Terminology of the International League Against Epilepsy (1989) Proposal for revised classification of epilepsies and epileptic syndromes. Epilepsia 30:389–399

Dahl N, Lagerstrom M, Erikson A, Petterson U (1990) Gaucher disease type III (Norrbottnian type) is caused by a single mutation in exon 10 of the glucocerebrosidase gene. Am J Hum Genet 47:275–278

Dobyns WB, Andermann E, Andermann F et al. (1996) X-linked malformations of neuronal migration. Neurology 47:331–339

Elmslie FV, Williamson MP, Rees M et al. (1996) Linkage analysis in juvenile myoclonic epilepsy and microsatellite loci spanning 61 cM of human chromosome 6p in 19 nuclear pedigrees provides no evidence for a susceptibility locus in this region. Am J Hum Genet 59:653–663

Elmslie F, Rees M, Williamson MP et al. (1997) Genetic mapping of a major susceptibility locus for juvenile myoclonic epilepsy on chromosome 15q. Hum Mol Genet, in press

Fletcher CF, Lutz CM, O'Sullivan TN et al. (1996) Absence epilepsy in tottering mutant mice is associated with calcium channel defects. Cell 87:607–617

Gardiner M, Sandford A, Deadman M et al. (1990) Batten disease (Spielmeyer-Vogt disease, juvenile onset neuronal lipofuscinosis) gene (CLN3) maps to human chromosome 16. Genomics 8:387–390

Greenberg DA, Durner M, Delgado-Escueta AV (1992) Evidence for multiple gene loci in the expression of the common generalized epilepsies. Neurology 42 (Suppl 5):56–62

Greenberg DA, Durner M, Resor S, Rosenbaum D, Shinnar S (1995) The genetics of idiopathic generalized epilepsies of adolescent onset: Differences between juvenile myoclonic epilepsy and epilepsy with random grand mal and with awakening grand mal. Neurology 45:942–946

Guipponi M, Rivier F, Vigevano F et al. (1997) Linkage mapping of benign familial infantile convulsions (BFIC) to chromosome 19q. Hum Mol Genet 6:473–477

Hauser WA, Annegers JF, Rocca WA (1995) Descriptive epidemiology of epilepsy: contributions of population-based studies from Rochester, Minnesota. Mayo Clin Proc 71:576–586

Heijbel J, Blom S, Rasmuson M (1975) Benign epilepsy of childhood with centrotemporal EEG foci: a genetic study. Epilepsia 16:285–293

International Batten Disease Consortium (1995) Isolation of a novel gene underlying Batten disease. Cell 82:949–957

Janz D (1989) Juvenile myoclonic epilepsy. Cleve Clin J Med 56 (Suppl 1):23–33

Janz D (1997) The idiopathic generalized epilepsies of adolescence with childhood and juvenile age of onset. Epilepsia 38:4–11

Kaupmann K, Huggel K, Held J et al. (1997) Expression cloning of the GABA$_B$ receptors uncovers similarity to metabotropic glutamate receptors. Nature 386:239–246

Kawame H, Hasegawa Y, Eto Y, Maekawa K (1992) Rapid identification of mutation in the glucocerebrosidase gene of Gaucher disease patients by analysis of single-strand conformation polymorphisms. Hum Genet 90:294–296

Lalioti MD; Scott HS, Buresi C, Rossier C, Bottani A, Malafosse A, Antonarakis SE (1997) Dodecamer repeat expansion in cystatin B gene in progressive myoclonus epilepsy. Nature 386:L847–851

Lehesjoki AE, Koskiniemi M, Sistonen P, Miao J, Hastbacka J, Norio R, de la Chapelle A (1991) Localization of a gene for progessive myoclonus epilepsy to chromosome 21q22. Proc Natl Acad Sci USA 88:3696–3699

Leppert MF, Anderson VE, Quattlebaum T et al. (1989) Begingn familial neonatal convulsions linked to genetic markers on chromosome 20. Nature 337:647–648

Lindhout D (1996) Genetic counseling in epilepsy and teratogenesis. In: Shorvon S, Dreifuß F et al. (eds): The treatment of epilepsy. Blackwell, pp 324–336

Liu AW, Delgado-Escueta AV, Gee MN et al. (1996) Juvenile myoclonic epilepsy in chromosome 6p12–p11: locus heterogeneity and recombinations. Am J Med Genet 63:438–446

Meencke HJ, Janz D (1985) The significance of microdysgenesia in primary generalized epilepsy: an answer to considerations of Lyon and Gastaut. Epilepsia 26:368–371

Nigro CL, Chong CS, Smith AC, Dobyns WB, Carrozzo R, Ledbetter DH (1997) Point mutations and an intragenic deletion in the LIS1, the lissencephalie causative gene in the isolated lissencephaly sequence and the Miller-Dieker syndrome. Hum Mol Genet 6:157–164

Ottmann R, Risch N, Hauser A et al. (1995) Localization of a gene for partial epilepsy to chromosome 10q. Nat Genet 10:56–61

Pedley T (1991) The use and role of EEG in the genetic analysis of epilepsy. Epilepsy Res (Suppl 4):31–44

Pennacchio LA, Lehesjoki AE, Stone NE et al. (1996) Mutations in the gene encoding cystatin B in progressive myoclonus epilepsy (EPM1). Science 271:1731–1734

Phillips HA, Scheffer IE, Berkovic SF, Hollway GE, Sutherland GR, Mulley JC (1995) Localization of a gene for autosomal dominant nocturnal frontal lobe epilepsy to chromosome 20q13.2. Nat Genet 10:117–118

Plouin P (1992) Benign neonatal convulsions (familial and non-familial). In: Roger J, Dravet C, Bureau M, Dreifuss FE, Perret A, Wolf P (Hrsg) Epileptic syndromes in infancy, childhood and adolescence, 2nd edn. Libbey, London Paris, pp 3–11

Pshezhetsky AV, Richard C, Michaud L et al. (1997) Cloning, expression and chromosomal mapping of human lysosomal sialidase and characterization of mutations in sialidosis. Nat Genet 15:316–320

Ranta S, Lehesjoki AE, Hirvasniemi A et al. (1996) Genetic and physical mapping of the progressive epilepsy with mental retardation (EPMR) locus on chromosome 8p. Genome Res 6:351–360

Rich SS, Annegers JF, Hauser WA, Anderson VE (1987) Complex segragation analysis of febrile convulsions. Am J Hum Genet 41:249–257

Ronen GM, Rosales TO, Connolly M, Anderson AV, Leppert M (1993) Seizure characteristics in chromosome 20 benign familial neonatal convulsions. Neurology 43:1355–1360

Sander T (1996) The genetics of idiopathic generalized epilepsy: implications for the understanding of its aetiology. Mol Med Today 2:173–180

Sander T, Hildmann T, Janz D et al. (1995) The phenotypic spectrum related to the human epilepsy susceptibility gene (*EJM1*). Ann Neurol 38:210–217

Sander T, Hildmann T, Wienker TF et al. (1996) Common subtypes of idiopathic generalized epilepsies: lack of linkage to *D20S19* close to candidate loci (*EBN1, EEGV1*) on chromosome 20. Am J Med Genet 67:31–39

Sander T, Bockenkamp B, Hildmann T et al. (1997) Refined mapping of the epilepsy susceptibility locus *EJM1* on chromosome 6. Neurology, in press

Scheffer IE, Bhatia KP, Lopes-Cendes I et al. (1995a) Autosomal dominant nocturnal frontal lobe epilepsy: a distinctive clinical disorder. Brain 118:61–73

Scheffer IE, Jones L, Pozzebon M, Howell RA, Sling MM, Berkovic SF (1995b) Autosomal dominant rolandic epilepsy and speech diyspraxia: a new syndrome with anticipation. Ann Neurol 38:633–642

Schmidt D (1993) Epilepsien und epileptische Anfälle. Stuttgart, New York

Serratosa JM, Delgado-Escueta AV, Posada I et al. (1995) The gene for progressive myoclonus epilepsy of the Lafora type maps to chromosome 6q. Hum Mol Genet 4:1657–1663

Serratosa JM, Delgado-Escueta AV, Medina MT, Zhang Q, Iranmanesh R, Sparkes RS (1996) Clinical and genetic analysis of a large pedigree with juvenile myoclonic epilepsy. Ann Neurol 39:187–195

Shoffner JM, Lott MT, Lezza AMS, Seibel P, Ballinger SW, Wallace DC (1990) Myoclonic epilepsy and ragged-red fiber disease (MERRF) is associated with a mitochondrial DNA tRNA-lys mutation. Cell 61:931–937

Steinlein O, Anokhin A, Mao Y, Schalt E, Vogel F (1992) Localization of a gene for the human low-voltage EEG on 20q and genetic heterogeneity. Genomics 12:69–73

Steinlein O, Mulley JC, Propping P et al. (1995) A missense mutation in the neuronal nicotinic acetylcholine receptor α4 subunit is associated with autosomal dominant nocturnal frontal lobe epilepsy. Nat Genet 11:201–203

Steinlein OK, Magnusson A, Stoodt et al. (1997a) An insertion mutation of the *CHRNA4* gene in a family with autosomal dominant nocturnal frontal lobe epilepsy. Hum Mol Genet 6:943–947

Steinlein O, Sander T, Stoodt J, Kretz R, Janz D, Propping P (1997b) Possible association of a silent polymorphism in the neuronal nicotinic acetylcholine receptor subunit α4 with common idiopathic generalized epilepsies. Am J Med Genet, in press

Vigevano F, Fusco L, Di Capua M, Ricci S, Sebastianelli R, Lucchini P (1992) Benign infantile familial convulsions. Europ J Pediatr 151:608–612

Wallace RH, Berkovic SV, Howell RA, Sutherland GR, Mulley JC (1996) Suggestion of a major gene for familial febrile convulsions mapping to 8q13–21. J Med Genet 33:308–312

Zara F, Bianchi A, Avanzini G, Di-Donato S, Castellotti B, Patel PI, Pandolfo M (1995) Mapping of genes predisposing to idiopathic generalized epilepsy. Hum Mol Genet 4:1201–1207

7.7 Multiple Sklerose

C. Epplen und J.T. Epplen

Epidemiologie und Vererbung

Die Multiple Sklerose (MS) ist in unseren Breiten die häufigste neurologische Erkrankung junger Erwachsener. Die Prävalenzraten sind am höchsten für Bevölkerungsgruppen zwischen dem 44. und 64. Breitengrad ($> 30\!:\!100\,000$), mittlere Prävalenzraten finden sich zwischen dem 32. und 47. Breitengrad ($4\!-\!30\!:\!100\,000$). Extrem hoch ist die Prävalenz in Nordostschottland ($300\!:\!100\,000$) und nahezu null in der Urbevölkerung Südafrikas und Australiens. Ein Ortswechsel vor dem 15. Lebensjahr, von einem Ursprungsland mit hoher Prävalenz für MS in ein Land mit niedriger Prävalenz mindert das Erkrankungsrisiko, während bei einem Wechsel nach dem 15. Lebensjahr das Risiko des Heimatlandes bestehen bleibt. Diese Befunde werden dahingehend interpretiert, daß klimatische Verhältnisse und Umwelteinflüsse entscheidend sind für die Manifestation der MS (Kurtzke 1995). Weltweit ist die MS eine Erkrankung der weißen (kaukasischen) Bevölkerung und tritt besonders häufig in Regionen auf, in denen die heutige Population durch genetische Einflüsse nordeuropäischer Einwanderer mitgeprägt wurde, wie z. B. die Vereinigten Staaten, Kanada, Australien, Neuseeland und die weiße Bevölkerungsruppe Südafrikas (Poser 1995). Innerhalb Deutschlands schwanken die Prävalenzzahlen regional zwischen 69 und $115\!:\!100\,000$. Das mittlere Erkrankungsalter beträgt unabhängig vom Geschlecht 30 ± 10 Jahre. Frauen erkranken im Verhältnis $3\!:\!2$ häufiger an MS als Männer (Kesselring 1997).

Bereits vor 100 Jahren postulierte Eichorst (1896) aufgrund gleicher Krankheitsbilder in Familien, daß MS eine vererbbare Erkrankung ist. In der Tat ist das Erkrankungsrisiko für Verwandte 1. Grades 10- bis 20mal höher als für die Gesamtbevölkerung (Tabelle 7.10), jedoch läßt sich auch unter Anwendung verschiedener Modelle ein einfacher Vererbungsmodus nicht erkennen. Ein autosomal-dominanter Erbgang ist auch unter Annahme geringer Penetranz ausgeschlossen, weil das Erkrankungsrisiko von Geschwistern und das erhöhte Risiko von Frauen gegenüber Männern hiermit nicht vereinbar sind. Ein autosomal-rezessiver Erbgang ist im Hinblick auf die Zahl der Erkrankungen von Eltern und Kind ebenso unwahrscheinlich, da die Eltern bei rezessiver Vererbung in der Regel nur symptomfreie Überträger sind. Das Geschlechterverhältnis von $3\!:\!2$ ließe sich mit einem X-chromosomal dominanten Erbgang oder mitochondrialen Faktor erklären. Beide Möglichkeiten werden jedoch aufgrund nachfolgender Beobachtungen weitestgehend ausgeschlossen. Für eine mitochondirale Vererbung ist die Erkrankungshäufigkeit paternaler und maternaler Verwandter zu ähnlich. Eine X-chromosomale Vererbung ist unwahrscheinlich, weil die bevorzugte Häufung von Vater-Tochter-Relationen nicht mehr beobachtet wird, wenn die Untersuchungen für die Geschlechterverhältnisse korrigiert worden sind. Die Konkordanzraten monozygoter Zwillinge betragen $25\!-\!30\%$. Bezogen auf das relativ niedrige Vererbungsrisiko in Familien (2%) lassen die Daten am ehesten den Schluß zu, daß die Suszeptibilität für MS auf epistatische genetische Interaktionen vieler Gene zurückzuführen ist (Phillips 1993). Ein einzelnes Gen leistet hierbei möglicherweise nur einen relativ kleinen Beitrag zum Gesamtrisiko, welches unter entsprechenden Umweltfaktoren zur Manifestation der MS führt. Der genetische Einfluß („genetic impact" $= \lambda s$)

Tabelle 7.10. Risiken für Multiple Sklerose

Prävalenz in Bevölkerungsgruppen mit hohem Risiko	1:1000
Konkordanzrate monozygoter Zwillinge[a]	25%–30%
Konkordanzrate dizygoter Zwillinge[a]	5%
Erkrankungsrisiko für Geschwister[a]	2%
Erkrankungsrisiko für Verwandte eines männlichen Indexpatienten[b]	
Mutter	3,8%
Vater	0,8%
Schwester	3,5%
Bruder	4,2%
Tochter	5,1%
Sohn	<1%
Erkrankungsrisiko für Verwandte eines weiblichen Indexpatienten[b]	
Mutter	3,7%
Vater	2,0%
Schwester	5,7%
Bruder	2,3%
Tochter	5,0%
Sohn	<1%

[a] Angaben aus Ebers et al. 1986.
[b] Alterskorrigiertes empirisches Lebenszeiterkrankungsrisiko bei einer Prävalenz von 0,1% in der Bevölkerung, nach Sadovnick et al. 1988.

multifaktoreller Erkrankungen ergibt sich aus dem Verhältnis des Erkrankungsrisikos von Geschwistern gegenüber der Prävalenz in der Bevölkerung und entspricht bei MS einem Wert von 20–40 ($\lambda s = 0{,}02 - 0{,}04/0{,}001$). Die Frequenz einzelner genetischer Prädispositionsfaktoren ist in Familien mit MS größer als in der allgemeinen Bevölkerung und in Populationen mit hoher Prävalenz größer als in Populationen mit niedriger Prävalenz. Demgegenüber stand bislang die Auffassung, daß in der häuslichen Gemeinschaft von Familien gleiche Umweltfaktoren auch das gleiche Risiko für die Manifestation der Erkrankung bedeuten. In einer kanadischen Studie wurde einerseits die Erkrankungshäufigkeit von Adoptivkindern gemessen, die aus MS-Familien stammten und in Familien aufwuchsen, in denen MS nie zuvor diagnostiziert wurde. Andererseits wurde die Erkrankungshäufigkeit von Kindern gesunder Eltern gemessen, die in Familien aufwuchsen, in denen eine Person an MS erkrankt war. Das Ergebnis dieser Studie unterstreicht, daß die familiäre Aggregation am ehesten auf eine genetische Prädisposition zurückzuführen ist (Ebers et al. 1995).

Klinische Aspekte der MS

Symptomatologie

Bei mehr als 80% der Patienten verläuft die MS zu Beginn der Erkrankung in Schüben. Ein Schub ist charakterisiert durch eine sich innerhalb von Stunden oder wenigen Tagen entwickelnde Symptomatik, die durch Entzündungsreaktionen des ZNS und Demyelinisierung von Axonen bedingt ist und sich partiell oder vollständig zurückbildet. Entsprechend dem Ausmaß und der Lokalisation der Läsion kommt es zu vorübergehenden oder bleibenden Symptomen. Zu diesen gehören Augensymptome (z.B. Retrobulbärneuritis, Oktikusatrophie, Augenmotilitätsstörungen), Hirnstammsymptome (z.B. Trigeminusneuralgie), zerebelläre Symptome (z.B. Ataxie der Bewegungsabläufe, Intentionstemor, Dysdiadochokinese, Dysmetrie, skandierende Sprache), Pyramidenbahnsymptome (z.B. spastische Paresen, beidseitige Pyramidenzeichen, Reflexsteigerung, spastischer Gang), Sensibilitätsstörungen (Parästhesien, Dysästhesien), Blasen- und Mastdarmstörungen und psychische Veränderungen. Bei einem Drittel der MS-Patienten beginnt die Erkrankung mit einer Optikusneuritis, in 17% der Fälle ist sie das einzige initiale Symptom. Die Wahrscheinlichkeit, daß sich nach einer Optikusneuritis das Krankheitsbild MS manifestiert, erhöht sich bei Vorhandensein des genetischen Prädispositionsfaktors HLA-DRB1*15 (HLA-DR2) und bei familiärer Prädisposition (Kesselring 1997).

Entsprechend dem klinischen Bild werden 3–4 Verlaufsformen der MS unterschieden:

1. schubförmiger Verlauf (wechselnde Exazerbations- und Remissionsphasen);

   Zur Abgrenzung einer besonders milden Verlaufsform der MS wird der Grad der Behinderung entsprechend der „enhanced disability status scale" (EDSS) berücksichtigt. Die Skala reicht von 0–10, ein EDSS-Wert von 0 bedeutet keine Behinderung, ein EDSS-Wert von 10 bedeutet, daß die MS Todesursache war.

   a) benigne Form (10 Jahre nach Erstmanifestation sind die EDSS-Werte noch < 3),
   b) moderate Form (10 Jahre nach Erstmanifestation sind die EDSS-Werte > 3);
2. sekundär chronischer Verlauf (nach 3–15 Jahren bleiben die Remissionsphasen aus);
3. primär chronischer Verlauf (der Erstmanifestation folgen keine Remissionsphasen).

In unserem Untersuchungskollektiv von 358 MS-Patienten zeigte sich, daß unter Berücksichtigung der Krankheitsdauer (< 5 Jahre, 5–10 Jahre, > 10 Jahre) die Anzahl der Patienten mit schubförmigem Verlauf abnahm (83%, 58%, 36%), während die Anzahl der Patienten mit sekundär chronisch-progredientem Verlauf zunahm (13%, 20%, 41%). Die Anzahl der Patienten mit primär chronisch-progredientem Verlauf (13–22%) bleibt gleich. Eine Korrelation von Phänotyp (hier: Verlaufsform) und Genotyp ist daher zunächst nur retrospektiv möglich. Künftig könnten jedoch genetische Merkmale evtl. als prognostische Parameter genutzt werden, obgleich die MS pathogenetisch noch nicht voll verstanden ist.

Diagnose

Aufgrund der weitreichenden Konsequenzen, die sich aus der Diagnose „MS" für Betroffene und Verwandte ergeben können, sind strikte diagnostische Kriterien erforderlich. Empfehlungen zur Diagnose einer gesicherten oder wahrscheinlichen MS (Poser et al. 1983) beinhalten klinische (Anamnese, neurologische Untersuchung) und paraklinische Kriterien, wie neurophysiologische (evozierte Potentiale), biochemische (Liquoruntersuchungen) und bildgebende Verfahren (Computertomographie, CT; „magnetic resonance imaging", MRI). Keiner dieser Parameter ist pathognomonisch, so daß es sich bei der MS noch immer um eine Ausschlußdiagnostik handelt. Die Zahl der Fehldiagnosen wird auf 6–17% geschätzt. Rudick et al. (1986) beschrieben 5 klinische Charakteristika, die an eine alternative Diagnose denken lassen sollten:

1. Fehlen einer Optikusneuritis,
2. Fehlen klinischer Remissionen,
3. lokalisierte Krankheitsbefunde,
4. das Vorhandensein atypischer klinischer Befunde und
5. das Fehlen typischer CSF-Befunde.

An monogene Erkrankungen muß gedacht werden, wenn mehr als ein Verwandter 1. Grades betroffen ist oder wenn ein oder mehrere Verwandte 1. Grades eine nicht geklärte Erkrankung des ZNS haben. Insbesondere bei Patienten mit kurzer Erkrankungsdauer und Beginn vor dem 15. Lebensjahr müssen alle anderen Ursachen einer neurologischen Erkrankung ausgeschlossen werden.

Autoimmunität, immungenetische Grundlagen und pathophysiologische Zusammenhänge

Akute Läsionen des ZNS bei MS sind charakterisiert durch eine Infiltration von T-Lymphozyten, antikörpersezernierenden B-Lymphozyten und Makrophagen (Martin et al. 1992). Das Fehlen spezifischer Infektionserreger sowie der Nachweis autoreaktiver T-Lymphozyten und oligoklonaler Banden im Liquor sprechen für eine Autoimmunpathogenese der MS. Die Vererbung von bestimmten Allelen immunrelevanter Gene, die für sich allein keinen Krankheitswert besitzen, kann jedoch bei ungünstiger Konstellation die Manifestation einer Autoimmunerkrankung fördern. Ein Spezifikum des Immunsystems ist die Auseinandersetzung mit Umweltfaktoren, wodurch die Integrität des Organismus i.allg. gewahrt bleiben sollte. Die Immunantwort auf einen Infektionserreger ist abhängig von den geerbten immunrelevanten Genen, der Selektion immunkompetenter Zellen im Thymus, der Modulation des Immunsystems durch Umweltfaktoren sowie von altersbedingten Veränderungen des Immunsystems. Hieraus resultiert die aktuelle Fähigkeit, auf ein bestimmtes Agens zur reagieren. Diese spiegelt sich als Suszeptibilität bzw. Resistenz gegenüber bestimmten Krankheitserregern wider. Ebenso ist die Autoimmunantwort das Ergebnis eines immunregulatorischen Netzwerks, in dem zahlreiche einzelne Komponenten des Immunsystems zusammenwirken, sich gegenseitig beeinflussen oder in ihrer Funktion teilweise ersetzen. Angeborene sowie in der Auseinandersetzung mit der Umwelt erworbene Fähigkeiten des Immunsystems können zur Autoreaktivität führen. Das Vorhandensein von autoreaktiven Zellen ist *a priori* nicht pathologisch, derartige Zellen können in jedem Organismus vorkommen. Eine Autoimmunerkrankung entsteht erst dann, wenn diese Zellen Zugang zu immunprivilegierten Regionen finden und nicht mehr adäquat reguliert oder eliminiert werden können. Ob und wann eine Autoimmunerkrankung manifest wird, hängt letztendlich von dem Ausmaß der entzündlichen Reaktion ab und der individuell unterschiedlichen Regenerationsfähigkeit des betroffenen Gewebes. Mit zunehmender Erkrankungsdauer und evtl. auch zunehmendem Lebensalter nimmt diese Fähigkeit ab, so daß zunächst schubförmige Verläufe der MS nach 5–10 Krankheitsjahren meist in chronisch-progrediente Verläufe übergehen. Die altersbedingte Modulation des Immunsystems und nachlassende Regenerationsfähigkeit könnten evtl. auch dazu beitragen, daß Spätmanifestationen zum Zeitpunkt der Diagnose eine ungünstigere Prognose haben als Frühmanifestationen. Extrem gutartige Verläufe werden erst *post mortem* diagnostiziert. In 1000 zufällig ausgewählten Autopsien von Personen, die während ihres gesamten Lebens keine klinischen Zeichen einer neurologischen Beeinträchtigung aufwiesen, wurde eine definitive MS ein einziges Mal diagnostiziert (Gilbert u. Sadler 1983). Diese Anzahl entspricht der Prävalenzrate in Ländern mit hohem Risiko und würde bedeuten, daß ca. 50 % der Fälle klinisch inapparent verlaufen, weil die Entzündungsreaktion aufgrund der genetischen Konstitution subakut verläuft und/oder adäquate Mechanismen akute Läsionen eindämmen, bevor die Demyelinisierung funktionell relevante Ausmaße erreicht hat. Aufgrund der Seltenheit der zufälligen Diagnose kann dieser Wert zwar nicht als gesichert gelten, weist aber darauf hin, daß es schützende Mechanismen gibt.

Störungen der Blut-Hirn-Schranke. Das Gehirn wurde lange als immunprivilegierte Region betrachtet, da eine primäre Immunantwort experimentell nicht induzierbar war. Dies wurde darauf zurückgeführt, daß es im Gehirn kein Lymphgefäßsystem gibt, welches die Antigene transportieren kann, und daß MHC-Klasse-II-Gene primär nicht exprimiert sind. Darüber hinaus sind im Gegensatz zu anderen Organen Zellen und Substanzen des peripheren Blutsystems über eine Barriere von Geweben des ZNS getrennt. Die Blut-Hirn-Schranke wird gebildet von hochspezialisierten Endothelzellen sowie Perizyten, perivaskulären Mikrogliazellen und Fortsätzen der Typ-I-Astrozyten. Die spezialisierten Endothelzellen sind über „tight junctions" miteinander verbunden und bilden die eigentliche physikalische Barriere, während die Interaktion mit Zellen neuroektodermalen Ursprungs (Astrozyten) notwendig ist für die Aufrechterhaltung der Blut-Hirn-Schranke. Perizyten und perivaskuläre Mikrogliazellen werden im Rahmen von Verletzungen, Entzündungen, Infektionen sowie neurodegenerativen Prozessen (M. Alzheimer, M. Parkinson, M. Huntington) aktiviert. Als Ausdruck der Aktivierung findet man eine erhöhte Expression der MHC-Klasse-II-Antigene. Die Funktion der Mikrogliazellen entspricht der von anderen Gewebsmakrophagen, wie z. B. Phagozytose, Antigenpräsentation, der Produktion von Zytokinen/Chemokinen [Interleukin-1 (IL), IL-6, Tumornekrosefaktor (TNF), Lymphotoxin (LT), makrophageninflammatorisches Protein α (MIP), IL-3, transformierender Wachstumsfaktor β („transforming growth factor"; TGFβ)], Komplementkomponenten, exzitatorische Aminosäuren (z. B. Glutamat), Serinproteinasen, Elastase, Urokinase-Typ-I-Plasminogenaktivator (TPA), verschiedene Matrixmetalloproteinasen (MMP2 und MMP9) sowie oxidative Radikale. Für den chronischen Enzündungsprozeß ist jedoch nicht die residente Mikroglia verantwortlich, sondern hauptsächlich infiltrierende Makrophagen und Lymphozyten. Von T-Lymphozyten gebildete Zytokine IL-1, IL-2 sowie TNF/LT beeinflussen die Permeabilität der Blut-Hirn-Schranke. Unter normalen Bedingungen exprimieren Endothelzellen nur geringe Mengen der Adhäsionsmoleküle interzelluläres Adhäsionsmolekül 1 (ICAM1), ICAM2, „lymphocyte function-associated antigen 3" (LFA), CD44 und CD9.

In entzündlichen Läsionen ist die Expression aufgrund lokaler Anreicherung von Zytokinen erhöht. Die Interaktion der Zelladhäsionsmoleküle ICAM1 (= CD54) und VCAM1 (= CD106) auf Endothelzellen ermöglicht aktivierten Lymphozyten über ihre entsprechenden Liganden LFA1 (= CD11a/CD18) und VLA4 (= CD49/CD29) die Blut-Hirn-Schranke zu passieren. Die Etablierung eines entzündlichen selbstdestruktiven Prozesses erfordert jedoch einerseits die Präsentation gewebsspezifischer Peptide, andererseits müssen selbstreaktive Zellen bereits in der Peripherie aktiviert sein, da naive Zellen die Blut-Hirn-Schranke nicht passieren können. Im Rahmen von Infektionen könnte es jedoch zu einer erhöhten Permeabilität der Blut-Hirn-Schranke kommen, in deren Folge gewebsspezifische Antigene verfügbar werden und naive Zellen aktivieren. Die Durchlässigkeit der Blut-Hirn-Schranke ist ein frühes Charakteristikum akuter MS-Läsionen und kann nach Verabreichung des Kontrastmittels Gadolinium-Diethylene-Triamine-Pentaacetic-Acid (Gd-DTPA) in bildgebenden Verfahren (MRI) nachgewiesen werden. Ob es *per se* eine „anlagebedingte" Schwäche in der Aufrechterhaltung der Blut-Hirn-Schranke gibt oder ob eine erhöhte Permeabilität im Rahmen einer inadäquaten Immunabwehr erfolgt, ist nicht bekannt. Als Prädispositionsfaktoren kommen Gene in Betracht, deren Produkte nach Infektionen oder mechanischer Beanspruchung eine Stabilisation der Blut-Hirn-Schranke gewährleisten.

Akute Entzündungsreaktion. Prädilektionsstellen für MS-Plaques sind die periventrikuläre weiße Substanz, das optische System und der zervikale Anteil des Rückenmarks. Die topographische Verteilung der Plaques entspricht der Lokalisation kapillärer Venolen. In den perivaskulären Infiltraten aktiver Läsionen finden sich hauptsächlich CD4-positive Lymphozyten, während CD8-positive Lymphozyten eher in den Zentren inaktiver Plaques zu finden sind. CD4-positive Zellen werden über ihren antigenspezifischen Rezeptor (T-Zellrezeptor, TZR) stimuliert, wenn das (Auto-)Antigen zusammen mit körpereigenen MHC-Klasse-II-Molekülen von professionellen antigenpräsentierenden Zellen angeboten wird. Diese Zellen zeichnen sich durch die Vermittlung zusätzlicher Signale aus, die über die Rezeptoren B7-1 (CD80) und B7-2 (CDE 89) der antigenpräsentierenden Zellen und der entsprechenden T-Lymphozyten-Liganden CD28 und CTLA4 erfolgt. Kostimulierend wirken darüber hinaus sezernierte Proteine, die an spezifische Zytokinrezeptoren binden. Die Qualität des Peptids sowie die Verfügbarkeit kostimulierender Faktoren ist ganz entscheidend für das Reaktionsmuster in der Immunantwort. Diese erfolgt i. allg. in jedem Individuum nach den gleichen Grundregeln. Entsprechend dem antigenen Stimulus werden primär CD4-positive T-Helfer-1 (TH1)-Zellen mit proinflammatorischen Eigenschaften oder TH2-Zellen mit antiinflammatorischen Eigenschaften induziert. In der effizienten Immunregulation wird die Balance beider Zelltypen entsprechend den aktuellen Erfordernissen aufeinander abgestimmt. Polymorphismen, die entweder die Sekretion von Zytokinen oder die adäquate Expression funktioneller Rezeptoren beeinträchtigen, könnten dieses Gleichgewicht empfindlich stören. Bei der MS überwiegen im Schub die Zytokine von TH1-Zellen (IL2, TNFα, LT, IFNγ und IL1), während in der Remissionsphase ein Anstieg der Zytokine von TH2-Zellen (IL4, IL10, IFNβ und TGFβ) zu verzeichnen ist. Blockade der funktionellen Aktivität von Zytokinen der TH1-Zellen (TNF, IFNγ) oder Substitution von Zytokinen der TH2-Zellen (IFNβ) wirken sich positiv auf den Krankheitsverlauf aus. Eine systemische Gabe von IFNγ hingegen führt zur Exazerbation der Erkrankung. Lymphozyten mit spezifischen TZR könnten die Organspezifität der MS vermitteln. Komponenten der Myelinscheiden (MBP, PLP, MOG, MAG, CNP) sind potentielle Autoantigene, die *in vitro* Lymphozyten stimulieren (Steinmann 1995) bzw. im Tiermodell *in vivo* eine experimentelle Autoimmunenzephalomyelitis (EAE) induzieren. T-Lymphozyten wie auch B-Lymphozyten reagieren auf das gleiche MBP-Peptid (p85-96). Dieses Peptid hat zu HLA-DR2-Molekülen die höchste Affinität. Es wäre denkbar, daß sowohl das HLA-DR2-Molekül

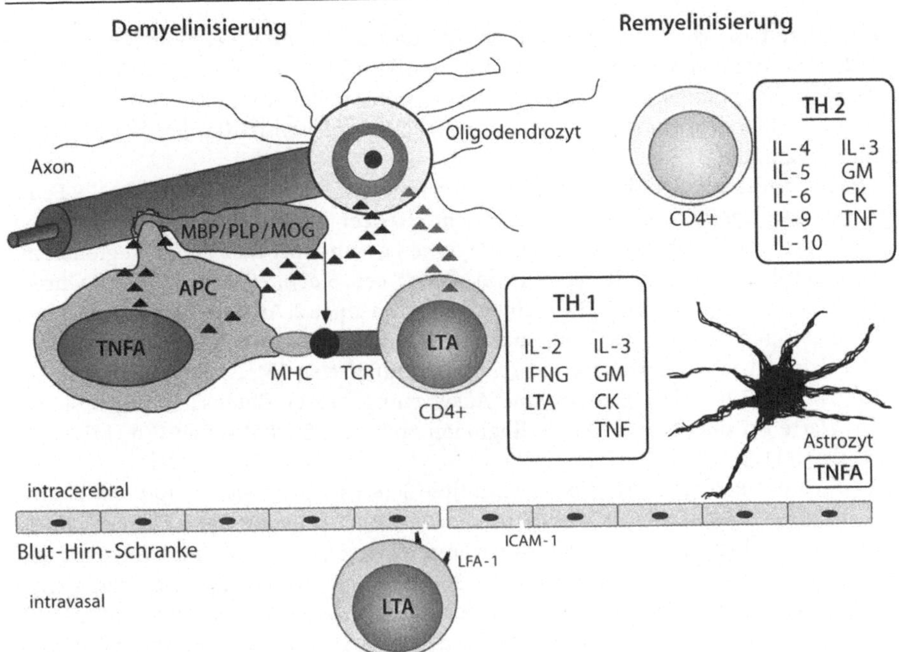

Abb. 7.22. Pathogenese der multiplen Sklerose

sowie bestimmte TZR-Allele für die spezifische Antigenerkennung von Selbstpeptiden in der kausalen Pathogenese bei bestimmten MS-Patienten erforderlich sind.

Störung der Remyelinisierung. Akute MS-Läsionen sind gekennzeichnet durch Bereiche der Demyelinisierung und Remyelinisierung, während sich in chronischen Läsionen die Remyelinisierung auf die Peripherie beschränkt (Abb. 7.22). Primär ist die Demyelinisierung auf die unmittelbare Zerstörung der Myelinscheiden zurückzuführen, sekundär auf den Untergang der myelinsynthetisierenden Oligodendrozyten. Unabhängig von der Krankheitsaktivität weisen die Plaques ein und desselben Patienten gleichartige Destruktionen der Oligodendrozyten auf, während in unterschiedlichen Patienten die Oligodendrozyten entweder erhalten sind oder ein nahezu vollständiger Verlust zu verzeichnen ist. Die Kapazität für eine Remyelinisierung könnte aufgrund von Polymorphismen in Strukturgenen des Myelins und Genen, die den Myelinisierungsprozeß steuern, bei den einzelnen Patientengruppen unterschiedlich sein. So könnte die Progression der MS evtl. darauf zurückzuführen sein, daß die Differenzierung von Vorläuferzellen oder das Überleben der Oligodendrozyten beeinträchtigt ist, weil die entsprechenden stimulierenden bzw. schützenden Faktoren nicht in ausreichendem Maße zur Verfügung stehen.

Chromosomale Kandidatenregionen für MS

Wie bei monogenen Erbkrankheiten wurde auch bei MS ein sog. „whole genome scanning" mit Mikrosatellitenmarkern durchgeführt, um Kandidatengenregionen zu identifizieren, die zur Prädisposition der MS beitragen. Die Ergebnisse hierzu liegen von den Arbeitsgruppen aus Kanada, USA und Großbritannien vor. Das Maß für die genetische Kopplung eines Markers mit dem potentiellen Krankheitsgen ist der *lod score* („likelihood of the odds"). *Lod scores* > 1,8 sprechen dafür, daß die Kopplung nicht rein zufällig ist.

In der Studie aus Großbritannien wurden initial 311 Mikrosatelliten für 129 Familien mit 143 Geschwisterpaaren untersucht (Sawcer et al. 1996). Signifikante *Lod-score*-Werte wurden für 19 autosomale Regionen gefunden. Sechs dieser Regionen mit maximalen *Lod-score* (MLS)-Werten von >1,8 (1 cen, 5 cen, 7p, 12p, 17q, 22q) wurden in 98 weiteren Familien mit 108 Geschwisterpaaren einer 2. Analyse unterzogen. Ebenfalls eingeschlossen in die Untersuchung wurden bekannte Kandidatenregionen, die in der 1. Analyse geringere *lod scores* gezeigt hatten [MHC-Region (6p21), IgH (14q), APOC (19q)]. Die gemeinsame Auswertung beider Datensätze ergab signifikante Werte für die chromosomale Regionen 6p21 (MLS 2,80) sowie 17q (MLS 2,70) (Tabelle 7.11).

In der amerikanischen Studie (The Multiple Sclerosis Genetics Group 1996) wurden 443 Mikrosatellitenmarker mit einer durchschnittlichen genetischen Distanz von 9,6 cM in 52 Familien mit 81 Geschwisterpaaren analysiert. Signifikante Werte ergaben sich für 19 Marker der Chromosomen 2, 3, 4, 5, 6, 7, 9, 10, 11, 12, 13, 16 und 19. Der höchste *Lod score* (MLS 2,8) wurde für den Marker D7S554 in der Region 7q21–22 ermittelt. In der 2. Analyse wurden die beiden Marker des Chromosomenabschnitts 6p21 um einen weiteren ergänzt und 23 Familien mit 45 Geschwisterpaaren untersucht. Zusammen ergaben beide Datensätze für den Marker D6S273 einen MLS von 3,57 (s. Tabelle 7.11).

In der kanadischen Studie wurden 257 Mikrosatelliten mit einer durchschnittlichen genetischen Distanz von 15,2 cM in 100 Geschwisterpaaren analysiert (Ebers et al. 1996). Loci der Chromosomen 2, 3, 11 und X zeigten MLS Werte > 1; der Marker D5S406 für Chromosom 5p einen MLS von 4,24. In 2 weiteren unabhängigen Tests wurden sowohl die HLA-Region als auch die Region 5p in 42 bzw. 72 Familien unter-

Tabelle 7.11. Kandidatengenregionen für MS

	Kandidatengenregionen			Syntenische Gruppen
	Sawcer et al. (1996)	*The Multiple Sclerosis Genetics Group (1996)*	*Ebers et al. (1996)*	*Kuokkanen et al. (1996)*
Anzahl der Familien	129 (98)	52 (23)	61 (42, 72)	21
Mikrosatellitenanzahl	311	443	257	49 (Chr. 1, 5, X)
Genetische Distanz (cM)		9,6 cM	15,2 cM	
Chromosomale Region		*Maximale Lod-score-Werte*		
5p (D5S406)			1,60	
5p (D5S416)				3,40
7q21-22		2,86		
17q	2,70			
6p (D6S273)	2,80	3,57	0,65	

sucht. Die gemeinsame Auswertung der 3 Datensätze ergab für D5S406 nur noch einen MLS von 1,6. Die HLA-Region konnte in der kanadischen Studie nicht als primäre Kandidatenregion für Suszeptibilitätsgene bestätigt werden (MLS 0,65).

In einer finnischen Studie wurden 3 Chromosomenabschnitte berücksichtigt, deren syntenische Gruppen im Tiermodell bereits als Kandidatenregion für die EAE identifiziert worden waren (Kuokkanen et al. 1996). Für die chromosomalen Regionen 1p22-q23 (110 cM), 5p12-14 (62 cM) und Xq13.2-q22 (34 cM) wurden jeweils 18, 26 und 5 Mikrosatelliten untersucht. Für den Chromosomenabschnitt 5p12-14 zeigte der Marker D5S416 einen signifikanten *lod score* (3,40), so daß weitere Analysen dieser Region erfolgreich sein könnten (s. Tabelle 7.11). Alle anderen untersuchten Marker ergaben keine nennenswerte Kopplung.

Insgesamt wurden 324 betroffene Geschwisterpaare von 3 Forschungsgruppen untersucht. Bemerkenswert ist, daß signifikante Abweichungen in unabhängigen Patientenkollektiven innerhalb einer Arbeitsgruppe gefunden wurden sowie eine geringe Übereinstimmung der Befunde zwischen den Arbeitsgruppen. Die Analysen weisen darauf hin, daß es für die MS kein einzelnes Gen gibt, welches als Hauptrisikofaktor angesehen werden kann und bestätigen den multifaktoriellen Charakter des Krankheitsbildes. Datensimulationen sowie Erfahrungen aus der Diabetes-Typ-I-Forschung erlauben die Hypothese, daß bei einer Zahl von 5 Suszeptibilitätsloci, die gleichermaßen und additiv zur Prädispositon beitragen, die Analyse von mindestens 400 Familien notwendig ist, um potentielle Loci zu bestätigen. Dies trifft aber nur zu, wenn genetischer Marker und das betroffene Gen eng miteinander gekoppelt sind und der Marker zu 100% informativ ist. Heterozygotierate und Informationsgehalt der verwendeten Mikrosatelliten liegen jedoch selten höher als 70–80%. Aus diesen Gründen sind die Ergebnisse gesamtgenomischer Screeningverfahren kritisch zu betrachten.

Polymorphismen in Kandidatengenen

Vor der Mikrosatellitenära beschränkten sich immungenetisch arbeitende Gruppen hauptsächlich auf die HLA-Typisierung sowie auf wenige Polymorphismen potentieller Kandidatengene (TZR), die meist indirekt über Restriktionsfragmentlängenpolymorphismen (RFLP) ermittelt wurden. Der hohe Informationsgehalt der Mikrosatelliten kann auch für Assoziationsstudien genutzt werden, wenn der Marker eng mit dem Krankheitsgen gekoppelt ist. Während das genomweite Screening nur möglich ist, wenn Familien bzw. Geschwisterpaare sich zu der Untersuchung bereit erklären, kann die Segregation von Kandidatengenen in Familien bestimmt oder in Form einer Assoziationsstudie auch in unverwandten Patienten erfaßt werden. Ein Vergleich der Allelhäufigkeiten von Patienten und gesunden Spendern zeigt, ob bestimmte Allele eines Kandidatengens mit dem Krankheitsbild assoziiert sind. Die Schwierigkeit dieser Analyse besteht hauptsächlich darin, eine wirklich repräsentative Kontrollgruppe zur Verfügung zu haben. Dieses Problem stellt sich insbesondere in Ländern wie z. B. den Vereinigten Staaten, deren Bevölkerung sich aus unterschiedlichsten genetischen Ursprüngen zusammensetzt. Assoziationsstudien finden daher nicht immer die entsprechende Akzeptanz. Darüber hinaus gelten einige Befunde als nicht reproduzierbar. Dies trifft tatsächlich zu und ist darauf zurückzuführen, daß auch bis heute die Stichproben an Patienten wie auch Kontrollen von den meisten Untersuchern viel zu gering gewählt wurden, um statistisch signifikante und reproduzierbare Ergebnisse zu erhalten. Die Tatsache, daß mehrere Gene mit jeweils einem relativ niedrigen Beitrag zur Manifestation der MS führen können, macht die Assoziationsstudien jedoch äußerst interessant, da sie viel sensitiver sind als Kopplungsanalysen. So wurde beispielsweise eine Beteiligung von Genen des MHC-Komplexes aufgrund der Familienanalysen stets kontrovers diskutiert, während reproduzierbare Ergebnisse der Assoziationsstudien erlaubten, für definierte Haplotypen des HLA-Komplexes bestimmte relative Risiken (RR) anzugeben (Compston et al. 1995). So erscheint es sinnvoll, in Assoziationsstudien zunächst auch solche Gene zu erfassen, die geringfügig zum Erkrankungsrisiko beitragen und erst in einer 2. Analyse die Hauptprädispositionsfaktoren zu definieren. Da Kopplungsanalysen und Assoziationsstudien jeweils unterschiedliche Vorteile bieten, kann das Ziel, wesentliche Prädispositionsfaktoren zu definieren, am ehesten erreicht werden, wenn die Ergebnisse als komplementär betrachtet werden.

Fundierte Kenntnisse über die Immunpathogenese, Immungenetik, Funktion des Immunsystems und molekulargenetische Aspekte sind Voraussetzung für die Wahl potentieller Kandidatengene und die Interpretation krankheitsassoziierter Allele. Folgende Kandidatengene kommen nach diesen Kriterien in Betracht:

1. Gene, die eine adäquate Immunregulation beeinträchtigen und bei verschiedenen Autoimmunerkrankungen eine Rolle spielen könnten;
2. Gene, deren Ausprägung letztendlich die Organspezifität der Immunantwort, d.h. ZNS und Rückenmark, ausmachen;
3. Gene, die für die Aufrechterhaltung von Organstrukturen notwendig sind, z.B. neurotrophe Faktoren und Faktoren, die vor metabolischen, toxischen und anderen Einflüssen schützen;
4. Gene, die nach entzündlichen Prozessen die Regeneration des Gewebes ermöglichen.

Obgleich nach Chromosomen sortiert, erscheint die Wahl der bisher untersuchten genetischen Prädispositionsfaktoren, die in Tabelle 7.12 als Übersicht zusammengefaßt wurden, willkürlich.

Dies liegt darin begründet, daß die Kandidatengene bezogen auf das Krankheitsbild nicht nur nach funktionellen Aspekten gewählt wurden. Bei der Wahl wurden die zur Verfügung stehenden Methoden berücksichtigt, so z.B. die Verfügbarkeit von Sonden für RFLP-Analysen. In den vergangenen Jahren hat man sich den hohen Informationsgehalt von Mikrosatelliten sowie die einfache Durchführbarkeit der Analyse auch für Assoziationsstudien zunutze gemacht. Voraussetzung ist, daß sich die Mikrosatelliten in den jeweiligen Introns oder den unmittelbar flankierenden Sequenzbereichen der Gene befinden, um die Wahrscheinlichkeit zu erhöhen, funktionell relevante Polymorphismen indirekt zu erfassen.

MHC-Region und MS

Fast alle Autoimmunerkrankungen zeigen eine mehr oder weniger starke Assoziation mit bestimmten MHC-Molekülen der Klasse II. Ethnische Gruppen weisen jedoch unterschiedliche Assoziationen auf. In nordeuropäischen MS-Patienten dominiert der Haplotyp HL-DRB1*1501, DRB5*0101, DQA1*0102, DQB1*0602, während bei Sarden und Arabern das HLA-DRB1*04-Allel und in Mexikanern und Japanern das HLA-DRB1*13/14-Allel häufiger zu finden ist. Das RR, an MS zu erkranken, ist für Schweden und Deutsche ähnlich (Olerup u. Hillert 1991; Epplen et al. 1997). Für die deutsche

Tabelle 7.12. Genetische Prädispositionsfaktoren

Locuscode	Locusname	Chromosom	Polymorphismus	Assoziation/Kopplung mit Allel	Funktion
IL10	Interleukin 10	1	5'UTR (CA)n	Keine Assoziation	Inhibiert TNF-Produktion
IL1A	Interleukin 1α	2q13-14.1	Intron 5 (CA)n	Keine Assoziation	Proinflammatorisch
IL1RN	Interleukin-1-Rezeptor-antagonist	2q14.2	Intron 2 (86bp)n	IL1RN*2 (widersprüchlich)	Antagonisiert Interleukin 1
CD28	Tp44	2q33	Exon 4 (CAA)n	Keine Assoziation	TRZ unabhängige Kostimulation
IL5RA	Interleukin-5-Rezeptor α	3p26-24	3'UTR (GA)n	Keine Assoziation	B-Zellwachstum und -differenzierung
IL2	Interleukin 2	4q26-27	3'flank (CA)n	Keine Assoziation	Proinflammatorisches TH1-Zytokin
IRF2	Interferonregulierender Faktor 2	4q35.1	flank (CA)n	Schwache Assoziation	Repressor von IRF1
C6	Komplementkomponente	5p14-12	Defizienz	Keine Assoziation	Terminale Komplement-komponente
IL4	Interleukin 4	5q31.1	Intron 2 krypt (GT)n	IL4* B1	Antiinflammatorisch, TH2-Zytokin
IRF1	Interferonregulierender Faktor 1	5q31.1	Intron 7 (GT)n	Schwache Assoziation	Transkriptionsfaktor für Expression von IFNα/β
FGF1A	Fibroblastenwachstumsfaktor (sauer)	5q31.1	5'UTR (GT)n	Keine Assoziation	Mitogen für Astrozyten
DP	MHC-Klasse II	6p21	Kodierend	Keine Assoziation	Antigenpräsentation
LMP2	Große multifunktionelle Protease	6p21	RFLP	Keine Assoziation	Antigenprozessierung, MHC-Klasse I
TAP1	Transporter, assoziiert mit Antigenprozess.	6p21	RFLP/kodierend	Keine Assoziation	Peptidtransport in das ER
LMP7	Große multifunktionelle Protease	6p21	RFLP	Keine Assoziation	Antigenprozessierung, MHC-Klasse I
TAP2	Transporter, assoziiert mit Antigenprozess.	6p21	RFLP/kodierend	Keine Assoziation	Peptidtransport in das ER
DQB	MHC-Klasse II	6p21	Kodierend	*DQB1*0602*	Antigenpräsentation

Tabelle 7.12 (Fortsetzung)

Locuscode	Locusname	Chromosom	Polymorphismus	Assoziation/Kopplung mit Allel	Funktion
DQA	MHC-Klasse II	6p21	Kodierend	*DQB1*0102*	Antigenpräsentation
DRB1	MHC-Klasse II	6p21	Exon 2	*DRB1*1501*	Antigenpräsentation
C4A	Komplementkomponente	6p21	Deletion	Schwache Assoziation	Klassische Komplement-aktivierung
Bf	Komplementfaktor B (Properdin)	6p21	RFLP	Schwache Assoziation	Serinprotease, alternative Komplementaktivierung
C2	Komplementkomponente	6p21	Defizienz	Schwache Assoziation	Serinprotease, klassische Komplementaktivierung
HSP70-1	HSP70-1-Promoter	6p21	A $\rightarrow$ C in -110	Keine Assoziation	Chaperone, Antistressprotein
LST 1/TNFe	Leukozytenspezifisches Transkript	6p21	Intron (GA)n	Keine Assoziation	Leukozytenspezifisches Transkript
LST 1/TNFd	Leukozytenspzeifisches Transkript	6p21	Intron (GA)n	d3, schwache Assoziation	Leukozytenspezifisches Transkript
TNFA-238	Tumornekrose-Faktor-α-Promotor	6p21	G $\rightarrow$ A in -238	Keine Assoziation	Proinflammatorisch, immunmodulierend
TNFA-308	Tumornekrose-Faktor-α-Promotor	6p21	G $\rightarrow$ A in -308	Im LD mit HLA-DRB1*0301	Proinflammatorisch, immunmodulierend
LTA/TNFc	Lymphotoxin α, Intron 1	6p21	Intron 1 (GA)n	c1, sekundär zu HLA-DRB1*	Proinflammatorisch
LTA/NcoI	Lymphotoxin α, Intron 1	6p21	Intron 1/Ncol	n2, sekundär zu HLA-DRB1*	Proinflammatorisch
LTA/TNFa	Lymphotoxin α, 5'flankierend	6p21	5'flank. (GT)n	a11, sekundär zu HLA-DRB1*	Indirekter genetischer Marker
LTA/TNFb	Lymphotoxin α, 5'flankierend	6p21	5'flank. (GA)n	b4, sekundär zu HLA-DRB1*	Indirekter genetischer Marker
MOG	Myelinoligodendrozyten-glycoprotein	6p21.3-22	RFLP	Widersprüchlich	Bestandteil der Myelinscheiden
MOG	Myelinoligodendrozyten-glycoprotein	6p21.3-22	3 (CA)n	Keine Assoziation	Bestandteil der Myelinscheiden
MOG	Myelinoligodendrozyten-glycoprotein	6p21.3-22	Exon 1 (CT)n	Keine Assoziation	Bestandteil der Myelinscheiden

MOG	Myelinoligodendrozyten-glycoprotein	6p21.3–22	Exon 8 (TAAA)n	Keine Assoziation	Bestandteil der Myelinscheiden
TCRBV6S7	T-Zellrezeptor β	7q35	Intron 1 (GT)n	Keine Assoziation	Antigenerkennung
TCRBV6S7	T-Zellrezeptor β	7q35	Exon-2-V-Element	Keine Assoziation	Antigenerkennung
TCRBV6S7	T-Zellrezeptor β	7q35	Intron 1 (GT)n	Keine Assoziation	Antigenerkennung
TCRBV6S7	T-Zellrezeptor β	7q35	Exon-2-V-Element	Keine Assoziation	Antigenerkennung
TCRBV6S7	T-Zellrezeptor β	7q35	Intron 1 (GT)n	Keine Assoziation	Antigenerkennung
TCRBV6S7	T-Zellrezeptor β	7q35	Intron 1 (GT)n	Keine Assoziation	Antigenerkennung
TCRBV6S7	T-Zellrezeptor β	7q35	Intron 1 (GT)n	*Assoziation mit Allel 2*	Antigenerkennung
IFNA/W/B	Interferon α	9p22	(CA)n intergenisch	Geringe Assoziation	Antiinflammatorisch
IFNB	Interferon β	9p22	Stiller Austausch	Keine Assoziation	Antiinflammatorisch
CD3D	Lymphozytenantigen CD3 δ	11q23.3	Intron 3 (CA)n	Keine Assoziation	Signaltransduktion, T-Zell-Aktivierung
CD4	Lymphozytenantigen CD4	12p	5′UTR (TTTTC)	Keine Assoziation	Korezeptor, MHC-II-Restriktion
IFNG	Interferon γ	12q15	Intron 1 (CA)n	Keine Assoziation	Proinflammatorisch, TH1-Zytokin
TCRA	T-Zellrezeptor α	14q11	RFLP	Keine Assoziation	Antigenerkennung
TCRD	T-Zellrezeptor δ	14q11	RFLP	Keine Assoziation	Antigenerkennung
TCRDVAJ	T-Zellrezeptor DV3AJ61P	14q11	Intergenisch (CA)n	Keine Assoziation	Antigenerkennung
TEA	Transkriptionselement α	14q11	Promotor	Keine Assoziation	VDJ-Rekombination
IgH-Cluster	Immunglobuline (schwere Ketten)	14q32	RFLP	Fragliche Assoziation	Antigenspezifität
IgG1	Immunglobulin G1, konstante Region	14q32	RFLP	Keine Assoziation	Opsonisierung, Neutralisierung, Komplementakt.
IgG2	Immunglobulin G2, konstante Regijon	14q32	RFLP	Keine Assoziation	Neutralisierung
IgG3	Immunglobulin G3, konstante Region	14q32	RFLP	Widersprüchlich	Opsonisierung, Neutralisierung, Komplementakt.
CNPase	2′,3′-cyclic nucleotide-3′-Phosphodiestaerase	17	Kodierend	Keine Assoziation	Aufbau der Myelinscheiden
MBP	Basisches Myelinprotein	18q22–23	5′UTR (RFLP)	Widersprüchlich	Bestandteil der Myelinscheiden

Tabelle 7.12 (Fortsetzung)

Locuscode	Locusname	Chromosom	Polymorphismus	Assoziation/Kopplung mit Allel	Funktion
MBP	Basisches Myelinprotein	18q22-23	5'UTR (AGGT)	Keine Assoziation	Bestandteil der Myelinscheiden
C3	Komplementkomponente	19p13	Defizienz	Widersprüchlich	Komplementaktivierung, klassischer Weg
IFNAR	Interferon-α-Rezeptor	21q22.1	Intron 5 (TTAT)n	Keine Assoziation	Rezeptor für IFN α und β, Signaltransduktion
IL2RB	Interleukinrezeptor β	22q13	5'UTR (GT)n	Keine Assoziation	Rezeptor für IL2Rβ, Autoimmunität
CYP2D6	Cytochrom P450, Subfamilie IID	22q13.1	RFLP/kodierend	Keine Assoziation	Metabolismus potentiell neurotoxischer Substanzen
PLP	Proteolipidprotein	X	Intron 1 (CA)n	Keine Assoziation	Bestandteil der Myelinscheide
mtDNA	Mitochondriale DNA	Mito-chondrien	Primäre LHON Mutation	Keine Assoziation	Atmungskette
			Sekundäre LHON Mutation	Schwache Assoziation	Atmungskette

Bevölkerung ist das RR 3,7, wenn das HLA-DRB1*1501-Allel exprimiert ist und 1,7 wenn das HLA-DRB1*03-Allel exprimiert ist. Eine Korrelation von klinischem Verlauf und HLA-DRB1-Allelen wurde in der schwedischen Studie postuliert (Olerup et al. 1989), konnte aber in den deutschen MS-Patienten nicht bestätigt werden. Eine Segregation des HLA-DRB1*1501-Allels mit dem Krankheitsbild wurde bei Untersuchungen von MS-Familien bisher kontrovers diskutiert. Die Untersuchung von Mikrosatellitenmarkern zur Charakterisierung potentieller Kandidatenregionen weist auf eine Beteiligung des MHC-Komplexes hin. Die Funktion des MHC-Moleküls ist die Antigenpräsentation sowohl von prozessierten Fremd- als auch von Selbstantigenen. Es wird vermutet, daß nach einem initialen Antigenkontakt mit Krankheitserregern Selbstpeptide, die den Fremdantigenen ähnlich sind, aber selbst keine Immunantwort initiieren können, nach der primären Stimulation die Immunreaktion fördern („molecular mimicry", Wucherpfennig u. Strominger 1995). Die jeweils geerbten MHC-Moleküle eines Individuums bestimmen die Prädisposition zu bestimmten Autoimmun- oder Infektionserkrankungen. Bei der rheumatoiden Arthritis z. B. weisen die prädisponierenden HLA-DRB1*-Allele unabhängig von der Zugehörigkeit zu einer ethnischen Gruppe ähnliche Antigenbindungsstellen auf („Shared-eptitope-Hypothese", Gregersen et al. 1987). Das ist bei den Allelen DRB1*1501, 03, 04, 13/14, die zur MS prädisponieren, nicht der Fall. Entweder prädisponieren verschiedene Kombinationsmöglichkeiten von Peptid und MHC-Molekülen zur MS oder benachbarte Gene sind die eigentlichen Prädispositionsfaktoren. Dies ist insbesondere für den Genabschnitt des MHC-Komplexes denkbar, da hier lokalisierte Gene nachweislich sehr stark im Kopplungsungleichgewicht sind, d. h. sie werden häufiger als erwartet gemeinsam vererbt (Martin et al. 1995). Eine Assoziation mit HLA-DQ-Allelen wurde mehrfach bestätigt, jedoch kann aufgrund des Kopplungsungleichgewichts keines der beiden Gene als ursächlich ausgeschlossen werden. Weitere Kandidaten für eine MS-Prädisposition sind die Gene, die an der Prozessierung von Peptiden und an der Präsentation im MHC-Molekül beteiligt sind, wie die multifunktionellen Proteasen LMP 2 und 7, sowie spezielle Transportproteine, die Fremd- bzw. Selbstpeptide in das endoplasmatische Retikulum transportieren. Polymorphismen der multifunktionellen Proteasen sowie des *TAP-1*-Gens wurden als Prädispositionsfaktoren ausgeschlossen. Eine Assoziation mit Polymorphismen des *TAP-2*-Gens wurde bisher nicht bestätigt. Rekombinationen zwischen *TAP-1*- und *TAP-2*-Genen lassen vermuten, daß der krankheitsassoziierte MHC-Haployp in Richtung Centromer nicht über das *TAP-2*-Gen hinausreicht. Gene, die für Komponenten der klassischen oder alternativen Komplementaktivierung kodieren, sind in der MHC-Klasse-III-Region lokalisiert. Deletionen des *C4A*- und/oder *C2*-Gens weisen eine geringe Assoziation zur MS auf. Die Gene weiterer Komplementkomponenten, C3 und C6, sind auf den Chromosomen 19p13 bzw. 5p12-14 lokalisiert und gehören nicht zu den wesentlichen Prädispositionsfaktoren für MS. Ein Promotorpolymorphismus des Hitzeschockprotein-70-(„heat shock protein", HSP-)Moleküls, welches zur Kompensation des zellulären Stresses beiträgt, zeigt keine Assoziation mit MS.

Gene der TNF-Region, wie z. B. TNFα, LTα, LTβ und leukozytenspezifisches Transkript 1 (LST), sind aufgrund ihrer Funktion äußerst interessante Kandidatengene. Erhöhte Konzentrationen von TNFα werden im Serum und im Liquor schon vor einem Schub gemessen. TNFα bewirkt eine Degradation von Myelin und wirkt toxisch auf myelinsynthetisierende Oligodendrozyten und Vorläuferzellen. Tierexperimentell

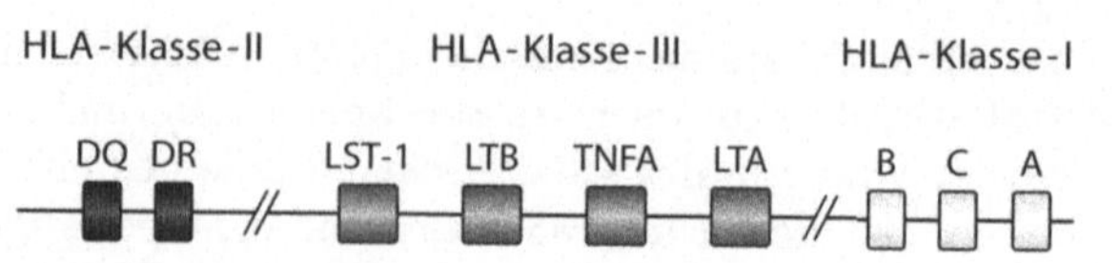

Abb. 7.23. Schematische Darstellung der engen Kopplung der HLA-Gene des Menschen

bewirkt eine konstitutiv hohe Expression von TNFα in Astrozyten die spontane Manifestation einer EAE, während konstitutiv niedrige Expression in Oligodendrozyten eine akute EAE in ein chronisches Krankheitsbild umwandelt. LT, welches primär von Lymphozyten gebildet wird, ist während der Entwicklungsphase wesentlich für die Kompartimentierung primärer lymphoretikulärer Organe und wirkt postnatal ähnlich wie TNFα. Mit LTβ wird es zu einem membranständigen Molekül und ist so in der destruktiven Wirkung besonders effektiv. Die Wirkungsweise von LST1 ist noch nicht geklärt. Haplotypen der TNF-Region lassen sich mittels verschiedener Mikrosatelliten-Marker (TNFa, b, c, d, e) charakterisieren. Die Mikrosatelliten d und e sind beide im Intron 3 des *LST1*-Gens lokalisiert; während TNFc im Intron 1 des *LT*-Gens lokalisiert ist. Die Mikrosatelliten a und b liegen ca. 3 kb vom Promotorbereich des *LT*-Gens entfernt. Der TNFa-Mikrosatellit ist mit 14 verschiedenen Allelen hochinformativ, jedoch ist die Assoziation mit MS nur sekundär aufgrund des Kopplungsungleichgewichts in der HLA-Region. Funktionell betrachtet führt ein Austausch in der Promotor-Region (-308) des *TNFα*-Gens zu einer erhöhten Expression von TNFα. Dieses Allel kommt überdurchschnittlich häufig im HLA-DRB1*03-Haplotyp vor. Obwohl es statistisch keinen Prädispositionsfaktor darstellt, könnte es dennoch den Verlauf der MS beeinflussen. Geringe Assoziationen lassen sich aufgrund des Kopplungsungleichgewichts auch für die Mikrosatelliten TNF b-d nachweisen. Erst eine direkte Sequenzierung aller Gene der TNF-Region kann den Beitrag jedes einzelnen Gens exakt bestimmen (Abb. 7.23).

T-Zellrezeptoren und MS

Die Analyse allelischer Varianten von T-Zellrezeptoren (TZR) als genetische Prädispositionsfaktoren ist deshalb interessant, weil die Spezifität der TZR darüber entscheidet, ob das vom MHC-Molekül präsentierte Fremd- bzw. Selbstpeptid prinzipiell eine Immunantwort auslösen kann. Das heißt, zwei Voraussetzungen müssen für die Induktion autoreaktiver Zellen erfüllt sein: a) ein HLA-DRB1*-Molekül, welches das Autoantigen (Peptid) in einer besonders immunogenen Form präsentieren kann und b) ein spezifischer TZR, der befähigt ist, dieses Peptid zusammen mit dem MHC-Molekül zu erkennen. Betrachtet man allein die allelische Ausprägung dieser beiden Gene, HLA-DRB1 und TZR, so wird deutlich, daß ein prädisponierendes Allel auch bei Gesunden vorkommen kann, wenn der jeweilige andere Prädispositionsfaktor fehlt. Die Myelinscheiden, die offensichtlich das Ziel dieser Autoimmunerkrankung darstellen, bestehen jedoch aus verschiedenen Strukturproteinen (MBP, MOG, PLP, MAG) und jedes Protein kann eine Autoimmunantwort auslösen. Das bedeutet, jedes Peptid würde eine andere Kombination von MHC- und TZR-Allelen erforderlich machen. Die Reaktivität gegen ein einzelnes potentielles Antigen wäre ausreichend für die chronische Entzündung und Destruktion der Myelinscheiden. Obwohl alle 4 Proteine Bestandteile des

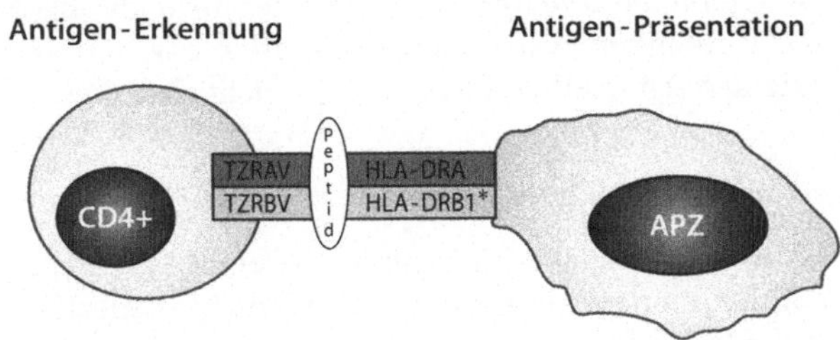

Abb. 7.24. Schematische Darstellung der Antigenpräsentation

Myelins sind, könnte die Wahl des „Autoantigens" den klinischen Verlauf beeinflussen, da z. B. MOG auf Oligodendrozyten exprimiert ist, während andere Myelinbestandteile nicht auf Zelloberflächen vorkommen.

Prinzipiell werden zwei Arten von TZR gebildet: TZR, die aus einer α- und β-Kette zusammengesetzt sind und solche, die aus einer γ- und δ-Kette bestehen. Letztere machen nur 5% aller T-Zellen aus und scheinen keine Hauptrolle bei MS zu spielen. Die Analyse der verschiedenen variablen Elemente der TZR als genetische Prädispositionsfaktoren kann nicht als abgeschlossen betrachtet werden, da die verwendeten Marker sowohl bei der Suche nach Kandidatenregionen als auch die RFLP-Analysen ein zu grobes Raster bilden und nicht jedes V-Element berücksichtigen. So sind insbesondere die Analysen der Gene, die für die TZRα-, γ, δ-Kette kodieren, als präliminär zu betrachten. Relativ gut hingegen sind die V-Elemente der β-Kette untersucht. Die proximale TZRB-Region, die aufgrund von RFLP-Analysen als Kandidatenregion betrachtet wurde (Beall et al. 1993), ist nach Analyse jedes einzelnen V-Elements inzwischen ausgeschlossen (Wie et al. 1995). In der distalen Region sind bislang nicht alle einzelnen V-Elemente untersucht. Das Allel 2 des TZRBV-Elements 6.3 in Kombination mit dem HLA-DRB1*03-Allel erhöht das RR, an MS zu erkranken, auf das 20fache (Epplen et al. 1997). Die funktionelle Bedeutung dieses Allels ist jedoch noch nicht geklärt. Potentielle Haplotypen, die sich aus den Allelkombinationen der V-Elemente der TZR-Region ergeben, sprechen dafür, daß ein weiteres V-Element in Kombination mit dem HLA-DRB1*1501-Molekül das Risiko an MS zu erkranken erhöht. Die Untersuchungen hierzu sind jedoch noch nicht abgeschlossen.

Die Signaltransduktion der T-Zellaktivierung erfolgt nicht über die antigenspezifischen TZR selbst, sondern über den assoziierten CD3-Komplex, der aus γ-, δ, ϵ, ζ und η-Untereinheiten besteht. Die Gene γ, δ, ϵ sind im Genom eng gekoppelt, und ihre Expression erfolgt koordiniert. Polymorphismen der δ-Kette prädisponieren nicht zur MS. Ebensowenig konnte das CD4-Molekül, welches auf TH1- und TH2-Zellen exprimiert wird, nicht als Risikofaktor eingestuft werden (Abb. 7.24).

Immunglobulingene und MS

Neben der spezifischen Immunabwehr, vermittelt durch T-Lymphozyten, tragen B-Lymphozyten über antigenspezifische Immunglobuline ebenfalls zur Elimination von Krankheitserregern bei. Auch hier besteht wie bei den T-Lymphozyten die Möglichkeit, daß eine Immunreaktion induziert wird, die gegen körpereigene Strukturen gerichtet ist. In diesem Fall sind es die Autoantikörper. Die Untersuchungen der Gene, lokalisiert auf Chromosom 14q32, die für variable oder konstante Elemente der

Immunglobuline kodieren, können bisher nicht als abgeschlossen betrachtet werden, da RFLP-Analysen bisher keine Assoziation bzw. nur geringfügige Hinweise für eine Kandidatenregion erbrachten, die aber nicht abschließend untersucht wurden.

Zytokine und Zytokinrezeptoren

Zytokine sind lösliche immunmodulierende Faktoren, die an spezifische Zytokinrezeptoren binden. Abhängig von der individualspezifischen Expression dieser Gene wird der kritische Schwellenwert soweit gesenkt, daß in einer gegebenen Umwelt die Manifestation der Erkrankung möglich wird. Keines der Gene kann von vornherein als Prädispositionsfaktor ausgeschlossen werden. Einige Gene, die für Zytokine und Rezeptoren kodieren, liegen in gleichen chromosomalen Regionen als sogenannte Gencluster. Hier genügen ggf. wenige informative Mikrosatelliten, um gleichzeitig mehrere Gene als potentielle Prädispositionsfaktoren zu analysieren. Gencluster werden z.B. gebildet von den Genen, die für IL1α, IL1β, IL1Rα, IL1Rβ sowie den IL1R-Antagonisten (IL1RN) kodieren. Während der Marker für IL1α keine Assoziation mit MS zeigt, werden die Daten für den IL1RN noch kontrovers diskutiert. In einem weiteren Gencluster sind die Gene IL13, IL3, IL5, IRF1, IL3 und koloniestimulierender Faktor 2 (CSF) lokalisiert. Für IRF1 wurde keine Assoziation gefunden. Eine Assoziation von Allel 2 des IL4-Gens mit einem frühen Manifestationsalter der MS sind unbestätigt (Vandenbroeck et al. 1997).

Die Gene, die für Typ-II-Interferone kodieren, sowie 14 funktionelle *IFNα*-Gene, ein *IFNβ*-Gen und ein funktionelles *IFNω*-Gen, sind ebenfalls in einem Gencluster angeordnet. bisher wurde lediglich ein Mikrosatellitenmarker innerhalb dieser Region untersucht, der jedoch nur eine geringfügige Assoziation mit dem Krankheitsbild erbrachte. Die Untersuchung des gesamten *IFNβ*-Gens (Promotor und kodierende Sequenz) zeigte bis auf einen Austausch, der nicht zu einer Änderung der Aminosäure führte, keine Polymorphismen bei Kontrollen und Patienten, so daß das IFNβ-Gen selbst als genetischer Prädispositionsfaktor ausgeschlossen werden kann. Die Analyse von Mikrosatelliten in den Genen, die für IFNAR und IFNγ kodieren, zeigten keine Assoziation mit MS.

Myelingene und MS

Myelin, welches die Axone des ZNS umgibt, wird hauptsächlich aus den Strukturproteinen Proteolipidprotein (50%) und dem basischen Myelinprotein (30%) gebildet. Das myelinassoziierte Glykoprotein (MAG) ist ein Adhäsionsmolekül für den Kontakt von Axonen und Glia und wird bereits zu Beginn der Myelinisierung exprimiert. Für die Zusammensetzung, Vervollständigung und Aufrechterhaltung des Myelins ist die 2'3'-zyclische Nukleotidphosphodiesterase (CNP) und das Myelinoligodendrozytenglykoprotein (MOG) notwendig. Die Myelinproteine kommen alle in 2 oder mehr verschiedenen Isoformen vor, die dadurch entstehen, daß bei der Bildung der reifen mRNA ein oder mehrere Exons eliminiert werden. Entsprechend den Entwicklungsstadien des ZNS werden die Isoformen zu unterschiedlichen Anteilen gebildet. Störungen in der adäquaten Expression der Isoformen könnte die Remyelinisierung verzögern und damit den Krankheitsverlauf nachteilig beeinflussen. Die Analyse von Mikrosatelliten für MBP, PLP, MOG und CNPase zeigte bisher keine Assoziation zur

MS, während RFLP-Analysen für MBP und MOG für eine Assoziation sprechen. Beide Befunde sind jedoch bisher unbestätigt.

Mitochondriale Gene und MS

Die Tatsache, daß in einigen Fällen familiärer MS die „Weitergabe" des Krankheitsbildes über die weibliche Linie erfolgt, legt die Vermutung nahe, daß Mutationen der mitochondrialen DNA den Krankheitsverlauf der MS zumindest in einigen Fällen mitbestimmen. Harding et al. (1992) beschrieben 8 Frauen mit einer bilateralen Optikusneuropathie. Klinische Symptome sowie MRI-Befunde, die im weiteren Krankheitsverlauf erhoben wurden, waren mit einer MS vereinbar. Sieben der Patientinnen hatten Angehörige aus der weiblichen Linie, die eine hereditäre Leberoptikusneuropathie (LHON) zeigten und in allen Fällen wurde eine Mutation in der Nukleotidposition 11778 des mitochondrialen Genoms nachgewiesen. In einer weiteren Studie (Kellar-Wood et al. 1994) wurde bei 307 unverwandten Patienten eine Analyse für Mutationen in den Positionen 11778, 3460 und 13708 der mtDNA durchgeführt. Drei der Patienten, die eine hochgradige Beteiligung des N. opticus aufwiesen, zeigten LHNON-assoziierte Mutationen in Position 11778 oder 3460. Diese Mutationen erhöhen jedoch nicht die Suszeptibilität für die typische MS. Im Gegensatz zu den primären LHON-Mutationen, die nicht mit MS korrelieren, gibt es Hinweise dafür, daß Subgruppen von MS-Patienten evtl. eher Kombinationen sog. sekundärer LHON-Mutationen aufweisen.

Bewertung genetischer Merkmale als Risikofaktoren für die Manifestation der MS

Bei der Bewertung genetischer Merkmale als Risikofaktoren für die Manifestation der MS ist anzumerken:

1. Eine einfache genetische Diagnostik wird auch in naher Zukunft nicht ohne weiteres möglich sein, da die MS eine polygene Erkrankung ist, die sowohl Genheterogenität als auch Locusheterogenität einschließt.
2. Die Aussagekraft genetischer Tests für die Differentialdiagnostik oder Prognostik bleibt abzuwarten.
3. Die Manifestation der MS wird ausgelöst durch endogene und/oder exogene Faktoren, d.h. auch gesunde Personen können einen oder mehrere genetische Prädispositionsfaktoren tragen, ohne jemals zu erkranken (keiner der in Frage stehenden Faktoren kommt ausschließlich bei Patienten vor).
4. Die Anzahl prädisponierender Gene sowie ihre zugehörigen krankheitsassoziierten Allele sind bislang nicht bekannt. Lediglich der Haplotyp HLA-DRB1*1501, DRB5*0101, DQA1*0102, DQB1*0602 mit einem relativen Risiko < 5 und das Allel HLA-DRB1*0301 mit einem relativen Risiko < 2 konnten bisher in unabhängigen Studien als Prädispositionsfaktoren bestätigt werden. Andere genetische Prädispositionsfaktoren zeigen widersprüchliche Ergebnisse oder wurden bisher nicht in unabhängigen Studien untersucht.

Zusammenfassung

Die neurologischen Defizite bei MS sind zurückzuführen auf multiple Läsionen, hervorgerufen durch Autoimmunprozesse, die insbesondere Myelinscheiden und myelinproduzierende Oligodendrozyten betreffen. Genetische Heterogenität, epistatische genetische Interaktion und ein zusätzlicher Einfluß durch Umweltfaktoren ist mit einem Autoimmunprozeß als Ursache der MS gut vereinbar.

Die Diagnose MS kann molekulargenetisch nicht verifiziert werden. Es gibt z. Z. keine Informationen darüber, welche Allelkombinationen die minimale Voraussetzung für die Manifestation der Erkrankung bilden und keinen Hinweis, daß irgend ein genetisches Merkmal allein oder in Kombination vor der Krankheit schützt. Die wissenschaftlichen Untersuchungen für den Menschen müssen sich derzeit darauf beschränken, Kandidatenregionen und Suszeptibilitätsgene zu definieren, bevor das exakte Zusammenspiel mehrerer Gene der multifaktoriellen Erkrankung erfaßt werden kann. Genetisch bedingte Fehlsteuerungen des immunregulatorischen Netzwerkes könnten so vielgestaltig sein, daß Autoimmunerkrankungen die größtmögliche Vielfalt an Locusheterogenität bieten. Unterschiedliche Kombinationen prädisponierender Gene könnten künftig die klinische Einteilung der MS ablösen. Die Einteilung nach Verlaufstypen kann klinisch erst sehr spät getroffen werden und wird der Krankheitsursache wahrscheinlich nicht gerecht. Therapeutika mit spezifischen immunmodulierenden Eigenschaften lösen immunsupprimierende Medikamente ab. Für die kausale Anwendung und Weiterentwicklung einer effektiven Therapie ist deshalb eine Charakterisierung der Patienten bezüglich ihrer immungenetischen und neurogenetischen Faktoren zwingend erforderlich. Derzeit wird geprüft, ob die individuelle Darstellung des genetischen Hintergrundes („genetic background"), bestehend aus jeweils mehr als 40 Polymorphismen immunrelevanter Gene, einen Hinweis geben kann auf eine Korrelation immungenetischer Parameter und der Ansprechbarkeit von Medikamenten mit immunmodulatorischen Eigenschaften.

Literatur

Beall SS, Biddison, McFarlin DE, McFarland HF, Hood LE (1993) Susceptibility for multiple sclerosis is determined, in part, by inheritance of a 175-kb region of the TCR Vβ chain locus and HLA class II genes. J Neuroimmunol 45:53–60

Compston DAS, Kellar-Wood H, Robertson N, Sawcer S, Wood NW (1995) Genes and susceptibility to multiple sclerosis. Acta Neurol Scand (Suppl) 161:43–51

Ebers GC, Bulman DE, Sadovnick AD et al. (1986) A population based study of multiple sclerosis in twins. N Engl J Med 315:1638–1642

Ebers GC, Sadovnick AD, Risch NJ, Canadian Collaborative Study Group (1995) A genetic basis for familial aggregation in multiple sclerosis. Nature 377:150–151

Ebers GC, Kukay K, Bulman DE et al. (1996) A full genome search in multiple sclerosis. Nat Genet 13:472–476

Eichorst H (1896) Über infantile und hereditäre multiple Sklerose. Virchows Arch [A] 146:173–192

Epplen C, Jaeckel S, Santos EJM et al. (1997) Genetic predisposition to multiple sclerosis as revealed by immunprinting. Ann Neurol 41:341–352

Gilbert JJ, Sadler M (1983) Unsuspected multiple sclerosis. Arch Neurol 40:533–536

Gregersen PK, Silver J, Winchester RJ (1987) The shared epitope hypothesis. An approach to understanding the molecular genetics of susceptibility to rheumatois arthritis. Arthritis Rheum 30:1205–1213

Harding AE, Sweeney MG, Miller DH et al. (1992) Occurrence of a multiple sclerosis-like illness in women who have a Leber's hereditary optic neuropathy mitochondrial DNA mutation. Brain 115:979–989

Kellar-Wood H, Robertson N, Govan GG, Compston DA, Harding AE (1994) Leber's hereditary optic neuropathy mitochondrial DNA mutations in multiple sclerosis. Ann Neurol 36:109–112

Kesselring J (1997) Mulltiple Sclerosis. Cambridge Univ Press, Cambridge

Kuokkanen S, Sundvall M, Terwilliger P et al. (1996) A putative vulnerability locus to multiple sclerosis maps to 5p14-p12 in a region syntenic to the murine locus EAE2. Nat Genet 13:477–480

Kurtzke JF (1995) MS epidemiology world wide. One view of current status. Acta Neurol Scand (Suppl) 161:23–33

Martin M, Mann D, Carrington M (1995) Recombination rates across the HLA complex: use of microsatellites as a rapid screen for recombinant chromosomes. Hum Mol Genet 4:423–428

Martin R, McFarland HF, McFarlin DE (1992) Immunological aspects of demyelinating diseases. Annu Rev Immunol 10:153–187

Olerup O, Hillert J (1991) HLA class II-associated genetic susceptibility in multiple sclerosis: a critical evaluation. Tissue Antigens 38:1–15

Olerup O, Hillert J, Fredrikson S et al. (1989) Primarily chronic progressive and relapsing/remitting multiple sclerosis: Two imunogenetically distinct disease entities. Proc Natl Acad Sci USA 86:7113–7117

Phillips JT (1993) Genetic susceptibility models in multiple sclerosis. In: Rosenberg RN, Prusiner SB, DiMauro S, Barchi RL, Kunkel LM (eds) The molecular and genetic basis of neurological disease. Butterworth-Heinemann, Boston, pp 41–46

Poser CM (1995) Viking voyages: the origin of multiple sclerosis? An assay in medical history. Acta Neurol Scand (Suppl) 161:11–22

Poser CM, Paty DW, Scheinberg LC et al. (1983) New diagnostic criteria for multiple sclerosis: Guidelines for research protocols. Ann Neurol 13:225–228

Rudick RA, Schiffer RB, Schwetz KM, Herndon RM (1986) Multiple sclerosis: The problem of incorrect diagnosis. Arch Neurol 43:578–583

Sadovnick AD, Baird PA, Ward RH (1988) Multiple sclerosis: updated risks for relatives. Am J Med Genet 29:533–541

Sawcer S, Jones HB, Feakes R et al. (1996) A genome screen in multiple sclerosis reveals susceptibility loci on chromosome 6p21 and 17q22. Nat Genet 13:464–468

Steinman L (1995) Presenting an odd autoantigen. Nature 375:739–740

The Multiple Sclerosis Genetics Group (1996) A complete genomic screen for multiple sclerosis underscores a role for the major histocompatibility complex. Nat Genet 13:469–471

Thompson AJ, Hutchinson M, Brazil J, Feighery C, Martin EA (1986) A clinical and laboratory study of benign multiple sclerosis. Q J Nucl Med 58:69–80

Vandenbroeck K, Martino G, Marroscu MG et al. (1997) Occurence and clinical relevance of an interleukin-4 gene polymorphism in patients with multiple sclerosis. J Neuroimmunol 76:189–192

Wei S, Charmley P, Birchfield RI, Concannon P (1995) Human T cell receptor Vβ gene polymorphism and multiple sclerosis. Am J Hum Genet 56:963–969

Wucherpfennig KW, Strominger JL (1995) Molecular mimicry in T-cell mediated autoimmunity: viral peptides activate human T cell clones specific for myelin basic protein. Cell 80:695–705

7.8 Phakomatosen

V. F. Mautner und S. M. Pulst

Überblick

Die Phakomatosen leiten ihren Namen von dem griechischen Wort „phakos" (Linsenfleck) ab, weil ihre klinischen Erscheinungsbilder mit kutanen und/oder retinalen Veränderungen assoziiert sind. Von den 5 häufigsten Erkrankungen dieser Gruppe – Neurofibromatosetype 1 und -typ 2, tuberöse Sklerose, Hippel-Lindau-Erkrankung und Sturge-Weber-Syndrom – werden hier nur die ersten 4 Erkrankungen diskutiert, da das Sturge-Weber-Syndrom bisher nur in seiner sporadischen Form bekannt ist. Diese 4 Erkrankungen teilen verschiedene genetische und klinische Bilder, wie autosomal-dominante Vererbung, hohe Penetranz und variable Expressivität des Phänotyps. Neben den Hautveränderungen oder den Fundusveränderungen des Auges sind diese Erkrankungen durch das Auftreten von Tumoren gekennzeichnet. Dabei reicht das Spektrum von Hamartomen bis zum malignen Tumor. Die klinischen Empfehlungen zur Untersuchung und Verlaufsbeobachtung Betroffener unterscheiden sich jedoch wesentlich.

Phakomatosen sind Tumorsuppressorgenerkrankungen

Tumorsuppressorgene sind das Tumorwachstum supprimierende Gene, die für Proteine kodieren, die für das normale Zellwachstum essentiell sind. Der Funktionsverlust des Tumorsuppressorgenprodukts ist ein entscheidender Schritt zur Tumorentstehung. Einige Erkrankungen, die durch Tumorentstehung charakterisiert sind, sind erblich. Betroffene Familienmitglieder erben die Disposition, bestimmte Tumortypen zu entwickeln. Diese Tumortypen treten ebenfalls sporadisch auf, dann aber in der Regel singulär und in höherem Lebensalter.

Analog der pathogenetischen Vorstellung des „Zwei-Treffer-Modells", das von Knudson für den Ursprung des Retinoblastoms eingeführt wurde, ist für die Tumorentstehung die Inaktivierung beider Allele eines Tumorsuppressorgens erforderlich. Dafür sind 2 genetisch unabhängige Vorgänge nötig:

1. Bei der Vererbung einer Mutation in einem der beiden Allele eines bestimmten Tumorsuppressorgens trägt jede Körperzelle das inaktivierte Allel.
2. Die 2. Mutation findet in dem anderen Allel jenes Tumorsuppressorgens einer Körperzelle statt und bedingt die Tumorentstehung durch Vermehrung dieser Zelle.

Die Tumorzellen haben die konstitutive Heterozygotie verloren (loss of heterozygosity, LOH). Bei dem 2. Treffer kann es sich um eine kleine Mutation oder eine Deletion eines ganzen Chromosoms bzw. Chromosomenstücks handeln. Für eine Person, die die 1. Mutation ererbt hat, ist die Wahrscheinlichkeit der Inaktivierung des 2. Allels und damit die Möglichkeit der Tumorentstehung relativ hoch. Dagegen führt eine einzelne Mutation in einem allelen Tumorsuppressorgen in einer somatischen Zelle in der Durchschnittsbevölkerung nicht zum Auftreten eines Tumors, da die 2. Kopie des Gens das Zellwachstum kontrolliert. In derselben Zelle muß erst das 2. Gen inaktiviert werden, damit die Bedingung für eine Tumorentstehung gegeben ist. Das erklärt,

Tabelle 7.13. Tumorsuppressorgenerkrankungen des Nervensystems

Krankheit	Tumortypen	Gen	Chromosom
Neurofibromatosetyp 1	Maligner Nervenscheidentumor Phäochromozytom	NF1	17q11
Neurofibromatosetyp 2	Schwannom Meningiom	NF2	22q12
Hippel-Lindau-Syndrom	Hämangioblastom Nierenkarzinom	VH	3p25
Tuberöse Sklerose 1	Rhabdomyom Angiomyolipom kortikale Tubera Hamartom	TSC	9q34
Tuberöse Sklerose 2	Wie Tuberöse Sklerose 1	TSC	16p13

warum dieser Mechanismus in der Bevölkerung selten ist und in höherem Lebensalter auftritt. Die 1. Mutation wird den Mendelschen Gesetzen folgend vererbt, d. h. 50 % der Nachkommen besitzen das inaktivierte Allel.

Die Kopplungsanalyse bei familiären Tumorsyndromen und die LOH-Analyse in Tumoren dieser Patienten ermöglichten es, die betreffenden Tumorsuppressorgene zu lokalisieren, zu identifizieren und zu klonieren. Die bisher bekannten Tumorsuppressorgene, deren Inaktivierung Tumoren des Nervensystems verursacht, sind in Tabelle 7.13 zusammengefaßt.

Neurofibromatosetyp 1

Genetik und Häufigkeit

Neurofibromatosetyp 1 (NF1) ist eine autosomal-dominante Erkrankung, die mit einer Inzidenz von 1:3000 auftritt, unabhängig von Geschlecht oder ethnischer Herkunft. Die Neumutationsrate wird auf bis zu 50 % geschätzt. Das *NF1*-Gen ist auf dem Chromosom 17 lokalisiert.

Krankheitsbild

Charakteristischerweise zeigen NF1-Betroffene ein breites Spektrum klinischer Merkmale bei unterschiedlicher Merkmalsausprägung, unabhängig von der Tumormanifestation. Klinische Leitbilder sind Störungen der Pigmentierung, des Knochenwachstums, Lernbehinderung der Kinder sowie ein gehäuftes Auftreten von Tumoren.

Typische Pigmentierungsanomalien sind die sogenannten Café-au-lait-Flecken (Frequenz 99 %), das Frecklingphänomen (Frequenz 67 %) und Irisknötchen (Frequenz 90 %).

Café-au-lait-Flecken sind hyperpigmentierte, milchkaffeefarbene Maculae der Haut und können bei jedem Menschen auftreten; sie haben i. allg. einen Durchmesser von mehr als 10 mm, sind oval geformt und homogen gefärbt. Eine Person ohne NF1 wird jedoch selten mehr als 4 Café-au-lait-Flecken aufweisen, während sich bei NF1-

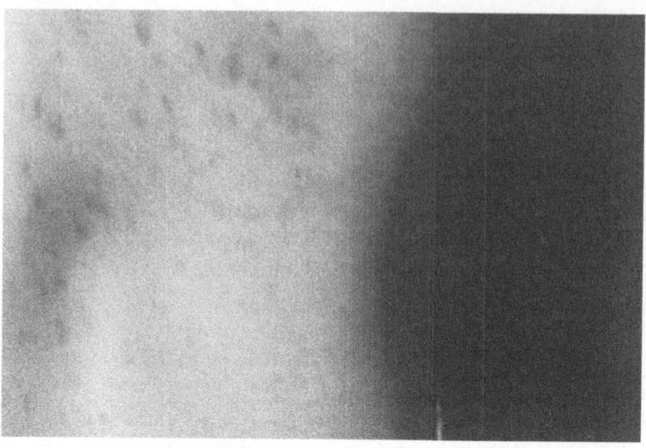

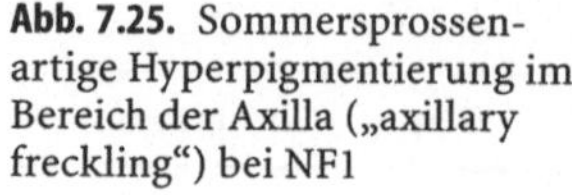
Abb. 7.25. Sommersprossen-
artige Hyperpigmentierung im
Bereich der Axilla („axillary
freckling") bei NF1

Betroffenen in aller Regel mehr als 6 Café-au-lait-Flecken finden (verschiedene Erbkrankheiten wie das Russel-Silver-Syndrom, das Noonan-Syndrom oder das McCune-Albright-Syndrom manifestieren sich ebenfalls durch das Auftreten von Café-au-lait-Flecken; differentialdiagnostisch lassen sich diese Krankheitsbilder durch ihre spezifischen Merkmale abgrenzen.

Das Frecklingphänomen bezeichnet hyperpigmentierte Maculae, die bevorzugt in der Achsel- und Inguinalregion, also in Bereichen, die nicht dem Licht ausgesetzt sind, auftreten und in Farbe und Form Sommersprossen entsprechen (Abb. 7.25).

Irisknötchen – auch Lisch nodules genannt – sind pigmentierte Hamartome (primär Melanozyten) der Iris, die das Sehvermögen nicht beeinträchtigen und sich nicht zu Tumoren entwickeln. Sie lassen sich bei klinischer Untersuchung des Auges feststellen, wenn die Iris von heller Farbe ist. Meist ist jedoch zum Nachweis der Irisknötchen eine Spaltlampenuntersuchung erforderlich; dabei können die Irisknötchen gleichzeitig von Irisnävi abgegrenzt werden (Deimling et al. 1995).

Verschiedene Störungen des Knochenwachstums werden bei NF1-Betroffenen beobachtet. Am häufigsten tritt die kurzbogige Kyphoskoliose (10%) mit typischen dysplastischen Veränderungen auf. Die Röntgenaufnahmen der Wirbelsäule können eine Ausdünnung der Rippen zeigen, die charakteristisch ist. Eine klinisch schwerwiegendere, jedoch seltene Komplikation ist die Fehlanlage des Sphenoids. Dysplastische Fehlbildungen im Bereich der langen Röhrenknochen können sich durch eine kortikale Ausdünnung, Verkrümmung des Knochens oder durch Knochenzysten manifestieren. Diese dysplastischen Veränderungen können zu Frakturen führen. Da es nach diesen Frakturen in aller Regel zu keinem ausreichenden knöchernen Durchbau kommt, ist eine Falschgelenkbildung häufig. Bisher gibt es keine befriedigenden Therapien für die Pseudarthrose.

Lernstörungen werden etwa bei 50% der Kinder mit NF1 beobachtet. Dabei treten verschiedene Teilleistungsstörungen auf; motorische Ungeschicklichkeit, mangelndes Durchhaltevermögen und Konzentrationsdefizite sind ebenfalls typisch. Häufig findet sich bei den Kindern eine allgemeine Entwicklungsverzögerung, die gegen eine mentale Retardierung abgegrenzt werden muß (Hofmann et al. 1994). Bei Durchführung des zerebralen MRT zeigen sich bei mehr als 50% der Kinder signalintense Zonen, deren Bedeutung noch unklar ist. Kontrovers wird diskutiert, ob die signalintensen Bereiche in Korrelation zu den Lernstörungen der Kinder stehen. Die Annahme, daß die möglicherweise zugrundeliegenden Fehlbildungsprozesse die Basis für die Entstehung von pilozytischen Astrozytomen darstellen, hat sich nicht bestätigt.

Neurofibrome sind benigne Tumoren, die ein Kernsymptom der NF1 darstellen (Frequenz 99%). Zwischen den häufigen Neurofibromen und den seltenen malignen Nervenscheidentumoren (Frequenz 4%) steht das pilozytische Astrozytom, welches insbesondere als Optikusgliom auftritt. Optikustumoren treten bei etwa 15% der Patienten mit NF1 auf. Häufig werden diese eher zufällig bei der zerebralen Kernspintomographie beschrieben. Differenzierte Langzeituntersuchungen zeigen, daß progredientes Wachstum der Raumforderungen (im Sinne von Gliomen) bei 7% der Betroffenen auftreten. Dabei zeigen solche Tumoren, die i. allg. bis zum 8. Lebensjahr der Patienten symptomatisch werden, eine schlechte Prognose (Listernick et al. 1995, 1997).

Neurofibrome setzten sich primär aus Schwannzellen, Fibroblasten und Mastzellen zusammen. Sie können in jeder Lokalisation des Körpers auftreten, beispielsweise als kutaner, subkutaner oder viszeraler Tumor. Typischerweise kommt es während der Pubertät und Schwangerschaft zu einem vermehrten Auftreten und einer Zunahme des Wachstums der Neurofibrome. Selten treten sog. plexiforme Neurofibrome auf, die durch ihr diffus infiltratives Wachstum gekennzeichnet sind (Frequenz 30%). Ungewöhnlicher und persistierender Schmerz in Neurofibromgewebe kann hinweisgebend für das Auftreten eines malignen Nervenscheidentumors sein.

Tabelle 7.14. Klinisches Spektrum der NF1

Kernsymptom	Assoziierte Symptome
Café-au-lait Flecken „Axillary" Freckling Neurofibrome Irisknötchen (Lisch nodules) Auftretende Komplikationen	Makrozephalus Kleinwuchs
Nervensystem: – plexiformes Neurofibrom – mentale Retardierung – Koordinationsprobleme – spinale Neurofibrome – maligne Nervenscheidentumore – Aquäduktstenose – Gliome – Epilepsie – Hypsarrhythmie Urogenitalsystem: – Neurofibrome – Rhabdomyosarkome – Phäochromozytome Gastrointestinaltrakt: – viszerale Neurofibrome Haut: – juvenile Xanthogranulome	Skelett: – Skoliose – Ausdünnung von Rippen – Meningozele – Pseudoarthrose Gefäßsystem: – Hypertonus – Nierenarterienstenose – Stenose intrakranieller Gefäße Respirationstrakt: – Intrapulmonale Neurofibrome – Neurofibrome der Mundhöhle – Larynx und Mediastinum Hämatopoetisches System: – Leukämie

Tabelle 7.15. Diagnostische Kriterien für NF1 (NIH 1987)

1. Mindestens 6 Café-au-lait-Flecken (> 5 mm präpubertal, > 15 mm postpubertal)
2. Neurofibrome oder ein plexiformes Neurofibrom
3. „Axillary" oder „inguinal" Freckling
4. Optikusgliom
5. Mindestens 2 Irishamartome
6. Typische Knochenveränderungen wie Keilbeindysplasie oder Verdünnung der langen Knochen mit und ohne Pseudarthrose
7. Verwandter 1. Grades mit NF1 nach obigen Kriterien

Ein erhöhtes Auftreten vaskulärer Komplikationen wird aufgrund der hyperplastischen Veränderungen der glatten Gefäßmuskulatur diskutiert. Gesichert ist die Assoziation von Phäochromozytomen und Nierenarterienstenosen, die sekundär zur Hypertonie und nachfolgenden Komplikationen führen kann (Tabelle 7.14) (Halpern u. Currarino 1965; Rizzo u. Lessell 1994).

Diagnostik und Therapie

Von der NIH-Konsensuskonferenz wurden 1987 folgende diagnostische Kriterien etabliert (s. Tabelle 7.15). Da es bisher keine kausale Therapie der Erkrankung gibt, gilt das Augenmerk der rechtzeitigen Feststellung und Behandlung der nachweisbaren Defizite sowie der genetischen Beratung. Dabei sollte sich die Notwendigkeit diagnostischer Maßnahmen v.a. auf die klinischen Untersuchungsbefunde gründen. Bei Kindern, die durch Entwicklungsverzögerung bzw. Schulschwierigkeiten auffällig werden, ist eine zerebrale Kernspintomographie sowie eine differenzierte neuropsychologische Diagnostik sinnvoll, um adäquate Therapiemaßnahmen einzuleiten. Regelmäßige augenärztliche Untersuchungen sind zur Aufdeckung einer Visusminderung z.B. durch einen Optikustumor sinnvoll. Therapeutische Maßnahmen (neurochirurgische Intervention, Strahlen- und Chemotherapie) sind von Lokalisation und Wachstumsverhalten der Raumforderung und dem Alter des Patienten abhängig.

Die Sonographie des Abdomens kann Tumoren im Bereich der Nebennierenrinde sowie abdominelle Neurofibrome ausschließen. Kinder werden in der Regel einmal jährlich klinisch untersucht, während Verlaufskontrollen bei Erwachsenen variabler gehalten werden können. Neurofibrome sollten entfernt werden, wenn neurologische Defizite auftreten bzw. auftreten können oder psychisch beeinträchtigen. Die frühzeitige radikale chirurgische Exstirpation von malignen Nervenscheidentumoren, die durch Schmerzen und plötzlichen Wachstumsprozeß auffällig werden, kann lebenserhaltend sein. Röntgenstehaufnahmen der Wirbelsäule und wachstumslenkende Maßnahmen (Korsett) sind bei beginnender Skoliose sinnvoll. Die frühzeitige operative Stabilisierung ist etwa ab einem Skoliosewinkel von 30–40° nach Cobb angezeigt.

Abgesehen von den z.T. belastenden Hautveränderungen zeigen etwa $^2/_3$ der NF1-Betroffenen keine der erwähnten Komplikationen, so daß deren Prognose günstiger ist, als gemeinhin angenommen (Huson u. Hughes 1994; Riccardi u. Eichner 1992).

Molekulargenetische Grundlagen und pathophysiologische Zusammenhänge

Das *NF1*-Gen befindet sich auf dem langen Arm des Chromosom 17 und konnte 1990 kloniert werden (Cawthon et al. 1990). Man schätzt seine Größe auf 270–310 kb und die des *NF1*-Gentranskripts auf 11–13 kb, von dem die kodierende Region mit 9 kb kloniert ist. Das in der Evolution hochkonservierte Gen ist beim Menschen in mehr als 50 Exons organisiert. Mehrere alternativ gespleißte Formen des Primärtranskripts sind gefunden worden. Im Intron 27 befinden sich 3 andere Gene: *EVI2A*, *EVI2B* und *OMGP*, die im Gegensatz zum *NF1*-Gen in Richtung Zentromer transkribiert werden. EVI2A und EVI2B haben möglicherweise bei der Entstehung von Leukämien bei Kindern mit NF1 eine Bedeutung; ansonsten ist die Funktion dieser Gene im Pathomechanismus der NF1 unklar.

Mit 2.818 Aminosäuren ist das NF1-Genprodukt, das Neurofibromin, ein relativ großes Protein (Marchuk et al. 1991). Es weist umfangreiche Homologien zu 2 Proteinen der Hefe (IRA1 und IRA2) und zu Proteinen auf, die bei der Funktion von p21-ras-Onkoproteinen eine Rolle spielen (GTPase aktivierende Proteine oder GAPs). Biochemische Untersuchungen haben gezeigt, daß sowohl das Neurofibromin in gesamter Länge als auch nur die GAP-verwandte Domäne das Neurofibromins *in vivo* und *in vitro* bei der Signalbildung durch p21-ras, durch welche die Zellvermehrung in Gang gesetzt wird, eine Rolle spielen. Ras-Proteine sind aktiv, wenn sie mit GTP verknüpft sind und inaktiv, wenn sie mit GDP verbunden sind. Fibroblasten, in die p21-ras in aktivem Zustand eingeschleust worden sind, zeigten Wachstumseigenschaften, die für transformierte Tumorzellen charakteristisch sind. Die Inaktivierung von Ras-Proteinen durch Umwandlung des aktiven, mit GTP verbundenen Zustandes in den inaktiven, mit GDP verbundenen Ruhezustand wird durch GAP-Moleküle wie Neurofibromin bewirkt. Der Verlust von Neurofibromin in den Zellen würde bedeuten, daß ras-Proteine ständig aktiv bleiben und die Zellen mit Signalen überschwemmen, die für eine verstärkte Zellproliferation sorgen. In einigen Neurofibrosarkomen von NF1-Patienten ist dies auch der Fall, nicht jedoch in den bisher untersuchten neuroektodermalen Zellen benigner NF1-Läsionen.

Da die Homologie zu GAP sich nur auf einen kleinen Teil des Neurofibromins erstreckt, ist mit der Entdeckung weiterer und, besonders für die Zellen neuroektodermalen Ursprungs, vielleicht wesentlicherer Funktionen dieses Proteins zu rechnen. Neurofibromin ist gerade in bestimmten Zellen des peripheren und zentralen Nervensystems nachweisbar. Während der Embryonalentwicklung hat es auch in Zellen anderer Genese eine wesentliche Funktion, wie insbesondere auch Versuche mit transgenen Mäusen zeigen. Auch wenn sie z. B. die Bildung von malignen Nervenscheidentumoren durch das Tumorsuppressorgenmodell gut erklären läßt, ist es zweifelhaft, ob dieses die Entstehung von benignen Tumoren ebenfalls erklären kann.

Phänotyp-Genotyp-Korrelation

Die einzige bislang gefundene einfache Phänotyp-Genotyp-Korrelation für die NF1 zeigt einen Zusammenhang zwischen großen Deletionen im *NF1*-Gen und deutlicher mentaler Retardierung der Betroffenen. Als Ursache für die ausgeprägte inter- und intrafamiliäre Variabilität der Symptome müssen modifizierende Gene und stochastische Ereignisse wie der Verlust des 2. Allels angenommen werden.

Neben Punktmutationen findet man große und kleine Insertionen oder Deletionen, vereinzelt auch chromosomale Rearrangements. Die Suche nach den Mutationen im *NF1*-Gen wird durch die Größe des Gens, Pseudogene, die ungleiche Expression der *NF1*-Allele und durch die Tatsache, daß die Mutationen gleichmäßig über das NF1-Gen verteilt sind, erschwert.

Molekulargenetische Diagnostik

Für die NF1-Genotypdiagnostik sind verschiedene Untersuchungstechniken erforderlich: Kopplungsanalyse in Vielgenerationenfamilien, Chromosomenanalyse mit Hilfe der Fluoreszens-*in-situ*-Hybridisierung (FISH) und herkömmliche Mutationsanalyse. Ein Test zum Nachweis verkürzter NF1-Proteine, die auf eine Mutation in der DNA zurückgehen (protein truncation test, PTT), ist vor kurzem entwickelt worden: hierfür wird mit Hilfe der PCR die NF1-mRNA in vielen verschiedenen Reaktionsabläufen amplifiziert, um NF1-Fragmente zu erhalten, die die gesamte NF1-kodierende Sequenz darstellen. Die so erhaltene mRNA wird in vitro in entsprechendes Protein umgewandelt und diese Proteinfragmente werden elektrophoretisch nach ihrer Größe in einem Polyacrylamidgel getrennt. Unterschiede zwischen erwarteter und tatsächlich gemessener Fragmentgröße lassen auf eine Mutation innerhalb des entsprechenden Genabschnittes schließen. Die Mutation muß unbedingt durch direkte Sequenzierung dieses Bereiches bestätigt werden. Obwohl diese Techniken zur Verfügung stehen, wird die Diagnose der NF1 primär aufgrund klinischer Befunde gestellt. Der Mutationsnachweis ist aus klinischer Sicht insbesondere hilfreich in diagnostisch unklaren Fällen. Für den Fall eines Mutationsnachweises erlaubt dieser eine pränatale Diagnostik. Die aufgedeckte Mutation gibt allerdings keinen Hinweis für den Verlauf der Erkrankung und deren Prognose.

Neurofibromatosetyp 2

Genetik und Häufigkeit

Neurofibromatosetyp 2 (NF2) ist eine autosomal-dominante Erkrankung mit einer Inzidenz von etwa 1:35000 und einer Prävalenz von 0,9 auf 100000. NF2 ist charakterisiert durch die Disposition der Betroffenen, bestimmte Tumoren des Nervensystems zu entwickeln. Neumutationen sind relativ häufig und dürften 40–50% jener Fälle erklären, bei denen keine Anamnese für ein familiäres Auftreten vorliegt (Evans et al. 1992a).

Auch wenn die Erkrankung eine variable klinische Expressivität zeigt, ist sie genetisch homogen und durch Mutation eines Gens auf dem Chromosom 22 bedingt (Rouleau et al. 1987). Das NF2-Gen wurde identifiziert und kodiert für ein rezessives Tumorsuppressorprotein (Rouleau et al. 1993). Somatische Mutationen im NF2-Gen sind die Ursache für die Pathogenese sporadischer Schwannome, Meningiome und Ependymome.

Krankheitsbild

Als Hauptmerkmal der Erkrankung gilt das Auftreten von bilateralen Akustikusneurinomen (ACN), die bei etwa 90% der Betroffenen nachweisbar sind, wenn die Patien-

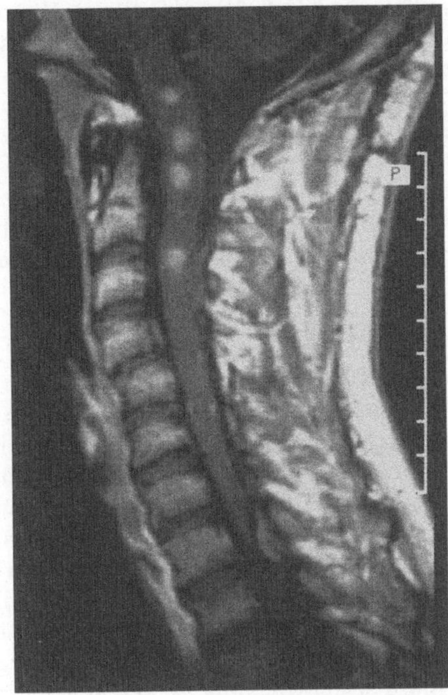

Abb. 7.26. Multiple intraspinale, intramedulläre Raumforderungen zervikal und im Bereich der Medulla oblongata (NF2)

ten mittels Kernspintomographie des Kopfes untersucht werden. Spinale Raumforderungen treten ebenfalls bei etwa 90 % der Betroffenen auf. Im Gegensatz zu den ACN, die in aller Regel symptomatisch werden, finden sich neurologische Defizite bei spinalen Tumoren nur in etwa 40 % der Betroffenen. Bei den spinalen Raumforderungen treten extramedulläre primär Schwannome und Meningiome auf, während die selteneren Astrozytome und Ependymome intramedullär lokalisiert sind (Abb. 7.26) (Mautner et al. 1995). Tumoren der Hirnnerven (neben den ACN) finden sich in etwa 50 % der Fälle, wobei Raumforderungen des Trigeminus besonders häufig nachzuweisen sind. Daneben treten in 50 % der Patienten Meningiome auf, die meist multipel vorkommen und supratentoriell lokalisiert sind. Im Kindesalter finden sich bei den Patienten häufig kutane Tumoren und/oder okuläre Auffälligkeiten, die den Hinweis auf das Bestehen einer NF2 geben, bevor ACN oder spinale Tumoren symptomatisch werden oder mittels MRT nachweisbar sind (Mautner et al. 1993, 1996).

ACN und Meningiome treten bei NF2-Betroffenen im Vergleich zu Patienten mit sporadischen Tumoren dieser Art in früherem Lebensalter auf. Hauttumoren (meist Schwannome, selten Neurofibrome) finden sich bei etwa 60 % der Patienten und sind als Erstzeichen der Erkrankung (25 %) wesentlich. Dagegen haben Café-au-laitFlecken keine Relevanz, auch wenn sie bei der Hälfte der Patienten nachweisbar sind: nur 2–4 % der Patienten haben mehr als 6 Café-au-lait-Flecken (Evans et al. 1992).

Bei vielen Patienten zeigen sich klinische Manifestationen, die nicht durch Tumorbildung bedingt sind. Dabei handelt es sich insbesondere um okuläre Auffälligkeiten, die sich in einer eigenen Studie bei 94% der Patienten fanden. Typisch sind die subkapsuläre Katarakt (60–80%) sowie retinale Veränderungen (Kaiser-Kupfer et al. 1980). Weiterhin findet sich eine Vielzahl von dysplastischen Veränderungen im Bereich des Nervensystems.

Zwei klinische Verlaufsformen können aufgrund der Tumorprogression bzw. dem zeitlichen Auftreten von Raumforderungen voneinander unterschieden werden: der Wishart-Phänotyp mit einem Krankheitsbeginn vor dem 20. Lebensjahr mit multiplen zerebralen und spinalen Raumforderungen sowie rascher Tumorprogression, und der Feiling-Gardner-Phänotyp mit einem Krankheitsbeginn ab dem 20. Lebensjahr mit singulären zerebralen und spinalen Tumoren und langsamer Tumorprogression.

Diagnostik und Therapie

Die durch die NIH-Konferenz etablierten diagnostischen Kriterien für NF2 basieren auf der Prävalenz der Krankheitsmanifestationen (Tabelle 7.16). Auch wenn diese Kriterien eine hohe Sensitivität und Spezifität für familiäre Fälle zeigen, birgt die Forderung des Nachweises bilateraler ACN bei sporadischen Fällen das Risiko, Betroffene, die das mutierte *NF2*-Gen tragen und keine Raumforderung des Kleinhirnbrückenwinkels haben, zu übersehen. Deshalb wurde von verschiedenen Autoren vorgeschlagen, Kriterien für die Differentialdiagnose NF2 zu etablieren (Baser et al. 1996). Wie bei anderen Phakomatosen ist die Penetranz der klinischen Merkmale altersabhängig, jedoch nach dem 60. Lebensjahr bei fast allen Patienten nachweisbar.

Auch für NF2-Betroffene gibt es noch keinen kausalen Therapieansatz. Die frühzeitige Diagnose der Erkrankung ist wesentlich, um etwa ACN frühzeitig zu operieren und so Fazialisfunktionen zu erhalten und Chancen für den Hörerhalt zu nutzen und daneben eine adäquate genetische Beratung zu gewährleisten. Der Erhalt der Fazialisfunktion ist wichtig im Hinblick auf weitere Defizite durch kaudale Hirnnerventumore. Bislang hat sich die Strategie der frühzeitigen Operation von ACN nur bedingt durchsetzen können, da der Erfolg einer Operation in bezug auf den Hörerhalt – selbst unter optimalen Voraussetzungen – nur in etwa 50% der Fälle gegeben ist. Daneben werden bei den schweren Verlaufsformen der Erkrankung Tumorrezidive beobachtet, die den Erfolg einer Erstoperation zunichte machen können. Ein wesentliches Problem ist die von uns beobachtete verspätete Diagnosestellung (6–11 Jahre nach dem Auftreten von subjektiv angegebenen Erstsymptomen).

Der Entscheidungsprozeß wann, wie und wo ein ACN operiert wird, ist von objektiven Parametern wie Tumorgröße, Hörvermögen, bereits bestehender unilateraler

---

Tabelle 7.16. Diagnostische Kriterien für NF2 (NIH 1991)

---

1. Bilaterale Akustikusneurinome
   - Nachweis durch MRT

2. Bei einem Verwandten 1. Grades mit NF2 genügt das Vorhandensein von mindestens einem der folgenden Kriterien:
   - Neurofibrom
   - Meningiom
   - Gliom
   - Schwannom
   - Juvenile posteriore subkapsuläre Katarakt

Ertaubung, weiteren zervikalen Raumforderungen, der Persönlichkeit des Patienten und dessen individueller Lebenssituation abhängig.

Rekonstruktive Eingriffe wie Fazialishypoglossusanastomose oder Lidloading können die Lebensqualität von Betroffenen mit höhergradigen Fazialisparesen erheblich verbessern. Dies gilt auch für die Operation einer subkapsulären Katarakt, die eine Visusminderung verursacht.

Da NF2 in jedem Alter symptomatisch werden kann, ist bei klinischem Verdacht auf NF2 eine neurologische, kernspintographische (Kopf und Spinalkanal) sowie augenärztliche Untersuchung wesentlich. Die Kernspintomographie des Spinalkanals erlaubt es, (möglicherweise) auftretende neurologische Defizite bessere einschätzen zu können und erleichtert die Beurteilung, welcher Tumor in einem Wirbelsäulenabschnitt symptomatisch wird, da diese häufig multipel in einem Segment auftreten.

Wir favorisieren jährliche Verlaufsuntersuchungen in Zentren, in denen interdisziplinär – je nach klinischer Befundkonstellation – apparative Untersuchungen durchgeführt werden. Dabei ist die psychologische Betreuung, die auch die vollständige Ertaubung antizipiert, erforderlich. Das Erlernen der die Lautsprache begleitenden Gebärden sollte möglichst bei noch bestehendem Hörvermögen eingeübt werden. Dies gilt auch für die Sprachschulung.

Differentialdiagnostisch ist eine Schwannomatose, Meningiomatose bzw. Neurofibromatosetyp 1 in Erwägung zu ziehen.

Molekulargenetische Grundlagen und pathophysiologische Zusammenhänge

Das *NF2*-Gen ist mit 595 Aminosäuren sehr viel kleiner als das Neurofibromin. Es wird als Schwannomin oder Merlin bezeichnet (Trofatter et al. 1993).

Die Aminosäurensequenz des Schwannomins zeigt Homologien zu einer Familie von Proteinen, von denen angenommen wird, daß sie die Zellmembran mit dem Zytoskelett verbinden. Eines der Proteine, das eine Aminosäurensequenzhomologie zeigt, ist das Protein 4.1. Dieses interagiert mit Spektrin, dem Hauptzytoskelettprotein der roten Blutkörperchen. Schwannomin könnte interzelluläre Wechselwirkungen und Zell-Matrix-Interaktionen stabilisieren. Die Abwesenheit des NF2-Genprodukts könnte Zellwanderung, Änderung der Zellform oder Verlust der Zellkontakthemmung beeinflussen.

Phänotyp-Genotyp-Korrelation

Die bisher vorliegenden Ergebnisse der Mutationsanalysen zeigen, daß die meisten Keimbahnmutationen im *NF2*-Gen kleine Veränderungen sind. Die meisten dieser Mutationen führen zu verkürzten Genprodukten. Die Mutationen sind über die gesamte kodierende Region sowie die Exon-Intron-Grenzen verteilt. Es fanden sich bisher keine Sequenzen, die durch häufige Mutationen gekennzeichnet sind („Hotspots"). Die bisher beschriebenen Nonsense- und Frameshiftmutationen in den Exons scheinen mit einem schweren Phänotyp assoziiert zu sein. Missensemutationen waren häufiger mit einer milden Verlaufsform assoziiert. Bei Mutationen, die zu veränderten Spleiß-Akzeptor-Sequenzen führten, fanden sich schwere und milde Phänotypen. Jedoch sind in Assoziation mit Missensemutationen auch schwere klinische Verläufe beschrieben worden. Es ist denkbar, daß kleine Veränderungen im *NF2*-Gen keine Auswirkungen auf die Funktion des Genproduktes haben, und daß nur Mutationen, die zu verkürzten Genprodukten führen sowie Missensemutationen, die jeweils nur in bestimmten Regionen des *NF2*-Gens auftreten, einen schweren Phänotyp zur Folge haben. Die Tatsache, daß die gleiche Mutation in einer Familie sowohl mit einem schweren als auch mit einem leichten Verlaufstyp assoziiert sein kann, weist darauf hin, daß die Expressivität des NF2-Phänotyps nicht allein durch die NF2-Genmutation bestimmt zu sein scheint. Vielmehr ist zu vermuten, daß modifizierende Gene, die unabhängig vom *NF2*-Gen in einer Familie segregieren, den NF2-Phänotyp beeinflussen. Daneben können stochastische Faktoren und Umgebungseinflüsse ebenfalls eine Rolle spielen (Kluwe et al. 1996; Sainz et al. 1995; Merel et al. 1995).

Molekulargenetische Diagnostik

Die Nachweisfrequenz der Keimbahnmutationen liegt in verschiedenen Studien zwischen 30–66%, wobei insbesondere im Zusammenhang mit schweren Phänotypen Mutationen aufgedeckt wurden. Derzeitige Mutationsnachweismethoden sind die Einzelstrangkonformationspolymorphismus-Analyse (SSCP) und die Temperaturgradientengelelektrophorese (TGGE) (MacCollin et al. 1994).

Tuberöse Sklerose

Genetik und Häufigkeit

Die Tuberöse Sklerose (TS) ist ein autosomal-dominantes Erbleiden mit einer geschätzten Häufigkeit von 1:30000. Jüngeren Studien zufolge ist jedoch die Inzidenz bei Kindern höher (1:7500 bei Kindern unter 5 Jahren). Die Spontanmutationsrate beträgt 60%–80%.

Krankheitsbild

Betroffene weisen häufig eine mentale Retardierung, epileptische Anfälle, Hamartome und Tumoren auf. Die Diagnose wird auf der Grundlage der diagnostischen Kriterien gestellt, wobei diese insbesondere im Hinblick auf Betroffene mit inkompletter Ausprägung der Merkmale nur als Leitlinie zu verstehen sind.

Hautveränderungen wie hypomelanotische Maculae (white spots, konfettiartige Läsionen), das Adenoma sebaceum, die Chagrin-Flecken und die sog. Koenen-Tumoren sind typisch:

- Die white spots haben eine ovale oder eschenblattähnliche Form und sind meist unregelmäßig begrenzt. Die in ihrer Anzahl stark variierenden „weißen Flecken" sind bereits bei Geburt oder in den ersten Lebensmonaten nachweisbar und können häufig nur im Wood-Licht sichtbar gemacht werden. Histologisch finden sich in diesen Bereichen eine normale Anzahl von Melanozyten, aber die Melanosomen sind klein und enthalten wenig oder kein Melanin.
- Bei den schmetterlingsförmig ausgeprägtem Adenoma sebaceum handelt es sich um Angiofibrome, die in der Nasolabialfalte, an Wangen und Kinn lokalisiert und meist ab dem 3. Lebensjahr nachweisbar sind.

- Der typische Chagrin-Lederfleck erscheint fleischfarbig und faltig und ähnelt in seinem Aussehen gegerbtem Leder. Meistens treten diese Flecken im Beckenbereich, aber erst ab dem Alter von 10 Jahren auf und werden je nach Alter bei 20–70% der Betroffenen nachgewiesen.
- Angiofibrome im Bereich der Nagelfalz werden als Koenen-Tumoren bezeichnet. Die Mundschleimhaut und das Zahnfleisch kann durch Papillome verändert sein.

Als typische Komplikationen des ZNS-Bereiches gelten zerebrale Krampfanfälle (80%), geistige Behinderung unterschiedlichen Schweregrades (50–60%) sowie zerebrale Verkalkungen (50%–60%). Tumorähnliche Gliaknötchen sind in der Regel subependymal lokalisiert und können in die Ventrikel infiltrieren; meist sind sie verkalkt. Im MRT und CCT sind diese Läsionen gut darstellbar. In diesen Gliaknoten können Patienten mit Tuberöser Sklerose sog. subependymale Riesenzellastrozytome entwickeln, die durch ihre Wachstumstendenz gekennzeichnet sind, sich allerdings histologisch nicht sicher von Gliaknoten unterscheiden.

Retinale Veränderungen im Sinne von Hamartomen im Bereich der Macula (50%) sind charakteristisch und können im Einzelfall Ursache für eine Sehminderung sein (Abb. 7.27). Dabei wurden von Robertson (1988) 3 verschiedene Hamartomtypen beschrieben; häufig finden sich multiple maulbeerartige und astrozytäre Hamartome, z. T. in der Nähe des N. opticus, die oft verkalkt sind.

Rhabdomyome des Herzmuskels treten nicht selten multipel auf und können zu Herzrhythmusstörungen führen. Die Tumoren sind im 2. Trimenon bereits gut sonographisch darstellbar. Bei etwa 50% der Kinder mit TS finden sich Rhabdomyome des Herzens.

Eine Affektion der Niere ist häufig. Dabei treten Angiomyolipome bilateral und multipel auf (67% orthoptisch untersuchte Nieren). In der Regel sind diese Tumoren asymptomatisch, sie können jedoch in Einzelfällen zu Blutungen und Schmerzen führen. Daneben finden sich Zysten der Nierenrinde. Da Myolipome und Nierenzysten

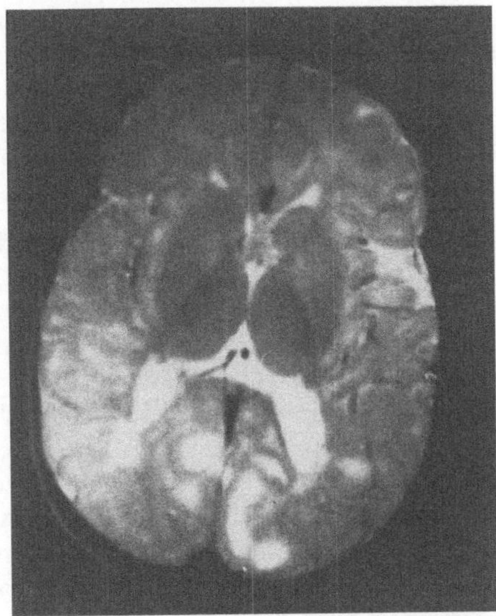

Abb. 7.27. Zerebrale Hamartome bei tuberöser Sklerose

nicht spezifisch für die Erkrankung sind, darf ihr Auftreten als möglicher Hinweis für das vorliegen der Erkrankung gelten. Sie treten meist nach dem 10. Lebensjahr auf. Intestinal, im Pankreas und hepatisch können ebenfalls Angiomyolipome nachgewiesen werden.

Diagnostik und Therapie

Die klinischen Symptome können in 3 Subgruppen im Hinblick auf ihre Spezifität aufgeteilt werden:

1. Primärsymptome: Adenoma sebaceum, Nagelfalzfibrome, kortikale Tubera (histologisch gesichert), subependymale Gliaknoten oder Riesenzellastrozytome (histologisch gesichert), multiple kalzifizierte subependymale Knoten, die in die Ventrikel ragen (radiologisch gesichert), multiple retinale Astrozytome.
2. Sekundärsymptome: betroffene Verwandte 1. Grades, kardiale Rhabdomyome (histologisch oder röntgenologisch gesichert), retinale Hamartome außer astrozytärer achromatischer Flecken, zerebrale Tubera (radiologisch bestätigt), Chagrin-Lederfleck, fibröse Plaques der Stirn, Lymphoangiomatose der Lunge (histologisch bestätigt), renale Angiomyolipome (histologisch gesichert), Nierenzysten (histologisch bestätigt).
3. Tertiärsymptome: white spots, konfettiartige Hautläsionen, Nierenzysten (radiologisch gesichert), Zahnschmelzveränderungen in Milch- oder bleibenden Zähnen, die kanalartig bis zum Dentin reichen können, hamartöse rektale Polypen (histologisch gesichert), Knochenzysten, Lymphangiomatose der Lunge (radiologisch gesichert), zerebrale Migrationsstörungen oder Heterotopien im Bereich der weißen Substanz, fibromatöse Zahnfleischhyperplasien, Hamartome anderer Organe (histologische Bestätigung), infantile Spasmen.

Auf Grundlage dieser Einteilung wird die Diagnose der Erkrankung wie folgt gestellt:

1. Der Nachweis eines Primärsymptoms und zweier Sekundärsymptome, oder ein Primärsymptom sowie zwei Tertiärsymptome.
2. Bei Nachweis eines Sekundärsymptoms und eines Tertiärsymptoms oder von drei Tertiärsymptomen ist die Diagnose wahrscheinlich.
3. Bei einem Sekundärsymptom und zwei Tertiärsymptomen besteht der Verdacht auf TS (Roach et al. 1992; Gomez 1991).

Die Festlegung von individuell festzulegenden therapeutischen Strategien basiert auf dem Ausprägungsgrad der Erkrankung. Dabei sind bei geistiger bzw. körperlicher Behinderung meist heilpädagogische Therapien erforderlich. Daneben sind integrative Konzepte, die die ganzheitliche familiäre und individuelle Situation der Betroffenen berücksichtigen, zu favorisieren.

Für Kinder mit TS ist eine jährliche Untersuchung sinnvoll, wobei interdisziplinäre Betreuung in spezialisierten Zentren Vorteile bietet. Inwieweit Patienten mit milderen Verlaufsformen der Erkrankung der regelmäßigen klinischen Betreuung bedürfen, ist noch nicht geklärt. Das gleiche gilt für Screeninguntersuchungen, die im Hinblick auf bestimmte Krankheitskomplikationen in einem bestimmten Lebensalter durchzuführen wären. Kardiale Rhabdomyome sollten frühzeitig ausgeschlossen werden. Kontrovers diskutiert wird die Notwendigkeit neuroradiologischer Diagnostik im Alter zwischen 8 und 18 Jahren, um das Auftreten subependymaler Riesenzellastrozytome rechtzeitig zu erfassen und entsprechende neurochirurgische Interventionen zu ermöglichen. Auch das routinemäßige Screening nach renalen Angiolipomen ist in seinem Stellenwert noch nicht abschließend geklärt.

Molekulargenetische Grundlagen und pathophysiologische Zusammenhänge

Bisher sind 2 getrennte Genloci auf Chromosom 9q34 (*TSC1*) und 16p13 (*TSC2*) beschrieben worden (Haines et al. 1991). Die klinischen Charakteristika von TS-Betroffenen mit unterschiedlicher chromosomaler Lokalisation des Defektgens unterscheiden sich nicht. Kopplungsanalysen ergaben Hinweise, daß Mutationen etwa zu gleicher Häufigkeit in den beiden Genen vorkommen. Die fokale Natur der TSC-assoziierten Hamartome führte zu der Vermutung, daß *TSC1* und *TSC2* eine Funktion als Tumorsuppressor haben. Verlust eines Allels (LOH) wurde bei etwa 10% der *TSC1*-Hamartome und bei 50% der *TSC2*-Hamartome gefunden (Green et al. 1994; Geist et al. 1996).

Das *TSC1*-Gen kodiert für ein ubiquitär exprimiertes 8.6 kb Transkript, von welchem ein Protein, Hamartin, mit 1164 Aminosäuren und einer Masse von 130 kDa translatiert wird (Van Slegtenhorst et al. 1997). Von den 23 Exons tragen mindestens 21 kodierende Abschnitte. Kleine Deletionen, Insertionen und Punktmutationen wurden bei familiären und sporadischen TSC-Patienten gefunden. Der überwiegende Anteil der Mutationen trat nur einmal auf. 15% der familiären Patienten hatten eine Mutation im Exon 15 (2,5% der sporadischen Patienten). Ein Drittel aller Mutationen führte zu einem Abbruch der Proteinsynthese. In einem Nierenzellkarzinom eines TSC-Patienten wurde zusätzlich zur Keimbahnmutation eine weitere somatische Mutation nachgewiesen; ein Astrozytom eines anderen Patienten wies eine Deletion des Wildtypallels zusätzlich zur TSC-Punktmutation auf. Diese Befunde sind Hinweise, daß es sich bei dem *TSC1*-Gen um ein Tumorsuppressorgen handelt. Die Mehrzahl der Mutationen führt zu einer Inaktivierung der Proteinfunktion. Wie dieser Funktionsverlust zum klinischen Phänotyp führt, ist derzeit unbekannt.

Das *TSC2*-Gen besteht aus 41 Exons; die mRNA umfaßt 5500 Nukleotide und ist in den meisten Säugetiergeweben nachweisbar. Die Mutationen im TSC2-Gen zeigen keine Häufung eines bestimmten Mutationstypen oder keinen „Hotspot".

Das *TSC2*-Gen kodiert für ein 1784 Aminosäuren umfassendes Protein, genannt Tuberin, das die Zellmembran „spannen" soll. Zusätzlich zu einigen membranspannenden Bereichen dieses Proteins gibt es eine kleine, 58 Aminosäuren umfassende Region am Carboxylende des Tuberins, das in seiner Sequenz Ähnlichkeit zeigt mit einer Familie von Proteinen, die p21-rap1 regulieren. Rap1 ist ein weiteres kleines GTPase aktivierendes Protein wie p21-ras, das aktiv ist, wenn es an GTP gebunden ist und inaktiv, wenn es an GDP gebunden ist. Tuberin scheint also die Funktion eines GAP-Proteins für rap1 zu haben. Biochemische Untersuchungen haben gezeigt, daß Tuberin *in vitro* tatsächlich den Übergang von einem aktiven (an GTP gebundenen) zu einem inaktiven (an GDP gebundenen) rap1 katalysiert. Tuberin ist in dieser Hinsicht spezifisch für rap1 und besitzt keine GAP-Aktivität gegenüber anderen ras-ähnlichen Proteinen. Obwohl angenommen wird, daß Tuberin in die Zellmembran integriert ist, konnte die subzelluläre Lokalisation des Proteins bis heute noch nicht festgestellt werden (Wienecke et al. 1995; Wilson et al. 1996).

Molekulargenetische Diagnostik

In der klinischen Diagnostik gehören heute weder die Segregations- noch die Mutationsanalyse zur Routine. Dies ergibt sich aus der Schwierigkeit, daß die Erkrankung genetisch heterogen ist und bei einer Vielzahl von Betroffenen sporadisch auftritt.

Hippel-Lindau-Syndrom (HL)

Genetik und Häufigkeit

Die HL tritt autosomal-dominant mit einer Inzidenz von etwa 1:36000 auf. Die Spontanmutationsrate liegt zwischen 6 und 50% (Maher et al. 1991a). Im Gegensatz zu den anderen Phakomatosen finden sich bei dieser Erkrankung keine typischen Hautmerkmale. Es besteht jedoch eine Multisystemaffektion im Bereich des Auges, des ZNS, des Pankreas, der Nebenniere, der Niere und des Nebenhodens.

Krankheitsbild

Individuen, die das mutierte HL-Gen tragen, zeigen eine Disposition für das Auftreten von Hämangioblastomen der Fossa posterior, des Hirnstamms und des Rückenmarks. Renale Krankheitsmanifestationen (renale Zysten und Nierenkrebs) und okuläre Hämangiome treten etwa gleich häufig bei 50% der Betroffenen auf. Andere Organe wie z.B. das Pankreas, die Nebennieren und Paraganglien sowie die Nebenhoden sind ebenfalls häufig betroffen. Das Spektrum der typischen Krankheitsmanifestationen in den genannten Organen reicht von Zysten in Niere, Pankreas und Nebenhoden über histologisch gutartige Tumoren (Phäochromozytome, Zysteadenome des Pankreas) bis zum malignen Nierenzellkarzinom (Maher u. Yates 1991; Hough et al. 1994; Neumann u. Wiestler 1991). Üblicherweise sind retinale Veränderungen das 1. Merkmal der Erkrankung in einem Alter von etwa 25 Jahren (Abb. 7.28).

Intrafamiliär zeigt sich eine erhebliche Variabilität des Auftretens von kapillären Hämangioblastomen (21%–72%) (Neumann et al. 1995). Das Zerebellum ist die häufigste Lokalisation dieser Tumoren, gefolgt von Hirnstamm und Rückenmark. Häm-

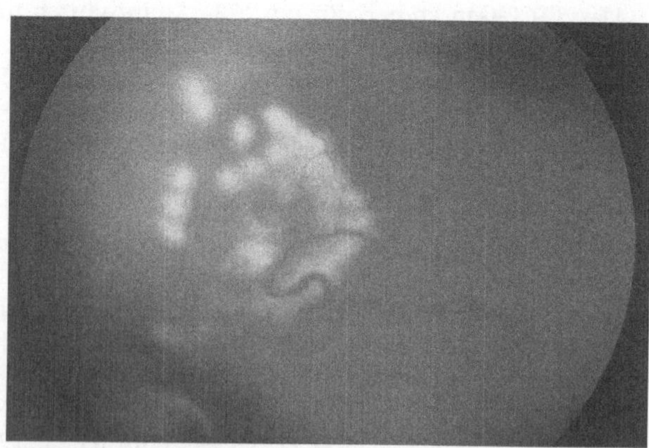

Abb. 7.28. Retinale angiomatöse Fehlbildungen beim Hippel-Lindau-Syndrom

angioblastome treten in der Regel bei den HL-Betroffenen multilokal auf und – im Gegensatz zu Patienten ohne HL mit singulären sporadischen Tumoren – in jüngerem Lebensalter. Etwa 50% der Patienten zeigen nur ein Leitsymptom der Erkrankung. Beim familiären Auftreten der Erkrankung ist die klinische Diagnose auch beim Auftreten eines Hauptmerkmals möglich. Für die Diagnose von sporadischen Trägern des HL-Gens ist dagegen der Nachweis von 2 Kardinalsymptomen (ZNS oder retinal) zu fordern. Renale und epididymale Zysten treten so häufig in der Bevölkerung auf, daß diese nicht als diagnostische „Marker" zu verwerten sind (Melmon u. Rosen 1964).

Multiple bilaterale Nierenzellkarzinome sowie Nierenzysten charakterisieren das renale Bild. Erste klinische Hinweise ergeben sich aufgrund von Rückenschmerz und Hämaturie. Jedoch wird das Nierenzellkarzinom in der Regel zufällig aufgedeckt, wenn eine Sonographie oder eine CT-Untersuchung in dieser Region durchgeführt wird. Bereits bei Jugendlichen kann ein Nierenzellkarzinom auftreten; es metastasiert in die Leber, Lunge und den Knochen und dürfte für etwa 50% der Todesfälle bei der Erkrankung verantwortlich sein. Auch wenn der Tumor in das ZNS metastasieren kann, ist es wesentlich wahrscheinlicher, daß eine aufgedeckte Raumforderung bei einem Betroffenen eher einem Hämangioblastom entspricht.

Die angegebene Frequenz der Phäochromozytome liegt zwischen 7–20%. Möglicherweise kommt es zu diesen Unterschieden, weil in bestimmten Familien Phäochromozytome gehäuft auftreten. Die klinische Symptomatik, Diagnostik und Therapie weicht nicht von der Behandlung sporadischer Tumoren ab.

Hämangioblastome des ZNS treten meistens im Zerebellum (59%) auf, wobei der Zeitpunkt der klinischen Symptomatik sehr variabel ist (13–61 Jahre, mittleres Alter 29 Jahre). Dabei finden sich 13% der Tumoren in der Wirbelsäule (11–60 Jahre, mittleres Alter bei klinischen Defiziten 34 Jahre), 4% im Hirnstamm oder in anderer Lokalisation im ZNS (< 1%).

Beim Auftreten multipler Hämangioblastome ist von einem HL auszugehen. Die klinische Symptomatik steht in Abhängigkeit zur Lokalisation der Tumoren. Neben Hirndruckzeichen besteht auch das Risiko der Hämorrhagie. Die Kernspintomographie ist das sensitivste radiologische Verfahren, um diese Raumforderungen nachzuweisen. Die Prognose der neurochirurgischen Intervention im Bereich des Zerebellums ist in der Regel gut, wenn diese nicht durch die Multiplizität der Tumoren und Rezidive kompliziert wird (Constans et al. 1986).

Bei Patienten mit bilateralen und multiplen retinalen Hämangioblastomen ist die Diagnose HL zu stellen. Dagegen ist für solitäre retinale Veränderungen noch nicht eindeutig geklärt, wie häufig diese bei HL auftreten. In einer Studie von Maher et al. (1991) fanden sich bei 54 von 89 Patienten symptomatische retinale Läsionen, die in einem mittleren Alter von 25 Jahren aufgedeckt wurden (Alter 4–46 Jahre). Peripher lokalisierte retinale Angiome sind in der Regel asymptomatisch. Dagegen führen zentral lokalisierte Veränderungen zur Visusminderung. Arteriovenöse Shunts und Kapillarschäden führen zur Exsudation von Flüssigkeit; Hämorrhagien haben verschiedene gravierende Folgen, so daß die rechtzeitige Behandlung der Angiome (Laserkoagulation, Kryotherapie) eine Sehminderung verhindern kann.

Die wesentliche Schwierigkeit besteht aus klinischer Sicht bei Auftreten eines einzelnen klinischen Symptoms, die Differentialdiagnose HL in Betracht zu ziehen und bei weiteren Familienmitgliedern das Auftreten von Krankheitsmerkmalen zu überprüfen.

Diagnose und Therapie

Da einige wesentliche Komplikationen der Erkrankung durch rechtzeitige Diagnose behandelbar werden, haben Screeningprotokolle und Empfehlungen für die Verlaufskonrollen wesentliche Bedeutung. Kürzlich wurden die Empfehlungen zum Screening von HL-Betroffenen von 3 Arbeitsgruppen, die größere Patientenkollektive betreuen, überprüft. Neuroradiologische Diagnostik, ophthalmologische Untersuchungen sowie Blutuntersuchungen gehören zur Basisdiagnostik. Folgende Gemeinsamkeiten finden sich in den Protokollen: Das Screening sollte bereits im Kindesalter initiiert werden und kontinuierlich fortgeführt werden. Die Katecholaminkonzentration im 24-h-Urin sollte von Kindheit an alle 1–2 Jahre durchgeführt werden. Ab einem Alter von 5–6 Jahren ist die jährliche ophthalmologische Untersuchung sinnvoll. Einige Kliniker favorisieren die zusätzliche Durchführung einer Fluoreszensangiographie, insbesondere wenn eine unklare Visusminderung auftritt. Die zerebrale und spinale Kernspintomographie sollte ab der Adoleszenz alle 2–3 Jahre durchgeführt werden. Zu diesem Zeitpunkt sind ebenfalls Nierenfunktionsstörungen auszuschließen. Ergänzt werden diese Untersuchungen durch die Sonographie und die abdominelle CT. Die Kernspintomographie der Nieren dürfte in Zukunft allerdings zunehmend an Bedeutung gewinnen.

Molekulargenetische Grundlagen und pathophysiologische Zusammenhänge

Kopplungsstudien in Familien mit HL-Syndrom haben gezeigt, daß das *HL*-Gen auf 3p25-p26 lokalisiert ist. Das *HL*-Gen wird in vielen Geweben exprimiert, u.a. in Gehirn und Niere. Southern-blot-Analysen zum Nachweis von Deletionen erbrachten Abnormalitäten bei 28 von 221 nicht miteinander verwandten HL-Patienten. Obwohl der anfänglich durchgeführte Vergleich von Sequenzen des HL-Proteins (pHL) mit anderen bekannten Proteinen keine Hinweise für seine Funktion gegeben hatte, zeigten folgende Untersuchungen, daß es sich bei pHL um ein Kernprotein handelt, welches an Elongin B und C bindet und die transkriptionale Aktivität inhibiert.

Es wurden eine Vielzahl verschiedener Mutationstypen, die die HL-Erkrankung verursachen, aufgedeckt. Diese sind über die gesamte kodierende Region verteilt. Etwa 50% der Mutationen dürften zu trunkierten Genprodukten führen. Bei der Untersuchung von genomischer PCR und durch SSCP deckten Whaley et al. (1994) „variant conformers" bei 22 von 61 Patienten auf. Mutationen wurden in allen 3 Exons aufgedeckt. Es fanden sich Deletionen, Insertionen, Spleiß-Akzeptor-Sequenzmutationen sowie Missense- und Nonsensemutationen; Punktmutationen stellten einen signifikanten Teil der Mutationen dar, 45% waren Missensemutationen. Wiederauftretende Mutationen wurden in verschiedenen Kodons aufgedeckt. Keimbahnmutationen wurden bei 85 von 114 Familien (75%) nachgewiesen. Es wurde ebenfalls ein Hotspot für Mutationen identifiziert.

Phänotyp-Genotyp-Korrelation

Die Mutationstypen, die beim HL-Typ 1 (HL ohne Phäochromozytom) nachgewiesen werden konnten, unterschieden sich von denjenigen, die beim HL-Typ 2 (HL mit Phäochromozytom) aufgedeckt wurden. Von den für HL-Typ 1 ursächlichen Mutationen waren 56% Mikrodeletionen/-insertionen, Nonsensemutationen oder Deletionen. Dagegen fanden sich 96% Missensemutationen bei HL-Typ 2.

Molekulargenetische Diagnostik

Da verschiedene Mutationstypen die HL-Erkrankung auslösen, ist die direkte molekulare Analyse aufwendig und schwierig. Die verhältnismäßig geringe Größe der cDNA erlaubt allerdings in bestimmten Fällen die Durchführung direkter Tests und den Mutationsnachweis in etwa 75% der Fälle (SSCP, Heteroduplex- und Southern-blot-Analyse).

Dagegen ist die Segregationsanalyse in Familien mit mindestens 2 betroffenen Individuen relativ schnell und effektiv. Sie erlaubt es, die Träger des mutierten Gens zu identifizieren und ermöglicht dadurch deren klinische Überwachung.

Literatur

Neurofibromatosetyp 1

Cawthon R, Weiss M, Xu G et al. (1990) A major segment of the neurofibromatosis type 1 gene: cDNA sequence, genomic structure and point mutations. Cell 62:193–201

Chapman CA, Waber DP, Bassett N, Urion DK, Korf BR (1996) Neurobehavioral profiles of children with neurofibromatosis 1 referred for learning disabilities are sex-specific. Am J Med Genet 67:127–132

Deimling A von, Krone W, Menon AG (1995) Neurofibromatosis type 1: Pathology, clinical features and molecular genetics. Brain Pathol 5:153–162

Easton DF, Ponder MA, Huson SM, Ponder BAJ (1993) An analysis of variation in expression of neurofibromatosis (NF) type 1 (NF1): Evidence for modifying geneses. Am J Hum Genet 53:305–311

Halpern M, Currarino G (1965) Vascular lesions causing hypertension in neurofibromatosis. N Eng J Med 273:248–252

Hofmann KJ, Harris EL, Bryan N, Denckla M (1994) Neurofibromatosis type 1: the cognitive phenotype. J Pediatr 124:1–8

Huson SM, Hughes RAC (eds) (1994) The neurofibromatoses: a pathogenetic and clinical overview. Chapmann & Hall, London, pp 445–447

Huson SM, Harper PS, Compston DA (1988) Von Recklinghausen neurofibromatosis: a clinical and population study in South East Wales. Brain 111:1355–1381

Listernick R, Darling C, Greenwald, Strauss L, Charrow J (1955) Optic pathway tumors in children: The effect of neurofibromatosis type 1 on clinical manifestations and natural history. J Pediatr 127:718–722

Listernick R, Louis DN, Packer RJ, Gutmann DH (in press) Optic pathway gliomas in children with neurofibromatosis type 1: Consensus statement from the optic pathway glioma task force. Ann Neurol (in press)

Marchuk DA, Saulino AM, Tavakkol R (1991) cDNA cloning of the type 1 neurofibromatosis gene: Complete sequence of the NF1 gene product. Genomics 11:931–940

Riccardi VM, Eichner JE (1992) Neurofibromatosis phenotype, natural history and pathogenesis, 2nd edn. John Hopkins Univ Press, Baltimore London

Rizzo JF, Lessel S (1994) Cerebrovascular abnormalities in neurofibromatosis type 1. Neurology 44:1000–1002

Neurofibromatosetype 2

Baser M, Mautner VF, Rage et al. (1996) Presymptomatic diagnosis in neurofibromatosis 2 using linked genetic markers, neuroimaging, and ocular examinations. Neurology 47:1269–1277

Evans DGR, Huson SM, Donnai D et al. (1992a) A genetic study of type 2 neurofibromatosis in the United Kingdom I. Prevalence, mutation rate, fitness and confirmation of material transmission effect on severity. J Med Genet 29:841–846

Evans DGR, Huson SM, Donnai D et al. (1992b) A clinical study of type 2 neurofibromatosis. QJM 304:603–618

Kaiser-Kupfer MI, Freidlin V, Dailes MB et al. (1989) The association of posterior capsular lens opacities with bilateral acoustic neuromas in patients with neurofibromatosis type 2. Arch Ophthalmol 107:541–544

Kluwe L, Bayer S, Baser ME, Hazim W, Haase W, Fünsterer C, Mautner VF (1996) Identification of NF2 germline mutations and comparison with neurofibromatosis 2 phenotypes. Hum Genet 98:534–538

MacCollin MM, Ramesh V, Jacoby LB et al. (1994) Mutational analysis of patients with neurofibromatosis 2. Am J Hum Genet 55:314–320

Mautner VF, Tatagiba M, Guthoff R, Samii M, Pulst SM (1993) Neurofibromatosis 2 in the pediatric age group. Neurosurgery 33:92–96

Mautner VF, Tatagiba M, Lindenau M et al. (1995) Spinal tumors in patients with neurofibromatosis type 2: MR imaging study of frequency, multiplicity and variety. AJR 165:951–955

Mautner VF, Lindenau M, Hazim W et al. (1996) The neuroimaging and ocular spectrum of neurofibromatosis 2. Neurosurgery 38:880–886

Merel P, Hoang-Xuan K, Sanson M et al. (1995) Screening for germline mutations in the NF2 gene. Genes Chromosoms Cancer 12:117–127

Parry DM, Eldridge R, Kaiser-Kupfer MI, Bouzas EA, Pikus A, Patronas B (1994) Neurofibromatosis 2 (NF2): Clinical characteristics of 63 affected individuals and clinical evidence for heterogeneity. Am J Med Genet 52:450–461

Rouleau G, Wertelecki W, Haines JL et al. (1987) Genetic linkage of bilateral acoustic neurofibromatosis to DNA marker on chromosome 22: Nature 329:246–248

Rouleau G, Merel P, Lutchman M et al. (1993) Alteration in a new gene encoding a putative membrane-organizing protein causes neurofibromatosis type 2. Nature 262:515–521

Sainz, Figueroa K, Mautner VF, Baser M, Pulst SM (1995) High frequency of nonsense mutations in the NF2 gene caused by C to T transmission in five CGA codons. Hum Mol Genet 4:137–139

Trofatter JA, MacCollin MM, Rutter JL et al. (1993) A novel moesin-, radixin-like gene is a candidate for the neurofibromatosis 2 tumor suppressor. Cell 72:791–800

Tuberöse Sklerose

Geist RT, Reddy AJ, Zhang J, Gutmann DH (1996) Expression of the tuberous sclerosis 2 gene product, tuberin, in adult and developing nervous system tissues. Neurobiol Dis 3:111–120

Gomez MR (1988) Tuberous sclerosis, 2nd edn. Raven, New York

Gomez MR (1991) Phenotypes of the tuberous sclerosis complex with a revision of diagnostic criteria. Ann NY Acad Sci 615:1–7

Green AJ, Smith M, Yates JRW (1994) Loss of heterozygosity on chromosome 16p13.3 in hamartomas from tuberous sclerosis patients. Nat Genet 6:193–196

Haines JL, Short MP, Kwiatkowski DJ et al. (1991) Localization of one gene for tuberous sclerosis within 9q32–34 and further evidence for heterogeneity. Am J Hum Genet 49:764–772

Roach ES, Smith M, Huttenlocher P, Bhat M, Alcorn D, Hawley L (1992) Diagnostic criteria: Tuberous sclerosis complex. J Child Neurol 7:221–224

Robertson DM (1988) Ophthalmologic findings. In: Gomez MR (ed) Tuberous sclerosis, 2nd edn. Raven, New York

Van Slegtenhorst M, de Hoogt R, Hermans C et al. (1997) Identification of the Tuberous Sclerosis gene *TSC1* on chromosome 9q34. Nature 277:805–808

Wienecke R, Konig A, Declue JE (1995) Identification of tuberin, the tuberous sclerosis-2 product. J Biol Chem 27:16409–16414

Wilson RJ, Ramesh V, Kristiansen A et al. (1996) Novel mutations detected in the TSC2 gene from both sporadic and familial TSC patients. Hum Mol Genet 5:249–256

Von-Hippel-Lindau-Syndrom

Constans JP, Meder F, Maiuri et al. (1986) Posterior fossa hemangioblastomas. Surg Neurol 25:269–275

Hough DM, Stephens DH, Johnson CD, Binkovitz LA (1994) Pancreatic lesions in von Hippel-Lindau disease: Prevalence, clinical significance and CT findings. Am J Radiol 162:1091–1094

Maher ER, Yates JRW (1991) Familial renal cell carcinoma. Clinical and molecular genetic aspects. Brit J Cancer 63:176–179
Maher ER, Iselius L, Yates JRW et al. (1991) Von Hippel-Lindau disease: a genetic study. J Med Genet 28:443–447
Melmon KL, Rosen SW (1964) Lindau's disease: Review of the literature and study of a large kindred. Am J Med 36:595–617
Neumann HPH, Wiestler OD (1991) Clustering of features of von Hippel-Lindau syndrome: Evidence for a complex genetic locus. Lancet 337:1052–1054
Neumann HPH, Lips Cornelis JM, Hsia Y Edward, Zbar B (1995) Von Hippel Lindau Syndrome. Brain Pathol 5:181–193
Whaley JM, Naglich J, Gelbert L et al. (1994) Germline mutations in the von Hippel Lindau aberrations in sporadic renal cell carcinoma. Am J Hum Genet 55:1092–1103

7.9 Malformationen des Gehirns

O. Rieß

Fehlbildungen des Nervensystems können durch exogene (Infektionen, Strahlung, teratogene Substanzen) oder endogene (genetische) Ursachen entstehen. Eine endogen bedingte Entwicklungsstörung, die zu einem morphologischen Defekt des Gehirns oder eines Teils des Gehirns führt, bezeichnet man im engeren Sinne als Malformation. Häufige Störungen der Organogenese sind Verschlußstörungen oder Dysrhaphien (z.B. Anenzephalie, Enzephalozele, Meningozele), Störungen der Ventrikelbildung (z.B. Holoprosenzephalie), der Massenentwicklung (Mikrenzephalie), der Rindenentwicklung (Lissenzephalie, Pachygyrie) und der Verbindungssysteme (Corpus-callosum-Agenesie) sowie destruktive Läsionen (Porenzephalie, Schizenzephalie, Hydrozephalus).

Bei Neugeborenen sind Fehlbildungen des Nervensystems mit etwa 1:100 sehr häufig (einschließlich totgeborener Kinder). Am häufigsten sind dabei die dysrhaphischen Störungen, die fast 90% der zentralnervösen Anomalien ausmachen. Der Anteil der „rein" genetischen Ursachen an den Fehlbildungen des Nervensystems kann momentan noch nicht bestimmt werden. Im Einzelfall muß daher auch aufgrund der Signifikanz der Aussage für die weitere Familienplanung eine genaue Familienanamnese erhoben sowie perinatale Infektionen der Mutter, Umweltbedingungen und Schwangerschaftsverlauf hinterfragt werden. Differentialdiagnostisch sind auch raumfordernde, chronisch entzündliche, metabolische und heredodegenerative Prozesse des ZNS in Betracht zu ziehen. Die Entwicklung von Kindern mit Fehlbildungen verläuft i. allg. von Beginn an verzögert, wohingegen ein „Entwicklungsknick" Hinweise auf degenerative oder metabolische Störungen liefern kann. Generell muß bei Kindern mit somatischer, statomotorischer und psychischer Entwicklungsverzögerung sowie bei zerebralen Anfällen und Bewegungsstörungen an das Vorliegen einer Fehlbildung gedacht werden. Die klinische Untersuchung sollte v. a.:

- eine gründliche Analyse des Kopfes (Schädelmaße und Morphologie, einschließlich Sonographie, Computertomographie und Kernspintomographie) beinhalten,
- auf das Vorliegen von Hautveränderungen (Phakomatose) und Anzeichen von Spaltbildungen sowie

- auf Gliedmaßen- und weitere Organveränderungen und
- auf die oftmals milden und leicht zu übersehenden Mikrosymptome bei Eltern und Geschwistern geachtet werden.

Begleitanomalien kommen bei metabolischen oder heredodegenerativen Erkrankungen nur in Ausnahmefällen vor. Im Gegensatz zu Fehlbildungen verlaufen diese Erkrankungen jedoch in der Regel progredient. Kann ätiologisch eine exogene Schädigung (pränatale Infektionsparameter, Alkohol, Medikamente) nicht nachgewiesen werden und ist auch eine intrauterine mechanische Schädigung unwahrscheinlich, sollte generell eine genetische Ursache für die klinische Symptomatik in Betracht gezogen werden. Zahlreiche genetische Fehlbildungssyndrome, die durch Chromosomenaberrationen verursacht werden, gehen mit Malformationen des Nervensystems einher. Eine Chromosomenanalyse sollte daher generell bei ätiologisch unklaren Fehlbildungen durchgeführt werden. Im folgenden soll nur auf die wenigen genetisch bedingten Malformationen des ZNS eingegangen werden, die mit molekulargenetischen Methoden nachgewiesen werden können.

Miller-Dieker-Lissenzephalie

Kinder mit Miller-Dieker-Syndrom (MDS) sind stark wachstums- und entwicklungsverzögert und weisen mit bitemporalen Eindellungen des Schädels, prominenter Stirn, kurzer Nase mit antevertierten Nasenlöchern, prominenter Oberlippe, Mikrogenie und variablen anderen Symptomen ein klinisch typisches Erscheinungsbild auf. Die Gehirnoberfläche weist nur einige schwach ausgeprägte, grobe Windungen auf (Lissenzephalietyp I). Der Kortex ist trotz Vorhandenseins von 4 anstatt 6 Schichten relativ dick, die weiße Substanz erscheint schmal und das Ventrikelsystem ist erweitert. Bei 90% der Patienten findet sich eine Corpus-callosum-Agenesie. Häufig sind auch Mikrozephalie und Kalkablagerungen im Gehirn. Das Zerebellum ist normalerweise nicht betroffen. Weitere Anomalien der Nieren, des Herzens, der Hände und des Gastrointestinaltraktes sind häufig.

Etwa 15% der Patienten mit einer isolierten Lissenzephalie vom Typ I und annähernd 90% der Patienten mit einem MDS haben Mikrodeletionen in einem etwa 350 kb großen DNA-Abschnitt auf Chromosom 17p13.3. Diese Deletionen betreffen nur eines der beiden Chromosomen (Hemizygotie). Mehrere hochpolymorphe Marker befinden sich in dieser Region, darunter 2 „variable Tandemrepeats" oder VNTRs, die für den Nachweis der Deletion besonders hilfreich sind. Die Analyse dieser Marker in MDS-Patienten ohne zytogenetisch sichtbare Deletion erbrachte schließlich den Nachweis, daß auch bei ihnen molekulargenetisch nachweisbare Deletionen dieser Region vorhanden sind. Letztendlich konnte ein Gen, LIS1, in der Region 17p13.3 isoliert werden, dessen 5'- bzw. 3'-Ende in 2 MDS-Patienten mit nichtüberlappenden Deletionen nicht vorhanden war (Reiner et al. 1993). Die abgeleitete Aminosäuresequenz ergab Hinweise, daß es sich bei LIS1 um eine Untereinheit eines G-Proteins handelt, welches möglicherweise in der Signaltransduktion involviert ist und eine entscheidende Bedeutung für die zerebrale Entwicklung besitzt. Die Hälfte der normalerweise vorkommenden Dosis des LIS1-Proteins scheint daher für dessen Funktion nicht ausreichend zu sein, möglicherweise besteht eine Imbalance mit den anderen Untereinheiten des heterotrimeren G-Proteins. LIS1 hat 99% Identität mit einer Isoform der blutplättchenaktivierenden Azetylhydrolase (platelet-activating factor, PAF), welche aus dem Gehirn des Rindes isoliert wurde (Hattori et al. 1994). Möglicherweise sind PAF und die PAF-Azetylhydrolase wichtige Faktoren für die Differenzierung und Entwicklung des Kortex.

Die Isolierung des *LIS1*-Gens und die Aufdeckung der genomischen Struktur des Gens ermöglichte schließlich eine Mutationsanalyse auch in Patienten mit isoliertem Vorkommen einer Lissenzephalie vom Typ 1. Bei etwa 20 % dieser Patienten konnte eine Punktmutation bzw. eine kleine intragenische Deletion als Ursache für die klinische Symptomatik nachgewiesen werden. Diese Ergebnisse belegen aber auch, daß die Typ-1-Lissenzephalie genetisch heterogen ist. In diesem Sinne interessant ist, daß ein zum *LIS1*-Gen homologes Gen isoliert und auf Chromosom 2 des Menschen lokalisiert werden konnte. Mehrere Lissenzephaliepatienten mit einer Translokation in der Region 2q25 wurden beschrieben, für die allerdings bisher eine X-chromosomale Vererbung angenommen wurde (Srivastava et al. 1996; Dobyns et al. 1992). X-chromosomale Vererbung ist darüber hinaus für einige Familien belegt. So beschreiben Berry-Kravis u. Israel (1994) eine Familie mit 5 betroffenen männlichen Neugeborenen in 2 Generationen, die alle unbehandelbare epileptische Anfälle, schwere Retardierung, Wachstumsverzögerung und Mikrozephalus aufwiesen und noch im Neugeborenenalter starben. Die radiologischen Untersuchungen der Patienten ergaben Pachygyrie-Agyrie und Corpus-callosum-Agenesie.

Schizenzephalie

Schizenzephalie ist eine seltene Malformation des Gehirns, die auch zu den Zellmigrationsstörungen gezählt wird. Neuropathologisch findet man große Spalten der Gehirnhemisphären, bei denen sich die graue Substanz entlang der Spalte vom zerebralen Kortex bis in die Ventrikel zieht. Klinisch zeichnet sich die Schizenzephalie durch extreme Variabilität aus. Patienten können eine normale Intelligenz aufweisen, aber auch epileptische Anfälle oder schwere neurologische Defizite verzeichnen. Mehrere Homeoboxgene (*EMX1, OTX1, OTX2*), die während der Entwicklung im Gehirn exprimiert werden, wurden als Kandidatengene für die Schizenzephalie ausgeschlossen. Letztendlich wurden Mutationen im *EMX2*-Gen bei etwa 90 % der Patienten mit Schizenzephalie identifiziert (Brunelli et al. 1996). Die Patienten waren heterozygot für die Mutation, d. h. nur ein Allel trug die Mutation. Möglicherweise sind Homozygote klinisch so schwer betroffen, daß sie vor der Geburt absterben. Alle Mutationen traten sporadisch auf, d. h. bei den Eltern der betroffenen Kinder waren die Mutationen im somatischen Gewebe nicht nachweisbar.

**CRASH-Syndrom, Hydrozephalus, MASA-Syndrom
und X-chromosomale sspastische Paraplegie**

Ein Hydrozephalus, die übermäßige Ansammlung von Zerebrospinalflüssigkeit im Gehirn, ist ein häufiger Befund heterogener Ätiologie. Die unterschiedlichen Ursachen einer Erhöhung des Innendrucks im Schädel sind abzuklären. Insbesondere sind entzündliche und tumoröse Verlegungen des Aquaeductus sylvius aufgrund der möglichen therapeutischen Konsequenzen auszuschließen. Ein primärer Hydrozephalus kommt bei etwa einer von 1000 Geburten vor und geht mit einem großen Spektrum klinischer und neurophatologischer Befunde einher. Die meisten Fälle sind sporadisch, es gibt jedoch auch autosomal-rezessive und Y-chromosomal vererbte Formen. Letztere sind die genetisch am häufigsten vorkommenden Formen. Man findet sie bei Jungen mit einer Häufung von etwa 1:30000. Klinisch treten bei dieser oftmals mit einer Stenose des Aquaeductus sylvius einhergehenden Form (daher auch HSAS genannt) Zeichen der geistigen Behinderung (IQs zwischen 20 und 50) und vergrößerte Gehirnventrikel auf, die meist mit spastischer Paraplegie und adduziertem Daumen einhergehen. Seltener findet man visuelle Einschränkungen oder epileptische Anfälle. Patienten können eine Vielzahl zerebraler Malformationen aufweisen, wie Corpus-callosum-Agenesie, Agenesie des Septum pellucidum, Fusion der Thalami und eine Hypoplasie des Kortikospinaltraktes. Besonders stark betroffene Feten sterben bereits prä- oder perinatal.

Kopplungsanalysen in Familien mit mehreren betroffenen Jungen erbrachten Hinweise auf eine Lokalisation des Gendefekts in der Region Xq28. In derselben Region konnte der Gendefekt für das MASA-Syndrom (mentale Retardierung, Aphasie, „Shuffling gait" und „adduzierte" Daumen) und die X-chromosomale spastische Paraplegie kartiert werden. Aufgrund der ähnlichen und teilweise überlappenden Symptomatik dieser Erkrankungen mit dem HSAS-Syndrom, obwohl milder verlaufend und mit einer längeren Lebenserwartung einhergehend, sind Mutationen in ein und demselben Genort vermutet worden. Unterstützt wurde diese Hypothese durch die Beschreibung einer Familie, in der alle 3 Konditionen auftraten. Außerdem haben einige Patienten mit MASA-Syndrom vergrößerte Ventrikel. In der Region Xq28 konnte ein Gen (*L1CAM*), welches das neuronale Zelladhäsionsmolekül (Cell Adhesion Molecule) L1 kodiert und in die Familie der Immunglobuline (IgSF) gehört, lokalisiert werden. Das Genprodukt ist in Migrationsprozesse neuronaler Zellen, Neuritenwachstum und in die Entwicklung neuromuskulärer Verbindungen involviert und stellte daher ein Kandidatengen für die Mutationsanalyse von HSAS, MASA und spastischer Paraplegie dar. Das *L1CAM*-Gen besteht aus 28 exonischen Bereichen, die einer intensiven Mutationsanalyse bei Patienten mit diesen Erkrankungen unterzogen wurden. Sowohl Duplikationen, Spleißstellenmutationen, Deletionen und Basenaustauschmutationen wurden bei Patienten mit HSAS gefunden (Van Camp et al. 1993; Rosenthal et al. 1992; Vits et al. 1994). Letztendlich wurden auch Punktmutationen in Patienten mit MASA und X-chromosomaler spastischer Paraplegie identifiziert, die zeigen, daß Mutationen im *L1CAM*-Gen zu einem breiten klinischen Spektrum führen (Jouet et al. 1994), welches auch unter dem Akronym „CRASH-Syndrom" zusammengefaßt wird (Corpus-callosum-Hypoplasie, mentale Retardierung, adduzierte Daumen, spastische Paraplegie und Hydrozephalus). In manchen Patienten ist nur eine geistige Behinderung nachweisbar. Punktmutationen findet man in fast allen exonischen Bereichen des *L1CAM*-Gens. Fast jede der 79 bisher untersuchten CRASH-Familien trägt eine „private" Mutation. Duplikationen oder Deletionen wurden selten beobachtet. Hinweise für „Mutations-hot-spot-Regionen" gibt es nicht, auch wenn die Exone 6, 10, 11 und 18 relativ mutationsreich sind. Zwei Fälle mit somatischen und Keimbahnmosaiken wurden beschrieben. Eine Auflistung der Mutationen im *L1CAM*-Gen findet sich im Internet (http://hgins.uia.ac.be/dnalab/l1/). Die Angaben über genetische Heterogenität sind widersprüchlich (Strain et al. 1994; Fransen et al. 1997). Allerdings sollten Mutationen in anderen Genorten für diese Konditionen eher selten sein.

Interessanterweise entwickeln Mäuse, deren *L1CAM*-Gen mittels homologer Rekombination zerstört wurde (sog. Knock-out-Mäuse), keinen Hydrozephalus.

Holoprosenzephalie

Holoprosenzephalie (HPE) ist Folge eines Entwicklungsdefektes, der v. a. Gesicht und Hirn betrifft. Der Phänotyp ist äußerst variabel. Patienten mit einer schweren Form der HPE haben nur einen einzigen Gehirnventrikel sowie Anophthalmie bzw. Zyklopie. Diese Form ist meist mit dem Leben nicht vereinbar. Milder verlaufende Formen der HPE haben Mittelgesichtshypoplasie, Hypotelorismus und/oder Lippen-Kiefer-Gaumen-Spalte. Das Corpus callosum ist meist hypoplastisch bzw. fehlt ganz. Darüber hinaus gibt es klinisch unauffällige Genträger in Familien, in denen die Kondition autosomal-dominant vererbt wird.

Die Ätiologie ist äußerst heterogen und reicht von Umwelteinflüssen (erhöhtes Risiko von 1–2 % bei Kindern diabetischer Mütter) bis zu genetischen Ursachen. Sowohl autosomal-rezessive, autosomal-dominante als auch X-chromosomale Vererbung sind bekannt. Die Inzidenz beträgt 1:16000 unter den Lebendgeborenen. HPE kommt bei 70 % der Patienten mit Trisomie 13 vor, tritt aber auch häufig bei Triploidien und Trisomie 18 auf. Das Vorkommen von chromosomalen Strukturanomalien bei Patienten mit sporadischem Auftreten einer HPE läßt letztendlich Kandidatengene in der Region 21q22.3 (*HPE1*), 2p21 (*HPE2*), 7q36 (*HPE3*) und 18pter-q11 (*HPE4*) vermuten. *HPE3* scheint sowohl für sporadische als auch für die Mehrzahl der autosomal-dominant vererbten Formen der HPE verantwortlich zu sein (Muenke et al. 1994; Gurrieri et al. 1993). Das menschliche homologe Gen für „sonic hedgehog" (SHH) der Drosophila-fliege, welches ein Schlüsselprotein bei der Entwicklung des ventralen Neuralrohrs und der ventralen Somiten darstellt, konnte kürzlich in diese Region lokalisiert werden (Belloni et al. 1996). Mutationsanalysen in den 3 exonischen Abschnitten des Gens ergaben, daß 20 % der untersuchten autosomal-dominanten Formen der Holoprosenzephalie eine Mutation im heterozygoten Zustand aufwiesen (Roessler et al. 1996), die u. a. zu einem vorzeitigen Abbruch der SHH-Proteinsynthese führen. Kürzlich konnte in dieselbe Region ein Gen für die autosomal-dominant vererbte sakrale Agenesie kartiert werden (Lynch et al. 1995). Es bleibt abzuwarten, ob diese Erkrankungen durch Mutationen im selben Gen verursacht werden.

Zerebrale Kavernöse Malformation (CCM)

Kavernöse Malformation ist eine seltene Erkrankung des menschlichen Gehirns. Die Angiome können prinzipiell in allen Abschnitten des Gehirns vorkommen und sich dementsprechend klinisch still verhalten oder Blutungen, Migräne, epileptische Anfälle oder andere neurologische Defizite hervorrufen. Ein Nachweis der Angiome ist besonders für die daraus erwachsenden therapeutischen Konsequenzen wichtig, da sich viele Angiome operativ entfernen lassen.

Zahlreiche Familien mit einer autosomal-dominant vererbten Form der kavernösen Malformation wurden beschrieben, darunter viele Familien lateinamerikanischer Herkunft. Dabei ist das klinische Bild sehr variabel in der Ausprägung. Kutane vaskuläre Malformationen waren selten. Jedoch wurden auch bei klinisch unauffälligen Familienmitgliedern kavernöse Befunde im Gehirn, Rückenmark oder der Retina gefunden. Eine sorgfältige klinische Untersuchung der Verwandten von Patienten mit CCM ist daher dringend empfohlen. Dies ist nicht nur für die Beratung des Patienten wichtig, sondern auch für die frühzeitige Behandlung anderer Familienmitglieder. Nach plötzlichem Tod ohne erkennbare Ursache sollte hinterfragt werden.

In einer großen lateinamerikanischen Familie wurde durch Kopplungsanalysen Hinweise auf eine Kandidatenregion für CCM auf Chromosom 7 (7q11.2–q21) gefunden (Gunel et al. 1995). Es gibt Hinweise dafür, daß nahezu alle lateinamerikanischen CCM-Patienten von einer Person abstammen (Gründereffekt) (Gunel et al. 1996). Diese chromsomale Region beweist, daß CCM zumindest genetisch eine andere Entität als das ebenfalls autosomal-dominant vererbte, vaskuläre Malformationssyndrom (VMCM) darstellt, welches auf 9p21 kartiert ist.

Literatur

Berry-Kravis E, Israel J (1994) X-linked pachygyria and agenesis of the corpus callosum: evidence for an X chromosome lissencephaly locus. Ann Neurol 36:229–233

Belloni E, Muenke M, Roessler E et al. (1996) Identification of *Sonic hedgehog* as a candidate gene responsible for holoprosencephaly. Nat Genet 14:353–356

Brunelli S, Faiella A, Capra V, Nigro V, Simeone A, Cama A, Boncinelli E (1996) Germline mutations in the homeobox gene EMX2 in patients with severe schizencephaly. Nat Genet 12:94–96

Dobyns WB, Elias ER, Newlin AC, Pagon RA, Ledbetter DH (1992) Causal Heterogeneity in isolated lissencephaly. Neurology 42:1375–1388

Fransen E, Van Camp G, Vits L, Willems PJ (1997) L1-associated diseases: clinical geneticists divide, molecular geneticists unit. Hum Mol Genet 6:1625–1632

Gunel M, Awad IA, Anson J, Lifton RP (1995) Mapping a gene causing cerebral cavernous malformation to 7q11.2–q21. Proc Natl Acad Sci USA 92:6620–6624

Gunel M, Awad IA, Finberg K et al. (1996) A founder mutation as a cause of cerebral cavernous malformation in hispanic americans. New Eng J Med 334:946–951

Gurrieri F, Trask BJ, van den Engh G et al. (1993) Physical mapping of the holoprosencephaly critical region on chromosome 7q36. Nat Genet 3:247–251

Hattori M, Adachi H, Tsujimoto M, Arai H, Inoue K (1994) Miller-Dieker lissencephaly gene encodes a subunit of brain platelet-activating factor. Nature 370:216–218

Jouet M, Rosenthal A, Armstrong G et al. (1994) X-linked spastic paraplegia (SPG1), MASA syndrome and X-linked hydrocephalus result from mutations in the *L1* gene. Nat Genet 7:402–407

Lynch SA, Bond PM, Copp AJ et al. (1995) A gene for autosomal dominant sacral agenesis maps to the holoprosencephaly region at 7q36. Nat Genet 11:93–95

Muenke M, Gurrieri F, Bay C et al. (1994) Linkage of a human brain malformation, familial holoprosencephaly, to chromosome 7 and evidence for genetic heterogeneity. Proc Natl Acad Sci USA 91:8102–8106

Reiner O, Carrozzo R, Shen Y et al. (1993) Isolation of a Miller-Dieker lissencephaly gene containing G protein β-subunit-like repeats. Nature 364:717–721

Roessler E, Belloni E, Gaudenz K et al. (1996) Mutations in the human Sonic Hedgehog gene cause holoprosencephaly. Nat Genet 14:357–360

Rosenthal A, Jouet M, Kenwrick S (1992) Aberrant splicing of neuronal cell adhesion molecule *L1* mRNA in a family with X-linked hydrocephalus. Nat Genet 2:107–112

Srivastava AK, Ross RE, Allen KM et al. (1996) X-linked lissencephaly and SBH (XLIS): mapping of a novel neuronal migration gene. Am J Hum Genet 59:A55

Strain L, Gosedn CM, Brock DJH, Bonthron DT (1994) Genetic heterogeneity in X-linked hydrocephalus: linkage to markers within Xq27.3. Am J Hum Genet 54:236–243

Van Camp G, Vits L, Coucke P et al. (1993) A duplication in the *L1CAM* gene associated with X-linked hydrocephalus. Nat Genet 4:421–425

Vits L, Van Camp G, Coucke P et al. (1994) MASA syndrome is due to mutations in the neuronal cell adhesion gene *L1CAM*. Nat Genet 7:408–413

7.10 Speicherkrankheiten

7.10.1 Lysosomale Krankheiten

W. Mortier und M. Vorgerd

Hierzu zählen Krankheiten mit lysosomalen Enzymdefekten. Resultierende Sphingo-lipidosen und Heteroglykanosen werden nachfolgend besprochen. Die vorliegenden Enzymstörungen führen zur pathologischen Ablagerung nicht weiter abbaubarer Metabolite; diese Situation ist kennzeichnend für „Speicherkrankheiten".

Sphingolipidosen

Bei den Sphingolipidosen handelt es sich um Krankheiten mit Speicherung ver-schiedener Lipide wie Ganglioside, Sphingomyeline, Cholesterinester, Neutralfette, Sulfatide sowie Glukose- und Galaktosezerebroside (Abb. 7.29). Die Speicherungen erfolgen besonders in Ganglienzellen, Neuroglia, Markscheiden sowie im retikulo-histiozytären System von Milz, Leber, Knochenmark, Lymphozyten sowie in Nieren-epithelien.

Der Abbau der Sphingolipide erfolgt in den Lysosomen; Glukosidasen verkürzen vom Ende her die Oligosaccharidkette, und Neuraminidase spaltet die Sialinsäurereste ab. Die abgelagerten Speichersubstanzen hängen vom jeweils vorliegenden Enzym-defekt ab.

Gangliosidosen

Ganglioside, die besonders in der grauen Hirnsubstanz vorkommen, weisen am Ceramid komplexe Zuckeranteile auf und enthalten als Sialinsäure entweder N-Acetyl- oder N-Glykolylneuraminsäure. Unterschiedliche Enzymdefekte führen zur G_{M1}-, G_{M2}- oder G_{M3}-Gangaliosidose.

Primärer Betagalaktosidasemangel

Hierzu zählt die G_{M1}-Gangliosidose mit den phänotypisch heterogenen Typen 1, 2 und 3 sowie die Morquio-B-Krankheit.

Der primäre genetische β-Galaktosidasemangel ist Ursache des Phänotyps der G_{M1}-Gangliosidose und der Morquio-B-Krankheit. Der Enzymmangel führt zur abnormen Speicherung von G_{M1}-Gangliosiden im ZNS und zur Speicherung von Glykoproteinen und keratansulfatähnlichem Material mit endständiger β-Galaktose im histioretikulären System (Leber, Milz, Knochenmark, Lymphknoten). Die Morquio-B-Krankheit ist primär eine Knochenkrankheit. Neueste molekulargenetische Er-gebnisse belegen jedoch, daß keine scharfe Grenze zwischen der G_{M1}-Gangliosidose und der Morquio-B-Krankheit besteht. Bestimmte Mutationen im β-Galaktosidasegen haben intermediäre Phänotypen mit sowohl neurodegenerativen wie auch knöcher-nen Symptomen zur Folge.

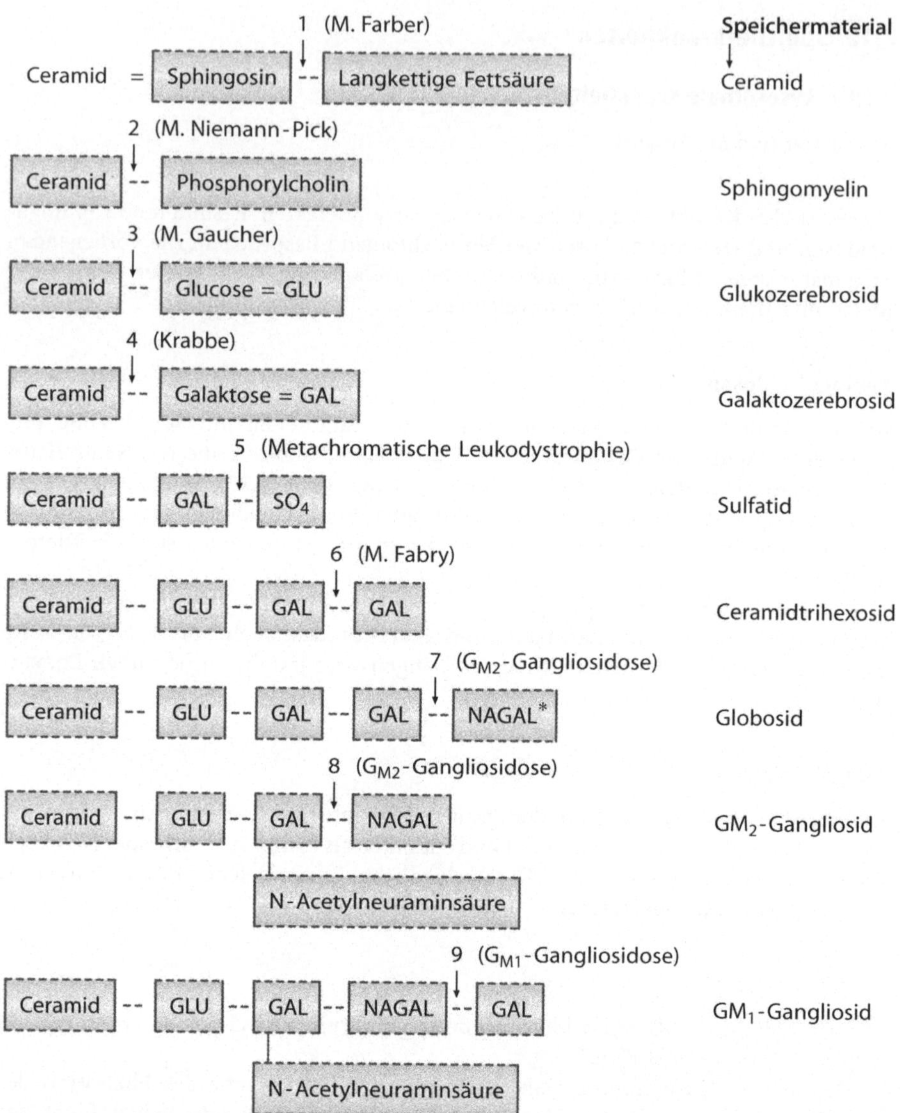

Abb. 7.29. Enzymdefekte 1–9 und Speicherung verschiedener Lipide bei Sphingolipidosen. *1* Ceramidase, *2* Sphingomyelinase, *3* Glukozerebrosidase, *4* Galaktozerebrosidase, *5* Arylsulfatase, *6* α-Galaktosidase, *7/8* Hexosaminidase, *9* β-Galaktosidase; * NAGAL = N-Acetylgalaktosamin

G$_{M1}$-Gangliosidose

Vererbung. Autosomal-rezessiv.

Häufigkeit. Selten.

Pathophysiologie und Genetik. Ursache der G$_{M1}$-Gangliosidose ist ein Defekt der lysosomalen β-Galaktosidase; dies saure Enzym besteht aus verschiedenen Isoenzymen (Monomer, Dimer, Polymer). Im ZNS werden v.a. G$_{M1}$-Ganglioside und weniger Asialogangliosid (GA1), Oligosaccharide sowie Glykopeptide und in Viszera Keratansulfat oder Oligosaccharide gespeichert.

Beim Typ 1 mehr als beim Typ 2 sind alle Neurone vergrößert und Histiozyten des retikuloendothelialen Systems sind geschwollen, enthalten membranöse Zytoplasmakörper und Vakuolen mit PAS-positivem Material („Schaumzellen"). Beim adulten Typ 3 sind die Neurone des Kortex verschont, die der Basalganglien besonders betroffen. Innere Organe können ähnliche Veränderungen wie beim Typ 1 und 2 aufweisen, auch wenn klinische Hinweise fehlen.

Die β-Galaktosidase wird vom Chromosom 3p21.33 aus kodiert. Eine cDNA von 2,4 kb kodiert die katalytisch aktive β-Galatktosidase.

Klinik. Das klinische Bild umfaßt Formen, die nur ein Organ (Gehirn, Knochen) befallen oder generalisiert auftreten. Die unterschiedliche Manifestation und Symptomatik ist in Tabelle 7.17 zusammengefaßt.

Typ 1 (generalisierte G$_{M1}$-Gangliosidose) ist rasch-progredient mit Tod im 1. oder 2. Lebensjahr, nachdem noch generalisiert tonisch-klonische Zerebralkrämpfe aufgetreten waren. Zu den neurologischen Symptomen treten Zeichen wie bei Mukopolysaccharidosen (vgl. Abb. 7.33): entsprechende Fazies, Makroglossie, Leber- und Milzvergrößerung, knöcherne Veränderungen.

Beim *juvenilen Typ 2* treten nach unauffälligen 6–12 Lebensmonaten Ataxiezeichen und ein Abbau kognitiver Funktionen auf; im 2. Lebensjahr kommen Zerebralanfälle und spastische Zeichen hinzu. Der Verlauf ist mitunter rasch-progredient mit Eintritt des Todes zwischen 3–10 Lebensjahren, jedoch ist oft ein Überleben über 10 Jahre

Tabelle 7.17. Typen der G$_{M1}$-Gangliosidosen

	Typ 1	Typ 2	Typ 3
Manifestation	Geburt	6–20 Monate	Schulalter
Tod	6–30 Monate	3–10 Jahre	Erwachsenenalter
Retardierung	+	+	−
Fazies auffällig	+	−	−
Ödeme	+	−	−
Knochenanomalie	+	(+)	(+)
Lymphozytenvakuolen	+	+	(+)
Hepatosplenomegalie	+	−	−
Makroglossie	+	−	−
Kirschroter Fleck	+ (50%)	−	−
Erblindung	Früh	Spät	−
Geräuschempfindlich	+	+	−

hinaus möglich. Ein Hurler-ähnliches Bild ist weniger ausgeprägt als beim Typ 1. Knöcherne Veränderungen an lumbalen Wirbelkörpern können sehr diskret sein.

Der *adulte Typ 3* bedingt bei Jugendlichen und jungen Erwachsenen eine zerebelläre Dysarthrie, Gangauffälligkeiten und langsam-progrediente Dystonien. Die Intelligenz ist leicht oder deutlich eingeschränkt. Systemische Zeichen einer Mukopolysaccharidose fehlen, doch finden sich knöcherne Veränderungen.

Diagnose. Sie wird durch den Nachweis einer verminderten β-Galaktosidaseaktivität in Fibroblasten oder Leukozyten geführt. Eine Galaktosialidose muß dabei ausgeschlossen sein (s. unten). Eine pränatale enzymatische Diagnose an Amnionzellen oder Chorionzotten ist möglich. Auch bei ungeklärtem Hydrops fetalis kann die Enzymuntersuchung eine G_{M1}-Gangliosidose aufdecken (Denis et al. 1996; Tasso et al. 1996). Dabei ist zu beachten, daß auch eine Galaktosialidose mit einem Hydrops fetalis einhergehen kann (Haverkamp et al. 1996; Zammarchi et al. 1996).

Hinweisend sind auch Vakuolen im Zytoplasma von Lymphozyten sowie erhöhte Werte der alkalischen Phosphatase i. S.

Die Diagnose kann sich auch spezifisch und eindeutig auf molekulargenetisch belegte Mutationen stützen. Auch Heterozygote können so erfaßt werden (s. unten).

Differentialdiagnose. Andere degenerative Erkrankungen und besonders solche mit Speicherungsphänomenen sind zu bedenken. Ganz besonders wichtig ist auch die Abgrenzung von der Gangliosidalidose (s. unten).

Mutationsanalyse und Phänotyp-Genotyp-Korrelation. Insertionen, Duplikationen und mindestens 12 Punktmutationen mit 1 Aminosäurenaustausch führen wahrscheinlich bzw. sicher zum infantilen Typ der G_{M1}-Gangliosidose.

Der *adulte Typ* wird durch 2 bisher belegte Mutationen bedingt: Ile51Thr und Thr82Met. Die 1. Mutation dominiert mit 27 von 32 mutierten Allelen, wobei 13mal Homozygotie bzw. Heterozygotie bestand.

Juvenile oder adulate Manifestationen bedingen die Mutationen Arg201Cys, Arg590His und Gln632Gly.

Beim *infantilen Typ* sind die bisher belegten 12 Mutationen sehr heterogen. Japaner und Kaukasier weisen erwartungsgemäß unterschiedliche Mutationen auf (Übersicht bei Suzuki 1997, S. 467).

Mutationen, die einen *intermediären Typ* zwischen G_{M1}-Gangliosidose und Morquio-B-Krankheit (s. unten) bedingen, sind wichtig für die Feststellung, daß eine scharfe Genotypgrenze zwischen diesen Phänotypen nicht zu ziehen ist. Beschrieben sind die Mutationen Arg208His, Pro263Ser und Asn318His. Weil mit einer zunehmenden Zahl von Patienten mit einer Compoundheterozygotie zu rechnen ist und die resultierende Restaktivität der β-Galaktosidase beim individuellen Patienten nicht sicher vorauszusagen ist, erscheint für die Klassifikation möglicherweise die Enzymbestimmung (s. oben) verläßlicher als der Genotyp (Suzuki 1997).

Morquio-B-Krankheit (Mukopolysaccharidose IV B)

Es handelt sich überwiegend um eine reine Skeletterkrankung ohne primär neurologische Symptome; Knochendeformierungen können sekundäre ZNS-Störungen bedingen. Mutationsanalysen haben belegt, daß eine grundsätzliche Trennlinie gegenüber der G_{M1}-Gangliosidose, die durch den gleichen Enzymdefekt verursacht wird, nicht besteht (s. oben) (Morquio-A-Krankheit, s. S. 204).

Vererbung. Autosomal rezessiv.

Häufigkeit. Selten.

Pathophysiologie und Genetik. Die Morquio-B-Krankheit gehört zu den Mukopolysaccharidosen (s. S. 201, 204). Diese werden durch Störungen im Abbau der Glykosaminoglykane verursacht. Bei der Morquio-B-Krankheit ist von den 4 wichtigsten Bausteinen der Mukopolysaccharide der Abbau des Keratansulfats gestört. Während die N-Acetylgalaktosamin-6-Sulfatase im Gegensatz zur Morquio-A-Krankheit intakt ist, fehlt der nächste Abbauschritt mit Hilfe der β-Galatktosidase, der eine Galaktosebindung an N-Acetylgalaktosamin löst. Die β-Galaktosidase ist das gleiche Enzym, das auch die G_{M1}-Gangliosidose verursacht. Mutationen im β-Galaktosidasegen können offenbar die Enzymspezifität für verschiedene Substrate so unterschiedlich beeinflussen, daß die sehr verschiedenen Phänotypen – G_{M1}-Gangliosidose einerseits und Morquio-B-Krankheit andererseits – entstehen. Über eine fehlende grundsätzliche Trennlinie zwischen diesen Phänotypen wurde oben berichtet.

Genetisch ist mit Homozygotie mutierter Allele ebenso zu rechnen wie mit gemischter Heterozygotie.

Klinik. In den ersten Lebensjahren kommt es zu progredienten Skelettdysplasien, die sich besonders an Wirbelkörpern und Beckenknochen manifestieren. Viele Patienten sind minderwüchsig. Immer ist eine Hypoplasie des Dens axis vorhanden, was zur Rückenmarkkompression mit Querschnittssymptomatik führen kann. Hornhauttrübung, Hepatosplenomegalie und Herzveränderungen kommen hinzu.

Diagnose. Neben dem charakteristischen Phänotyp können im Blutbild vakuolisierte Lymphozyten hinweisend sein. Die quantitative Erfassung saurer Mukipolysaccharide im Urin ist diagnostisch entscheidend (Galaktoglykoproteine, Keratansulfat!). Zur Abgrenzung anderer Heteroglykanosen ist eine dünnschichtchromatographische Untersuchung der Oligosaccharide gleichzeitig wichtig.

Mutationsanalyse und Phänotyp-Genotyp-Korrelation. Eine Insertion von 20 bp von Intron 2 und eine Mutation Tyr83His haben eine *juvenile Form* der Morquio-Krankheit bedingt, während die Mutation Trp273Leu mit der *adulten Form* assoziiert war. Daneben sind verschiedene Punktmutationen bekannt: Tyr273Leu, Arg201Cys, Ile51Thr, Arg482His (Oshima et al. 1994).

Eine *intermediäre Form zwischen der G_{M1}-Gangliosidose und der Morquio-B-Krankheit* wurde für 3 Mutationen berichtet: Arg208His, Pro263Ser, Asn318His (Suzuki 1997).

GM2-Gangliosidosen (infantile amaurotische Idiotie, Tay-Sachs-Krankheit)

Es handelt sich um eine Erkrankung des Gehirns einschließlich der Ganglienzellen der Retina, bedingt durch einen Defekt der Hexosaminidase A und/oder B. Bei der Variante 0 kommt es auch zu Speicherungen in Viszera.

Vererbung. Autosomal-rezessiv.

Häufigkeit. Vor 1970 machten jüdische Kinder aus den USA und Kanada 85 % der jährlich auftretenden Fälle mit Tay-Sachs-Erkrankung (B-Variante) aus. Seit Einführung der Hexosaminidase-A- und -B-Aktivitätsbestimmung als Screening für den Überträgerstatus der Erkrankung ist die Inzidenz dieser häufigsten Form der Gangliosidose in den USA bei Juden auf 3–5 und bei Nichtjuden auf 10–12 jährlich gesunken. Bei Ashkenazijuden ist mit einem Heterozygotenstatus von 1:26 zu rechnen. In der übrigen Bevölkerung wird die Quote der Genträger auf 1:300 geschätzt (Kolodny 1997b).
Zum M. Sandhoff (0-Variante) gehören 7 % der G_{M2}-Gangliosidosen.

Pathophysiologie und Genetik. Der Abbau von G_{M2}-Gangliosid und anderer Glykosphingolipide ist gestört (s. Abb. 7.29). Er erfolgt durch *Hexosaminidase A und B* (Hex A und B) sowie durch ein *Aktivatorprotein.* Beim Hexosaminidase-A-Defekt resultiert die *Variante B* (G_{M2}-Gangliosidosetyp 2, Tay-Sachs-Krankheit); eine Untervariante B_1 zeigt das Enzym gegenüber künstlichen Substraten aktiv, jedoch nicht bei sulfatierten. Bei defekten beider Hexosaminidasen tritt die *Variante 0* auf (G_{M2}-Gangliosidose-typ 1, Sandhoff-Krankheit) und beim Defekt des Aktivatorproteins die *Variante AB.* Hex A besteht aus α- und β-Untereinheiten, kodiert vom Chromosom 15 bzw. 5, während die Hexosaminidase B aus 2 β-Untereinheiten besteht und vom Chromosom 5 kodiert wird. Das Aktivatorprotein ermöglicht durch eine Bindung mit membrangebundenem G_{M2}-Gangliosid dessen enzymatischen Abbau durch Hex A. Hex A und B hydrolysieren als Dimere terminale N-Acetylhexosamine und sind damit aktiv bei neutralen Oligosacchariden, Glykolipiden und Glykoproteinen.
Das Gen für Hex A ist 35 kb lang und bei 15q23-q24 lokalisiert. Das Gen für Hex B ist 45 kb lang und bei 5q11.2-q13.3 lokalisiert. Beide Gene haben 14 Exons und 13 Introns; die cDNA enthält 1600 Basen. Es besteht eine Sequenzhomologie von 57 %. Das G_{M2}-Aktivatorprotein (G_{M2}A) mit einem Molekulargewicht von 21-23 kd ist ein Monomer von 162 Aminosäuren. Das G_{M2}-A-Gen kodiert das Protein von 5q32-q33 aus; es enthält 4 Exons und ist mindestens 16 kb lang (Übersicht bei Kolodny 1997b). Die Defekte führen besonders zur Speicherung von G_{M2}- und Asialogangliosid im Gehirn und bei der Variante 0 auch zur Ablagerung von Globosid (s. Abb. 1) in Viszera, Oligosacchariden in Gehirn und Leber sowie Glykosaminoglykanen in Fibroblasten. Für alle Defekte ist allelische Heterogenität belegt, wobei die häufigsten Mutationen im α-Kettengen auftreten (s. unten).

Klinik. Sie ist bei den verschiedenen Typen unterschiedlich.

G_{M2}-Gangliosidosetype 2 (M. Tay-Sachs). Hierbei liegt eine Mutation der α-Untereinheit der Hexosaminidase A vor, die je nach erhaltener Aktivität das klinische Bild bestimmt.

Bei Kindern *jüdischer Abstammung* (Ashkenazistamm) stehen zwischen dem 3. bis 10. Lebensmonat ein Entwicklungsrückstand, geräuschinduzierte Myoklonien, Hypotonie, Speichelfluß, kirschroter Makulafleck, zunehmende Makrozepahlie, progrediente Visusabnahme, Pyramidenbahnzeichen und Epilepsie im Vordergrund. Der Verlauf ist innerhalb von Monaten rasch-progedient mit zunehmendem Opisthotonus, Nystagmus, Erblindung, Dezerebrationsstarre und Tod innerhalb von 1–3 Jahren.

Bei seltenen Manifestationen im *Kindes- und Jugendalter* („late onset", chronische G_{M2}-Gangliosidose) ist eine Restaktivität ($<5\%$) der Hexosaminidase vorhanden. Bilder einer spinalen Muskelatrophie bzw. zerebellären Ataxie werden kopiert mit Tremor, Ataxie, zunehmender Spastizität, Epilepsie und Erblindung. Ein vegetativer Zustand tritt nach 5–15 Jahren ein, doch können Patienten auch bis in das 5. und 6. Lebensjahrzehnt gehfähig bleiben.

Auch die B_1-Untervariante, besonders bei Portugiesen beschrieben, zeigt infantile, spätinfantile, und juvenile Manifestationen und auch hier geht die frühe Manifestation mit einem progredienteren Verlauf einher (Kolodny 1997b).

G_{M2}-Gangliosidosetyp 1 (M. Sandhoff). Mutationen in der β-Untereinheit stören die Bildung von Hexosaminidase A und B. Bei der *infantilen Form* fehlen beide Isoenzyme und die Tay-Sachs-Krankheit wird imitiert. Eine Hepatosplenomegalie ist möglich; Globosid (s. Abb. 7.29) ist im Urin und Plasma erhöht vorhanden. *Spätinfantile und juvenile/adulte Formen* kommen ebenfalls vor, wobei letztere der chronischen G_{M2}-Gangliosidose ähnlich ist.

G_{M2}-Variante AB. Hierbei sind Hexosaminidase A und B normal. Das natürliche Substrat G_{M2} kann trotzdem nicht umgesetzt werden, da das Aktivatorprotein defekt ist. Die Manifestation erfolgt im 2. oder 3. Lebensjahr mit Gangstörungen, die Symptomausprägung ist milder als bei der Tay-Sachs-Krankheit. Trotzdem ist innerhalb von 4–8 Jahren mit dem Tod zu rechnen (Menkes u. Till 1995).

Diagnose. Entscheidend ist die Bestimmung der Hexosaminidase-A- und -B-Aktivität im Serum, in den Leukozyten oder Fibroblasten. Bei Verwendung des künstlichen Substrats (Methylumbilliferyl-β-D-N-Acetylglukosamid) können offenbar bei asymptomatischen Personen falsch-negative Ergebnisse auftreten. Bei AB- und B_1-Varianten sowie pränataler Diagnostik muß deshalb radiomarkiertes natürliches Substrat G_{M2} verwendet werden. Die Enzymtechnik differenziert auch nicht zwischen einem krankheitsauslösenden und einem Pseudomangelallel. Letzteres findet sich bei einem Drittel der nichtjüdischen Population im Rahmen des Enzymscreenings. Besonders für diese Probleme können heute DNA-Analysen genutzt werden. Der Mutationsnachweis wird die Häufigkeit bestimmter Mutationen bei Ashkenazijuden und Nichtjuden sowie regionale Gegebenheiten berücksichtigen (s. unten).

Differentialdiagnose. Andere degenerative Krankheitsbilder sind abzutrennen. Die meisten Fälle von spätinfantiler und juveniler amaurotischer Idiotie gehören zu den neuronalen Zeroidlipofuszinosen (s. unten). Die Spätformen der G_{M2}-Gangliosidosen können Formen spinaler Muskelatrophien und zerebellärer Ataxien sowie Basalganglienstörungen imitieren.

Mutationsanalyse und Phänotyp-Genotyp-Korrelation. Im Gen der α-Untereinheit der Hexosaminidase A sind mindestens 75 Änderungen beschrieben, davon 65 krankheitsauslösende Mutationen. Die meisten verursachen den infantilen Typ durch Missense- und Nonsensemutationen, Deletionen und Insertionen. Aminosäureänderungen, Unterbrechung der Proteinsequenz und Leserasterstörungen sind die Folge, ergänzt durch eine abnorme mRNA-Bildung bei Mutationen an Spleißstellen. Die Missensemutationen treten an Nukleotiden auf, die bei den Genen für Hex A und Hex B konserviert sind (Kodens 170–211), was den Verlust der Enzymaktivität zur Folge hat.

40% der Mutationen betreffen CpG-Dinukleotide, die als „hot spots" gelten (Poenaru u. Ahli 1994). Eine Mutation Arg499Cys in Verbindung mit einem Nullallel hat die *infantile Form* zur Folge, während die Arg499His-Mutation zur *juvenilen Form* führt. Dies illustriert die Tatsache, daß der Phänotyp meist mit dem biochemisch günstigeren von 2 mutierten Allelen korreliert.

Die für die *adulte G_{M2}-Gangliosidose* charakteristische Mutation Gly269Ser kann auch im Rahmen einer Compoundheterozygotie mit einer Punktmutation (A $\rightarrow$ T) im Startkodon einhergehen (Navon et al. 1997).

Die hohe Konduktoren- und Krankheitsfrequenz bei *Ashkenazijuden* basiert auf 3 Mutationen: 4-bp-Insertion in Exon 11, eine G $\rightarrow$ C-Transversion im Intron 12 und eine Punktmutation in Exon 7 (Gly269Ser).

Die häufigste krankheitsauslösende *Mutation bei Nichtjuden* ist eine Spleißstellenänderung im Intron 9 (IVS9 + 1 G $\rightarrow$ A); diese Mutationen macht mit einer anderen im Kodon 249 (C739T) ungefähr die Hälfte aller Mutationen bei Nichtjuden aus. Weitere unterschiedliche Mutationen finden sich in verschiedenen ethnischen Gruppen (Übersicht bei Kolodny 1997b). Zwei benigne Mutationen – Arg247Trp, Arg249Trp – vermindern die Stabilität der Hex A in vivo und müssen von krankheitsauslösenden Mutationen unterschieden werden (Cao et al. 1997).

Mutationen im Gen für Hex B haben einen Mangel von Hex A und B zur Folge mit 2 bisher bekannten Ausnahmen: Eine Punktmutation (A619G) zusammen mit einer weiteren funktionell nicht relevanten Punktmutation (A1367C) lag bei einem Patienten mit einer Motoneuronenerkrankung vor; er besaß keine Hex-B-, aber 30–50% Hex-A-Aktivität. Die A619G-Mutation interferiert offenbar mit der Dimerisation der β-Untereinheit, nicht aber mit der α-Kette (Banerjee et al. 1994).

Die Hälfte der Sandhoff-Patienten haben eine 16-kb-Deletion, die vom Promotor bis zum Intron 5 reicht, in einem oder beiden Alelen, was bei Homozygotie zur *schweren infantilen Form* führt. Diese tritt auch bei Homozygotie einer Spleißstellenmutation (G $\rightarrow$ A) im Intron 2 besonders in Argentinien auf (Kleinan et al. 1994). Weitere Mutationen finden sich weltweit in anderen umschriebenen Regionen.

Patienten mit juvenil/adulten Formen haben unterschiedliche Enzymrestaktivitäten und meist Punktmutationen. Eine besonders häufige ist die C1214T-Mutation (Pro405Leu) (Übersicht bei Kolodny 1997b).

Mutationen im G_{M2}A-Gen: Bisher wurden 2 *Punktmutationen* im Aktivatorgen bei 2 Kindern mit einem infantilen, rasch-progredienten AB-Phänotyp beschrieben: Cys138Arg, Arg169Pro. Es lag jeweils Homozygotie vor (Schröder et al. 1991, 1993a). Zwei weitere Patienten zeigten *Deletionen* mit einem Verlust von Lysin (Lys88) bzw. einer Leserasterstörung (DelA410) (Schepers et al. 1996).

Niemann-Pick-Krankheitsgruppe (Sphingomyelinose)

Hierbei kommt es durch primären Mangel oder sekundäre Funktionsstörung der Spingomyelinase zur Speicherung von Sphingomyelin.

Vererbung. Autosomal-rezessiv.

Häufigkeit. Selten; der Typ A tritt gehäuft bei Ashkenazijuden auf.

Pathophysiologie und Genetik. Sphingomyelin ist Hauptbestandteil des Myelins und kommt in der Milz reichlich vor. Die saure Sphingomyelinase spaltet Sphingomyelin in Phosphorylcholin und Ceramid (s. Abb. 7.29). Es kommt in Gehirn, Leber, Milz und Niere vor. Zwei unterschiedliche metabolische Störungen mit den Typen A und B bzw. C und D werden unter dem Eponym der Nieman-Pick-Krankheit zusammengefaßt:

In der 1. Gruppe sind enorme Mengen Spingomyelin und weitere Metabolite in mehreren Organen und Geweben gespeichert. Beim *Typ A* der Krankheit findet sich eine Hepatosplenomegalie neben einer deutlichen ZNS-Beteiligung. Die meisten Patienten mit diesem Typ gehören zu den Ashkenazijuden.

Beim *Typ B* stehen neben der Hepatosplenomegalie Lungenveränderungen im Vordergrund; ZNS-Veränderungen fehlen. Beim Typ A und B ist die Sphingomyelinase defekt; eine unterschiedliche Restaktivität im Gehirn erklärt möglicherweise die fehlende ZNS-Störung beim Typ B (Brady et al. 1997a). Das Enzym wird von einem Gen auf Chromosom 11p15.1-p15.4 kodiert. Das Gen hat 6 Exons und 5 Introns und bringt ein Protein mit 629 Aminosäuren zur Expression. Allelische Heterogenität ist belegt (s. unten).

In der Gruppe 2 beim *Typ CD und D* der Niemann-Pick-Krankheit zeigt sich eine mäßige Ablagerung von Sphingomyelin in den Organen. Ursache ist eine intrazelluläre Speicherung von freiem Cholesterin. Die intrazelluläre Homöostase für Cholesterin, das aus dem exogen zugeführten Low-density-Lipoprotein (LDL) entsteht, ist gestört. Patienten mit dem Typ C/D weisen in Kulturen von Hautfibroblasten eine verzögerte Veresterung von Cholesterin auf, deren Primärgrund unklar ist. Erhöhte Cholesterinkonzentrationen hemmen die Sphingomyelinase. In Viszera der Patienten kann die Sphingomyelinase normal sein, während sie in Fibroblasten etwas unter der Norm liegt, wenn der Kultur Lipoprotein des Serums zugegeben wird. Neben einer Speicherung von Cholesterin und Sphingomyelin kommt es auch zu einer starken Ablagerung von Glucozerebrosiden, wofür es bisher keine hinreichende Erklärung gibt (Brady et al. 1997a).

Das mutierte Gen der meisten, jedoch nicht aller Typ-C-Patienten ist auf Chromosom 18q11-12 lokalisiert. Der Phänotyp wird offenbar von mehr als einem Genprodukt gebildet (Genheterogenität). Typ-D-Patienten mit der Niemann-Pick-Krankheit haben gemeinsame Vorfahren aus Neuschottland in Kanada. Klinik und Biochemie sind bei den Typen C und D gleich, so daß sie als eine Gruppe anzusehen sind. Synonyme für den Typ C sind u.a. „atypische zerebrale Lipidose", „Laktosylceramidose", und „Sea-blue histiocyte disease".

Klinik

1. *Typ A (akute infantile Neuronopathie).* Leitsymptome sind bei Säuglingen im 2. Trimenon Hepatosplenomegalie, Ikterus, Lymphdrüsenvergrößerungen und Gedeihstörung. Neurologisch treten hinzu: psychomotorische Entwicklungsverzögerung, Opisthotonus, epileptisch-myoklonische Anfälle, Strabismus und ein kirschroter Makulafleck (in 50% der Fälle). Die Hälfte der Patienten ist außerdem sehr hypoton, was durch eine periphere Neuropathie erklärt wird. Progredient kommt es zur Dezerebration und zum Tod in den ersten 2 Jahren.
Thrombozytopenie, vakuolisierte Lymphozyten und charakteristische Schaumzellen in Lymphozyten und Knochenmark sind nachweisbar.
2. Der *Typ B* soll hier bei fehlenden ZNS-Zeichen nicht weiter besprochen werden.
3. *Typ C/D (chronische Neuronopathie).* Infantile, spätinfantile und juvenil/adulte Formen sind zu unterscheiden. Die *infantile Form* zeigt neonatal einen Icterus prolongatus, Hepatosplenomegalie und rasche Progredienz.

Bei *spätinfantiler Manifestation* im 2. bis 4. Lebensjahr dominieren neurologische Symptome mit vertikaler supranukleärer Blickparese, Epilepsie, Ataxie, kirschrotem Makulafleck, pyramidalen und extrapyramidalen Zeichen sowie mäßiger Hepatosplenomegalie und Tod zwischen dem 5. und 15. Lebensjahr.

Diagnose. Beim *Typ A (und B)* sind Speicherzellen in Lymphknoten und Knochenmark hinweisend, eine verminderte Enzymaktivität der Sphingomyelinase (1–4% der Norm) in Leukozyten oder Fibroblasten beweisend. Auch Heterozygotentests und eine Pränataldiagnose durch Enzymbestimmung in Amnionzellen sind möglich.
Beim *Typ C/D* ist die Trias von vertikaler Blickparese, Hepatosplenomegalie und Schaumzellen im Knochenmark diagnostisch wegweisend. Die Sphingomyelinase in Fibroblasten kann normal sein. Hautfibroblasten zeigen jedoch in Kultur eine verzögerte Cholesterinveresterung, was diagnostisch genutzt werden kann. Außerdem kann mit Filipin in der Fluoreszenzfärbung von Fibroblasten speziell vermehrtes freies Cholesterin dargestellt werden (Brady et al. 1997a).

Differentialdiagnose. Andere Krankheiten mit Hepatosplenomegalie sind auszuschließen. Die Beachtung neurologischer Ausfälle ist dabei hilfreich, da nicht nur beim Typ B der Niemann-Pick-Krankheit, sondern u.a. auch bei der Wolman-Krankheit und der Cholesterinesterspeicherkrankheit Gedeihstörung und Hepatosplenomegalie dominieren. Schaumzellen und „Sea-blue-Histiozyten" sind vieldeutig und kommen auch bei der idiopathischen thrombozytopenischen Purpura, chronischen Leukämie, Typ-5-Hyperlipoproteinämie, beim familiären Lezithin-Cholesterin-Acyltransferase-Mangel und bei der juvenilen Zeroidlipofuszinose vor.

Mutationsanalyse und Phänotyp-Genotyp-Korrelation. Mindestens 16 Mutationen im Sphingomyelinasegen sind bereits bekannt. Bei *Ashkenazijuden,* selten bei Nichtjuden, liegt eine Punktmutation Arg496Leu vor. Bei Juden ist außerdem die Mutation Leu302Pro sowie eine Basendeletion im Kodon 330 mit resultierendem Stopkodon bekannt.
Bei *Nichtjuden* sind weitere Punktmutationen bekannt: Met382Ile, Asn383Ser; Gly477Ser, Bildung eines Stopkodons im Kodon 261, Basendeletion im Kodon 178; Spleißstellenmutation bei Nukleotid 2610 (Brady et al. 1997a).

Beim Typ C/D ist das mutierte Gen offenbar auf Chromosom 18q11 lokalisiert, doch ist es noch nicht kloniert. In Zellinien der Niemann-Pick-Modellmaus konnte allerdings der metabolische Defekt durch Einbringen von Chromosom 18 korrigiert werden (Kurimasa et al. 1993).

Gaucher-Krankheit (Glukosylceramidlipidose)

Bei verminderter Aktivität der β-Glukozerebrosidase wird bei dieser Krankheit Glukoceramid gespeichert (s. Abb. 7.29). Klinisch sind 3 Typen zu unterscheiden.

Vererbung. Autosomal-rezessiv.

Häufigkeit. Der M. Gaucher ist die häufigste Lipidose des Menschen und die häufigste genetisch bedingte Erkrankung der Ashkenazijuden.

Pathophysiologie und Genetik. Die verminderte Aktivität der Glukozerebrosidase führt zur Speicherung von Glukoceramid in Makrophagen in verschiedenen Organen und beim Typ 2 und 3 auch im Gehirn (Gaucher-Zellen hier betont perivaskulär). Beim Typ 1 besteht eine Restaktivität des Enzyms von 5–29%, beim Typ 2 lediglich von 1%, was die unterschiedliche ZNS-Symptomatik erklärt. Bei einer Verminderung der Aktivität der β-Glukozerebrosidase auf unter 50% kommt es zur Speicherung von Glukozerebrosid. Die Enzymaktivität wird durch verschiedene Faktoren und besonders durch das Aktivatorprotein Saposin C erhöht, welches in der Primärstruktur mit dem Aktivatorprotein des Sulfatids identisch ist. Es stammt von Prosaposin, das von Chromosom 10 aus kodiert wird (O'Brien et al. 1988). Zwei Patienten mit einem Mangel dieses Aktivatorproteins und ZNS-Beteiligung wurden beschrieben (Christomanou et al. 1989). Neuropathologisch dominiert der Neuronenuntergang, während die Lipidspeicherung zurücktritt. Das kodierende Gen liegt auf Chromosom 1q21-31; es ist 7,3 kb lang, enthält 11 Exons und 10 Introns und sorgt für die Expression eines Proteins mit 497 Aminosäuren. Die katalytisch aktive Region liegt im Karboxylterminus, und Glutaminsäure in Position 340 ist auch für diese Aktivität wichtig. Allelische Heterogenität ist belegt (s. unten).

Klinik. Von den *3 Typen der Gaucher-Krankheit* geht Typ 1 zwar mit extremer Speicherung von Glukoceramid einher, betrifft jedoch regelhaft nur sekundär das ZNS (Fettembolie, Rückenmarkkompression, Hämatomyelie, Neuropathie, Plexusstörungen bei Koagulopathie).
Typ 2 und 3 haben ausgeprägte ZNS-Störungen.
Gaucher-Krankheit von Typ 2 (akute Neuronopathie). Innerhalb der ersten 6 Monate wird meist die Hepatosplenomegalie deutlich. Hinzu kommen Schluckstörungen, Strabismus, eine horizontale Blickparese, Atem- und Temperaturstörungen (Abb. 7.30). Überwiegend ist ein kirschroter Makulafleck nachweisbar. Ichthyotische Hautveränderungen sind für diesen Typ charakteristisch (Sidransky et al. 1996). Raschprogredient kommt es innerhalb von 2 Jahren zum Tod.
Gaucher-Krankheit vom Typ 3 (subakute Neuronopathie). Bei dieser Form manifestiert sich im Säuglings- oder Kleinkindalter eine Hepatomegalie, dann eine Splenomegalie

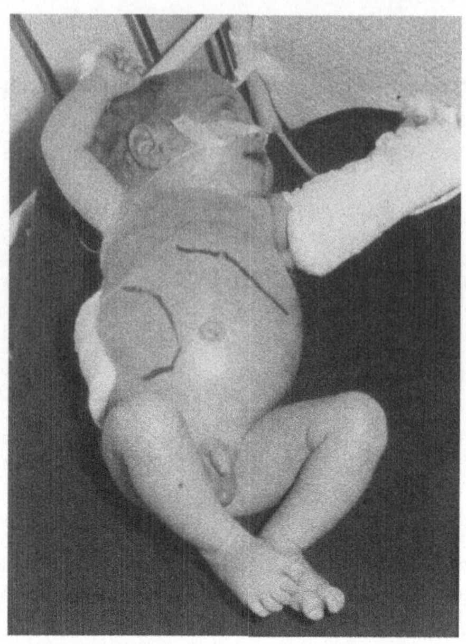

Abb. 7.30. 2,6 Monate altes Kind mit M. Gaucher vom Typ 2. Seit dem 2. Monat bestanden starke Temperaturschwankungen und ein zunehmender Strabismus. Beachtung der Markierungen für die vorhandene Hepatosplenomegalie

und psychomotorische Verzögerung. Nach 6 Jahren treten aseptische Knochennekrosen auf. Einige Patienten werden als Jugendliche/Erwachsene zunehmend spastisch und ataktisch, während systemische Symptome zurücktreten.

Andere Patienten zeigen während der Kindheit lediglich eine horizontale Blickparese, später aber einen sehr aggressiven Verlauf mit Anämie, Lungeninfiltraten und gastrointestinalen Blutungen. Entsprechend der Zugehörigkeit kann der Tod zwischen dem 5. und 60 Lebensjahr eintreten (Vassella 1991).

Diagnose. Die Trias von Trismus, Strabismus und Opisthotonus ist hinweisend, während Gaucher-Zellen im Knochenmark bei Hepatosplenomegalie und eine Erhöhung der sauren Phosphatase i.S. die Diagnose sehr wahrscheinlich macht. Entscheidend ist der Nachweis der verminderten Aktivität von Glukozerebrosidase in Leukozyten oder Fibroblasten (Gesamtaktivität < 20 %).

Die Enzymbestimmung ermöglicht auch eine Heterozygotenerfassung und die Pränataldiagnose an Amnionzellen oder Chorionzotten.

Bei unklarer Situation sind direkte und indirekte Genotypanalysen hilfreich.

Differentialdiagnose. Andere progrediente Krankheiten mit Hepatosplenomegalie, Blutbildveränderungen und Knochenläsionen sind auszuschließen. Wichtig sind besonders chronische Leukämien und Non-Hodgkin-Lymphome, bei denen sog. Pseudo-Gaucher-Zellen gehäuft vorkommen. Die oben erwähnte Bestimmung der Aktivität der β-Glukozerebrosidase führt zur Diagnosesicherung.

Mutationsanalyse und Phänotyp-Genotyp-Korrelation. Von bisher 78 verschiedenen identifizierten Mutationen machen 2 etwa 60–80 % der mutierten Allele bei nichtjüdischen und jüdischen Patienten aus: In Exon 10 die Mutation Leu444Pro innerhalb der katalytischen Region des Enzyms und in Exon 9 Asn370Ser. Letztere führt im homozygoten Zustand zum Typ 1 der Gaucher-Krankheit und ist meist durch einen milderen Verlauf charakterisiert; Homozygotie dieser Mutation kann sogar mit einer fehlenden Symptomatik einhergehen.

Compoundheterozygotie mit der Mutation Asn370Ser bewahrt vor einer neurologischen Primärbeteiligung, schließt aber einen ungünstigeren Verlauf der Typ-1-Erkrankung nicht aus. Homozygote mit der Mutation Leu444Pro entwickeln auch neurologische Symptome (Typ-3-Gaucher) (Beutler u. Gelbart 1997; Eyal et al. 1990; Ida et al. 1997; Kolodny et al. 1990; Theophilus et al. 1989).

Weitere Mutationen sind häufig (84GG = Insertion von Guanin im Kodon 84, IVS2+1 = Spleißstellenmutation am Ende von Exon 2 und Anfang von Intron 2, Arg463Cys), während noch andere selten bei Einzelindividuen auftreten. Die ZNS-Symptomatik kann bei vorliegender Compoundheterozygotie durch verschiedene Mutationen auf einem Allel (Kodon 409, 444, 465 und 460) und der Mutation Leu444Pro auf dem anderen Allel bestimmt werden, während die Mutation Asp370Ser eine Hirnsymptomatik zu verhindern scheint. Noch unbekannte Zusatzfaktoren beeinflussen offenbar die Aktivität der Glukozerebrosidase (Brady et al. 1997b; Tayebi et al. 1996). Mutationen mit Verschiebung des Leserahmens und solche, durch die ein Stopkodon für die Translation entstehen, führen zu einem kompletten Enzymaktivitätsverlust (Nullallel). Homozygote Zustände von Nullallelen bzw. gemischte Heterozygotie verschiedener Nullallele werden nicht gefunden, da sie einen kompletten Enzymverlust verursachen und mit dem Leben nicht vereinbar sind.

Bei bekannter Mutation in einer Familie kann dies bei der *Heterozygotenerfassung* und *Pränataldiagnostik* genutzt werden. Heterozygote Träger des Gaucher-Gens können auch mit der RFLP-Analyse identifiziert werden (Petrides u. LeCoutre 1997).

Morbus Fabry (α-Galaktosidase-A-Mangel, Angiokeratoma corporis diffusum)

Hierbei ist die α-Galaktosidase A defekt, was zur Speicherung von Ceramidtrihexosiden führt (s. Abb. 7.29).

Vererbung. X-chromosomal-rezessiv; Die Krankheit manifestiert sich bei dem männlichen Geschlecht, während die heterozygoten Konduktorinnen meist asymptomatisch sind.

Häufigkeit. Eine Inzidenz von 1:40000 wird angenommen. Verschiedene Rassen sind betroffen (Desnick u. Eng 1997).

Pathophysiologie und Genetik. Bei fehlender α-Galaktosidase-A-Aktivität werden die neutralen Glykosphingolipide vorwiegend in den Lysosomen der Gefäßendothelien und der glatten Muskulatur abgelagert. Bei einer verbleibenden Restaktivität des Enzyms (1–10%) ist u.U. nur das Herz betroffen („Herzvariante") oder die Patienten sind sogar asymptomatisch. Das α-Galaktosidase-A-Gen liegt auf Chromosom Xq22. Es ist 12 kb lang und hat 7 Exons und 6 Introns. Die cDNA von 1437 bp kodiert ein Protein von 398 Aminosäuren. Allelische Heterogenität ist belegt (s. unten).

Klinik. Im Kindes- und Jugendalter treten schmerzhafte Parästhesien in den Akren auf, Angiokeratome, Hornhauttrübungen und Hypohidrose. Ischämie und Infarkte bedingen neurologische Symptome, einschließlich von Seiten des autonomen Nervensystems. Mit zunehmendem Alter (2. bis 4. Dekade) kommt es zur Niereninsuffizienz, Stenokardie und zerebrovaskulären Insulten. Der Tod erfolgt im 4. bis 5. Lebensjahrzehnt.

Diagnose. Neben klinischen Hinweisen, besonders dunkle, punktförmige Teleangiektasien in Verbindung mit schmerzhaften Parästhesieepisoden, ist eine verminderte α-Galaktosidase-A-Aktivität im Serum oder Plasma bzw. in Leukozyten oder Fibroblasten beweisend.

Konduktorinnen scheiden vermehrt Ceramidhexoside im Urin aus und zeigen intermediäre Enzymaktivitäten von α-Galaktosidase A. Bei unklaren Ergebnissen ist hier die DNA-Analyse hilfreich (s. unten). Die Pränataldiagnostik ist mit dieser Enzymbestimmung von Amnionzellen oder Chorionzotten möglich (Vassella 1991, Menkes u. Till 1995).

Mutationsanalyse und Phänotyp-Genotyp-Korrelation. Bei hemizygoten Patienten *ohne nachweisbare Aktivität* der α-Galaktosidase A sind große und kleine Deletionen bzw. Duplikationen, Spleißstellendefekte sowie Missense- und Nonsensemutationen im Gen belegt. Alle asymptomatischen oder *leichter betroffenen Patienten* (z. B. „Herzvarianten") haben Missensemutationen mit einer Restaktivität des Enzyms. Insgesamt kann Ort und Typ der Mutation nicht sicher den Phänotyp voraussagen lassen. Auch viele unterschiedliche Mutationen an Einzelindividuen erschweren die Phänotyp-Genotyp-Korrelation.

Bei heterozygoten *Konuktorinnen* (z.B. obligat) kann eine DNA-Analyse dann weiterhelfen, wenn die Enzymbestimmung Normalwerte gibt und in der betroffenen Familie ein molekularer Defekt identifiziert ist (z.B. Deletion oder Punktmutation). Bekannte Defekte können auch bei der *Pränataldiagnostik* gezielt belegt oder ausgeschlossen werden. Sonst kann auch die indirekte Genotypanalyse Anwendung finden (Kopplungsanalysen mit speziellen Markern) (Davies et al. 1996; Desnick u. Eng 1997; Takata et al. 1997).

Farber-Krankheit (disseminierte Lipogranulomatose)

Hierbei besteht ein Defekt an saurer Ceramidase, was zur Speicherung von Ceramid führt (s. Abb. 7.29).

Vererbung. Autosomal-rezessiv.

Häufigkeit. Sehr selten; 48 Patienten wurden bisher beschrieben.

Pathophysiologie und Genetik. Der Enzymdefekt von saurer Ceramidase führt zur Ablagerung von Ceramid in verschiedenen Organen und Geweben. Die Hydrolyse von Ceramid wird durch Saposin D, das vom Prosaposin stammt, aktiviert. Die Ceramidanhäufung führt zu einer granulomatösen Reaktion. Die Speicherungen sind in der

Haut und periartikulär betont (normal hoher Gehalt an Ceramiden) und betreffen auch den Larynxbereich. Auch das Knochenmark kann infiltriert werden. Die Speicherung in Neuronen bedingt die neurologischen Symptome, wobei das zentrale und periphere Nervensystem betroffen sein kann. In den Neuronen werden auch andere komplexe Glykolipide mitabgelagert (Moser 1997; Nowaczyk et al. 1996).

Das Ceramidasegen ist noch nicht lokalisiert; das Gen für Prosaposin liegt auf Chromosom 10 (s. S. 197, 198).

Klinik. Phänotypisch sind verschiedene Typen zu unterscheiden: Der klassische, intermediäre, milde, neonatal-viszerale, neurologisch-progressive, der mit M. Sandhoff kombinierte und der mit einem Saposinmangel.

Der klassische Typ ist der häufigste; hierbei kommt es zwischen 2 Wochen und 4 Monaten zu Fütterungs- und Atemschwierigkeiten, Brechattacken und Lungenverschattungen; Granulome infiltrieren auch Lymphknoten, Herzklappen und Leber. Die Hälfte der Patienten zeigt eine psychomotorische Retardierung, Reflexe können fehlen, ein kirschroter Fleck kann vorhanden sein. Der Tod tritt im 1. Lebensjahr ein.

Diagnose. Beim jungen Säugling ist die Trias von Arthropathie, Hautgranulomen und Heiserkeit hinweisend; entscheidend ist die Verminderung von Ceramidase auf etwa 5 % des Normalen in Leukozyten oder Fibroblastenkulturen. Bioptisch können in Granulomen oder Lymphknoten zytoplasmatische Einschlüsse (u. a. Farber-Körper) und eine erhöhte Ceramidkonzentration spezifische Hinweise geben. Im Urin wird Ceramid verstärkt ausgeschieden.

Bei Heterozygoten ist die Enzymaktivität auf ca. 50 % vermindert.

Differentialdiagnose. Besonders rheumatische Formen sind abzutrennen, die meist nicht so frühzeitig manifest sind.

Mutationsanalyse und Phänotyp-Genotyp-Korrelation. Lediglich eine Mutation im Startkodon des Gens von Prosaposin auf Chromosom 10 ist derzeit beschrieben (Schnabel et al. 1992). Es handelte sich um ein 16 Wochen altes Kind mit schwerem Verlauf; Speichermaterial bestand aus Ceramid sowie anderen Sphingolipiden, bedingt durch die gleichzeitigen Enzymdefekte der Ceramidase, β-Glaktozerebrosidase und β-Glukozerebrosidase bei fehlenden Aktivatorproteinen (s. oben) (Harzer et al. 1989).

Alpha-N-Acetylgalaktosaminidasemangel

Hierbei fehlt die α-N-Acetylgalaktosaminidase, was zur Speicherung von Glykoproteinen, -peptiden und Oligosacchariden führt.

Vererbung. Autosomal-rezessiv.

Häufigkeit. Sehr selten; bisher sind 4 Patienten mit Typ 1 und 3 Patienten mit Typ 2 beschrieben worden.

Pathophysiologie und Genetik. Das Fehlen der Glykohydrolase α-N-Acetylgalaktosaminidase hat die Speicherung von Glykopeptiden und Oligosacchariden zusammen mit Acetylgalaktosaminresten zur Folge. Im Neokortex finden sich axonale Schwellungen (Sphäroide), die auch im Plexus myentericus des Rektums zu sehen sind (Typ-1-Patienten, s. unten). Typ-2-Patienten weisen im Zytoplasma Vakuolen mit amorphem und filamentösem Material auf; solche Vakuolen finden sich auch in den Endothelzellen von Blut- und Lymphgefäßen, Schweißdrüsen und Axonen. Ein gestörter axonaler Transport oder Metabolismus in den Nerven ist anzunehmen.

Das Gen für die Acetylgalaktosaminidase liegt auch Chromosom 22q13-qter. Es hat 9 Exons und kodiert ein Protein von 394 Aminosäuren. Letzteres hat eine große Homologie mit der α-Galaktosidase A.

Klinik. Ein infantiler Typ 1 und juvenil/adulter Typ 2 ist zu unterscheiden:
Typ 1 (Schindler-Krankheit). Die bisherigen Patienten zeigten in den ersten 9–15 Monaten eine normale Entwicklung; dann trat ein rascher Verlust erworbener Fähigkeiten auf, ausgeprägte muskuläre Hypotonie, psychomotorische Retardierung, Blindheit mit Sehnervenatrophie, Nystagmus. Ein Dezerebrationsstadium mit 3–4 Jahren ist die Folge.
Typ 2 (Kanzaki-Krankheit). Dieser Typ wurde bei 3 Erwachsenen beschrieben, zuerst in Japan: Angiokeratoma corporis diffusum und intellektuelle Minderbegabung sind Leitsymptome (Desnick u. Schindler 1997).

Diagnose. Hinweisend sind erhöhte Oligosaccharidausscheidung und ein spezielles Glykopeptidmuster im Urin. Rektum- und Hautbiopsien können lysosomale Vakuolen aufdecken. Beweisend ist die Aktivitätsminderung der α-N-Acetylgalaktosaminidase im Plasma, in Leukozyten, Fibroblasten, Amnionzellen oder Chorionzotten. DNA-Analysen sind möglich in Typ-1- und -2-Patienten (s. unten). Eine Pränataldiagnose ist möglich (Enzymdiagnostik, DNA-Analyse bei bekannter Mutation in der Familie).

Differentialdiagnose. Besonders degenerative Krankheitsbilder mit axonaler Dystrophie sind abzutrennen: die generalisierte neuroaxonale Dystrophie (Typ Seitelberger), das Hallervorden-Spatz-Syndrom und die neuroaxonale Leukodystrophie.

Mutationsanalyse und Phänotyp-Genotyp-Korrelation. Beim *Typ 1* fand sich in einer Familie bei 3 Patienten eine Punktmutation G → A, was zum Aminosäureaustausch Glu325Lys führte (Wang et al. 1990). In einer 2. Familie lag eine Compoundheterozygotie vor, wobei ein Allel auch die Mutation Glu325Lys neben einer Mutation Ser160Cys im anderen Allel aufwies (Keulemans et al. 1996).
Beim *Typ 2* fand sich eine Punktmutation C → T, die zum Aminosäureaustausch Arg329Trp führte (Wang et al. 1994). In einer 2. Familie lag Homozygotie für die Nonsensemutation Ser160Stop vor (Übersicht bei Desnick u. Schindler 1997).

Sulfatidosen

Hierzu zählen die metachromatischen Leukodystrophien und die Mukosulfatidose.

Metachromatische Leukodystrophien (MLD)

Es handelt sich um Abbaustörungen von Sulfatid (s. Abb. 7.29) aufgrund eines Enzymdefektes der Zerebrosidsulfatase (Arylsulfatase A).

Vererbung. Autosomal-rezessiv.

Häufigkeit. Die Inzidenz beträgt 1:4000. Spätinfantiler und juveniler Typ sind etwa gleich häufig.

Pathophysiologie und Genetik. Arylsulfatase A hydrolysiert aromatische Sulfatester sowie Zerebrosidsulfat. Es ist für seine hydrolytische Aktivität in vivo auf die Anwesenheit des Aktivatorproteins Saposin B angewiesen; dies ist ein 10-kd-Glykoprotein, bestehend aus 80 Aminosäuren; es geht proteolytisch aus dem 70-kd-Vorläuferprotein Prosaposin hervor; es wird von einem Gen auf Chromosom 10 kodiert, das 13 Exons hat. Saposin B wird von Exon 5–7 kodiert. Neben der Aktivierung der Hydrolyse von Sulfatiden durch Arylsulfatase stimuliert es auch die Hydrolyse der G_{M1}-Ganglioside durch saure β-Galaktosidase und von Globotriasylceramid durch α-Galaktosidase. Mangel an Arylsulfatase bzw. sehr selten an Aktivatorprotein Saposin B führt zur Speicherung von Sulfatiden, deren normale Funktion für Myelin wichtig ist. Die Ablagerung erfolgt in Oligodendrozyten, Makrophagen und auch frei bzw. peripher in Schwann-Zellen. Das Gen für Arylsulfatase A liegt auf Chromosom 22 distal von q13, ist 3,2 kb lang und hat 8 Exons mit einer cDNA von 1521 Nukleotiden.

Genmutationen mit resultierender Homozygotie und gemischter Heterozygotie sind belegt; es besteht eine ausgeprägte allelische Heterogenität.

Klinik. Spätinfantile und juvenile Formen sind wegen der Häufigkeit besonders zu beachten; 20% der Patienten erkranken im Jugend- bzw. frühen Erwachsenenalter. Formen mit multiplem Sulfatasemangel und einem Mangel an Sulfataseaktivatorprotein sind abzutrennen.

Spätinfantile Form. Sie manifestiert sich am Ende des 1. Lebensjahres und im frühen Kleinkindalter mit Hypotonie, Hyporeflexie, Ataxie. Progredient kommt es innerhalb eines Jahres zum Steh- und Gehverlust, zu Spastik, Dysarthrie und Aphasie. In wenigen Monaten folgen Tetraparese, bulbäre Symptome und evtl. eine Optikusatrophie. In Monaten und Jahren kommt es dann zum vegetativen Status und nach mehreren Jahren (1–7 Jahre nach Manifestation) zum Tod.

Juvenile Form. Bei Beginn im Kleinkindalter stehen Ataxie sowie Haltungs- und Verhaltensauffälligkeiten im Vordergrund. Nach Jahren folgen Demenz und innerhalb von 5–10 Jahren der Tod. Bei Beginn im Schulalter dominieren Verhaltensauffälligkeiten; Demenz und neurologische Ausfällen folgen nach mehreren Jahren, und innerhalb von 15 Jahren kommt es zum Tod.

Adulte Form. Sie manifestiert sich im Jugend- bzw. Erwachsenenalter mit Konzentrations- und Leistungsminderung, Sprach- und Sprechproblemen sowie Verhaltensstörungen; letztere lassen oft an Psychosen denken. Hinzu kommen Gangstörungen, Ataxie, Reflexsteigerung und Optikusatrophie. Nach 5–10 Jahren wird ein tetraparetisches Stadium erreicht, doch ist Überleben für Dekaden möglich.

Sulfatidaktivatorproteinmangel. Die Manifestation schwankt zwischen Geburt und 3. Dekade; die Mehrheit zeigt Erstsymptome in früher Kindheit mit Entwicklungsverzögerung; bei progredientem Verlauf kommt es zur Epilepsie, mentalen Retardierung sowie spastischen Tetraparese. Je früher die Manifestation, desto schwerer und rascher ist offenbar der Verlauf.

Diagnose. Hinweisend sind verzögerte Nervenleitgeschwindigkeiten und ein erhöhtes Liquoreiweiß sowie CT- und MRT-Bilder des Gehirns, die eine verminderte Dichte der weißen Substanz zeigen. Eine verminderte Arylsulfatase-A-Aktivität in Leukozyten oder Fibroblasten ist beweisend. Bei unerwarteter normaler Enzymaktivität kann der gestörte Abbau zugeführter Sulfatide in der Fibroblastenkultur ebenso beweisend sein wie metachromatische Ablagerungen in Haut- oder Nervenbiopsie. Gerade bei Problempatienten hilft auch die DNA-Analyse entscheidend weiter (s. unten).

Differentialdiagnose. Im Frühstadium sind Neuropathien anderer Ursache, spinale Atrophien und kongenitale Myopathien auszuschließen. Die Verhaltensauffälligkeiten lassen häufig fälschlich primär psychogene Störungen vermuten.

Mutationsanalyse und Phänotyp-Genotyp-Analyse. Mutationen im Arylsulfatasegen sind Punktmutationen und Deletionen mit Aminosäureaustausch, Stopkodonbildung, Verlust von Spleißstellen oder Leseraststörungen.

Beim *spätinfantilen Typ* liegt die häufigste G → A-Veränderung im Anfangsteil von Intron 2 (Polten et al. 1991). Beim *adulten Typ* der MLD ist die häufigste Mutation Pro426Leu in Exon 8, die mit einer Restaktivität des Enzyms einhergeht. Beide Mutationen finden sich häufig im Rahmen einer Compoundheterozygotie bei der *juvenilen Form* (ca. 50% in Nordeuropa). Relativ häufig wurde auch die Ile179Ser-Mutation gefunden. Sonstige Mutationen sind meist auf einzelne Patienten beschränkt und kommen speziell bei Juden vor. Phänotyp und Genotyp können bei der Analyse nur einzelner Mutationen nicht sicher korreliert werden, da unerkannte Zusatzmutationen den klinischen Verlauf mitbestimmen können (Berger et al. 1997; Draghia et al. 1997; Kolodny 1997a).

Beim *Pseudomangel an Arylsulfatase* in 7–15% der Bevölkerung liegt die Enzymaktivität bei 5–10% des Normalen; die Urinausscheidung für und die Hirnkonzentration an Sulfatiden ist aber normal. Ursache sind meist 2 assoziierte Punktmutationen in Exon 3 und 8, wobei letztere die Enzymexpression einschränkt (Barth et al. 1994). Eine Genmutation mit Enzympseudomangel kann zusätzlich mit einer krankheitsauslösenden Mutation kombiniert sein, so daß bei Patienten mit verminderter Enzymaktivität und Nachweis der Mutation für den Pseudomangel zur Sicherheit die Urinausscheidung für Sulfat und der Sulfatumsatz in Fibroblasten überprüft werden muß (Kolodny 1997a).

Im *Prosaposingen* wurden bisher 4 Mutationen mit Änderungen von Saposin B beschrieben: abnormes Spleißen durch eine G → T-Mutation bei IVS5-1, Cys241Ser; Thr21Ile, 33-bp-Insertion. Die 2 ersten bedingen eine *spätinfantile*, die 2 letzten eine *juvenile Form* der MLD.

Therapie. Bei Patienten mit juveniler (4–6 Jahre) und spätjuveniler (6–12 Jahre) Form der MLD kann evtl. eine *Knochenmarktransplantation* eine Positivwirkung auf die Krankheitsstabilität und sogar eine gewisse Symptomrückbildung haben. Spendermakrophagen überwinden die Blut-Hirn-Schranke und transformieren sich zu Mikrogliazellen. Die in den Zellen befindliche Arylsulfatase kann aktiv werden und auf Nachbarzellen übergehen (Guffon et al. 1995; Navarro et al. 1996).

Gentherapeutische Positiveffekte mit viralen Vektoren konnten in Oligodendrozyten und in Fibroblastenkulturen von Patienten sowohl bei Defekten des Arylsulfatase- wie auch des Prosaposingens gezeigt werden (Ohashi et al. 1996; Rafi et al. 1992).

Mukosulfatidose

Der *multiple Sulfatasemangel* wird durch eine Translationsstörung der Arylsulfatase A, B, C, der Cholesterolsulfatase und der Iduronid-2-Sulfatsulfatase bedingt.

Hierbei ist die Entwicklung verzögert und bereits im 2. Lebensjahr verliert das Kind die Steh-, Sitz- und Sprachfähigkeit. Im 3. Lebensjahr treten Zerebralkrämpfe, Spastik und Blindheit hinzu. Die Haust ist trocken, das Gesicht erinnert an einen Hurler (s. Abb. 7.33). Skelettanomalien betreffen Rippen, Wirbelkörper und Beckenschaufel. Die Leber ist vergrößert. Genetische Befunde liegen noch nicht vor.

Globoidzelleukodystrophie (M. Krabbe, Galaktosylceramidosen)

Bei einem Defekt der Galaktosyl-β-Galaktosidase oder Galaktozerebrosidase (GALZ) (s. Abb. 7.29) kommt es zwar nicht zur Speicherung von Galaktosylceramid, jedoch zur Anhäufung eines zytotoxischen Galaktosylsphingosins.

Vererbung. Autosomal-rezessiv.

Häufigkeit. Die Inzidenz beträgt 1:100000 Neugeborene.

Pathophysiologie und Genetik. Der Mangel von Galaktosyl-β-Galaktosidase bzw. GALZ führt zur Schädigung der weißen Substanz im peripheren und zentralen Nervensystem. Perivaskulär finden sich die multinukleären, kugelig vergrößerten „Globoidzellen", die wahrscheinlich von Makrophagen abstammen und aus Galaktosylceramid bestehen. Sonst wird aber nicht dieses Lipid, sondern Psychosin gespeichert, das nur durch Galaktosyl-β-Galaktosidase abgebaut wird. Ob und wie Psychosin das Myelin schädigt, ist noch unklar. Die GALZ wird durch das Sphingolipidaktivatorprotein (SAP-2) stimuliert, das die 3. Domäne des Prosaposins ausmacht (s. S. 197, 198). GALZ wird auf Chromosom 14q31 kodiert; das zuständige Gen hat 17 Exons und 15 Introns; die cDNA des Gens ist 3,8 kb lang und exprimiert ein Protein von 669 Aminosäuren.

Allelische Heterogenität bei infantilen und spätinfantilen Formen der Globoidzelleukodystrophie ist belegt.

Klinik. Infantile, spätinfantile, juvenile und adulte Formen sind zu unterscheiden:
Infantile Form. 90% der Patienten werden vor dem 6. Lebensmonat symptomatisch mit Schreckhaftigkeit, Steifheit der Glieder, Stillstand der psychomotorischen Entwicklung und hyperpyretischen Episoden ohne Infektzeichen. Im Stadium 2 treten Opisthotonus, Streckkrämpfe, Verlust der Muskeleigenreflexe sowie der erworbenen Fähigkeiten hinzu (Abb. 7.31). Es folgt in wenigen Monaten das Dezerebrationsstadium und durchschnittlich 8–10 Monate nach Erstmanifestation der Tod.
Spätinfantile und juvenile Formen manifestieren sich durch Visusabnahme, progrediente Spastizität und eintretende Demenz nach einem chronischen Verlauf über Jahre (Menkes u. Till 1995).
Adulte Formen können unter dem Bild einer gemischten Polyneuropathie mit schmerzhaften Parästhesien verlaufen und zum Gehverlust bei erhaltener intellektueller Leistungsfähigkeit führen (Wenger 1997).

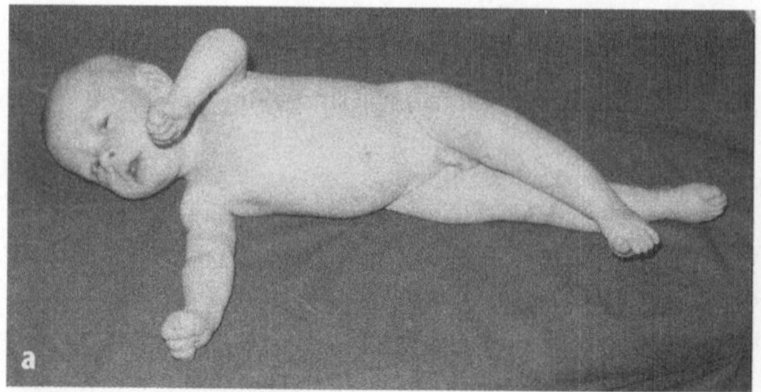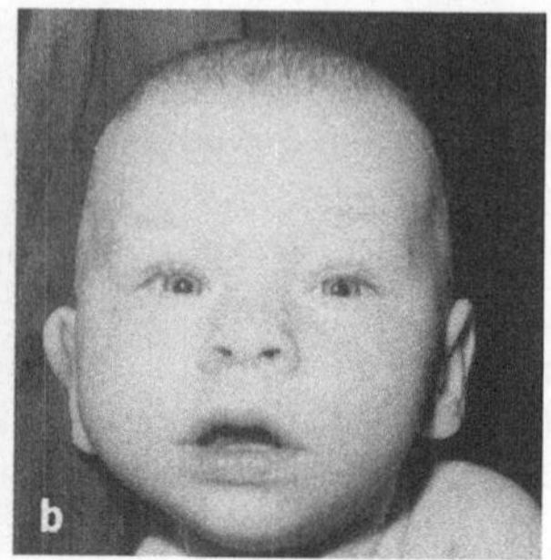

Abb. 7.31. **a** Globoidzelleukodystrophie bei einem 4 Monate alten Kind. Bei der Erstuntersuchung fanden sich ein asymmetrisch-tonischer Nackenreflex, erhöhter Muskeltonus und fehlende Muskeldehnungsreflexe; **b** Beachtung der Asymmetrie der Pupillen und Hypomimie. Diagnose von Prof. Dr. Görke, Univ.-Kinderklinik Bochum, dem für die Bildüberlassung auch an dieser Stelle herzlichst gedankt sei

Diagnostik. Verlangsamte Nervenleitgeschwindigkeiten, erhöhtes Liquoreiweiß und Veränderungen der weißen Substanz im CT oder MRT des Gehirns (Kim et al. 1997) sind hinweisend. Der Nachweis der verminderten Aktivität der GALZ auf einige Prozente der Norm in Leukozyten oder Fibroblasten ist entscheidend.

Eine Pränataldiagnostik und Heterozygotenerfassung durch die Enzymbestimmung ist ebenfalls möglich; Werte der Heterozygoten überlappen allerdings mit Normdaten und Werten von Patienten. Bei bekannter Mutation im GALZ-Gen in einer Familie sollte deshalb die DNA-Diagnostik auch für die Pränatal- und Heterozygotendiagnostik genutzt werden.

Differentialdiagnose. Beim infantilen Typ sind besonders andere degenerative Erkrankungen mit Einbeziehung des peripheren Nervensystems abzutrennen.

Mutationsanalyse und Phänotyp-Genotyp-Korrelation. Der *infantile Typ* der Globoidzelleukodystrophie wird zu 50 % durch eine 20-kb-Deletion ausgelöst, die im Intron 10 startet (Rafi et al. 1995); auf dem gleichen Allel ist immer ein Polymorphismus in der Nukleotidposition 502 (C → T) nachweisbar, der deshalb diagnostisch in der PCR-Reaktion genutzt werden kann, einschließlich für Pränatal- und Heterozygotendiagnostik.

Neben dieser Mutation sind die meisten bisher bekannten Änderungen, *einschließlich später manifestierender Formen*, Missensemutationen, neben seltener Insertion, Spleißstellenänderung bzw. Nonsensemutation; die Mutationen liegen innerhalb der ersten 10 Exons (De-Gasperi et al. 1996; Wenger 1997).

Therapie. Knochenmarktransplantationen in je 2 Patienten mit infantiler und adulter Form hatten keine anhaltenden Positiveffekte. Zwei juvenile Patienten dagegen zeigten einen sehr guten Effekt mit dieser Behandlung, so daß derzeit juvenile und adulte Formen als Indikationen für diese Therapie gelten (Wenger 1997).

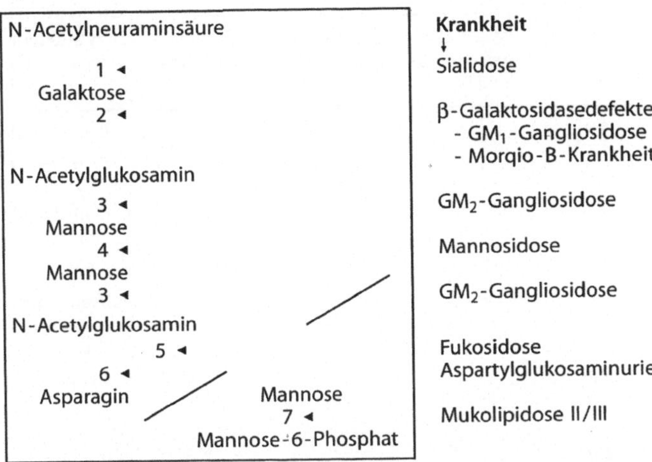

Abb. 7.32. Seltene Heteroglykanosen, die mit Speicherungen einhergehen. Schematisch im Lysosomteil einer komplexen Kohlenhydratkette mit bekannten Enzymdefekten (◄): *1* α-Neuraminidase, *2* β-Galaktosidase, *3* Hexosaminidase A und B, *4, 5* α-Mannosidase, *6* Fukosidase; außerdem unten Mannose, die mit Hilfe der N-Acetylglukosaminyl-1-Phosphotransferase (*7*) phosphoryliert wird und als Mannose-6-Phosphatrezeptorsystem verschiedene lysosomale Enzyme in die Lysosomen führt; *rechts* sind die entstehenden Speicherkrankheiten vermerkt

Heteroglykanosen

Einleitung

Bei den Heteroglykanosen ist der lysosomale Abbau komplexer Kohlenhydrate gestört. Diese bestehen aus Neutralzuckern, Aminozuckern und Zuckersäuren. Sind sie mit Schwefel verestert, handelt es sich um Mukopolysaccharide. Erbliche Störungen von Abbauschritten dieser komplexen Kohlenhydratketten führen zu Mukopolysaccharidosen, Sialidosen, β-Galaktosidasedefekte, Mannosidose, Fukosidose und Mukolipidosen (Abb. 7.32). Die Häufigkeit wird mit 1:20000 angegeben. Bei den Mukopolysaccharidosen liegt die Inzidenz der Hurler-Erkrankung bei 1:100000 Geburten.

Mukopolysaccharidosen

Elemente aus sulfatierten Hexosen, Aminozuckern und Uronsäuren wiederholen sich bei den 4 wichtigsten Bausteinen der Mukopolysaccharide: Heparansulfat, Dermatansulfat, Chondroitinsulfat und Keratansulfat. Sie werden durch spezifische Sulfatasen und Glykosidasen abgebaut. Unterschiedlich defekte Enzyme bedingen in Tabelle 7.18 zusammengefaßten Mukopolysaccharidosen. *Vererbung, pathogenetisch* wichtige Enzymstörungen und *diagnostische* Möglichkeiten gehen ebenfalls aus Tabelle 7.18 hervor.

Tabelle 7.18. Formen der Mukopolysaccharidosen (MPS)

Form	Erbgang	Psychomotorische Retardierung	Hornhauttrübung	Dystosis multiplex	Enzymdefekt/nachweisbar in (Urinausscheidung erhöht)
MPS IH (Hurler)	AR	+++	+++	+++	α-L-Iduronidase/Le, Fi, S (Dermatan-, Heparansulfat)
MPS IS (Scheie)	AR	–	++	+	α-L-Iduronidase/Le, Fi, S (Dermatansulfat)
MPS IH/S	AR	+++	+++	+++	wie I-H
MPS II A (Hunter, schwer)	XR	+++	–	++	Sulfoiduronatsulfatase/Fi (Dermatan-, Heparansulfat)
MPS II B (Hunter, leicht)	XR				wie II A
MPS III A (Sanfilippo A)	AR	+++	–	+	Sulfamatsulfatase/Le, Fi, Urin (Heparansulfat, betont)
MPS III B (Sanfilippo B)	AR				α-N-Azetylglusaminidase/Le, Fi, S (wie III A)
MPS III C (Sanfilippo C)	AR				Azetyl-CoA-α-Glukosamid-N-Azetyltransferase (wie III A)
MPS III D (Sanfilippo D)	AR				Glukosamin-6-Sulfatsulfatase (wie III A)
MPS IV A (Morquio A)	AR	–	+	+++	Galaktosamin-6-Sulfatsulfatase/Fi (Keratansulfat)
MPS IV B (Morquio B)	AR				β-Galaktosidase/Le, Fi, S (wie IV A)
MPS VI A (Morquio A)	AR	–	++	+++	Galaktosamin-4-Sulfatsulfatase/Fi (Keratansulfat)
MPS IV B (Morquio B)	AR				β-Galaktosidase/Le, Fi, S (wie IV A)
MPS VI A (schwer = Maroteaux-Lamy A)	AR	–	++	+++	Galaktosamin-4-Sulfatase/Le, Fi (Dermatansulfat)
MPS VI B (leicht = Maroteaux-Lamy B)	AR				wie VI A
MPS VII A (schwer = Sly A)	AR	++	+/–	++	β-Glukoronidase/Fi (Dermatan-, Heparansulfat)
MPS VII B (leicht = Sly B)	AR				wie VII A

– Nicht vorhanden; +/– leicht/nicht vorhanden; + leicht; ++ mittel; +++ schwer; *Le* Leukozyten; *Fi* Fibroblastenkultur; *S* Serum; *AR* autosomal-rezessiv erblich; *XR* X-chromosomal-rezessiv erblich.

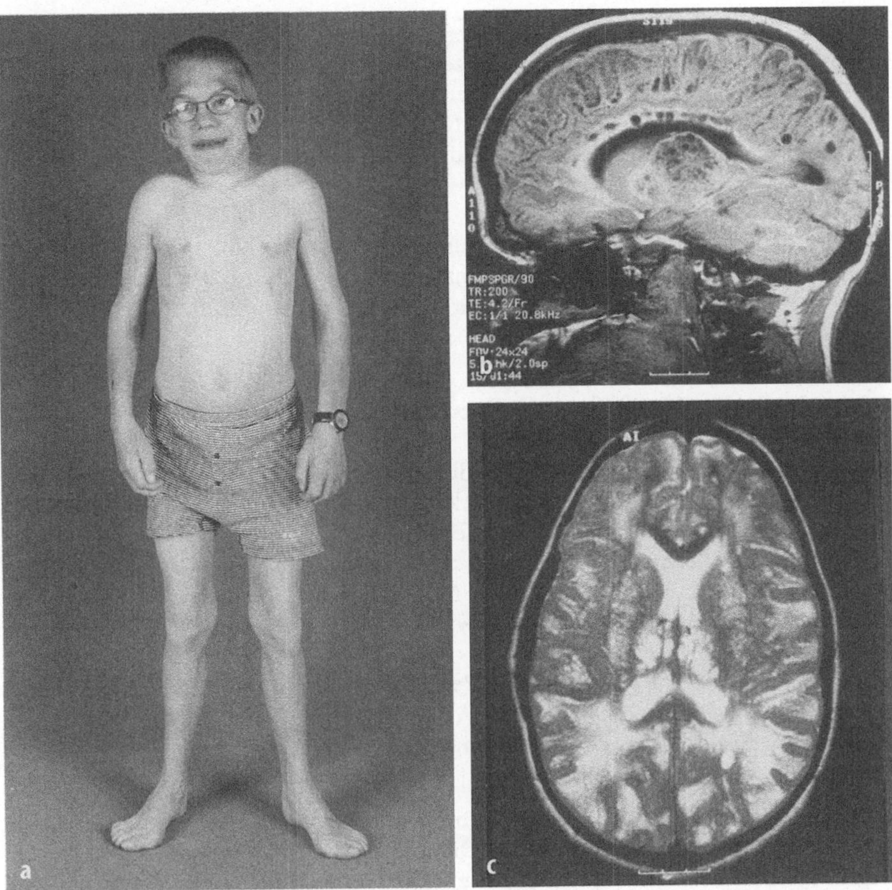

Abb. 7.33. a 15jähriger Junge mit Hunter-Krankheit; Beachtung der dysmorphen Gesichtszüge; Manifestation im Alter von 6 Jahren mit Hepatosplenomegalie, generalisierten Arthralgien und kognitiver Entwicklungsverzögerung. Jetzt stehen subjektiv rezidivierende Kopfschmerzen im Vordergrund; **b** das MRT des Gehirns zeigt zahlreiche disseminierte kleinste zystenartige Strukturen im Marklager und im Balken und an der Rindenmarkgrenze der Gyri; **c** ausgeprägte Marklagerveränderungen im Großhirn und den Stammganglien

Klinik. Hauptsymptome der Mukopolysaccharidosen sind breite, grobe Gesichtszüge, Wachstums- und Hörstörungen, Gelenkkontrakturen und Hernien sowie die differenzierenden Leitsymptome psychomotorische Retardierung, Hornhauttrübung und Dysostosis mulitplex, die bei den einzelnen Formen unterschiedlich ausgeprägt sind (s. Tabelle 7.18, Abb. 7.33). Letztere führt als generalisierte Ossifikationsstörung zu verkürzten plumpen Röhrenknochen, bikonvexen Wirbelkörpern und Makrozephalus. Auch bei den einzelnen Typen kann das klinische Spektrum noch sehr variabel und breit sein.

Diagnose. Hinweisend ist die quantifizierte und differenzierte Bestimmung saurer Mukopolysaccharide im Urin mit gleichzeitiger Bestimmung von Oligosacchariden zur Abtrennung anderer Heteroglykanosen (s. unten). Beweisend ist die Bestimmung des jeweils defekten Enzyms (s. Tabelle 7.18).

Enzymnachweise und Überprüfung der Mukopolysaccharide im Fruchtwasser ermöglichen eine *Pränataldiagnose.*

Differentialdiagnose. Andere Heteroglykanosen können die Mukopolysaccharidosen imitieren (u.a. Skelettveränderung, vakuolisierte Lymphozyten, Wachstumsstörung). Typ 1 und 2 der G_{M1}-Gangliosidose kann phänotypisch Hurler-ähnliche Symptome aufweisen (s. unten).

Mutationsanalyse und Phänotyp-Genotyp-Korrelation:

MPS-Typ I (Hurler-Syndrom). Das α-L-Iduronidasegen von 19 kb hat 14 Exons und liegt auf Chromosom 4p16.3. Die cDNA kodiert ein Protein von 627 Aminosäuren. Alternatives Spleißen läßt Exon 2 oder 4 fehlen.

Die *schwere Verlaufsform* weist häufig (ca. 72 % in Europa) die Mutation Trp402Stop auf (Scott et al. 1992). Daneben haben die Mutationen Gln70Stop bzw. Pro533Arg eine ähnliche Wirkung. Weitere Mutationen wurden bei Einzelpersonen und ethnischen Gruppen gefunden.

Die *leichtere Hurler-Form* zeigt eine Restaktivität der Iduronidase, bedingt durch eine Mutation Arg89Gln.

Das *Scheie-Syndrom* weist eine Punktmutation (G → A) im Intron in der Nukleotid-position 678 auf (Scott et al. 1993).

MPS-Typ II (Hunter-Syndrom). Das Gen für die Iduronosulfatase liegt auf Chromosom Xq28; es enthält 9 Exons und 8 Introns. Die cDNA ist 2,3 kb lang und exprimiert ein Protein von 550 Aminosäuren. Eine große Patientenzahl hat komplette oder partielle Deletionen bzw. „rearrangements", die einen *schweren Verlaufstyp* bedingen (Hopwood et al. 1993). Daneben sind Deletionen mit Leserasterstörungen und frühem Kettenabbruch, Spleißstellenmutationen, mehrere Missensemutationen (Ala68Glu, Glu293His, Asp478Gly, Ile485Arg) und die Nonsensemutation Ser426Stop beschrieben (Schröder et al. 1994).

Je nach Ausmaß der X-Inaktivierung und bei möglicher X:Autosom-Translokation kann es auch *bei Mädchen* zur Manifestation eines Hunter-Syndroms kommen. Hierbei und bei der *Konduktorinnenerfassung* können cDNA-Sonden diagnostisch genutzt werden (Schröder et al. 1993b).

MPS-Typ III (Sanfilippo-Syndrom). Bei den Untertypen A, B und C dieser Mukopoly-saccharidose sind Genlokalisation und cDNA noch unbekannt.

Bei der MPS III D ist das Gen für das defekte Enzym N-Acetylglukosamin-6-Sulfatase auf Chromosom 12q14 lokalisiert (Robertson et al. 1988). Die cDNA ist 1761 bp lang; Mutationen sind noch nicht bekannt (Matalon et al. 1997).

MKPS-Typ IV (Morquio-Syndrom). Das Gen für das beim MPS-Typ IVA defekte Enzym N-Acetylgalaktosamin-6-Sulfatase liegt auf Chromosom 16q24.3, umfaßt 14 kb und 14 Exons. Bisher sind 3 Mutationen bekannt: eine 2-bp-Deletion (1342 del CA) mit Leserasterstörung und eine Spleißmutation im Intron 1 bedingen eine *schwere Ver-*

laufsform. Eine Missensemutation (Asp204Lys) wurde bei *mildem Verlauf* berichtet (Fukuda et al. 1992; Tomatsu et al. 1994).

MPS-Typ VI (Maroteaux-Lamy-Syndrom). Das Gen für das defekte Enzym dieses MPS-Typs liegt auf Chromosom 5q13-q14. Die cDNA kodiert ein Protein von 533 Aminosäuren.

Bei der *schweren Form* sind folgende Mutationen bekannt: Cys117Arg, eine Basendeletion (238 DelG), Erg144Gly, Tyr521Cys, Insertion zwischen 1284T und 1285G mit nachfolgender Deletion 1577C.

Bei der *intermediären Form* sind folgende Mutationen bekannt: Gly137Val, Pro321Leu, Heterozygotie für Arg160Stop und Glu160Arg sowie Trp152Arg und eine 7-bp-Deletion in Exon 1.

Der *milde Phänotyp* von MPS-Typ VI wurde bei folgenden Missensemutationen belegt: Leu236Pro, Cys405Tyr, Arg192Cys (Isbrandt et al. 1994; Jin et al. 1992).

MPS-Typ VII (Sly-Syndrom). Das Gen für das hierbei fehlende Enzym liegt auf Chromosom 7q21.11, hat 21 kb und 12 Exons.

Die *schwere Form* wird bei verschiedenen Mutationen gesehen: zwei Punktmutationen (C $\rightarrow$ T) führen zum Aminosäurenaustausch in Form von Arg382Cys und Ala619Val. Eine Compoundheterozygotie wurde bei einem Patienten beschrieben. Trp627Cys auf einem Allel, Arg356Stop auf dem anderen Allel. Außerdem haben 3 Punktmutationen 2 Missense- und 1 Nonsensemutation zur Folge. Eine weitere Mutation war durch einen Basenaustausch in Exon 10 bedingt, der eine neue 5′-Spleißstelle erzeugte. Zwei weitere Mutationen – Ala354Val, Arg611Trp – erzeugen einen Hydrops fetalis (Übersicht bei Matalon et al. 1997).

Glykoproteinosen

Hierbei besteht ein Defekt im Abbau von Peptid-Oligosaccharid-Bindungen, allerdings assoziiert häufig auch mit Störungen im Abbau von Glykolipiden. Hierzu zählen die Sialidosen, Galaktosialidose, Mannosidosen, Fukosidose und Aspartylglukosaminurie.

Sialidosen

Hierbei führt ein α-Neuraminidasemangel (Sialidase) zur Speicherung von Substanzen mit Neuraminsäure (s. Abb. 7.31).

Vererbung. Autosomal-rezessiv.

Häufigkeit. Sehr selten.

Pathophysiologie und Genetik. Der α-Neuraminidasemangel hat eine Störung des Abbaus von Glykoproteinen und Glykolipiden zur Folge. Im Urin werden vermehrt Oligosaccharide und Neuraminsäure ausgeschieden.

Das Neuraminidasegen ist auf Chromosom 6p21.3 lokalisiert (Bonten et al. 1996; Pshezhetsky et al. 1997).

Klinik. Es finden sich Mischbilder unterschiedlicher Schwere zwischen Mukopolysaccharidosen und Phingolipidosen. Die Typen 1–3 werden unterschieden wobei der Sialidosetyp 3 dem früher als Mukolipidosetyp 1 klassifizierten Krankheitsbild entspricht.

Typ 1 (Kirschroter-Fleck-Myoklonus-Syndrom). Die Manifestation schwankt zwischen später Kindheit (ab 10 Jahren) bis zum Erwachsenenalte. Symptome sind Myoklonien, Visusschwäche (Nachtblindheit), rote Makula und die Entwicklung von Spastik bei normaler Intelligenz, fehlenden Dysmorphiezeichen und normaler Lebenserwartung. *Typ 2* Vom Neugeborenenalter bis zur 2. Dekade können Myoklonien, Hurler-ähnliche Symptome einschließlich Linsentrübung, Hepatosplenomegalie und Dysostosis multiplex sowie evtl. Angiokeratome und Nierenversagen auftreten. Ein Hydrops fetalis bei Geburt und Tod im 1. Lebensjahr sind möglich.
Typ 3 (früher Mukolipidosetyp 1). In der Kindheit oder Jugend wird ein Klein- bzw. Minderwuchs deutlich. Es besteht eine leichte Entwicklungsverzögerung. Mit etwa 10 Jahren werden die Gesichtszüge deutlich dysmorph (Hurler-ähnlich) und in der Jugend kommt es zum intellektuellen Abbau (Menkes u. Till 1995).

Diagnose. Hinweisend sind eine erhöhte Ausscheidung von Oligosacchariden und Neuraminsäure im Urin und evtl. vakuolisierte Lymphozyten (Typ 2).

Differentialdiagnose. Besonders zu achten ist auf den vorliegenden Neuraminidasemangel auch bei der Galaktosialidose (s. unten). Andere Krankheitsbilder mit Sialsäurespeicherung wie bei Disialotransferrinmangelkrankheit, die infantile Sialurie und die Salla-Krankheit mit lysosomaler Neuraminsäurespeicherung sind abzutrennen.

Mutationsanalyse und Phänotyp-Genotyp-Korrelation. Bei 6 Patienten mit einer Sialidose fanden sich eine Leserasterstörung, bedingt durch eine Insertion (cDNA + ACTG$_{8-11}$) und 2 Missensemutationen (Phe260tyr, Leu303Pro) (Pshezhetsky et al. 1997).

Galaktosialidose

Hierbei handelt es sich um ein degeneratives Krankheitsbild, bedingt primär durch einen Mangel an „protektivem Protein", der Kathepsin-A-Peptidase.

Vererbung. Autosomal-rezessiv.

Pathophysiologie und Genetik. Alle Patienten zeigen einen sekundären Mangel an β-Galaktosidase und α-Neuraminidase (Sialidase), bedingt durch den primären Mangel an „protektivem Protein". Dies Protein ist homolog der Struktur der Karboxypeptidase (Kathepsin-A-ähnlich) (Pshezhetsky et al. 1995). Es wird von Chromosom 20 aus kodiert und schützt als Protease normalerweise die β-Galaktosidase und die α-Neuraminidase vor dem proteolytischen Abbau. Der Schutzmechanismus ist noch unklar. Die cDNA ist 1,8 kb lang. Neben Mutationen im „protektiven-Protein/Kathepsin-A-Gen" sind auch Störungen auf Translationsebene beschrieben (Zammarchi et al. 1996).

Beim *infantilen Typ* ist bei erhöhter, nichtfettgebundener Sialinsäure in grauer und weißer Hirnsubstanz eine betonte endotheliale Vakuolisierung im Gehirn und in den inneren Organen belegt; Folgen können besonders multifokale kortikale und subkortikale Infarkte im Gehirn bzw. eine renale Hypertension sein (Nordborg et al. 1997).

Genetisch ist allelische Heterogenie im „protektiven Proteingen" mit möglicher Homozygotie oder Compoundheterozygotie belegt (Suzuki 1997).

Klinik. Der *infantile* Typ kopiert sehr stark die G_{M1}-Gangliosidose, einschließlich einem Hurler-ähnlichen Aussehen (s. Abb. 7.33) sowie vorhandener Hepatosplenomegalie und Dysostosis multiplex. Auf kardiale Symptome ist zu achten. Der *spätinfantile Typ* dieses Krankheitsbildes ist dagegen etwas günstiger, während der *juvenile/adulte* Typ neben progredienten ZNS-Ausfällen eine deutliche mentale Retardierung, Skelettanomalien, einen kirschroten Fleck der Makula und Angiokeratome aufweist. auch bei geringer ausgeprägter Symptomatik ist auf eine kardiale Mitbeteiligung und Dekompensation zu achten. Alle Patienten scheiden massiv Sialyloligosaccharide im Urin aus.

Diagnose. Der Nachweis vermehrter Ausscheidung von Sialyloligosacchariden im Urin und die fehlende Aktivität von β-Galaktosidase (10–15% der Normalaktivität) und α-Neuraminidase (< 4%) in Fibroblasten in Kombination mit fehlender (infantiler Type) bzw. stark verminderter Aktivität von Kathepsin A (2–5% beim spätinfantilen bzw. juvenil/adultem Typ) bestätigt eine Galaktosialidose (Kleijer et al. 1996). Vakuolen in Lymphozyten und eine Eosinophilie können hinweisend sein. Die Analyse der mRNA vom „protektiven Protein/Kathepsin A" im Northernblot ergibt dagegen widersprüchliche Ergebnisse (Zammarchi et al. 1996).

Bei *Heterozygoten* findet sich durchschnittlich die Hälfte der normalen Kathepsin-A-Aktivität. Eine *Pränataldiagnose* ist an Amnionzellen oder Chorionzotten durch enzymatische Bestimmungen von β-Galaktosidase und α-Neuraminidase oder durch direkte Bestimmung der Kathepsin-A-Aktivität möglich (Kleijer et al. 1996).

Mutationsanalyse und Phänotyp-Genotyp-Korrelation. Beim *juvenil/adulten Typ* wurde bei *japanischen Patienten* konstant eine Mutation im Intron 7 (G → A) nachgewiesen, die einen Spleißdefekt mit Auslassen des Exons 7 zur Folge hat. Während die betroffenen Patienten homozygot für die Mutation waren, konnte sie bei 19 japanischen Patienten mit dem *infantilen Typ* nicht gefunden werden; Patienten mit einem *intermediären* Verlauf hatten eine Compoundheterozygotie, wobei ein Allel die oben genannte Mutation aufwies (Takano et al. 1991). Von 4 weiteren Mutationen – Gln49Arg, Trp65Arg, Ser90Lys, Tyr395Cys – fand sich letztere häufig bei jungen japanischen Kindern mit dem *infantilen/spätinfantilen* Typ; der *spätinfantile* Typ ist in den *USA* bei 5 Patienten mit 2 Mutationen assoziiert, entweder in homozygoter Form oder als Compoundheterozygotie: Phe412Val, Tyr221Asn, wobei die 1. Mutation mit klinisch schwererem Verlauf einherging; *infantiler und juvenil/adulter Typ* waren in den USA mit 4 Punktmutationen verbunden: Val104Met, Leu208Pro, Gly411Ser, Ser23Tyr (Zhou et al. 1996).

Bei einem Patienten mit *französisch-deutscher* Herkunft wurde die Mutation Tyr249Asn beschrieben (Shimmoto et al. 1993).

Mannosidosen

α- und β-Mannosidosen sind zu unterscheiden.

α-Mannosidose

Hierbei ist die Mannosidase defekt und mannosidosehaltige Substanzen werden gespeichert.

Vererbung. Autosomal-rezessiv.

Häufigkeit. Unter den Heteroglykanosen noch relativ häufig; mehr als 70 Patienten wurden beschrieben.

Pathophysiologie und Genetik. Der Defekt an saurer α-Mannosidase A und B in Lysosomen führt zur Speicherung von mannosidosehaltigem Speichermaterial in den Geweben. Im Urin werden Oligosaccharide und Trisaccharide ausgeschieden. Das Enzym wird von einem Gen (MANB) auf Chromosom 19p13-q12 kodiert. Das Gen ist noch nicht kloniert, jedoch die cDNA, die ein Protein von 961 Aminosäuren kodiert (Kaneda et al. 1987; Nebes et al. 1994).

Klinik. Eine schwere (infantile) und leichtere (juvenil/adulte) Form sind zu trennen:
 Schwere Form. Manifestation mit Hepatosplenomegalie, rezidivierenden schweren Infekten und früher Tod in den ersten Lebensjahren.
 Leichtere Form. Hierbei kommt es in der Kindheit zu untersetztem Körperbau, groben Gesichtszügen, häufig auch Schwerhörigkeit, Hornhauttrübung und intellektueller Minderbegabung. Eine Organomegalie ist selten; Überleben meist bis in die 5. Dekade.

Diagnose. Hinweisend sind vakuolisierte Lymphozyten und eine erhöhte Oligosaccharidausssscheidung im Urin. Beweisend ist der Mangel an α-Mannosidase in Leukozyten oder Fibroblasten (nicht im Serum!).

β-Mannosidose

Hierbei fehlt die β-Mannosidase im Plasma sowie in Leukozyten und Fibroblasten. An Oligosacchariden wird besonders Mannosyl-N-Acetylglukosamin in Organen gespeichert.
 Der Genlocus für das Enzym ist möglicherweise auf Chromosom 4 und noch nicht weiter charakterisiert.

Klinik. Mentale Retardierung, Angiokeratome und z. T. Hörverlust stehen im Vordergrund.

Diagnose. Hinweisend ist die vermehrte Oligosaccharidausscheidung im Urin. Beweisend ist der Enzymdefekt in Plasma, Leukozyten oder Fibroblasten (Übersicht bei Johnson 1997).

Fukosidose

Ein Mangel an Fukosidase führt zur Speicherung von fukosehaltigen Glykolipiden oder -peptiden, Oligosacchariden und Keratansulfat in verschiedenen Organen, einschließlich Gehirn.

Vererbung. Autosomal-rezessiv.

Häufigkeit. Sehr selten, ca. 80 Patienten wurden beschrieben (Willems et al. 1988).

Pathophysiologie und Genetik. Die Aktivität der α-L-Fukosidase fehlt im Serum, in Leukozyten und Fibroblasten. 6–7% gesunde Personen haben deutlich verminderte Enzymmengen im Serum, jedoch normale Werte in Geweben und Leukozyten. Dieser quantitative Polymorphismus wird entsprechend den Mendelschen Regeln vererbt und von einem Gen auf Chromosom 6 gesteuert.

Das Gen für die Fukosidase (FUCA1) ist 22 kb lang, enthält 8 Exons und liegt auf Chromosom 1p34.1-p36.1. Allelische Heterogenität ist belegt (Cragg et al. 1997).

Klinik. Typ A (infantile Form) und Typ B (juvenil/adulte Formen) sind zu unterscheiden, doch besteht ein ineinandergehendes Kontinuum beider Formen (Willems et al. 1988):
Infantile Form. Manifestation mit Hypotonie, die um den 12. Lebensmonat in eine Spastik übergeht; hinzu kommen grobe Gesichtszüge, mentale Retardierung, Dysostosis multiplex und Zerebralkrämpfe. Der Tod tritt meist mit 3–5 Jahren ein.
Juvenile Form. Angiokeratome, besonders konstant am Zahnfleisch und an den Genitalien, grobe Gesichtszüge, verdickte Haut, Kleinwuchs und muskuläre Hypertonie stehen im Vordergrund. Das Erwachsenenalter wird erreicht.

Diagnose. Hinweisend sind evtl. vakuolisierte Lymphozyten und eine vermehrte Oligosaccharidausscheidung im Urin. Beweisend ist der Nachweis des Enzymmangels in Leukozyten oder Fibroblasten.

Molekulargenetisch kann die DNA-Analyse Mutationen aufdecken. Pränataldiagnostik und Heterozygotenerfassung können hierdurch verbessert werden.

Mutationsanalyse und Phänotyp-Genotyp-Korrelation. Die bislang beschriebenen mindestens 14 Mutationen im FUCAI1-Gen belegen allelische Heterogenität. Es sind Missensemutationen (Gly60Asp), Nonsensemutationen (Gln77Stop, Tyr211Stop, Glu375Stop, Trp382Stop, Gln422Stop), kleinere Deletionen mit Leserasterstörung (DelC im Kodon 141, DelAA im Kodon 151, DelA im Kodon 216, DelC im Kodon 265) sowie eine größere Deletion (Del Exon 7 und 8) und Insertion (66 bp in Exon 6) identifiziert worden (Seo et al. 1993; 1995, 1996; Tiberio et al. 1995; Yang et al. 1993).

Aspartylglukosaminurie

Hierbei fehlt das Enzym Aspartylglukosaminidase, und es kommt zur Speicherung von Aspartylglukosamin.

Vererbung. Autosomal-rezessiv.

Häufigkeit. Mindestens 150 Patienten wurden beschrieben, meist aus Finnland.

Pathophysiologie und Genetik. Das Fehlen der N-Aspartyl-β-Glukosaminidase (AGA) führt zur Speicherung von Aspartylglukosamin in verschiedenen Geweben. Das Enzym ist zunächst ein 42-kD-Polypeptid, welches im endoplasmatischen Retikulum in 2 Untereinheiten mit 27 kD (α) und 17 kD (β) proteolytisch gespalten wird. Die beiden Untereinheiten assoziieren zu einem dimeren Enzym, wobei die α-Untereinheit prozessiert wird. Das AGA-Gen ist auf Chromosom 4q34 lokalisiert, hat eine Länge von 12,5 kb und enthält 9 Exons. Die kodierende Region ist 1041 bp lang (Jalanko et al. 1995). Allelische Heterogenität ist belegt.

Klinik. Die Manifestation liegt zwischen 1–5 Jahren mit Vergröberung der Gesichtszüge, Verdickung der Schädelkalotte, breiter Nase, tiefer Nasenwurzel, Überstreckbarkeit der Gelenke, kurzem Hals und Kleinwuchs sowie Skoliose. Episodisch auftretende Hyperaktivität und psychotisches Verhalten sind ebenso möglich wie Makroglossie, Linsentrübung und ein Herzgeräusch.

Diagnose. Hinweisend sind evtl. vakuolisierte Lymphozyten und eine erhöhte Ausscheidung von Oligosacchariden im Urin. Beweisend sind eine Aspartylglukosaminausscheidung im Urin und der Nachweis des Enzymmangels in Fibroblasten und Serum.

Mutationsanalyse und Phänotyp-Genotyp-Korrelation. Die häufigste Mutation (98 % aller finnischen Patienten) ist eine doppelte Missensemutation (Arg161Ser und Cys163Ser) in der α-Untereinheit des AGA-Gens. Weitere sporadische Mutationen im AGA-Gen sind beschrieben. Dabei handelt es sich um Nonsensemutationen (Cys64Stop), Missensemutationen (Gly60Asp, Ala101Val, Gly302Arg, Cys306Arg), eine Spleißstellenmutation (IVS8(+1G → T)), Deletionen (DelT im Kodon 112, Del der Nukleotide 101–108, 2-kb-Deletion im 3′-Bereich) und Insertionen (T nach Nukleotid 800, 6 Nukleotide nach Nukleotid 127) (Fisher u. Aronson 1991 a, b; Ikonen et al. 1991 a, b; Isoniemi et al. 1995; Jalanko et al. 1995; Peltola et al. 1994).

Mukolipidosen

Hierzu zählen die Mukolipidosen II, III und IV.

Mukolipidose II (Inclusion-cell disease)

Hierbei handelt es sich um einen Mangel an mehreren lysosomalen Hydrolasen, was den Abbau von Glykoproteinen und Mukolipiden stört.

Vererbung. Autosomal-rezessiv.

Häufigkeit. Sehr selten; im Quebecbereich von Kanada wird in einer Region die Prävalenz mit 1:6000 angegeben.

Pathophysiologie und Genetik. Der Mangel an N-Acetylglykosaminyl-1-Phospho-
transferase macht die Phosphorylierung von Mannose in Lysosomen unmöglich
(s. Abb. 7.32), so daß lysosomale Enzyme nicht in die Lysosomen können. In kultivierten Fibroblasten speichern Lysosome vermehrt, was den Namen „Inclusion-cell
disease" begründet.
Genort und molekulare Details sind noch unbekannt.

Klinik. Im 1. Jahr beginnen Hurler-ähnliche Symptome (s. Abb. 7.33) mit ausgeprägter
psychomotorische Retardierung, pigmentarmen Haaren, Hörverlust und Tod im
Kleinkindalter. Ein nichtimmunologischer Hydrops fetalis ist möglich.

Diagnose. Hinweisend ist – trotz der phänotypischen Hurler-Symptomatik – die fehlende Mukopolysaccharidausscheidung im Urin. Lysosomale Enzyme im Plasma sind
erhöht. Beweisend ist der Mangel der speziellen Phosphotransferase in Fibroblasten.

Mukolipidose III

Wie bei Mukolipidose II fehlt die Phosphotransferase; das klinische Bild ist der Mukolipidose II ähnlich, nur geringer ausgeprägt, was durch eine relativ hohe Enzym-
restaktivität von 25–35% der Norm erklärt wird (Umehara et al. 1997). Molekulargenetische Details sind noch unbekannt.

Mukolipidose IV

Betroffen sind überwiegend Kinder jüdischer (Ashkenazi-)Abstammung. Die Lyso-
somen speichern auch hierbei Material, das in Konjunktivalbiopsien dem bei M. Tay-
Sachs ähnlich ist. Der Enzymdefekt und molekulare Einzelheiten sind noch unbekannt
(Matalon et al. 1997).

Literatur

Banerjee P, Boyers MJ, Berry-Kravis E et al. (1994) Preferential beta-Hexososaminidase (Hex) A
    (alpha beta) formation in the absence of beta-Hex B (beta beta) due to heterozygous point muta-
    tion present in beta-Hex beta-chain alleles of a motor neuron disease patient. J Biol Chem 269:
    4819–4826
Barth ML, Ward C, Harris A et al. (1994) Frequency of arylsulfatase A pseudodeficiency associated
    mutations in a healthy population. J Med Genet 31:667–671
Berger J, Loschl B, Bernheimer H et al. (1997) Occurence, distribution, and phenotype of arylsulfa-
    tase A mutations in patients with metachromatic leucodystrophy. Am J Med Genet 69:335–340
Beutler E, Gelbart T (1997) Hematologically important mutations: Gaucher disease. Blood cells,
    molecules and diseases. 23:2–7
Bonten E, Spoel A von der, Fornerod M et al. (1996) Characterization of human lysosomal neura-
    minidase defines the molecular basis of the metabolic storage disorder sialidosis. Genes Dev
    10:3156–3169
Brady RO, Carstea ED, Pentchev PG (1997a) The Niemann-Pick diseases group. In: Rosenberg RN,
    Prusiner SB, DiMauro S, Barchi RL (eds) The molecular and genetic basis of neurological
    diseasse, 2nd edn. Butterworth-Heinemann, Oxford, pp 387–403
Brady RO, Murray GJ, Barton NW (1997b) Glucosylceramide lipidosis: Gaucher disease. In: Rosen-
    berg RN, Prusiner SB, DiMauro S, Barchi RL (eds) The molecular and genetic basis of neuro-
    logical disease, 2nd edn. Butterworth-Heinemann, Oxford, pp 405–420

Cao Z, Petroulakis E, Salo T, Triggs-Raine B (1997) Benign HEXA mutations, C739T (R247W) and C745T (R249W), cause beta-hexosaminidase A pseudodeficiency by reducing the alpha-subunit protein levels. J Biol Chem 272:14975–14982

Christomanou H, Chabas A, Pampols T, Guardiola A (1989) Acitivator protein deficient Gaucher's disease. A second patient with the newly identified lipid storage disorder. Klin Wochenschr 67:999–1003

Cragg H, Williamson M, Young E et al. (1997) Fucosidosis: genetic and biochemical analysis of eight cases. J Med Genet 34:105–110

Davies J, Eng C, Hill J et al. (1996) Fabry disease: fourteen alpha-galactosidase A mutations in unrelated families from the United Kingdom and other European countries. Eur J Hum Genet 4:219–224

De-Gasperi R, Gama-Sosa MA, Sartorato EL et al. (1996) Molecular heterogeneity of late-onset forms of globoid-cell leucodystrophy. Am J Hum Genet 59:1233–1242

Denis R, Wayenberg JL, Vermeulen M et al. (1996) Hyperphosphatasemia in early diagnosed infantile GM1 gangliosidosis presenting as transient hydrops fetalis. Acta Clin Belg 51:320–327

Desnick RJ, Eng CM (1997) Fabry disease: Alpha-galactosidase A deficiency. In: Rosenberg RN, Prusiner SB, DiMauro S, Barchi RL (eds) The molecular and genetic basis of neurological disease. 2nd edn. Butterworth-Heinemann, Oxford, pp 443–452

Desnick RJ, Schindler D (1997) Schindler disease: deficient alpha-N-acetylgalactosaminidase activity. In: Rosenberg RN, Prusiner SB, DiMauro S, Barchi RL (eds) The molecular and gentic basis of neurological disease, 2nd edn. Butterworth-Heinemann, Oxford, pp 453–462

Draghia R, Letourneur F, Drugan C et al. (1997) Identification of the first deletion in exon 1 and of nine novel point mutations in the arylsulfatase A gene. Hum Mutat 9:234–242

Eyal N, Wilder S, Horowith M (1990) Prevalent and rare mutations among Gaucher patients. Gene 96:277–283

Fisher KJ, Aronson NN Jr (1991a) Chacterization of the mutation responsible for aspartylglucosaminuria in three Finnish patients. Amino acid substitution Cys162 – Ser abolishes the activity of lysosomal glycosylasparaginase and its conversion into subunits. J Biol Chem (1991b) 266:12105–12113

Fisher KJ, Aronson NN Jr (1991b) Deletion of exon 8 causes glycosylasparaginase deficiency in an African American aspartylglucosaminuria (AGU) patient. EBS Lett 288:173–178

Fukuda S, Tomatsu S, Masue M et al. (1992) Mucopolysaccharidosis type IVA. N-acetyl-galactosamine-6-sulfate-sulfatase exonic point mutations in classical Morquio and mild cases. J Clin Invest 90:1049–1053

Guffon N, Souiller G, Maire I et al. (1995) Juvenile metachromatic leukodystrophy: neurological outcome two years after bone marrow transplantation. J Inherit Metab Dis 18:159–161

Harzer K, Paton B, Poulos A et al. (1989) Sphingolipid activator protein deficiency in a 16-week-old atypical Gaucher disease patient and his fetal sibling: biochemical signs of combined sphingolipidoses. Eur J Pediatr 149:31–39

Haverkamp F, Jacobs D, Cantz M et al. (1996) Nonimmune hydrops fetalis with galactosialidosis: consequences for family planning. Fetal Diagn Ther 11:114–119

Hopwood JJ, Runge S, Morris CP et al. (1993) Molecular basis of mucopolysaccharidosis type II: mutations in the iduronate-2-sulphatasse gene. Hum Mutat 2:435–442

Ida H, Rennert O, Kawame H et al. (1997) Mutation prevalence among 47 unrelated Japanese patients with Gaucher disease: identification of four novel mutations. J Inherit Metab Dis 20:67–73

Ikonen E, Aula P, Gron K, Tollersrud O et al. (1991a) Spectrum of mutations in aspartylglucosaminuria. Proc Natl Acad Sci USA 88:11222–11226

Ikonen E, Baumann M, Gron K et al. (1991b) Aspartyglucosaminuria: cDNA encoding human aspartylglucosaminidase and the missense mutation causing the disease. EMBO J 10:51–58

Isbrandt D, Arlt G, Brooks DA et al. (1994) Mucopolysaccharidosis VI (Maroteaux-Lamy syndrome): six unique arylsulfatase B gene alleles causing variable disease phenotypes. Am J Hum Genet, 54:454–463

Isoniemi A, Hietala M, Aula P et al. (1995) Identification of a novel mutation causing aspartylglucosaminuria reveals mutation hotspot region in the aspartylglucosaminidase gene. Hum Mutat 5:31826

Jalanko A, Manninen T, Peltonen L (1995) Deletion of the C-terminal end of aspartylglucosaminidase resulting in a lysosomal accumulation disease: evidence for a unique genomic rearrangement. Hum Mol Genet 4:435–441

Jin WD, Jackson CE, Desnick KJ et al. (1992) Mucopolysaccharidosis type VI: Identification of three mutations in the arylsulfatase B gene of patients with the severe and mild phenotypes provides molecular evidence for genetic heterogeneity. Am J Hum Genet 50:795–800

Johnson WG (1997) Disorders of Glykoprotein degradation: Sialidosis, fucosidosis, alpha-mannosidosis, beta-mannosidosis and aspartylglycosaminuria. In: Rosenberg RN, Prusiner SB, DiMauro S, Barchi RL (eds) The molecular and genetic basis of neurological disease, 2nd edn. Butterworth-Heinemann, Oxford, pp 355–369

Kaneda Y, Hayes H, Uchida T et al. (1987) Regional assignment of five genes on human chromosome 19. Chromosoma 95:8–12

Keulemans JLM, Reuser AJJ, Kroos MA et al. 81996) Human α-N-acetylgalactosaminidase (α-NAGA) deficiency: new mutations and the paradox between genotype and phenotype. Med Genet 33:459–464

Kim TS, Kim IO, Kim WS et al. (1997) MR of childhood metachromatic leukodystrophy. AJNR Am J Neuroradiol 18:733–738

Kleijer WJ, Geilen GC, Janse HC et al. (1996) Cathepsin A deficiency in galactosialidosis: studies of patients and carriers in 16 families. Pediatr Res 39:1067–1071

Kleinan FE, de Kremer RD, de Rainirez et al. (1994) Sandhoff disease in Argentina: high frequency of splice site mutation in the HEXB heterozygote detection. Hum Genet 94:279–283

Kolodny EH (1997a) Metachromatic leukodystrophy and multiple sulfatase deficiency: Sulfatide lipidosis. In: Rosenberg RN, Prusiner SB, DiMauro S, Barchi RL (eds) The molecular and genetic basis of neurological disease, 2nd edn. Butterworth-Heinemann, Oxford, pp 433–442

Kolodny EH (1997b) The GM2 Gangliosidoses. In: Rosenberg RN, Prusiner SB, DiMauro S, Barchi RL (eds) The molecular and genetic basis of neurological disease, 2nd edn. Butterworth-Heinemann, Oxford, pp 473–490

Kolodny EH, Firon N, Eyal N et al. (1990) Mutation analysis of an Ashkenazi Jewish family with Gaucher disease in three successive generations. Am J Med Genet 36:467–472

Kurimasa A, Ohno K, Oshimura M (1993) Restoration of the cholesterol metabolism in 3T3 cell lines derived from the sphingomyelinosis mouse (Spm/spm) by transfer of a human chromosome 18. Hum Gent 92:157–162

Matalon R, Kaul R, Michals K (1997) The mucopolysaccharidoses and the mucolipidoses. In: Rosenberg RN, Prusiner SB, DiMauro S, Barchi RL (eds) The molecular and genetic basis of neurological diseases, 2nd edn. Butterworth-Heinemann, Oxford, pp 333–354

Menkes JH, Till K (1995) Metabolic diseases of the nervous system. In: Menkes JH (ed) Textbook of child Neurology, 5th edn. Williams & Wilkins, pp 29–151

Morris CP, Guo XH, Apostolou et al. (1994) Morquio A syndrome: cloning, sequence, and structure of the human N-acetylgalactosamine 6-sulfatase (GALNS) gene. Genomics 22:652–654

Moser HW (1997) Ceramidase deficiency: Farber lipogranulomatosis. In: Rosenberg RN, Prusiner SB, DiMauro S, Barchi RL (eds) The molecular and genetic basis of neurological disease, 2nd edn. Butterworth-Heinemann, Oxford, pp 379–386

Navarro C, Fernández JM, Dominguez C et al. (1996) Late juvenile metachromatic leukodystrophy treated with bone marrow transplantation: A 4-year follow-up study. Neurology 46:254–256

Navon R, Khosravi R, Melki J et al. (1997) Juvenile-onset spinal muscular atrophy caused by compound heterozygosity for mutations in the HEXA gene. Ann Neurol 41:631–638

Nebes V, Schmidt M (1994) Human lysosomal alpha-mannosidase: isolation and nucleotide sequence of the full-length cDNA. Biochem Biophys Res Comm 200:239–245

Nordborg C, Kyllerman M, Conradi N, Mansson JE (1997) Early-infantile galactosialidosis with multiple brain infarctions: morphological, neuropathological and neurochemical findings. Acta Neuropathol (Berl) 93:24–33

Nowaczyk MJ, Feigenbaum A, Siver MM et al. (1996) Bone marrow involvement and obstructive jaundice in Farber lipogranulomatosis: clinical and autopsy report of a new case. J Inherit Metab Dis 19:655–660

O'Brien J, Kretz K, Dewji N et al. (1988) Coding of two sphingolipid activator proteins (SAP-1 and SAP-2) by the same genetic locus. Science 241:1098–1101

Ohashi T, Watabe K, Sato Y et al. (1996) Gene therapy for metachromatic leukodystrophy. Acta Paediatr Jpn 38:193–201

Oshima A, Yoshida K, Itoh K et al. (1994) Intracellular processing and maturation of mutant gene products in hereditary β-galactosidase deficiency (β-galactosidosis). Hum Genet 93:109–114

Peltola M, Chiatayat D, Peltonen L, Jalanko A (1994) Characterization of a point mutation in aspartylglucosaminidase gene: evidence for a readthrough of a translational stop codon. Hum Mol Genet 3:2237–2242

Petrides PE, LeCoutre (1997) Morbus Gaucher. Klinik und Stand der molekulargenetischen Diagnostik. Med Genetik 9:495–500

Poenaru L, Akli S (1994) Molecular epidemiology of Tay-Sachs disease in Europe. Biomed Pharmacother 48:341–344

Polten A, Fluharry Al, Fluharry CB et al. (1991) Molecular basis of different forms of metachromatic leukodystrophy. N Engl J Med 324:18–22

Pshezhetsky A, Elsliger M, Vinogradova M, Potier A (1995) Human lysosomal beta-galactosidase-cathepsin A complex: definition of the beta-galactosidase-binding interface on cathepsin A. Biochemistry 34:2431–2440

Pshezhetsky A, Richard C, Michaud L et al. (1997) Cloning, expression and chromosomal mapping of human lysosomal sialidase and characterization of mutations in sialidosis. Nat Genet 15:316–320

Rafi MA, Amini S, Zhang XL, Wenger DA (1992) Correction of sulfatide metabolism after transfer of prosaposin cDNA to cultured cells from a patient with SAP-B deficiency. Am J Hum Genet 50:1252–1258

Rafi MA, Luzi P, Chen YQ et al. (1995) A large deletion together with a point mutation in the GALC gene is a common mutant allel in patients with infantile Krabbe disease. Hum Mol Genet 4:1285–1289

Robertson DA, Freeman C, Nelson PV et al. (1988) Human glucosamine-6-sulfatase cDNA reveals homology with steroid sulfatase. Biochem Biophys Res Commun 157:218–224

Schepers U, Glombitza G, Lemm T et al. (1996) Molecular analysis of a GM2-activator deficiency in two patients with GM2-gangliosidosis AB variant. Am J Hum Genet 59:1048–1056

Schnabel D, Schröder M, Furst W et al. (1992) Simultaneous deficiency of sphingolipid activator proteins 1 and 2 is caused by a mutation in the initiation codon of their common gene. J Biol Chem 267:3312–3315

Schröder M, Schnabel D, Suzuki K, Sandhoff K (1991) A mutation in the gene of a glycolipid-binding protein (G_{M2} activator) that causes G_{M2}-gangliosidosis variant AB. FEBS Lett 290:1–3

Schröder M, Schnabel D, Hurwitz R et al. (1993a) Molecular genetics of GM2-gangliosidosis AB variant: a novel mutation and expression in BHK cells. Hum Genet 92:437–440

Schröder W, Petruschka L, Wehnert M et al. (1993b) Carrier detection of Hunter syndrome (MPSII) by biochemical and DNA techniques in families at risk. J Med Genet 30:210–213

Schröder W, Wulff K, Wehnert M et al. (1994) Mutations of the iduronate-2-sulfatase (IDS) gene in patients with Hunter syndrome (mucopolysaccharidosis II). Hum Mutat 4:128–131

Scott H, Litjens T, Nelson P et al. (1992) Alpha-L-iduronidase mutations (Q70X and P533R) associated with a severe Hurler phenotype. Hum Mutat 1:333–339

Scott H, Litjens T, Nelson P et al. (1993) Identification of mutations in the alpha-L-iduronidase gene (IDUA) that cause Hurler and Scheie syndromes. Am J Hum Genet 53:973–986

Seo HC, Willems PJ, O'Brien JS (1993) Six additional mutations in fucosidosis: three nonsense mutations and three frameshift mutations. Hum Mol Genet 2:1205–1208

Seo HC, Heidemann PH, Lutz E, O'Brien JS (1995) A nonsense mutation in two german patients with fucosidosis. Hum Mutat 6:184–185

Seo HC, Yang M, Kim AH et al. (1996) A 66-basepair insertion in exon 6 of the alpha-L-fucosidase gene of a fucosidosis patient. Hum Mutat 7:183

Shimmoto M, Fukuhara Y, Itoh K et al. (1993) Protective protein gene mutations in galactosialidosis. J Clin Invest 91:2393–2398

Sidransky E, Fartasch M, Lee R et al. (1996) Epidermal abnormalities may distinguish type 2 from type 1 and type 3 of Gaucher disease. Pediatr Res 39:134–141

Suzuki K (1997) Beta-galactosidase deficiency: GM1 gangliosidosis, Morquio B disease, and galacto sialidosis. In: Rosenberg RN, Prusiner SB, DiMauro S, Barchi RL (eds) The molecular and genetic basis of neurological disease. 2nd edn. Butterworth-Heinemann, Oxford, pp 463–471

Takano T, Shimmoto M, Fukuhara Y et al. (1991) Galactosialidosis: clinical and molecular analysis of 19 Japanese patients. Brain Dysfunct 4:271–276

Takata T, Okumiya T, Hayashibe et al. (1997) Screening and detection of gene mutations in Japaneses patients with Fabry disease by non-radioactive single-stranded conformation polymorphism analysis. Brain Dev 19:111–116

Tasso MJ, Martinez-Gutierrez A, Carrascosa C et al. (1996) GM1-gangliosidosis presenting as non-immune hydrops fetalis: a case report. J Perinat Med 24:445–449

Tayebi N, Herman J, Ginns E, Sidransky E (1995) Genotype D399N/R463C in a patient with type 3 Gaucher disease previously assigned genotype N370S/R463C. Biochem Mol Med 57:149–151

Theophilus B, Latham T, Grabowski GA et al. (1989) Gaucher disease: molecular heterogeneity and phenotype-genotype correlations. Am J Hum Genet 45:212–225

Tiberio G, Filocamo M, Gatti R, Durand P (1995) Mutations in fucosidosis gene: a review. Acta Genet Med Gemellol (Roma) 44:223–232

Tomatsu S, Fukuda S, Ogawa T et al. (1994) A novel splice site mutation in intron 1 of a GALNS gene in a japanese patient with mucopolysaccharidosis IVA. Hum Mol Genet 3:1427–1428

Umehara F, Matsumoto W, Kuriyama M et al. (1997) Mucolipidosis III (pseudo-Hurler polydystrophy); clinical studies in aged patients in one family. J Neurol Sci 146:167–172

Vassella F (1991) Neurolipidosen. In: Betke K, Künzer W, Schaub J (Hrsg) Lehrbuch der Kinderheilkunde. 6. Aufl. Thieme, Stuttgart, S 318–332

Wang AM, Schindler D, Desnick RJ (1990) Schindler disease: the molecular lesion in the α-N-acetylgalactosaminidase gene that causes an infantile neuroaxonal dystrophy. J Clin Invest 86:1752–1756

Wang AM, Kanzaki T, Desnick RJ (1994) The molecular lesion in the α-N-acetylgalactosaminidase gene that causes angiokeratoma corporis diffusum with glycopeptiduria. J Clin Invest 94:839–845

Wenger DA (1997) Krabbe diesease (globoid cell leukodystrophy). In: Rosenberg RN, Prusiner SB, DiMauro S, Barchi RL (eds) The molecular and genetic basis of neurological disease, 2nd edn. Butterworth-Heinemann, Oxford, pp 421–431

Willems PJ, Darby JK, DiCioccio RA et al. (1988) Identification of a mutation in the structural alpha-L-fucosidase gene in fucosidosis. Am J Hum Genet 43:756–763

Yamada S, Tomatsu S, Sly W et al. (1995) Four novel mutations in mucopolysaccharidosis type VII including an unique base substitution in exon 10 of the β-glucuronidase gene that creates a novel 5'-splice site. Hum Mol Genet 4:651–655

Yang M, Allen H, DiCioccio RA (1993) Pedigree analysis of alpha-L-fucosidase gene mutations in a fucosidosis family. Biochem Biophys Acta 1182:245–249

Zammarchi E, Donati MA, Morrone A et al. (1996) Early-infantile galactosialidosis: clinical, biochemical, and molecular observations in a new patient. Am J Med Genet 64:453–458

Zhou KX, Spoel A van der, Rottier R et al. (1996) Molecular and biochemical analysis of protective protein/cathepsin A mutations: correlations with clinical severity in galactosialidosis. Hum Mol Genet 5:1977–1987

7.10.2 Adrenoleukodystrophie

L. Schöls

Die Adrenoleukodystrophie (ALD) ist eine peroxisomale Erkrankung, bei der es zu Ablagerungen von langkettigen, unverzweigten, gesättigten Fettsäuren (very long chain fatty acids; VLCFA) in verschiedenen Geweben, insbesondere dem Nervensystem, der Nebennierenrinde und den Hoden kommt. Die Erkrankung wird X-chromosomal-rezessiv vererbt, so daß in der Regel Knaben und Männer erkranken. Die Inzidenz wird auf 1:20000 – 1:100000 geschätzt.

Das klinische Erscheinungsbild ist heterogen. Hauptsächlich werden eine rapid-progrediente infantile zerebrale Form der ALD mit Erkrankungsbeginn in der Regel vor dem 10. Lebensjahr von einer milder verlaufenden Adrenomyeloneuropathie

(AMN) mit Erkrankungsbeginn zwischen dem 12. und dem 60. Lebensjahr unterschieden. Übergangsformen kommen vor (Übersicht bei Moser 1997).

Bei der infantilen zerebralen ALD breiten sich diffuse Demyelinisierungsherde vom Corpus callosum aus. Bei der okzipitalen Form greifen diese zunächst auf die Parietallappen und die Okzipitallappen über und führen zu zunehmenden kognitiven Defiziten, reduziertem Sprachverständnis und einer zentralen Blindheit. Die frontale Form beginnt mit Verhaltensauffälligkeiten (Hyperaktivität, Zerstreutheit, Apathie). Emotionale Labilität und sexuelle Enthemmung finden sich besonders bei den langsamer progredienten Formen. Ein Drittel der ALD-Patienten mit zerebralen Formen entwickelt eine Epilepsie mit fokalen und/oder generalisierten Anfällen. Ähnlich der Encephalitis disseminata kommt es zu perivaskulären Infiltrationen von Lymphozyten und Makrophagen, die sich im MRI als kontrastmittelanreichernde Veränderungen zeigen und auch zu früheren Beschreibungen unter dem Begriff Encephalitis axialis diffusa geführt haben. Etwa 10–20% der Patienten weisen eine intrathekale Immunglobulinbildung mit oligoklonalen Banden auf. Die okzipitale Form schreitet schneller voran als die frontale Form. Doch kommt es bei den infantilen zerebralen Formen im Mittel innerhalb von 3–5 Jahren durch Affektion von Capsula interna, Hirnstamm, Pons und Kleinhirnstielen zur Bettlägrigkeit. Die Patienten sind nicht mehr in der Lage zu sehen, zu hören oder zu sprechen und müssen über eine Sonde ernährt werden. Etwa 15% der zerebralen Formen haben jedoch eine langsamere Progredienz (chronische Form).

Im Gegensatz hierzu ist bei der AMN die zerebrale Komponente geringer oder fehlt ganz. Vielmehr kommt es bei der AMN zu einer distalen Axonschädigung mit Schwerpunkt in den langen spinalen Bahnen, die sich im MRI als spinale Atrophie zeigt. Es entwickelt sich eine beinbetonte Tetraspastik, die meist zwischen dem 20. und 30. Lebensjahr beginnt. Das Vibrationsempfinden ist vermindert, und oft kommt es zu neurogenen Blasenentleerungsstörungen. Eine periphere Neuropathie ist in der Regel gering ausgeprägt. Die Nervenleitgeschwindigkeiten sind meist reduziert.

Daneben gibt es auch zerebelläre Verlaufsformen mit einer Atrophie von Kleinhirn und Pons, die in ihrem klinischen Bild oft einer spinozerebellären Ataxie ähneln. Aber auch eine Pseudo-ALS-Form mit einer rapidprogredienten spastischen Tetraparese kommt vor. Obwohl die Vorderhornzellen nicht betroffen sind, können proximale Atrophien und Faszikulationen auftreten.

Die Nebennierenrindenaffektion ist unabhängig von einer zerebralen Beteiligung. Eine isolierte Addison-Symptomatik findet sich jedoch bei weniger als 10% der ALD-Patienten. Sie kann sich zwischen dem 3. und 50. Lebensjahr mit Bronzehaut, Erbrechen, Dehydratation und Hypotonie manifestieren und ist über erhöhte ACTH-Spiegel und verminderte Kortisolausschüttung auf ACTH zu diagnostizieren.

Die verschiedenen Phänotypen kommen häufig nebeneinander in einer Familie vor.

Etwa 50% der weiblichen Anlagenträger, die heterozygot für die ALD-Mutation sind, entwickeln zwischen dem 30. und 40. Lebensjahr eine progrediente Paraspastik und Blasenstörungen ähnlich der AMN, wobei der Verlauf jedoch in der Regel milder ist und es zu einer Affektion der peripheren Nerven kommt. Eine Demenz, Verhaltensauffälligkeiten, Sehstörungen oder eine Nebenniereninsuffizienz werden nur bei etwa 1% der Anlagenträger gefunden. Häufig wird bei Anlagenträgern fälschlicherweise eine Multiple Sklerose oder spastische Spinalparalyse diagnostiziert.

Die Diagnosestellung der ALD erfolgt über den Nachweis erhöhter VLCFA-Spiegel in Plasma, Erythrozyten und Fibroblastenkulturen. Heterozygote Anlagenträger weisen zu 85 % erhöhte VLCFA-Spiegel auf. Da es jedoch falschnegative Ergebnisse gibt, kann ein Heterozygotenstatus nicht über die Bestimmung der VLCFA ausgeschlossen werden.

Der Genort wurde bei Xq28 lokalisiert. Das Gen unterliegt der X-Inaktivierung, allerdings scheint es in der mutierten Form seltener inaktiviert zu werden als der Wildtyp (Migeon et al. 1981). Ursächliche Mutationen für die ALD wurden in dem Gen für ein peroxisomales Membranprotein gefunden, das ALD-Protein genannt wird und zur Proteinfamilie der ATP-bindenden Kassette (ABC) gehört (Mosser et al.1 993). Das ALD-Gen umfaßt 20 kb und enthält 10 Exone. Das ALD-Protein ist ein 75-kDa-Protein, das 745 Aminosäuren enthält. Inzwischen sind mehr als 150 verschiedene Mutationen beschrieben. Abgesehen von 2 „hot spots" (del 1801-1802; P560L), die in einer großen Serie für etwa 20 % der Fälle verantwortlich waren, handelt es sich meist um sog. private Mutationen, die nur in einer Familie vorkommen. Die Mehrzahl der Mutationen sind Missensemutationen, die zu einem Aminosäurenaustausch führen. Aber auch Nonsense-, Frameshift- und Spleißdefektmutationen kommen vor. Überraschenderweise führt die Mehrzahl der Mutationen, auch wenn sie nur den Austausch einer einzigen Aminosäure verursacht, zu einem völligen Fehlen des ALD-Proteins, so daß angenommen wird, daß bereits kleine Änderungen des Proteins zu einer labilen Struktur und einer schnellen Zerstörung des mutierten ALD im Zytoplasma führen. Eine Korrelation zwischen der Art der Mutation und dem Phänotyp wurde nicht beschrieben. Im Gegenteil führte in einer Familie dieselbe Mutation zu 5 verschiedenen Phänotypen (Berger et al. 1994). Man nimmt daher an, daß Umwelteinflüsse, wie der Gehalt an VLCFA in der Nahrung, modifizierende Einflüsse haben. Daneben wird vermutet, daß es mindestens 1 modifizierendes Gen gibt, das den Phänotyp beeinflußt.

Das ALD-Protein ist integraler Bestandteil der peroxisomalen Membran. ALD wird nicht in Neuronen exprimiert, ist jedoch deutlich in Mikroglia, Astrozyten und Endothelzellen nachweisbar. In Oligodendrozyten ist ALD mit Ausnahme des Corpus callosum und der Capsula interna nicht oder kaum zu finden. Interessanterweise sind es genau das Corpus callosum bzw. die Pyramidenbahn in der Capsula interna, von denen die Demyelinisierung ihren Ausgangspunkt nimmt. Analog besteht eine hohe ALD-Expression in der Nebennierenrinde und in den Leydig-Zellen der Hoden, die im Gegensatz zu benachbarten Zellen mit einer geringen ALD-Expression bei der Erkrankung betroffen sind. Über die direkte Funktion des ALD-Proteins muß derzeit noch spekuliert werden. Das ALD-Protein zeigt keine Homologien zur Koenzym-A-Synthetase für VLCFA, die eine Schlüsselstellung in der Bildung der Koenzym-A-Derivate der langkettigen Fettsäuren einnimmt, die wiederum Ausgangspunkt für den Abbau der VLCFA sind. Da die Koenzym-A-Derivate der VLCFA bei der ALD vermindert gebildet werden und ALD Homologien zu Transportproteinen aufweist, wird spekuliert, daß ALD die Einschleusung eines Kosubstrats der VLCFA-Koenzym-A-Synthetase in die Peroxisomen fördern könnte. Obwohl eine eindeutige Assoziation von ALD-Mutationen und VLCFA-Akkumulation besteht, ist noch nicht gesichert, daß die Fettsäureveränderungen eine kausale Rolle in der Pathogenese besitzen. Sicher ist, daß VLCFA extrem schlecht wasserlöslich sind und die Membranstruktur verändern.

Von therapeutischer Seite ist eine Steroidsubstitution eine wichtige symptomatische Behandlung, verändert den Verlauf der neurologischen Symptome jedoch nicht.

Andere Therapieversuche sind darauf ausgerichtet, die VLCFA-Spiegel zu reduzieren. Zu berücksichtigen ist, daß ein Teil der VLCFA über die Nahrung aufgenommen wird, ein womöglich größerer Teil aber endogen synthetisiert wird. Einfache Diäten mit VLCFA-reduzierter Kost waren ineffektiv. Lorenzos-Öl, eine Mischung ungesättigter Fettsäuren, kann zwar die Synthese von VLCFA reduzieren und die Spiegel von VLCFA normalisieren, beeinflußt jedoch leider nicht die Demyelinisierung bei den zerebralen Formen und verhindert nicht die Progredienz der neurologischen Symptome. Der einzig gesicherte Effekt von Lorenzos-Öl ist eine gewisse Verbesserung der peripheren Nervenleitung, die jedoch keine Auswirkung auf die Behinderung hat. Plasmapherese und Immunsuppression sind nicht effektiv. Über eine Behandlung mit Immunglobulinen liegen noch keine ausreichenden Langzeitergebnisse vor. Knochenmarktransplantation ist die einzige effektive Behandlung von zerebralen Formen der ALD, die allerdings in einem frühen Krankheitsstadium erfolgen muß und mit einer Letalität von 10 % behaftet ist. Derzeit wird versucht, über die Insertion eines normalen ALD-Gens in autologe hämatopoetische Stammzellen und eine anschließende autologe Knochemarktransplantation eine Gentherapie für die ALD zu etablieren. Interessanterweise kommt es nach der Knochenmarktransplantation bei einer Mehrzahl der Patienten trotz klinischer Besserung nicht zu einer Normalisierung der VLCFA (Übersicht bei Aubourg 1996).

Literatur

Aubourg P (1996) X-linked adrenoleukodystrophy. In: Moser HW (ed) Neurodystrophies and neurolipidosis. Elsevier Science, New York, Handbook of clinical neurology, vol 66; pp 447–483

Berger J, Molzer B, Fae I et al. (1994) X-linked adrenoleukodystrophy (ALD): a novel mutation of the ALD gene in 6 members of a family presenting with 5 different phenotypes. Biochem Biophys Res Commun 205:1638–1643

Migeon BR, Moser HW, Moser AG et al. (1981) Adrenoleukodystrophy: evidence for X linkage, inactivation and selection favoring the mutant allele in heterozygous cells. Proc Natl Acad Sci USA 78:5066–5070

Moser HW (1997) Adrenoleukodystrophy: phenotype, genetics, pathogenesis and therapy. Brain 120:1485–1508

Moser J, Douar AM, Sarde CO et al. (1993) Putative X-linked adrenoleukodystrophy gene shares unexpected homolgy with ABC transporters. Nature 361:726–730

7.10.3 Kupferstoffwechselstörungen

L. Schöls und O. Rieß

Morbus Wilson

Der M. Wilson ist eine autosomal-rezessiv vererbte Kupferstoffwechselstörung mit vermehrten Kupferablagerungen in Leber, Gehirn und weiteren Geweben. Synonym werden die Begriffe hepatolentikuläre Degeneration und Pseudosklerose gebraucht, die jeweils Teilaspekte der facettenreichen Symptomatik hervorheben, wie das öfter der multiplen Sklerose ähnelnde Krankheitsbild und die durch Affektion des Linsenkerns hervorgerufene Dystonie. Die Inzidenz für Deutschland wird mit 1:35000–1:100000 angegeben und die Frequenz heterozygoter Anlageträger auf 1:180 geschätzt (Bachmann et al. 1979; Przuntek u. Hoffmann 1987).

Die Erkrankung beginnt meist zwischen dem 10. und 25. Lebensjahr, in seltenen Fällen aber schon im 5. oder erst im 50. Lebensjahr. Bedingt durch die Kupferablagerungen in den verschiedenen Organsystemen kommt es zu neurologischen, psychiatrischen, internistischen, ophthalmologischen, dermatologischen und orthopädischen Krankheitsmanifestationen. Da beim M. Wilson die biliäre Kupfersekretion gestört ist, kommt es zunächst zu einer Kupferablagerung in der Leber und erst später in anderen Geweben. Hierdurch ist erklärlich, daß die Erstmanifestation in mehr als der Hälfte der Patienten eine Hepatitis ist, die sehr unterschiedlich verlaufen kann (asymptomatische Transaminasenerhöhung; akut-remittierende, akut-fulminante oder chronisch-aktive Hepatitis; Leberzirrhose). Weitere internistische Symptome sind Hypersplenismus, hämolytische Anämie, Nephrokalzinose und tubuläre Dysfunktion sowie Osteoporose.

Bei etwa 40% der Patienten manifestiert sich der M. Wilson mit neurologischen Symptomen. Diese betreffen vorwiegend die Basalganglien und zerebelläre Systeme. Halte- und Intentionstremor sind ein häufiges Symptom, ebenso wie Dysarthrie, Dystonie, Hypomimie, akinetisch rigide Gangstörung oder Gangataxie. Seltener kommt es zu choreatischen Bewegungsstörungen, Pyramidenbahnaffektion, sensiblen Defiziten, Sphinkterstörungen oder Krampfanfällen. Sensible Ausfälle fehlen in der Regel.

Psychiatrische Auffälligkeiten bilden in etwa 10% der Patienten die Erstmanifestation eines M. Wilson. Es kann zu ausgeprägten paranoiden oder manisch-depressiven Psychosen kommen, die mit einer Schizophrenie oder Zyklothymie verwechselt werden können. Aber auch neurotisch anmutende Störungen mit Phobien, Angst- oder Zwangsstörungen sowie Verhaltensauffälligkeiten (z.B. Hypersexualität, Alkoholismus) und dementielle Entwicklungen mit Konzentrations- und Merkfähigkeitsstörungen kommen vor.

Die Diagnosestellung erfolgt über den Nachweis eines erhöhten Serumkupferspiegels, eines verminderten Coeruloplasminspiegels, einer erhöhten Kupferausscheidung im 24-Stunden-Urin und einer erhöhten Einbaurate radioaktiv markierten Kupfers sowie eines erhöhten Kupfergehalts in der Leberbiopsie. Daneben hat der Nachweis von grünlichen, ringförmigen Veränderungen der Kornea (Kayser-Fleischer-Kornealring) ggf. unter der Spaltlampe einen hohen spezifischen Wert.

Bei rechtzeitiger Diagnosestellung kann durch eine Therapie mit einer Kombination aus kupferarmer Diät und Chelatbildnern wie D-Penizillamin eine negative Kupferbilanz erreicht werden. Hiermit kann bei noch asymptomatischen Personen das Ausbrechen von Symptomen verhindert werden. Bei 60–70% der Patienten ist eine Besserung der neurologisch-psychiatrischen Symptome zu erzielen, und nur bei wenigen Patienten kommt es trotz einer verbesserten Kupferausscheidung zu einer Progredienz der Symptome, so daß heute unter einer effektiven Therapie von einer nicht mehr eingeschränkten Lebenserwartung ausgegangen wird. Übersichten zu den klinischen Aspekten des M. Wilson finden sich bei Przuntek 1992 und Conrad 1995.

Das für den M. Wilson verantwortliche Gen konnte 1993 auf Chromosom 13q14.3 lokalisiert und isoliert werden (Bill et al. 1993; Petrukhin et al. 1993; Tanzi et al. 1993). Das Gen wird auch als *ATB7B*-Gen bezeichnet und kodiert für eine kupferbindende ATPase, durch deren Defekt es zu einer verminderten biliären Exkretion des Kupfers und konsekutiven Kupferablagerungen zunächst in der Leber und dann auch im ZNS und weiteren Organen kommt. Inzwischen ist eine größere Anzahl Wilson-verursachender Mutationen im *ATB7B*-Gen beschrieben (Thomas et al. 1995). Kleine Deletionen bzw. Insertionen, die zu einer Verschiebung des Leserasters führen, kommen bei etwa 50% der Patienten vor. Außerdem sind 2 Missensemutationen (His1070Gln, Gly1267Lys) in der ATP-Bindungsstelle bei Europäern für etwa 38% der Mutationen verantwortlich. Die übrigen Mutationen sind über mehrere der 21 Exons verstreut, was eine erweiterte Mutationsanalyse erschwert. Genotyp-Phänotyp-Korrelationen sind aufgrund der multiplen Allelie schwierig. Jedoch haben 50% aller Patienten, die homozygot für die His1070Gln-Mutation sind, eine neurologische Symptomatik (Thomas et al. 1995). Diese Patienten erkrankten zwischen dem 10. und 26. Lebensjahr. Bei fast allen anderen Patienten mit der identischen Mutation auf beiden Chromosomen ist hauptsächlich die Leber betroffen. Eine Erklärung für die Manifestation der unterschiedlichen Mutationen in den einzelnen Organen gibt es bisher nicht. Auch ist unklar, warum bei Wilson-Patienten das Coeruloplasmin häufig erniedrigt ist.

Eine partielle Deletion des *ATP7B*-Gens, die die ATP-Bindedomäne betrifft, führt bei einem Tiermodell für M. Wilson, den LEC-Ratten überwiegend zur akuten Hepatitis, die ähnlich wie beim Menschen durch die Gabe von D-Penizillamin behandelt werden kann (Wu et al. 1994). Eine neurologische Symptomatik ist bei den Tieren selten.

Morbus Menke

Eine weitere Kupferstoffwechselerkrankung, M. Menke oder Kraushaarsyndrom, ist durch progrediente Neurodegeneration, die mit psychomotorischer Retardierung einhergeht, und Bindegewebsaffektion charakterisiert. Es kommt zu Gedeihstörungen und Krampfanfällen. Das Haar wird brüchig und fühlt sich wie Stahlwolle an. Die Arterien sind elongiert und zum Teil verschlossen. Die meisten Kinder (90–95%) sterben in den ersten 3 Lebensjahren. Milde Formen wie das Okzipitalhornsyndrom wurden beschrieben.

M. Menke wird X-chromosomal-rezessiv vererbt. Das Gen ist auf Chromosom Xq12-q13 lokalisiert. Interessant ist, daß das von diesem Gen (*MNK*) kodierte Menke-Protein eine 76%-Homologie in der Aminosäurensequenz mit dem Wilson-Protein aufweist (Chelly et al. 1993; Mercer et al. 1993; Vulpe et al. 1993). Im Gegensatz zum M. Wilson besteht jedoch beim M. Menke durch den Defekt des energieabhängigen Kupfertransportproteins (ATP7A) eine Resorptionsstörung. Die zelluläre Kupferaufnahme ist nicht beeinträchtigt, jedoch beeinflußt ein Defekt im *MNK*-Gen die intrazelluläre Kupferhomeotase und die Funktion kupferabhängiger Enzyme wie Cytochrom-c-Oxidase, Superoxiddismutase, Lysylhydroxylase und Dopamin-β-Hydroxylase. Eine Behandlung von Patienten mit M. Menkes hat daher die Bereitstellung von Kupfer u. a. für diese Enzyme zum Ziel. Parenteral zugeführtes Kupfer in Form von Kupfersulfat oder Kupfer-EDTA führt nicht zur klinischen Besserung der Symptomatik, jedoch scheint die Gabe von Kupferhistidin den Krankheitsverlauf zumindest in einigen Patienten positiv zu beeinflussen (Tümer et al. 1996; Kaler 1996).

Das *MNK*-Gen exprimiert ein etwa 8 kb großes Transkript, welches außer in der Leber in allen untersuchten Geweben exprimiert wird (Chelly et al. 1993; Mercer et al. 1993; Vulpe et al. 1993). Einige Patienten mit M. Menkes haben einen stark reduzierten

MNK-mRNA-Gehalt. Bei etwa 16 % der Patienten konnte eine Deletion von bestimmten Genbereichen als Ursache mittels Southernblot-Hybridisierung identifiziert werden. Aufgrund der Größe der cDNA ist eine Punktmutationssuche äußerst zeitaufwendig. In Patienten mit der allelischen Erkrankung eines Okzipitalhornsyndroms konnten Spleißstellenmutationen nachgewiesen werden (Kaler et al. 1994). Der mildere Erkrankungsverlauf scheint durch die Synthese geringer Mengen normalen Proteins bedingt zu sein. Ein reduzierter *MNK*-mRNA-Spiegel wurde auch bei Patienten mit X-chromosomal gekoppelter Cutis laxa beschrieben (Levinson et al. 1993), ein Krankheitsbild, welches phänotypisch mit M. Menkes überlappt, jedoch keine neurologische Symptomatik aufweist. Die Ursache der unterschiedlichen phänotypischen Ausprägung ist bisher ungeklärt.

Praktische Hinweise für die Gendiagnostik

Die Diagnose eines M. Wilson sollte zunächst anhand der klinischen Symptome und der oben genannten Zusatzuntersuchungen gesichert oder wahrscheinlich gemacht werden. Hierdurch kann insbesondere die Mehrzahl der Fälle, in denen differentialdiagnostisch an einen M. Wilson zu denken ist, ausgeschlossen werden. Eine primäre Gendiagnostik ist in Anbetracht der Vielzahl ursächlicher Mutationen zu aufwendig und nicht praktikabel. Bei gesicherten oder hochwahrscheinlichen Fällen sollte jedoch ein direkter Mutationsnachweis angestrebt werden. Dieser hat neben dem Beweis der Diagnose, an der immerhin eine lebenslange Therapie hängt, den Vorteil einer besseren präsymptomatischen Diagnostikmöglichkeit für Risikopersonen in der betreffenden Familie. Hilfreich bei der Mutationssuche sind Angaben über die Herkunft der Patienten, da, wie oben aufgeführt, einige Mutationen in bestimmten ethnischen Gruppen häufig sind.

Literatur

Bachmann H, Lössner J, Gruss B, Ruchholtz U (1979) Die Epidemiologie der Wilsonschen Erkrankung in der DDR und die derzeitige Problematik einer populationsgenetischen Bearbeitung. Psychiatr Neurol Med Psychol 31:394–400

Bill PC, Thomas GR, Rommens JM, Forbes JR, Cox DW (1993) The Wilson disease gene is a putative copper transporting P-type ATPase similar to the Menkes gene. Nat Genet 5:327–343

Chelly J, Tümer Z, Tonnesen T et al. (1993) Isolation of a candidate gene for Menkes disease that encodes a potential heavy metal binding protein. Nat Genet 3:14–19

Conrad B (1995) Wilson-Krankheit. In: Conrad B, Ceballos-Baumann AO (Hrsg) Bewegungsstörungen in der Neurologie. Thieme, Stuttgart, S 141–154

Kaler SG (1996) Menkes disease mutations and response to early copper histidine treatment. Nat Genet 13:21–22

Kaler SG, Gallo LK, Proud VK et al. (1994) Occipital horn syndrome and a mild Menkes phenotype associated with splice site mutations at the *MNK* locus. Nat Genet 8:195–202

Levinson B, Gitschier J, Vulpe C, Whitney S, Yang S, Packman S (1993) Are X-linked cutis laxa and menkes disease allelic? Nat Genet 3:6

Mercer JFB, Livingstone J, Hall B et al. (1993) Isolation of a partial candidate gene for Menkes disease by positional cloning. Nat Genet 3:20–25

Petrukhin K, Fischer SG, Pirastu M et al. (1993) Mapping, cloning and genetic characterization of the region containing the Wilson disease gene. Nat Genet 5:338–343

Przuntek H (1992) Krankheiten der Basalganglien. In: Kunze K (Hrsg) Lehrbuch der Neurologie. Thieme Stuttgart, S 374–402

Przuntek H, Hoffmann E (1987) Epidemiologische Untersuchungen zum Morbus Wilson in der Bundesrepublik Deutschland. Nervenarzt 58:150–157

Tanzi RE, Petrukhin K, Chernov I et al. (1993) The Wilson disease gene is a copper transporting ATPase with homology to the Menkes disease gene. Nat Genet 5:344–350
Thomas GR, Forbes JR, Roberts EA, Walshe J; Cox DW (1995) The Wilson disease gene: spectrum of mutations and their consequences. Nat Genet 9:211–217
Tümer Z, Horn N, Tonnesen T, Christodoulou J, Clarke JTR, Sarkar B (1996) Early copper-histidine treatment for Menkes disease. Nat Genet 12:11–13
Vulpe C, Levinson B, Whitney S, Packman S, Gitschier J (1993) Isolation of a candidate gene for Menkes disease and evidence that it encodes a copper-transporting ATPase. Nat Genet 3:7–13
Wu J, Forbes JR, Chen HS, Cox DW (1994) The LEC rat has a deletion in the copper transporting ATPase gene homologous to the Wilson disease gene. Nat Genet 7:541–545

7.11 Gilles-de-la-Tourette-Syndrom

L. Schöls

Das Tourette-Syndrom (TS) ist charakterisiert durch multiple motorische und phonatorische Ticks, die sich in der Regel vor dem 18. Lebensjahr entwickeln. Die Ticks wechseln im Verlauf der Erkrankung und zeigen auch wechselnde Intensitäten. Oft sind sie mit Mißempfindungen verbunden, die sich vor den Ticks aufbauen, bei Unterdrückung zunehmen und durch Ausführung des Ticks quasi zu entladen sind. Klinisch bestehen Assoziationen zu den Zwangserkrankungen und zum Aufmerksamkeitsmangelsyndrom, mit denen es gelegentlich Überlagerungen gibt (The Tourette syndrome classification study group 1993). Über die Prävalenz gibt es keine verläßlichen Angaben, doch scheint das TS häufiger als oft angenommen. So fanden Studien in einem Schuldistrikt bei einem Viertel aller Kinder, die spezieller Lernhilfen bedürfen, eine TS-Symptomatik (Kurlan et al. 1994).

Oft läßt sich eine familiäre Häufung beobachten, wobei das klinische Erscheinungsbild auch innerhalb einer Familie sehr variabel sein kann. Auch Zwillingsstudien legten einen genetischen Hintergrund nahe (Price et al. 1986). Allerdings ist der Vererbungsmodus schwer zu bestimmen und bis heute nicht geklärt. Viele Befunde würden zu einem Hauptgenort in Kombination mit einem multifaktoriellen Hintergrund passen (Walkup et al. 1996). Andere Befunde geben Anhalt für „genomic imprinting", worunter verstanden wird, daß die gleiche DNA unterschiedliche Auswirkungen hat, wenn sie vom Vater vererbt wurde bzw. wenn sie von der Mutter stammt (Eapen et al. 1997).

Als Kandidatengen wurde in einem Patienten ein Polymorphismus im Gen für den 5-Hydroxytryptamin$_{1A}$-Rezeptor beschrieben. Dieses Gen wurde in weiteren Studien jedoch zumindest als primärer Genort ausgeschlossen. Ebenso wurden das Dopamintransportergen und das CAG-Repeat im Huntington-Gen als Kandidatengene ausgeschlossen. Für das Dopamin-D$_4$-Rezeptorgen wurde ein Kopplungsungleichgewicht für das Tourette-Syndrom beschrieben (Grice et al. 1996). Der Nachweis von Mutationen im D4-Rezeptorgen steht allerdings aus.

Literatur

Eapen V, O'Neill J, Gurling HMD, Robertson MM (1997) Sex of parent transmission effect in Tourette syndrome: Evidence for earlier age at onset in maternally transmitted cases suggests a genomic imprinting effect. Neurology 48:934–937

Grice DE, Leckman JF, Pauls DL et al. (1996) Linkage disequilibrium between an allele at the do-
    maine D4 receptor locus and Tourette syndrome, by the transmission disequilibrium test. Am J
    Hum Genet 59:644–652
Kurlan R, Whitmore D, Irvine C et al. (1994) Tourette's syndrome in a special education population:
    a pilot study involving a single school district. Neurology 44:699–702
Price RA, Leckman JF, Pauls DL et al. (1986) Gilles de la Tourette's syndrome: tics and central
    nervous system stimulants in twins and nontwins. Neurology 36:232–237
The Tourette syndrome classification study group (1993) Definitions and classification of tic dis-
    orders. Arch Neurol 50:1013–1016
Walkup JT, Laßuda MC, Singer HS et al. (1996) Family segregation analysis of Tourette syndrome:
    evidence for a mixed model of inheritance. Am J Hum Genet 59:684–693

7.12 Extrapyramidal-motorische Syndrome

7.12.1 Morbus Huntington

O. Rieß

M. Huntington (MH) ist eine autosomal-dominant vererbte, neurodegenerative Erkrankung. MH kommt bei einer Häufung von 4–8 Betroffenen pro 100000 Einwohner
bei Mitteleuropäern vor. Bei Japanern (4:1 Mio.), Finnen (5:1 Mio.) und Afrikanern
(6:10 Mio.) ist die Erkrankung seltener (Überblick in Harper 1992). Neumutationen
sind äußerst selten und meist auf fehlende klinische Daten oder frühen Tod der Eltern
zurückzuführen. Maximal 3% der Patienten mit gesichertem MH erkranken aufgrund
einer Neumutation.

Die Symptome treten bei den meisten Betroffenen zwischen dem 35. und 45. Lebensjahr auf; jedoch manifestieren zwischen 5 und 10% bereits vor dem 20. Lebensjahr. Erste Anzeichen der Erkrankung können sowohl neurologischen, wie choreatiforme Bewegungsstörungen, Spastik oder Rigidität, als auch psychiatrischen
(manisch-depressive Züge) Charakter haben. Oftmals liegt eine Bradykinese der willkürlichen und unwillkürlichen Motorik vor. Störungen der Merkfähigkeit, des Lernens
und der Aufmerksamkeit gehören zu den frühen kognitiven Einbußen bei Huntington-Patienten. Im Frühstadium wird die Erkrankung durch den Arzt oft nicht erkannt.
Persönlichkeitsveränderungen, teilweise einhergehend mit aggressiven Zügen, sind in
dieser Phase häufig und werden durch die Angehörigen oft nicht als erste Symptome
der Erkrankung wahrgenommen. Viele Patienten neigen unter dementiellem Abbau
im fortgeschrittenen Stadium der Erkrankung. Beeinträchtigungen des Schluckens
und Sprechens sind oft sehr ausgeprägt.

Neuropathologisch findet sich eine Degeneration von Nervenzellen im ZNS, ganz
überwiegend im Corpus caudatum, Nucleus subthalamicus und Putamen. Am stärksten sind mittelgroße Neuronen betroffen, die gamma-Aminobuttersäure und Enke-
phalin oder gamma-Aminobuttersäure und Substanz P als Neurotransmitter enthalten (Martin u. Gusella 1986). Im fortgeschrittenen Stadium ist oftmals das gesamte
Gehirn atrophisch, was makroskopisch mit einer Verbreiterung der Sulci, einem

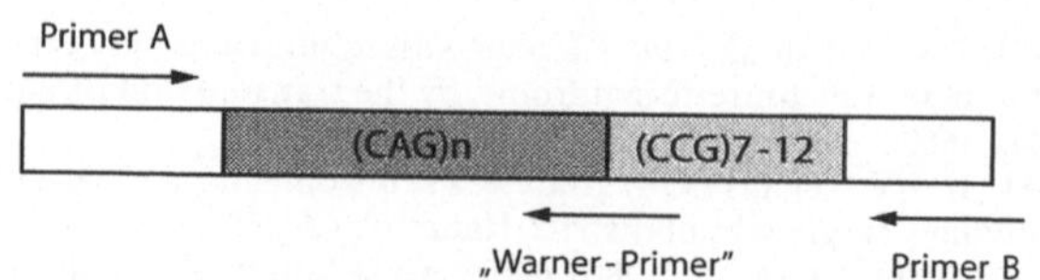

Abb. 7.34. Schematische Darstellung der CAG/CCG-Repeatregion im *Huntingtin*-Gen. Die für die Amplifikation des bei M. Huntington expandierten $(CAG)_{>38}$-Repeats verwendeten PCR-Primer sind angegeben (Primer A/„Warner-Primer"). Bei gleichzeitiger Amplifikation des CCG-Repeats (Primer A/Primer B) kann es zu einer fehlerhaften Bestimmung der CAG-Repeatgröße kommen

Schrumpfen der Gyri und einer Reduktion der Gesamtgehirnmasse einhergeht. Die stark beeinträchtigte Bewegungskoordination führt auch zu Problemen beim Schlucken von Nahrung, was zur Abmagerung führt und bei einem Teil der Patienten Pneumonie verursacht. Diese ist auch die häufigste Todesursache (33 %) bei MH-Patienten, gefolgt von Herz-Kreislauf-Krankheiten (24 %). Das durchschnittliche Todesalter bei MH liegt bei 57 Jahren.

Molekulargenetische Ursachen der Chorea Huntington

1983 wurde der Defekt, der zum MH führt, auf den kurzen Arm des Chromosoms 4 beim Menschen lokalisiert (Subregion 4p16.3). Erst 10 Jahre später konnte das *Huntingtin*-Gen, ursprünglich auch *IT15*-Gen genannt, isoliert werden (The Huntington's disease collaborative research group 1993). Die DNA-Sequenzanalyse ergab keine Hinweise auf eine Homologie zu bekannten Genen und damit auf die Funktion des Genprodukts. Das *Huntingtin*-Gen übespannt eine Region von etwa 210 kb und besteht aus 67 Exons. Der molekulare Defekt wurde in Form eines expandierten $(CAG)_{>38}$-Repeats in der kodierenden Region des Gens identifiziert (Abb. 7.34) (Kremer et al. 1994; Zühlke et al. 1993). Das CAG-Repeat wird unmittelbar von einem ebenfalls polymorphen CCG-Repeat flankiert, welches die diagnostische Genauigkeit der molekulargenetischen Analyse beeinträchtigen kann (s. Abb. 7.34). Während die CAG-Repeatlänge indirekt mit dem Erkrankungsalter korreliert, hat die Länge des CCG-Repeats keinen Einfluß auf den Zeitpunkt oder die Progression der Erkrankung (Andrew et al. 1994). Das verlängerte CAG-Repeat hat darüber hinaus die Tendenz zur Verlängerung während der Keimzellentwicklung (meiotische Instabilität), was Ursache für das klinische Phänomen der Antizipation ist (Telenius et al. 1995). Mit diesem Begriff wird das frühe Auftreten von Symptomen und die raschere Progredienz der Erkrankung bei den nachfolgenden Generationen beschrieben.

Expression des Huntingtin-Gens

Das *Huntingtin*-Gen wird in den meisten Geweben exprimiert, im Gehirn stärker als in nichtneuronalen Geweben. *Huntingtin*-mRNA findet man sowohl in Zellen neuronalen als auch glialen Ursprungs. Das Gen kodiert 2 unterschiedlich große Transkripte von 10.3 und 13.5 kb Größe, die jedoch die identische Information für das kodierte Protein besitzen und sich nur durch unterschiedlich lange 3′-untranslatierte Enden unterscheiden. *In-situ*-Hybridisierungen und Northern-blot-Analysen konnten weder

Unterschiede der Expressionsstärke des *Huntingtin*-Gens zwischen stark und wenig betroffenen Gehirnarealen noch zwischen den Geweben von Kontrollpersonen und MH-Patienten nachweisen.

Das Genprodukt des *Huntingtin*-Gens, das Huntingtin-Protein, weist keine Ähnlichkeiten zu anderen Proteinen mit bekannter Funktion auf. Es konnten mittels DNA-Sequenzvergleich keine funktionellen Gruppen nachgewiesen werden, so daß die Funktion des Huntingtin-Proteins bisher ungeklärt ist. Biochemische Analysen konnten nachweisen, daß das betroffene Allel mit dem expandierten $(CAG)_n$-Repeat in das Protein überschrieben wird. Das $(CAG)_n$-Repeat wird dabei in die Aminosäure Glutamin translatiert, so daß man beim MH auch von einer Polyglutaminerkrankung spricht. Personen, denen einer der beiden Chromosomenabschnitte fehlt, die das *Huntingtin*-Gen tragen, entwickeln keine für MH typischen Symptome. Man spricht daher von einem Funktionsgewinn („gain of function") des aberranten Huntingtins. Die wenigen Patienten, die homozygot für das betroffene Allel sind (Venezuela), erkranken nicht notwendigerweise früher oder schwerer als heterozygote MH-Patienten. Der „Funktionsgewinn" bzw. die neuartige Funktion des Huntingtins, die zur Erkrankung führt, ist daher vollständig dominant über die Normalfunktion des nichtbetroffenen Proteins. Man nimmt an, daß dieser „Funktionsgewinn" in einer unspezifischen (?) Bindung des verlängerten Polyglutaminrests mit einem andere Protein besteht. Dieses Protein wiederum wird in seiner Normalfunktion behindert, was den Stoffwechsel der Nervenzellen dermaßen beeinträchtigt, daß diese absterben. Die Verteilung des mit Huntingtin interagierenden Proteins im Gehirn müßte dann dem neuropathologischen Bild des MH entsprechen. Verstärkte Bemühungen zur Identifizierung eines solchen Proteins haben zur Isolierung eines unbekannten Proteins, dem Huntingtin-assoziierten Protein 1 (HAP1) geführt, dessen Bindung mit der Länge des Polyglutamintraktes zunimmt (Li et al. 1995). Dieses Protein ist überwiegend in den neuronalen Zellen des ZNS vorhanden, besitzt jedoch nicht die spezifische Verteilung, die der des neuronalen Zelltods bei MH-Patienten entspricht (Li et al. 1996). Diese Tatsache trifft auch für Apopain zu, welches eine Rolle beim apoptotischen Zelltod spielt und Huntingtin spezifisch abbaut, was durch die Länge des Polyglutamintrakts moduliert wird (Goldberg et al. 1996). Das würde bedeuten, daß MH eine Erkrankung ist, die durch eine Beeinflussung des natürlichen apoptotischen Zelltods hervorgerufen wird. Weitere interagierende Proteine wurden identifiziert, die mit dem N-terminalen Ende des Huntingtin-Proteins eine Bindung eingehen. Im Gegensatz zu HAP1 nimmt die Bindung von HIP1 (Huntingtin interacting protein) mit Huntingtin, welches eine verlängerte Polyglutaminkette beherbergt, ab (Kalchman et al. 1997; Wanker et al. 1997). HIP1 hat Sequenzhomologien zu einen bekannten Protein von *S. cerevisae*, *Sla2p*, welches für die Aufrechterhaltung und Funktion des kortikalen Zytoskeletts verantwortlich ist. Eine verminderte Bindung zwischen HIP1 und aberrantem Huntingtin könnte daher zu einer Beeinträchtigung der zellulären Funktion beider Proteine und letztendlich zu vorzeitigem Zelltod der Neurone führen. Es gibt Hinweise für die Interaktion von Huntingtin mit weiteren Proteinen, welche jedoch unabhängig von einem verlängerten Polyglutamintrakt stattfindet. Eines dieser Proteine ist die Glyzerinaldehyd-3-Phosphatdehydrogenase (GADPH), einem Schlüsselenzym der Glykolyse (Burke et al. 1996). In der Tat wurden mittels PET-Untersuchungen im Nucleus caudatum und im Putamen von MH-Patienten Hinweise auf einen reduzierten Glukosestoffwechsel der Zellen gefunden (Clark et al. 1994). Da die GAPDH in allen Körper-

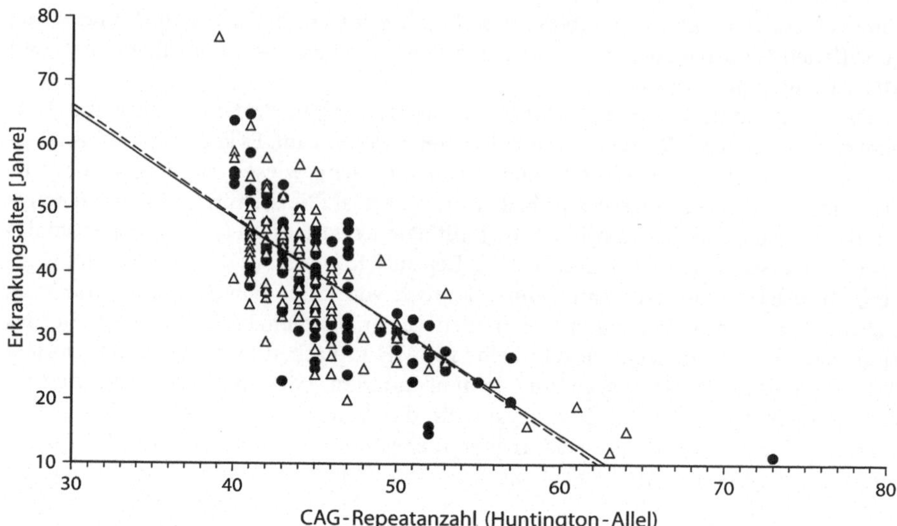

Abb. 7.35. Inverse Korrelation der CAG-Repeatgröße des Huntington-Allels mit dem Erkrankungsalter bei 200 deutschen Huntington-Patienten (*Punkt* weiblich; *Dreieck* männlich). Obwohl die Abhängigkeit des Erkrankungsalters von der expandierten CAG-Repeatlänge statistisch signifikant ist, kann bei Risikopersonen für eine bestimmte CAG-Repeatlänge das Erkrankungsalter nicht vorhergesagt werden

zellen vorkommt, bietet jedoch auch die Hypothese der Beeinträchtigung des Glukosestoffwechsels keine Erklärung für die Selektivität des Neuronenuntergangs.

Phänotyp-Genotyp-Korrelation

Zwischen der Repeatlänge und dem Auftreten der ersten Symptome bei MH besteht eine inverse Korrelation (Abb. 7.35). Patienten, die erst nach dem 60. Lebensjahr erkranken, tragen in der Regel weniger als 45 CAG-Einheiten auf dem betroffenen Allel. Dagegen erkranken Personen mit 55 und mehr Einheiten meist vor dem 30. Lebensjahr. Die expandierte Repeatlänge, nicht jedoch das Normalallel, bestimmt bis zu 60 % der Variabilität des Erkrankungsalters von MH-Patienten. Andere genetische Faktoren scheinen das Erkrankungsalter mitzubestimmen; so beeinflußt auch das elterliche Erkrankungsalter den Zeitpunkt der Erkrankung bei den Nachkommen.

Juvenile Chorea

Ein bis zehn Prozent der Huntington-Patienten erkranken vor ihrem 20. Lebensjahr. Diese juvenilen Patienten fallen oftmals bereits in der Schulzeit durch abnormes Verhalten und Lernschwierigkeiten auf. Im Gegensatz zu Personen, die erst im Erwachsenenalter mit den typischen Bewegungsstörungen der Chorea erkranken, entwickelt sich bei Kindern oftmals eine Spastik, Rigidität und auffällige intellektuelle Schwierigkeiten. Außerdem verläuft die Erkrankung bei Kindern viel dramatischer. In

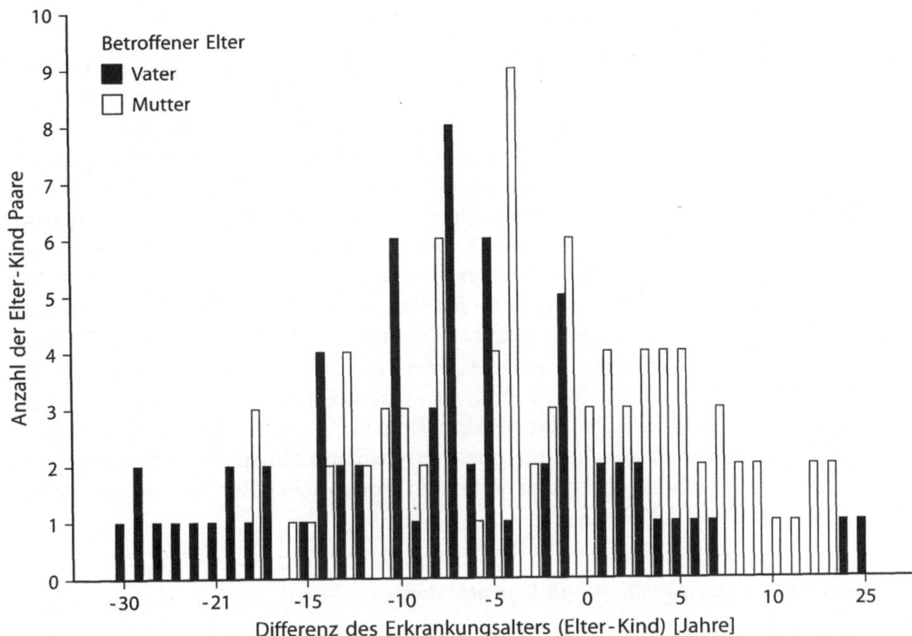

Abb. 7.36. Antizipation bei M. Huntington. Das Erkrankungsalter der Nachkommen ist tendenziell früher als das des betroffenen Elternteils. Dieser Effekt ist besonders deutlich bei paternaler Vererbung

einigen Fällen zeigen die Kinder erste Symptome bereits vor ihren Eltern, was den Eindruck einer Neumutation bzw. des Überspringens einer Generation vermittelt. Über 80 % der juvenilen Patienten haben die $(CAG)_n$-Mutation von ihrem Vater geerbt, die in der Regel während der paternalen Transmission weiter expandierte. Dabei haben weder die Länge der expandierten CAG-Einheiten des Elternteils, noch das Alter der Eltern bei der Konzeption, noch das großelterliche Geschlecht einen Einfluß auf die Expansion (Telenius et al. 1993). Alle juvenilen Patienten hatten mehr als 45 CAG-Repeateinheiten. Kinder, die bereits erste Symptome vor ihrem 10. Lebensjahr zeigten, trugen mehr als 75 CAG-Einheiten. Eine Analyse der Repeatlänge in Spermazellen von betroffenen Individuen zeigt eine deutliche somatische Instabilität, d.h. ein Großteil der männlichen Keimzellen trägt ein längeres Allel als im peripheren Blut nachweisbar ist. Der Grad der somatischen Instabilität des CAG-Repeats im Sperma steht in direktem Zusammenhang mit dem Grad der Repeatexpansion während der Transmission auf die Nachkommen (Telenius et al. 1995).

Zusammenfassend kann gesagt werden, daß das klinische Phänomen der Antizipation, d.h. ein früheres Auftreten von Symptomen mit schnellerer Progression bei den Nachkommen von betroffenen Eltern, durch eine Expansion der CAG-Repeateinheiten vorwiegende (wenn auch nicht ausschließlich) während der paternalen Transmission hervorgerufen wird (Abb. 7.36) und daß ein juveniler Beginn der Erkrankung durch sehr lange Expansionen bedingt ist.

Späte Manifestation der Erkrankung

Bei den meisten Huntington-Patienten manifestiert sich die Erkrankung im 4. Lebensjahrzehnt und führt letztendlich nach 15–20jähriger Krankheitsdauer zum Tode.
10–25 % der Patienten erkranken jedoch erst nach dem 50. Lebensjahr. Diese Patienten haben in der Regel einen milderen klinischen Verlauf mit geringerer Beeinträchtigung der intellektuellen Fähigkeiten. Die Hypothese, daß die Mutation bei der Mehrheit der Patienten mit spätem Erkrankungsalter durch die Mütter vererbt wurde,
konnte letztendlich nicht belegt werden (Kremer et al. 1993). Der prozentuale Einfluß
der CAG-Repeatlänge auf das Erkrankungsalter nimmt für die Gruppe der spätmanifestierenden Patienten stark ab und kann für Patienten, die nach dem 60. Lebensjahr
erkranken, nicht mehr nachgewiesen weren (Kremer et al. 1993). Interessanterweise
scheinen außer dem CAG-Repeat weitere genetische Faktoren zu existieren, die für
den Krankheitsbeginn entscheidend sind. So wurden Familien beschrieben, die eine
außerordentlich hohe Stabilität des verlängerten CAG-Repeats während der elterlichen Transmission und gleichzeitig einen durchschnittlich späteren Erkrankungsbeginn von 15–20 Jahren gegenüber Patienten mit gleicher Repeatlänge aufweisen
(Tzagournissakis et al. 1995).

Der Intermediärbereich von 30–40 Repeateinheiten

Die CAG-Einheiten, die bei Gesunden und offensichtlich Betroffenen nachgewiesen
werden konnten, zeigen nur in seltenen Fällen einen Überlappungsbereich. So sind
weltweit 7 MH-Patienten beschrieben, die nur 36 CAG-Repeats tragen, wohingegen
einige wenige Individuen mit 36–39 CAG-Einheiten selbst im hohen Lebensalter (über
90 Jahre) keine Symptome der Erkrankung aufweisen (Rubinsztein et al. 1996). Diese
Tatsache führt zu der Theorie, daß die Huntington-Mutation nicht immer vollständige Penetranz aufweist. Da gegenwärtig nicht bekannt ist, wie die Polyglutaminexpansion im Huntingtin-Protein zum Absterben neuronaler Zellen führt, kann für
eine Risikoperson, die eine Repeatlänge im Intermediärbereich trägt, u. U. keine
sichere Aussage gemacht werden, ob sich im späteren Leben Krankheitssymptome
einstellen. Eine erweiterte Familienanalyse unter Einbeziehung betroffener bzw. alter
gesunder Personen kann, muß jedoch nicht, zur Klärung dieses Sachverhalts beitragen.

   MH-Patienten mit weniger als 35 DAG-Repeateinheiten wurden bisher nicht beschrieben. Es ist daher wenig wahrscheinlich, daß eine Risikoperson mit 30–35
Repeats während ihres Lebens erkranken wird. Trotzdem sollte auf die Möglichkeit der
Expansion dieses Repeats in den deutlich pathologischen Bereich bei der Transmission
auf die Nachkommen (Goldberg et al. 1993) bei der Beratung hingewiesen werden.

Repeatexpansion und klinischer Verlauf bei MH

Das Erkrankungsalter ist invers mit der Repeatlänge korreliert; lange CAG-Expansionen im *Huntintin*-Gen gehen mit einem frühen Erkrankungsbeginn einher.
Diese Korrelation konnte sowohl mit psychiatrischen als auch mit neurologischen
Symptomen nachgewiesen werden. Die Anzahl der CAG-Einheiten bestimmt etwa
50 %–70 % der Variation des Erkrankungsalters. Trotzdem gibt es keine Assoziation

zwischen einem bestimmten klinischen Symptom der Erkrankung und der Repeat-anzahl.

Patienten mit langen CAG-Expansionen (und daher frühem Erkrankungsbeginn) zeigen einen deutlicheren Abfall der neurologischen und kognitiven Funktionen. Zieht man die Gruppe der Patienten, die vor dem 20. Lebensjahr erkranken, nicht mit in Betracht, kann keine signifikante Korrelation zwischen Repeatlänge und Progression der Erkrankung, gemessen am Grad der Neurodegeneration der Caudatusköpfe und an der Beeinträchtigung täglicher Funktionen, nachgewiesen werden.

Benigne und senile Formen der Chorea

Die benigne erbliche Form der Chorea ist ein seltenes Krankheitsbild, welches durch eine nichtprogredient verlaufende Chorea gekennzeichnet ist, die bereits im Kindes-alter auftritt. Mentale Retardierung kommt in aller Regel nicht vor. Ein autosomal dominanter Erbgang mit etwa 75 %iger Penetranz wird angenommen. Eine Kopplung zu Markern der Region 4p16.3, in der das MH-Gen lokalisiert wurde, konnte ausge-schlossen werden (Quarrell et al. 1988), so daß dieser Erkrankung die CAG-Expansion im HD-Gen nicht zugrunde liegt. Eine molekulargenetische Diagnostik für die benigne Chorea gibt es bisher nicht.

Die senile Chorea wird beschrieben als Erkrankung, die mit symmetrischen choreatiformen Bewegungsstörungen einhergeht. Die Symptome sind progredient und beginnen im späten Lebensalter. Dementielle Symptome als Teil der Erkrankung wurden nicht beschrieben. Patienten mit seniler Chorea haben eine negative Fami-lienanamnese. Eine Abgrenzung zum M. Huntington ist manchmal schwierig, da auch bei MH spätmanifestierende Patienten mit langsamer Verlaufsform und geringer geistiger Beeinträchtigung vorkommen. Außerdem kann die Familienanamnese manchmal schwierig zu erheben sein. Daher nahmen manche Autoren an, daß die senile Chorea eher eine milde Verlaufsform des MH ist. Mit dem direkten Mutations-nachweis konnte jedoch gezeigt werden, daß bei Patienten mit seniler Chorea keine $(CAG)_n$-Repeatverlängerung im *Huntingtin*-Gen vorliegt (Shinotoh et al. 1994). Die genetischen Ursachen der senilen Chorea sind bisher nicht geklärt.

Richtlinien für die präsymptomatische DNA-Analyse bei MH

Mit der Einführung einer sicheren diagnostischen Methode zur präsymptomatischen Feststellung des Genträgerstatus bei einer unheilbaren, zum Tode führenden Erkran-kung wurden Richtlinien für die Durchführung der Diagnostik als Unterstützung für Kliniker und Genetiker, aber auch als ethische Orientierungshilfe für Selbsthilfegrup-pen geschaffen (Guidelines 1994). Sie beruhen auf einer Empfehlung der „Internatio-nal Huntington Association" (IHA) und der „World Federation of Neurology (WFN) Research Group on Huntington's Chorea". Die Richtlinien betonen die Freiwilligkeit zum Test durch die Rat suchende Person, deren umfassende Aufklärung über die Erkrankung und den Test, die Verfügbarkeit nur für volljährige Personen, den Schutz vor genetischer Diskriminierung und die Durchführung der Beratung. Eine Blutab-nahme zum Zwecke der präsymptomatischen Diagnostik ist nur nach ausführlicher Beratung durch einen Arzt für Humangenetik und mit psychotherapeutischer Be-gleitung möglich. Eine Betreuung der Risikoperson nach der Befundmitteilung muß sichergestellt werden. Weitere Empfehlungen über den Ablauf des Beratungsschemas werden ausgesprochen (Guidelines 1994).

Diagnostische Vorgehensweise bei MH

Traditionell wurde die Diagnose eines MH klinisch durch eine

1. positive Familienanamnese,
2. progrediente Störungen der willkürlichen und unwillkürlichen Motorik und/oder durch
3. psychiatrische Auffälligkeiten gestellt.

Der Nachweis einer Atrophie des C. caudatus und des Putamens im CT oder MRT erhärten die Diagnose. Durch Positions-Emissions-Tomographie (PET) kann ein reduzierter Glukosestoffwechsel im Nucleus caudatus sichtbar gemacht werden, bevor der Zellverlust im CT oder MRT nachweisbar ist.

Trotz dieser Kriterien sind falsch-positive und falsch-negative Fehldiagnosen mit jeweils etwa 10% häufig. Einen definitiven Ausschluß oder Nachweis des MH bietet selbst im Frühstadium die DNA-Analyse. Eine CAG-Repeatanzahl von mehr als 38 Einheiten im *Huntingtin*-Gen ist beweisend für die Erkrankung. Labortechnisch sollte ein Primer verwendet werden, der sich im Gen unmittelbar auf dem Übergang zwischen CCG- und CAG-Repeat anheftet, damit keine fehlerhaften Größenbestimmungen aufgrund der Variabilität des flankierenden CCG-Repeats auftreten (s. Abb. 1, Methode nach Warner et al. 1993). Sehr selten sind Repeatlängen von 35–38 Einheiten (sog. Intermediärbereich), in dem eine Diagnosesicherung manchmal nur unter Einschluß weiterer Familienangehöriger möglich ist. Bei diesen Patienten handelt es sich in jedem Falle um sehr spät Erkrankte.

Präsymptomatische Diagnosen sind ausschließlich über eine genetische Beratung in einer dafür ausgewiesenen Sprechstunde unter Einbeziehung einer psychotherapeutischen Begleitung möglich.

Bei differentialdiagnostischen Anforderungen wird von dem molekulargenetischen Labor folgendes benötigt:

1. 2 beschriftete 5 ml-EDTA-Blutproben,
2. kurzer klinischer Befundbericht,
3. schriftliche Einverständniserklärung zum Test durch den Patienten bzw. dessen Betreuer und
4. Konsiliar- oder Überweisungsschein.

Eine Diagnostik dauert etwa 3 Wochen.

In Deutschland hat sich aufgrund einer Empfehlung des Berufsverbandes für Humangenetik ein Verbund aller molekulargenetischen Labors gebildet, die die DNA-Analyse für M. Huntington durchführen. Labors aus der Schweiz und Österreich haben sich der Qualitätskontrolle angeschlossen. Dieser Verbund sichert eine einheitliche diagnostische Vorgehensweise und Vergleichbarkeit der Ergebnisse zwischen den einzelnen Labors.

Literatur

Andrew SE, Goldberg YP, Theilmann J, Zeisler J, Hayden MR (1994) A CCG repeat polymorphism adjacent to the CAG repeat in the Huntington disease gene: implications for diagnostic accuracy and predictive testing. Hum Mol Genet 3:65–67

Burke JR, Enghild JJ, Martin ME et al. (1996) Huntingtin and DRPLA proteins interact with the enzyme GPDH. Nat Med 2:347–350

Clark CM, Kremer B, Hyden MR (1994) Regional cerebral glucose metabolism in Huntington's disease: A statistical investigation. Hum Brain Mapping 2:95–102

Goldberg YP, Kremer B, Andrew SE et al. (1993) Molecular analysis of new mutations for Huntington's disease: intermediate alleles and sex of origin effects. Nat Genet 5:174–179

Goldberg YP, Nicholson DW, Rasper DM et al. (1996) Cleavage of huntingtin by apopain, a pro-apoptotic cysteine protease, is modulated by the polyglutamine tract. Nat Genet 13:442–449

Guidelines for the molecular genetics predictive test in Huntington's disease (1994) Neurology 44:1533–1536

Harper PS (1992) The epidemiology of Huntington's disease. Hum Genet 89:365–376

Kalchmann MA, Grahan RK, Xia G et al. (1996) Huntingtin is ubiquitinated and interacts with a specific ubiquitin-conjugating enzyme. J Biol Chem 271:19385–19394

Kalchmann MA, Koide HB, McCutcheon K et al. (1997) *HIP1*, a human homologue of *S. cerevisiae Sla2p*, interacts with membrane-associated huntingtin in the brain. Nat Genet 15:44–53

Kremer B, Squitieri F, Telenius H et al. (1993) Molecular analysis of late onset Huntington's disease. J Med Genet 30:991–995

Kremer B, Goldberg P, Andrew SE et al. (1994) A wordlwide study of the Huntington's disease mutation. New Engl J Med 330:1401–1406

Li XJ, Li SH, Sharp AH et al. (1995) A huntingtin-associated protein enriched in brain with implications for pathology. Nature 378:398–402

Li XJ, Sharp AH, Li SH, Dawson TM, Snyder SH, Ross CA (1996) Huntingtin-associated protein (HAP1): Discrete neuronal localizations in the brain resemble those of neuronal nitric oxide synthase. Proc Natl Acad Sci USA 93:4839–4844

Martin JB, Gusella JF (1986) Huntington's disease: Pathogenesis and management. New Engl J Med 315:1267–1276

Quarrell OW, Youngman S, Sarfarazi M, Harper PS (1988) Absence of close linkage between benign herediatry chorea and the locus D4S10 (probe G8). J Med Genet 25:191–194

Rubinsztein DC, Leggo J, Coles R et al. (1996) Phenotypic characterization of individuals with 30–40 CAG repaeats in the Huntington disease (HD) gene reveals HD cases with 36 repeats and apparently normal elderly individuals with 36–39 repeats. Am J Hum Genet 59:16–22

Shinotoh H, Calne DB, Snow B, Hayward M, Kremer B, Theilmann J, Hayden MR (1994) Normal CAG repeat length in the Huntington's disease gene in senile chorea. Neurology 44:2183–2184

Telenius H, Kremer HPH, Theilmann J et al. (1993) Molecular analysis of juvenile Huntington disease: the major influence on (CAG)n repeat length is the sex of the affected parent. Hum Mol Genet 2:1535–1540

Telenius H, Almquist E, Kremer B et al. (1995) Somatic mosaicism in sperm is associated with inter-generational (CAG)n changes in Huntington disease. Hum Mol Genet 4:189–195

The Huntington's disease collaborative research group (1993) A novel gene containing a trinucleotide repeat that is expanded and unstable on Huntington's disease chromosomes. Cell 72:971–983

Tzagournissakis M, Fesdjian C, Shashidharan P, Plaitakis A (1995) Stability of the Huntington disease (CAG)n repeat in a late-onset form occuring on the Island of Crete. Hum Mol Genet 4:2239–2243

Wanker EE, Rovira C, Scherzinger E et al. (1997) HIP-I: A huntingtin interacting protein isolated by the yeast two-hybrid system. Hum Mol Genet 6:487–495

Warner JP, Barron LH, Brock DJH (1993) A new polymerase chain reaction (PCR) assay for the trinucleotide repeat that is unstable and expanded on Huntington's disease chromosomes. Mol Cell Probes 7:235–239

Zühlke C, Riess O, Schröder K, Siedlaczck I, Epplen JT, Engel W, Thies U (1993) Expansion of the (CAG)n repeat causing Huntington's disease in 352 patients of german origin. Hum Mol Genet 2:1467–1469

7.12.2 Parkinson-Syndrom

L. Schöls, H. Przuntek und O. Rieß

Der sog. idiopathische M. Parkinson wird definiert über die klassische Trias von Akinese, Rigor und Tremor sowie eine posturale Instabilität und oft weniger beachtete kognitive, emotionale und vegetative Veränderungen. Außerdem gelten ein zumindest in den ersten Jahren gutes Ansprechen auf L-Dopa und der neuropathologische Nachweis von Lewy-Körperchen in der Substantia nigra pars compacta als wesentliche Kriterien.

Eine solche klinisch-pathologisch fundierte Definition des M. Parkinson erscheint schwierig, da die genannten Krankheitssymptome weder obligat noch spezifisch sind und auch nicht das volle Spektrum an Symptomen wiedergeben. Auch stellen Lewy-Körperchen keinen spezifischen pathologischen Befund dar. Das Ansprechen auf L-Dopa ist in Ausmaß und Dauer individuell sehr unterschiedlich. Außerdem ignoriert der pharmakologische Teil der Definition die Beteiligung der glutamatergen, serotinergen und noradrenergen Systeme, die sich z.B. in der regelhaften Ansprache auf Amantadinsalze manifestiert.

Dies macht deutlich, daß die derzeit verbreitete Definition des M. Parkinson einen vorläufigen Charakter hat. Es ist zu erwarten, daß ein verbessertes Verständnis der genetischen Grundlagen und damit der Pathophysiologie des M. Parkinson in den nächsten Jahren sowohl eine Klärung über die oben genannten Diagnosekriterien bringen wird als auch wahrscheinlich eine Diversifizierung in der Form, daß die heute unter dem Begriff M. Parkinson subsumierten Erkrankungen sich als heterogen erweisen und durch neue, genetisch-pathophysiologisch definierten Krankheitsentitäten abgelöst werden.

Derzeit werden nach klinischen Kriterien vom M. Parkinson eine Vielzahl von Syndromen mit Parkinson-Symptomatik abgegrenzt. Gegen einen idiopathischen M. Parkinson und für das Vorliegen eines Parkinson-Syndroms sprechen u.a.: supranukleäre Blicklähmung (Steele-Richardson-Olszewski-Syndrom), orthostatische Dysregulation (Shy-Drager-Syndrom), zerebelläre Symptome, Pyramidenbahnzeichen oder Inkontinenz (Multi-System-Atrophie) und die frühzeitige Entwicklung kognitiver Defizite. Außerdem müssen eine Enzephalitis, Neuroleptikabehandlung und Toxinexposition in der Vorgeschichte ausgeschlossen werden.

Die Prävalenz des M. Parkinson ist altersabhängig und wird auf 1,4% bei den 55jährigen, 2,0% bei den 65jährigen und 3,4% bei den 75jährigen geschätzt. Die Ätiologie des M. Parkinson ist unklar. Es werden Umweltfaktoren, mitochondriale Defekte und genetische Faktoren diskutiert, die alleine oder in Kombination für die Symptomatik verantwortlich sein können.

Zwillingsstudien sind das klassische Handwerkszeug zur Abschätzung der genetischen Komponente einer Erkrankung. Während frühere Studien nur geringe Konkordanzraten fanden, zeigen neuere Untersuchungen, bei denen die Funktion des nigrostriatalen Systems mittesl ^{18}F-Dopa.Positronenemissionstomographie (PET) ermittelt wurde, wesentlich höhere Konkordanzen (Holthoff et al. 1994; Burn et al. 1992; Vieregge et al. 1992).

Auch geben neuere epidemiologische Untersuchungen Hinweise für ein signifikant höheres Risiko für Verwandte von Parkinson-Patienten, ebenfalls an einem Parkinson-

Syndrom zu erkranken (Payami et al. 1994; Lazzarini et al. 1994; Vieregge u. Heberlein 1995). Der Erbgang ist of schwer definierbar. Allerdings wurden in den letzten Jahren auch einige größere Parkinson-Familien mit autosomal-dominantem Erbgang beschrieben, die die oben genannten Kriterien eines idiopathischen M. Parkinson erfüllen (Wszolek et al. 1995; Waters u. Miller 1994; Markopoulou et al. 1995; Golbe et al. 1996).

In einigen Parkinson-Familien wurde das frühe Auftreten der Symptomatik in späteren Generationen beschrieben, was als Antizipation bezeichnet wird (Payami et al. 1995; Maraganore et al. 1996). Antizipation findet sich bei einer Reihe hereditärer neurodegenerativer Erkrankungen, die durch die Expansion eines CAG-Trinukleotid-repeats hervorgerufen werden (s. Kap. 4). Die gezielte Suche nach verlängerten CAG-Sequenzen blieb jedoch beim M. Parkinson bislang erfolglos (Carrero-Valenzuela et al. 1995).

Ein anderer Ansatz zur Aufdeckung genetischer Faktoren in der Genese des M. Parkinson ist die Untersuchung von Kandidatengenen mittels Allelassoziationsunter-suchungen. Hierbei werden gezielt bereits bekannte Gene, die im Pathomechanismus des M. Parkinson eine Rolle spielen könnten, auf Polymorphismen untersucht. Finden sich Polymorphismen im Gen oder in der Nähe der Kandidatengene, so wird ermittelt, ob einzelne Allele bei M. Parkinson häufiger auftreten als bei Kontrollen.

Zu den bisher untersuchten Kandidatengenen gehören eine Reihe von Enzymen und Rezeptoren der Dopaminsynthese und des Dopaminmetabolismus wie die Tyro-sinhydroxylase (TH), die Monoaminooxidase A (MAO A), die Monoaminooxidase B (MAO B), Dopaminrezeptoren (DRD1–5) und der Dopamintransporter (DAT1) (Tabelle 7.19). Die Ergebnisse sind oft widersprüchlich. So wurde z.B. für TH und MAO A sowie MAO B von einzelnen Gruppen eine Allelassoziation mit familiärem oder sporadischem M. Parkinson gefunden, die jedoch von anderen Arbeitsgruppen nicht bestätigt werden konnte. Ähnliches gilt auch für verschiedene Detoxifikations-enzyme wie die Glutathionperoxidase (GPX), die Katalase (CAT), die Debrisoquin-4-Hydroxylase (CYP2Dt), die Superoxiddismutase (SOD1) und die Superoxiddismutase 2 (SOD2). Auch für den Nervenwachstumsfaktor „brain-derived neurotrophic factor" (BDNF) und das Amyloidprecursorprotein (APP), das in der Pathogenese des M. Alzheimer eine wichtige Funktion innehat, konnte weder bei familiären noch bei sporadischen Fällen eine Assoziation mit dem M. Parkinson gesichert werden (Gasser et al. 1994; Wood 1997). Die Widersprüchlichkeit der Aussagen ist zum großen Teil im Studiendesign bedingt. Assoziationsstudien basieren auf der Annahme, daß eine oder wenige Mutationen für die Symptomatik der untersuchten Patienten verantwortlich ist (sog. Gründereffekt). Oftmals werden jedoch in Studien Parkinson-Patienten unterschiedlicher ethnischer Herkunft verglichen. Darüber hinaus entspricht die Gruppe der Kontrollpersonen hinsichtlich Alter, Geschlecht und Herkunft meist nicht der der Parkinson-Gruppe, und die untersuchten Fallzahlen sind so klein gehalten, daß ein potentieller Einfluß des untersuchten Gens bei dieser polygenetischen Erkrankung schon aus statistischen Gründen nicht erfaßt werden kann.

Differentialdiagnostisch sind eine Reihe genetisch bedingter Krankheiten, die mit einer Parkinson-Symptomatik einhergehen, abzugrenzen (Tabelle 7.20). Diese Erkrankungen werden im folgenden kurz vorgestellt und die Ähnlichkeiten und Unterschiede zum idiopathischen M. Parkinson erörtert.

Tabelle 7.19. Assoziations- und Kopplungsstudien bei sporadischem und familiärem M. Parkinson

Kandidatengen	Lokalisation	Sporadische Assoziation	Keine Assoziation	Familiäre Kopplung	Keine Kopplung
Monoaminoxidase A (MAO A)	X	Hotamisligil et al. 1994	Kurth et al. 1993; Planté-Bordeneuve et al. 1997		
Monoaminoxidase B (MAO B)	Xp11.3	Kurth et al. 1993; Hotamisligil et al. 1994; Costa et al. 1997	Ho et al. 1995; Morimoto et al. 1995; Planté Bordeneuve et al. 1997		
Dopamin-D2-Rezeptor	11q22-23	Planté-Bordeneuve et al. 1997	Nanko et al. 1994		
Dopamin-D3-Rezeptor	3q13.3		Nanko et al. 1994		
Dopamin-D4-Rezeptor	11p15.5		Nanko et al. 1994		
Dopamin transporter	5p15.3		Planté-Bordeneuve et al. 1997		
Debrisoquin-4-Hydroxylase (CYP2D6)	22q13	Wilhelmsen et al. 1997; Armstrong et al. 1992; Smith et al. 1992	Diederich et al. 1996; Gasser 1996		Planté Bordeneuve et al. 1994a; Gasser 1996; Gasser et al. 1994; Mazzetti et al. 1994
Zytochrome P450IA1	5q22-q24	Takakubo et al. 1996			
Oxygenase 1	22q12	Kimpara et al. 1997			
Glutathionperoxidase (GPX1)	3q11				Gasser et al. 1994
Tyrosinhydroxylase	11p15.5		Planté Bordeneuve et al. 1994b		Gasser et al. 1994; Planté-Bordeneuve et al. 1994b
Brain-derived neurotrophic Faktor	11p14				Gasser et al. 1994
Katalase	11p13				Gasser et al. 1994
Amyloidprecursor	21q21				Gasser et al. 1994
Superoxiddismutase (SOD1)	21q21				Gasser et al. 1994 Bandmann et al. 1995
Catechol-O-Methyltransferase (COMT)	22q11.2		Hoda et al. 1996; Xie et al. 1997		

Tabelle 7.20. Genetisch bedingte Erkrankungen mit Parkinson-Symptomatik

Erkrankung	Erbgang	Genort	Protein
M. Parkinson	AD	4q	α-Synuklein
Juveniler Parkinsonismus	AR	6q	Gen nicht bekannt
Frontotemporale Demenz und Parkinson Syndrom	AG	17q	Gen nicht bekannt
Dystonie-Parkinson-Syndrom (Philippinen)	X	Xq	Gen nicht bekannt (DYT3)
Dopaminsensitive Dystonie	AD	14q	GPT-Zyklohydrolase I
Essentieller Tremor	AD	3q	Gen nicht bekannt
M. Wilson	AR	13q	Cu-bindende ATPase
SCA3/MJD	AD	14q	Proteinfunktion nicht bekannt
M. Huntington (juvenile Form)	AD	4p	Proteinfunktion nicht bekannt

AD Autosomal-dominant; *AR* Autosomal-rezessiv; *SCA3/MJD* Spinozerebelläre Ataxie Typ 3/Machado-Joseph Erkrankung; *X* X-chromosomal.

Autosomal-dominant vererbter Morbus Parkinson

Kürzlich wurde für eine Form von autosomal-dominant vererbtem M. Parkinson eine Mutation in dem Gen für α-Synuklein beschrieben (Polymeropoulos et al. 1997). Es handelt sich um eine Punktmutation der Position 209 des Gens (G209A), die zu einem Aminosäurenaustausch von Alanin gegen Threonin führt (Ala53Thr), der eine Störung der Tertiärstruktur des Proteins nach sich ziehen könnte. Diese Hypothese ist besonders verlockend, da α-Synuklein zunächst als die Nicht-β-Amyloidkomponente aus Alzheimer-Plaques isoliert wurde. In der Tat konnte jüngst gezeigt werden, daß α-Synuklein ein wesentlicher Bestandteil von Lewy-Körperchen sowohl bei Parkinson-Patienten als auch bei der Demenz mit Lewy-Körperchen ist (Spillantini et al. 1997).

Da α-Synuklein außerdem ein präsynaptisches Protein ist, dem eine Rolle für die neuronale Plastizität zugeschrieben wird, könnte der Verlust von α-Synuclein durch die Bildung unphysiologischer Aggregate auch für die Störung kognitiver Funktionen mitverantwortlich sein, wie sie sowohl für den M. Parkinson als auch für den M. Alzheimer charakteristisch sind. Auch wenn dies vorerst unbewiesene Spekulationen sind, verdeutlichen sie doch, wie durch einen Mutationsnachweis neues Licht in die Pathophysiologie des M. Parkinson kommen kann und sogar neue Analogien zur Pathogenese des M. Alzheimer möglich erscheinen.

Wie unvollständig das derzeitige Verständnis jedoch noch ist, zeigt sich u. a. darin, daß das homologe α-Synuklein der Ratte, der Maus und des Zebrafinken bereits im physiologischen Zustand an Position 53 Threonin aufweist, genau die Aminosäure, die beim Menschen krankheitsverursachend ist. Daß Maus und Ratte keinen M. Parkinson entwickeln, könnte dadurch erklärt werden, daß die Tiere hierfür nicht alt genug werden, oder daß es sich um eine dominant-negative Mutation handelt, die in heterozygotem Zustand mit dem Normalprotein pathogene Aggregate bildet, während bei Maus und Ratte, die für die Threoninvariante homozygot sind, sich keine solchen Aggregate bilden können. Diese Frage wird durch transgene Mäuse, die ein „Threoninallel" und ein „Alaninallel" tragen, zu klären sein.

Wahrscheinlich ist die Mutation des α-Synuklein nur für einen Teil der familiären Formen des M. Parkinson verantwortlich. Die Originalpublikation fand die Mutation in einer großen italienischen Familie, die als Contursi-Familie bekannt wurde, und in 3 von 5 griechischen Familien mit autosomal-dominant vererbtem M. Parkinson. Der Erkrankungsbeginn in der Contursi-Familie ist mit 46±13 Jahren relativ früh. Kopplungsanalysen in weiteren Familien mit autosomal-dominant vererbtem M. Parkinson schließen jedoch die Region 4q21-23 als Kandidatenregion aus. Daher ist anzunehmen, daß Mutationen im α-*Synuklein*gen nur in einem Teil der familiären Fälle die Erkrankung verursachen. Inwieweit Mutationen im α-*Synuklein*gen auch für sporadische Parkinsonfälle relevant ist, ist derzeit Gegenstand der Forschung. Der Nachweis von α-Synuklein in Lewy-Körperchen von Patienten mit sporadischen Formen des M. Parkinson unterstützen diese Hypothese. In einer Analyse von über 200 sporadischen Parkinson-Patienten deutscher Herkunft wurde die G209A-Mutation jedoch nicht gefunden (Krüger et al. 1998).

Autosomal-rezessiv vererbter juveniler Morbus Parkinson

Eine vorwiegend in Japan beschriebene Form des Parkinson-Syndroms wird autosomal-rezessiv vererbt und zeigt einen frühen Erkrankungsbeginn (< 40 Jahre). Klinisch besteht eine typische Parkinson-Symptomatik mit Akinese, Rigor, Tremor und posturaler Instabilität sowie ein sehr gutes Ansprechen auf L-Dopa. Allerdings kommt es oft bereits früh zu einem „Wearing-off-Phänomen" und zu dopainduzierten Dystonien insbesondere im Fußbereich. Biochemisch wurde ähnlich wie beim M. Parkinson eine deutliche Reduktion der Tyrosinhydroxylaseaktivität in der Substantia nigra nachgewiesen. Neuropathologisch wird eine selektive Degeneration der dopaminergen Neurone der Pars compacta der Substantia nigra mit reaktiver Gliose sowie geringer ausgeprägtem Verlust von Neuronen im Locus ceruleus beschrieben. Damit ähneln die neuropathologischen Befunde dem M. Parkinson bis auf ein Fehlen von Lewy-Körperchen. Ein Genort für autosomal-rezessiv vererbten juvenilen Parkinsonismus wurde jüngst auf Chromosom 6q25.2-27 beschrieben (Matsumine et al. 1997). In der gleichen Region liegt auch das Gen für die manganabhängige Superoxiddismutase 2 (SOD2). SOD2 ist ein Parkinson-Kandidatengen, das Störungen der mitochondrialen Atmungskette als Kofaktor bei der Genese des M. Parkinson angesehen werden und SOD2 intramitochondrial Radikale entgiftet, die bei der oxidativen Phosphorylierung durch die mitochondriale Atmungskette erzeugt werden. Allerdings wurden in der Nukleotidsequenzanalyse der kodierenden Regionen des SOD2-Gens keine Mutationen bei juvenilen Parkinson-Patienten gefunden.

Frontotemporale Demenz mit Parkinsonismus

Das Syndrom mit frontotemporaler Demenz und Parkinsonismus ist eine erst kürzlich erkannte Krankheitsentität, die autosomal-dominant vererbt wird. Sie manifestiert sich im 3. bis 6. Lebensjahrzehnt mit psychischen und motorischen Symptomen. Von psychischer Seite treten Verhaltensauffälligkeiten, kognitive Störungen, persönlichkeitsveränderungen, produktive Psychosen, Aphasie mit einer nicht mehr flüssigen Sprache sowie in späteren Stadien Gedächtnisprobleme, Orientierungsstörungen und eine progressive Demenz auf. Die motorischen Störungen bestehen in einer Parkinson-Symptomatik mit Bradykinesie, Rigor, posturaler Instabilität ohne Tremor und mit nur mangelhaftem Ansprechen auf L-Dopagaben. Außerdem können Pyramidenbahnzeichen vorliegen. Zahlreiche weitere Bezeichnungen wie Disinhibition-Demenz-Parkinson-Amyotrophie-Komplex oder Pallidopontonigrale Degeneration deuten die hohe Variabilität der Symptomatik an. Die Zusammenfassung zu einem Syndrom rechtfertigt sich insbesondere durch den Nachweis eines gemeinsamen Genortes auf Chromosom 17q (Foster et al. 1997). Aufschluß über die Ursache der variablen Symptomatik ist in Zukunft von dem Nachweis des ursächlichen Gens und seiner Mutationen zu erhoffen.

Dystonie-Parkinson-Syndrom

Ein X-chromosomal vererbtes Dystonie-Parkinson-Syndrom mit Gründereffekt auf der Panay-Insel der Philippinen ist durch eine um das 35. Lebensjahr beginnende, rasch generalisierende Dystonie gekennzeichnet. Mehr als 50 % dieser Patienten entwickeln auch ein Parkinson-Syndrom, das jedoch kaum auf L-Dopagaben anspricht. Als Genort wurde die Region Xq12-13.1 bestimmt (Graeber et al. 1992). Inzwischen wurde die gesamte Region kloniert, so daß in Kürze mit den Ergebnissen der Sequenzanalyse zu rechnen ist.

Segawa-Syndrom

Die dopaminsensitive Dystonie (Segawa-Syndrom) ist bei den meisten Patieten autosomal dominant vererbt. Sie manifestiert sich meist als früh beginnende fokale Dystonie im Fußbereich. Sie reagiert sehr gut auf geringe Dosen von L-Dopa. Einige Patienten weisen auch eine Parkinson-Symptomatik auf. Als Ursache konnten Punktmutationen im Gen für die GTP-Zyclohydrolase I auf Chromosom 14 nachgewiesen werden (Ichinose et al. 1994). Die GTP-Zyclohydrolase I ist ein Enzym der Tetrabiopterinsynthese und damit indirekt der Dopaminbiosynthese. Bei idiopathischem M. Parkinson scheint jedoch kein Defekt im GTP-Zyclohydrolase-I-Gen vorzuliegen.

Bei einer rezessiv vererbten Form der dopaminsensitiven Dystonie wurde eine Mutation im Gen für die Tyrosinhydroxylase nachgewiesen, die zu einer Störung der Dopaminsynthese führt (Ludecke et al. 1995).

Essentieller Tremor

Der essentielle Tremor ist die verbreitetste Bewegungsstörung überhaupt und kommt mit einer Häufigkeit von 40–60:100000 vor. Es werden sowohl sporadische als auch familiäre Formen beobachtet, die sich klinisch jedoch nicht unterscheiden. Die Häufigkeit autosomal-dominanter Formen, die meist eine unvollständige Penetranz zeigen, wird auf 60 % geschätzt. Der essentielle Tremor ist vorwiegend ein Haltetremor und in geringerem Maße ein Aktionstremor und meist höherfrequent (6–10 Hz). Typisch ist auch eine Besserung unter Alkohol. Berichte, daß ein essentieller Tremor zur Entwicklung eines Parkinson-Syndroms prädisponieren soll, konnten bislang nicht weiter erhärtet werden (Koller et al. 1994). Insbesondere fanden sich keine Lewy-Körperchen bei Patienten mit essentiellem Tremor.

Jüngst wurde nun ein 1. Genort für autosomal-dominant vererbten essentiellen Tremor mit unvollständiger, aber hoher Penetranz auf Chromosom 3q beschrieben, der FET1 genannt wurde. Das zugrundeliegende Gen ist noch nicht bekannt (Gulcher et al. 1997).

Morbus Wilson

Der M. Wilson wird durch einen autosomal-rezessiv vererbten Defekt einer kupferbindenden ATPase verursacht. Hierdurch ist die biläre Exkretion des Kupfers vermindert, und es kommt zu Kupferablagerungen in ZNS, Leber, Niere und Kornea. Die neurologisch-psychiatrischen Symptome sind sehr vielfältig. Nicht selten kommt es zu einer Parkinson-ähnlichen Symptomatik mit Ruhe- und Intentionstremor, aber auch akinetisch-rigider Störung. Ein M. Wilson muß insbesondere bei Parkinson-Patienten mit frühem Erkrankungsbeginn (vor dem 45. Lebensjahr) ausgeschlossen werden. Da inzwischen eine größere Anzahl verschiedener Wilson-verursachender Mutationen in dem ATB7B-Gen auf Chromosom 13q14.3 beschrieben sind, bietet sich hierzu weniger eine molekulargenetische Diagnostik als eine Bestimmung des Serumkupfers, des Coeruloplasminspiegels im Serum, der Kufperausscheidung im Urin und in Zweifelsfällen der Einbaurate von radioaktiv markiertem Kupfer an. Weitere Details sind Kap. 7.10.3 zu entnehmen.

Juveniler Morbus Huntington

Früh beginnende Formen des M. Huntington können sich mit einer primär akinetisch-rigiden Bewegungsstörung manifestieren (Westphal-Variante). Diese wird in der Regel von einem dementiellen Abbau begleitet. Der M. Huntington ist autosomal-dominant vererbt und wird durch eine CAG-Trinukleotidrepeatexpansion verursacht (s. Kap. 7.12.1). Huntington-Patienten mit primärer Parkinson-Symptomatik weisen meist besonders ausgeprägte Repeatexpansionen auf.

Spinozerebelläre Ataxie 3/Machado-Joseph-Erkrankung

Der spinozerebelläre Ataxietyp 3/Machado-Joseph-Erkrankung (SCA3/MJD) wird ebenfalls durch eine CAG-Trinukleotidrepeatexpansion verursacht und autosomal-dominant vererbt. Bei ihr steht eine Ataxie mit Dysarthrie und zerebellärer Augenbewegungsstörung im Vordergrund. In ähnlicher Weise wie beim M. Huntington können besonders früh beginnende Formen jedoch auch eine Parkinson-Symptomatik zeigen, bei der Akinese und Rigor Ataxie und Hypermetrie in den Hintergrund treten lassen können. Sowohl die Parkinson-Symptomatik bei M. Huntington als auch die bei SCA3/MJD sprechen zumindest partiell auf L-Dopagaben an.

Praktisches Vorgehen

Die Parkinson-verursachende Mutation im α-Synukleingen kann theoretisch für jeden Einzelfall untersucht werden. Nach den bisherigen Ergebnissen erscheint es jedoch unwahrscheinlich, daß hiermit die Erkrankungsursache bei sporadischen Parkinson-Patienten zu klären ist. Auch die Häufigkeit dieser Mutation bei familiärem

M. Parkinson ist unklar. Zusätzlich ergeben sich selbst im Falle eines Mutationsnachweises derzeit keine therapeutischen Konsequenzen. Außerdem ist die genetische Beratung im Falle eines Mutationsnachweises noch sehr schwierig, da keine ausreichenden Erfahrungen über die Penetranz des Gens und das durch die Mutation hervorgerufene Spektrum an Erkrankungsbildern bestehen. So ist es derzeit in erster Linie ein Interesse der Forschung, Familien, in denen mehrere Fälle von Parkinson aufgetreten sind, zu untersuchen. Es ist zu hoffen, daß nach der Pionierarbeit des 1. Mutationsnachweises die oben genannten Wissenslücken schnell aufgefüllt werden und Fortschritte zur Verbesserung des Pathophysiologieverständnisses des M. Parkinson zu erzielen sind, was wiederum die Chancen für die Entwicklung kausal ansetzender Therapien erhöht.

Literatur

Armstrong M, Daly AK, Cholerton S et al. (1992) Mutant debrisoquine hydroxylation genes in Parkinson's disease. Lancet 339:1017–1018

Bandmann O, Davis MB, Marsden CD, Harding AE (1995) Sequence of the superoxide dismutase 1 (SOD 1) gene in familial Parkinson's disease. J Neurol Neurosurg Psychiatry 59:90–91

Burn DJ, Mark MH, Playford ED et al. (1992) Parkinson's disease in twins studied with ^{18}F-dopa and positron emission tomography. Neurology 42:1894–1900

Carrero-Valenzuela R, Lindblad K, Payami H et al. (1995) No evidence for association of familial Parkinson's disease with CAG repeat expansion. Neurology 45:1760–1763

Costa P, Checkoway H, Levy D et al. (1997) Association of a polymorphism in intron 13 of the monoamine oxidase B gene with Parkinson disease. Am J Med Genet 74:154–156

Diederich N, Hilger C, Goetz CG et al. (1996) Genetic variability of the CYP 2D6 gene is not a risk factor for sporadic Parkinson's disease. Ann Neurol 40:463–465

Foster NL, Wilhelmsen K, Sima AAF et al. (1997) Frontotemporal dementia and Parkinsonism linked to chromosome 17: a consensus conference. Ann Neurol 41:706–715

Gasser T (1996) Stand der neurogenetischen Forschung bezüglich der Parkinson-Erkrankung. 10. Frankfurter Parkinson-Symposium, Frankfurt/M

Gasser T, Wszolek ZK, Trofatter J et al. (1994) Genetic linkage studies in autosomal dominant parkinsonism: evaluation of seven candidate genes. Ann Neurol 36:387–396

Golbe LI, Di Iorio G, Sanges G et al. (1996) Clinical genetic analysis of Parkinson's disease in the Contursi kindred. Ann Neurol 40:767–775

Graeber MB, Kupke KG, Muller U (1992) Delineation of the dystonia-parkinsonism syndrome in Xq13. Proc Natl Acad Sci USA 89:8245–8248

Gulcher JR, Jonsson P, Kong A et al. (1997) Mapping of a familial essential tremor gene, FET1, to chromosome 3q13. Nat Genet 17:84–87

Ho SL, Kapadi AL, Ramsden DB, Williams AC (1995) An allelic association study of monoamine oxidase B in Parkinson's disease. Ann Neurol 37:403–405

Hoda F, Nicholl D, Bennett P et al. (1996) No association between Parkinson's disease and low-acitivity alleles of catechol O-methyltransferase. Biochem Biophys Res Commun 228:780–784

Holthoff VA, Vieregge P, Kessler J et al. (1994) Discordant twins with Parkinson's disease: Positron emission tomography and early signs of impaired cognitive circuits. Ann Neurol 36:176–182

Hotamisligil GS, Girmen AS, Fink JS et al. (1994) Hereditary variations in monoamine oxidase as a risk factor for Parkinson's disease. Mov Disord 9:305–310

Ichinose H, Ohye T, Takajashi E et al. (1994) Hereditary progressive dystonia with marked diurnal fluctuation caused by mutations in the GTP cyclohydrolase I gene. Nat Genet 8:236–242

Kimpara T, Takeda A, Watanabe K et al. 81997) Microsatellite polymorphism in the human heme oxygenase-1 gene promotor and its application in association studies with Alzheimer and Parkinson disease. Hum Genet 100:145–147

Koller WC, Busenbank K, Miner K (1994) The essential tremor study group. There relationship of essential tremor to other movement disorders: report on 678 patients. Ann Neurol 35:717–723

Krüger R, Kuhn W, Müller T et al. (1998) Ala30Pro mutation in the gene encoding α-synuclein in Parkinson's disease. Nat Genet 18:106–108

Kurth JH, Kurth MC, Poduslo SE, Schankhaus JD (1993) Association of a Monoamine Oxidase B allele with Parkinson's disease. Ann Neurol 33:368–372

Lazzarini AM, Myers RH, Zimmermann TR et al. (1994) A clinical genetic study of Parkinson's disease: evidence for dominant transmission. Neurology 44:499–506

Ludecke B, Dworniczak B, Bartholme K (1995) A point mutation in the tyrosine hydroxylase gene associated with Segawa's syndrome. Hum Genet 95:123–125

Maraganore D, Schaid DJ, Rocca WA, Harding AE (1996) Anticipation in familial Parkinson's disease: A reanalysis of 13 United Kingdom kindreds. Neurology 47:1512–1517

Markopoulou K, Wszolek ZK, Pfeiffer RF (1995) A Greek-American kindred with autosomal dominant, levodopa-responsive parkinsonism and anticipation. Ann Neurol 38:373–378

Matsumine H, Saito M, Shimoda-Matsubayashi S eet al. (1997) Localization of a gene for an autosomal recessive form of juenile Oarkinsonism to chromosome 6q25.2-27. Am J Hum Genet 60:588–596

Mazzetti P, Le Guern E, Bonnet AM et al. (1994) Familial Parkinson's disease and polymorphism at the CAP2D6 locus. J Neurol Neurosurg Psychiatry 57:871–872

Morimoto Y, Murayama N, Kuwano A et al. (1995) Association of a polymorphism of the monoamine oxidase B gene with Parkinson's disease in a Japanese population. Am J Med Genet 60:570–572

Nanko S, Ueki A, Hattori M et al. (1994) No allelic association between Parkinson's disease and dopamine D2, D3, and D4 receptro gene polymorphisms. Am J Med Genet 54:361–364

Payami H, Lasen K, Bernard S, Nutt J (1994) Increased risk of Parkinson's disease in parents and siblings of patients. Ann Neurol 26:659–661

Payami H, Bernard S, Larsen K et al. (1995) Genetic anticipation in Parkinson's disease. Neurology 45:135–138

Planté-Bordeneuve V, Davis MB, Maraganore DM et al. (1994a) Debrisoquine hydroxylase gene polymorphism in familial Parkinson's disease. J Neurol Neurosurg Psychiatry 57:911–913

Planté-Bordeneuve V, Davis MB, Maraganore DM et al. (1994b) Tyrosine hydroxylase polymorphism in familial and sporadic Parkinson's disease. Mov Disord 9:337–339

Planté-Bordeneuve V, Taussig D, Thomas F, Said G et al. (1997) Evaluation of four candidate genes encoding proteins of the dopamine pathway in familial and sporadic Parkinson's disease: Evidence for association of a DRD2 allele. Neurology 48:1589–1593

Polymeropoulos MH, Lavedan C, Leroy E et al. (1997) Mutation in the α-Synuclein Gene identified in families with Parkinson's disease. Science 276:2045–2047

Smith CAD, Gough AC, Leigh PN et al. (1992) Debrisoquine hydroxylase gene polymorphism and susceptibility to Parkinson's disease. Lancet 339:1375–1377

Spillantini MG, Schmidt ML, Lee VMY et al. (1997) α-Synuclein in Lewy bodies. Nature 388:839–840

Takakubo F, Yamamoto M, Ogawa N et al. (1996) Genetic association between cytochrome P450IA1 gene and susceptibility to Parkinson's disease. J Neural Transm Basic Neurosci Neurol Sect Psychiatry Sect 103:843–849

Vieregge P, Heberlein I (1995) Increased risk of Parkinson's disease in relatives of patients. Ann Neurol 37:685

Vieregge P, Schiffke KA, Friedrich HJ et al. (1992) Parkinson's disease in twins. Neurology 42:1453–1461

Waters CH, Miller CA (1994) Autosomal dominant Lewy body parkinsonism in a four-generation family. Ann Neurol 35:59–64

Wilhelmsen K, Mirel D, Marder K et al. (1997) Is there a genetic susceptibility locus for Parkinson's diesease on chromosome 22q13? Ann Neurol 41:813–817

Wood N (1997) Genes and parkinsonism. J Neurol Neurosurg Psychiatry 62:305–309

Wszolek ZK, Pfeiffer B, Fulgham JR et al. (1995) Western Nebraska family (family D) with autosomal dominant parkinsonism. Neurology 45:502–505

Xie T, Ho SL, Li LSW, Ma OCK (1997) G/A1947 polymorphism in catechol O-methyltransferase (COMT) in Parkinson's disease. Mov Disord 12:426–427

7.12.3 Dystonie

B. Leube

Unter Dystonie versteht man nach einer Übereinkunft der Dystonia Medical Research Foundation „ein Syndrom, gekennzeichnet durch anhaltende (unwillkürliche) Muskelkontraktionen, die zu repetitiven Bewegungen und/oder abnormen Haltungen führen" (Fahn 1988). Dystonie ist ein sowohl klinisch als auch genetisch sehr heterogenes Krankheitsbild. Sie tritt als eigenständige Erkrankung (primäre oder idiopathische Dystonie) oder als Symptom einer anderen Krankheit auf (sekundäre oder symptomatische Dystonie). Die häufigsten Ursachen einer symptomatischen Dystonie sind Einnahme von Dopmainrezeptorblockern (tardive Dystonie), metabolische (z.B. Gangliosidosen) und degenerative ZNS-Erkrankungen (z.B. M. Parkinson). Obwohl auch die Grunderkrankung einer symptomatischen Dystonie genetische Ursachen haben kann (z.B. M. Wilson), wird sich dieses Kapitel im folgenden auf die idiopathische Dystonie beschränken.

Nach klinischen Gesichtspunkten wird die Dystonie einerseits nach dem Erkrankungsalter in infantile, juvenile und adulte Dystonie und andererseits nach der topischen Verteilung im Körper eingeteilt. So unterscheidet man fokale, segmentale, multifokale und generalisierte Dystonien (Tabelle 7.21) (Fahn et al. 1987). Die Hemidystonie, bei der eine Körperhälfte von den Symptomen betroffen ist, kommt praktisch nur bei der symptomatischen Dystonie vor. Vor allem die fokale Dystonie bevorzugt bestimmte Körperregionen, so daß man sie in typische Unterformen gegliedert hat. Als häufigste seien hier Torticollis spasmodicus, Blepharospasmus, spasmodische Dysphonie und Schreibkrampf genannt (Übersicht bei Csala u. Deuschl 1994). Aus genetischer Sicht ist v.a. die Unterscheidung der fokalen, meist kraniozervikalen Dystonie mit Beginn im Erwachsenenalter von der im Kindes- oder Jugendalter beginnenden, von den Beinen oder Armen aus generalisierenden Dystonie wichtig. Im weiteren Text werden diese beiden Formen verkürzt als „fokale" oder „generalisierte" Dystonien bezeichnet. Weiterhin gibt es eine Reihe von seltenen, aber z.T. gut untersuchten Dystonievarianten mit speziellen klinischen Erkennungsmerkmalen.

Genetik/Häufigkeit

Die häufigste Dystonieform ist mit einer Prävalenz von 30:100000 die fokale Dystonie, die meist im kraniozervikalen Bereich lokalisiert ist (Nutt et al. 1988) (eine Ausnahme bilden der dystone Schreibkrampf und die seltenen isolierten Dystonien einer Hand oder eines Fingers). Sie tritt meist sporadisch auf, dies wird aber durch eine verminderte Penetranz bei autosomal-dominantem Erbgang häufig nur vorgetäuscht. Mit ausführlicher Familinenanamnese und noch mehr mittels Untersuchung der Fami-

Tabelle 7.21. Einteilung der Dystonie nach Topik

Fokal	Eine Körperregion bzw. Muskelgruppe
Segmental	Zwei benachbarte Körperregionen
Multifokal	Zwei oder mehrere nichtbenachbarte Körperregionen
Generalisiert	Mehrere Körperregionen einschließlich mindestens einer unteren Extremität

lienmitglieder durch einen spezialisierten Neurologen können bei mindestens 25 %
der Patienten betroffene Familienmitglieder nachgewiesen werden (Waddy et al. 1991).
In einer deutschen Familie aus dem Emsland wurde ein Gen – DYT7 – für diese Dystonieform auf dem Chromosom 18p lokalisiert (Leube et al. 1996). In dieser Familie
existieren alle häufigeren fokalen Dystonieformen nebeneinander, so daß DYT7 offenbar für verschiedene Manifestationen verantwortlich sein kann. Außerdem scheint
diese Mutation im Emsland (und in geringem Maße auch in Europa) ein relativ häufiger Grund für vermeintlich sporadische fokale Dystonie zu sein, da für einen genetischen Marker auf Chromosom 18p – D18S1098 – eine Allelassoziation mit der
Erkrankung besteht (Leube et al. 1997).

Etwa 10mal seltener ist die generalisierte Dystonie mit einer Prävalenz von
3 : 100 000 in der durchschnittlichen europäischen Bevölkerung, die ebenfalls autosomal-dominant mit einer Penetranz von ca. 40 % vererbt wird (Fletcher et al.
1996). Besonders häufig ist sie bei Juden europäischer Herkunft (Aschkenasim) mit
1 : 15 000). In dieser Population ist meist eine Mutation im Dystoniegen DYT1, das auf
dem Chromosom 9q34.1 lokalisiert und vor kurzem auch identifiziert wurde, für diese
Erkrankung verantwortlich (Kramer et al. 1990; Ozelius et al. 1997). Vor der Identifizierung der Mutation wurde für Aschkenasimjuden auch ein Risikohaplotyp erstellt,
der die Einordnung von sporadischen Dystoniefällen erleichterte (Ozelius et al. 1992).

Mischformen zwischen der fokalen und der generalisierten Dystonie kommen vor,
ein häufiges Phänomen ist das Auftreten von topographisch-fokaler Dystonie bei
Angehörigen von Patienten mit generalisierter Dystonie. Die Haplotypisierung von
DYT-1-positiven Familien läßt vermuten, daß hier eine Minorvariante der generalisierten Dystonie vorliegt, die klinisch von der fokalen Dystonie nicht zu unterscheiden
ist. In 2 mennonitischen Familien aus Nordamerika wurde eine Dystonievariante
(DYT6) beschrieben, die sowohl im Erkrankungsalter als auch vom Manifestationsort
her zwischen der fokalen und der generalisierten Dystonie liegt. Das Gen für diese
juvenile Dystonie wurde auf Chromosom 8 lokalisiert (Almasy et al. 1997).

An genetisch definierten Sonderformen sind bisher bekannt:

Dopa-responsive Dystonie
(Synonym: Segawa-Syndrom, hereditär-progressive Dystonie)

Diese Variante wird durch autosomal-dominant vererbte Punktmutationen im GTP-
Zyklohydrolase-I-Gen hervorgerufen, seltener auch durch autosomal-rezessive Punktmutationen im Tyrosinhyroxylasegen (Ichinose et al. 1994; Knappskog et al. 1995). Die
Penetranz beträgt ca. 35 %, erreicht jedoch fast 100 %, wenn man auch minimale
Krankheitszeichen, wie z. B. einen isolierten Rigor, dazurechnet. Die Häufigkeit wird in
der Literatur mit ca. 200 Fällen weltweit, mit Schwerpunkt in Japan, angegeben. Es ist
jedoch damit zu rechnen, daß die nunmehr durchführbare direkte Genotypanalyse
auch atypische Fälle aufdecken und diese Zahl erheblich vergrößern wird.

Paroxysmale Dystonie (Synonym: paroxysmale dystone Choreoathetose,
nichtkinesiogene Form auch M. Mount-Reback)

Diese Variante wird nochmals unterteilt in die kinesiogene und die nichtkinesiogene
Form. Bei der kinesiogenen paroxysmalen Dystonie wurden sowohl autosomal-

dominante als auch autosomal-rezessive Erbgänge beschrieben. Bisher ist jedoch kein Genlocus bekannt.

Die nichtkinesiogene paroxysmale Dystonie wird autosomal-dominant vererbt, für eine italienische und eine polnische Familie wurden unabhängig voneinander eine Kopplung zum Chromosom 2q beschrieben (Fink et al. 1996; Fouad et al. 1996), für eine weitere Variante mit zusätzlicher Spastik bei einigen Patienten eine Kopplung zum Chromosom 1q (Auburger et al. 1996). Für alle paroxysmalen Dystonien sind nur Einzelfälle bzw. einzelne Familien beschrieben.

Myoklonische Dystonie

Auch bei dieser Sonderform ist der Erbgang autosomal-dominant mit verminderter Penetranz, die allerdings mit ca. 75% relativ hoch ist. Wie bei der paroxysmalen kinesiogenen Dystonie ist kein Genlocus bekannt, eine Kopplung zum DYT1-Locus wurde ausgeschlossen. Auch bei dieser Erkrankung sind nur einzelne Familien bekannt.

Dystonie-Parkinson-Syndrom (Synonym: Lubag-Syndrom)

Dieses Mischbild aus Dystonie und Parkinson tritt nur bei philippinostämmigen Personen auf. Der Erbgang ist als Ausnahme unter den Dystonien X-chromosomal-rezessiv. Das Gen DYT3 wurde bereits auf 0,5 cM eingegrenzt. Die Penetranz ist altersabhängig, aber ab dem 60. Lebensjahr vollständig (Müller et al. 1994).

Eine Zusammenfassung der autosomal-dominant vererbten Dystonien findet sich auch bei Gasser et al. 1990. Tabelle 7.22 soll einen Überblick über die verschiedenen Dystonieloci ermöglichen. Der Vollständigkeit halber wurden auch 2 Formen aufgenommen, die bisher nur klinisch definiert sind (DYT2 und DYT4). Bei DYT2 wird außerdem der rezessive Erbmodus zunehmend bezweifelt, da es sich auch um eine verminderte Penetranz bei dominanter Vererbung handeln könnte. Andererseits wurden

Tabelle 7.22. Überblick über Dystonieloci

Locus	Chromosomale Zuordnung	Dystonieform
DYT1	9q	Früh beginnende, generalisierte Dystonie
DYT2	?	Autosomal-rezessiv vererbte Dystonie (klinisch definiert)
DYT3	Xq	Dystonie-Parkinson-Syndrom
DYT4	?	Dystonie mit spasmodischer Dysphonie als vorwiegende Erstmanifestation (klinisch definiert)
DYT5	14q	DOPA-responsive Dystonie (dominant vererbt)
DYT6	8	Juvenile Dystonie
DYT7	18p	Spät beginnende, fokale Dystonie
CSE	1p	Paroxysmale Dystonie bzw. Choreoathetose mit Spastizität
PDC/FPD1	2q	Paroxysmale Dystonie (nichtkinesiogen)
TH	11p	DOPA-responsive Dystonie (rezessiv vererbt)

genetisch gut definierte Dystonieformen, wie z. B. die rezessiv vererbte DOPA-responsive Dystonie, bisher nicht in die DYT-Liste aufgenommen, so daß diese Nomenklatur nur begrenzt hilfreich ist.

Krankheitsbild

Fokale und generalisierte Dystonie

Die Abgrenzung dieser beiden häufigsten Dystonieformen kann im Einzelfall schwierig sein, wird jedoch bei den meisten Patienten spätestens durch eine Verlaufskontrolle nach 5–10 Jahren deutlich (Greene et al. 1995). Insbesondere bei den topographischen Übergangsformen (segmentale und multifokale Dystonie) kann dadurch eine Zuordnung erfolgen, je nachdem ob die Erkrankung nach geringfügiger Ausbreitung zum Stillstand kommt oder ob eine mehr oder weniger kontinuierliche Einbeziehung weiterer Körperregionen – insbesondere der Beine – stattgefunden hat. Bei Beginn der Symptome sind v. a. 2 Kriterien zur Einteilung wesentlich: Alter des Patienten und Lokalisation der Symptome. Je jünger die Patienten und je weiter distal die Dystonie begonnen hat, um so rascher und schwerer schreitet sie fort. Daher unterscheidet man diese beiden klassischen Dystonieformen im angloamerikanischen Sprachraum auch als „adult, cranio-cervical onset" und „early, limb onset" Dystonien. Tatsächlich beginnt die generalisierte Dystonie – besonders wenn sie rasch fortschreitet – meistens in den Beinen, für die fokale Dystonie ist diese Lokalisation eine Rarität. Die einzige häufiger fokale Dystonie, die den kraniozervikalen Bereich verläßt, ist der dystone Schreibkrampf. Die Altersgrenze von 21 Jahren, die man zwischen der frühen und späten Dystonie gewählt hat, ist für den weiteren Verlauf nicht ganz so aussagekräftig, immerhin beträgt der Mittelwert des Erkrankungalters bei fokaler Dystonie in einer englischen Studie von Fletcher et al. (1996) 42 Jahre mit einem Spielraum von 17–76 Jahre und bei generalisierter Dystonie 9 Jahre (Spielraum 2–48 Jahre). Besonders erhellend für die Annahme von 2 unterschiedlichen Krankheitsbildern anstatt von unterschiedlicher Ausprägung einer einzigen Krankheit war die Identifizierung des 1. Genlocus für „klassische" Dystonie, DYT1, und die Entdeckung eines spezifischen DYT1-Haplotyps bei Aschkenasimjuden. Die Kriterien Alter bei Erkrankungsbeginn, Beinbeteiligung und Beginn in den Gliedern unterscheiden DYT1-Haplotypträger von den anderen Patienten mit 90% Genauigkeit (weitere Einzelheiten in Tabelle 7.23). Vollständig war die Trennung bei Beginn in den Beinen (100% DYT1-Haplotypträger) und Beginn im Kopfbereich (100% Andere). Die kürzliche Identifizierung der Mutation scheint diese Trennungskriterien weitgehend zu bestätigen. Außerdem deuten die bisherigen Untersuchungen darauf hin, daß die DYT1-Mutation auch in nichtjüdischen Populationen für die Mehrzahl der generalisierten Dystonien mit frühem Beginn in den Gliedern verantwortlich ist (Ozelius et al. 1997).

DOPA-responsive Dystonie

Die DOPA-responsive Dystonie beginnt meist vor dem 10. Lebensjahr in den Beinen und breitet sich innerhalb einiger Jahre bis zur Generalisierung aus. Charakteristisch für dieses Krankheitsbild sind v. a. die deutlichen Schwankungen im Tagesablauf (abends erheblich schlechter als morgens) und das ebenso gute wie anhaltende

Tabelle 7.23. Klinische Unterscheidungsmerkamle bei DYT1-Haplotypträgern und anderen Dystoniepatienten (nach Bressman et al. 1994)

		DYT1-Haplotypträger	Andere
Anzahl		90	70
Erkrankungsbeginn (Jahre)	Median	9,0	37,5
	Spielraum	4–44	6–74
Lokalisation bei Symptombeginn (%)	Beine	47	0
	Arme	48	21
	Hals	3	27
	Kehlkopf	2	37
	Kopf	0	15

Ansprechen auf L-DOPA bereits in relativ niedriger Dosierung und ohne störende Nebenwirkungen.

Paroxysmale kinesiogene Dystonie

Diese Dystonieform beginnt meist in der Kindheit oder Jugend. Wie der Name schon sagt, sind plötzliche Bewegungen der Auslöser für die Sekunden bis Minuten dauernden dystonen Bewegungen bzw. Haltungen. Diese Attacken sind oft gut mit Antikonvulsiva (z. B. Carbamazepin) beherrschbar.

Paroxysmale nichtkinesiogene Dystonie

Sie beginnt ebenfalls in der Kindheit oder Jugend. Die Attacken werden durch verschieden Auslöser wie Streß, Alkohol oder Koffein verursacht und dauern Minuten bis einige Stunden. Sie können in manchen Fällen durch Acetazolamid ode Clonazepam gelindert werden.

Myoklonische Dystonie

Der Symptombeginn liegt in der Kindheit (meist bis zum 10., immer bis zum 20. Lebensjahr). Eine Generalisierung der Symptome ist eher untypisch. Die charakteristischen blitzartigen myoklonischen Zuckungen werden oft schon durch kleine Alkoholmengen in einem Ausmaß gebessert, wie es für andere Varianten nicht üblich ist (Kyllerman et al. 1990). Da aber auch bei anderen Dystonieformen myoklonische Bewegungen auftreten können, bezweifeln einige Autoren, ob es sich bei allen Fällen um ein eigenständiges Krankheitsbild handelt.

Dystonie-Parkinson-Syndrom

Die Krankheit beginnt meistens zwischen dem 30. und 45. Lebensjahr und führt innerhalb von durchschnittlich 6 Jahren zu einer Generalisierung. Die Dystonie ist in der Regel von Parkinson-Symptomen begleitet, die bei spätem Beginn auch das einzige Krankheitszeichen sein können.

Molekulargenetische Grundlagen und pathophysiologische Zusammenhänge

Die molekulargenetischen Grundlagen sind bisher nur für die DOPA-responsive Dystonie und z. T. für die generalisierte Dystonie bekannt. Bei der DOPA-responsiven Dystonie liegen die ursächlichen Punktmutationen in Schlüsselenzymen für die Dopaminsynthese im nigrostriatalen System. Dadurch konnte auch die zuvor unerklärliche Prädominanz von Frauen mit dieser Erkrankung (4:1 gegenüber Männern) trotz autosomalem Erbmodus erhellt werden: Bei Männern liegen – auch bei gesunden Kontrollpersonen – im Mittel höhere GTP-Zyklohydrolase-I-Aktivitäten vor, die sie bei ererbtem Gendefekt in gewissem Umfang vor Symptomen zu schützen scheinen. Ob auch bei anderen Dystonieformen mit weiblicher Prädominanz (z. B. Torticollis spasmodicus, Blepharospasmus) ähnliche Effekte zugrunde liegen, konnte bisher nicht geklärt werden.

Bei der DYT-1-positiven generalisierten Dystonie handelt es sich um den Verlust eines von zwei nebeneinanderliegenden GAG-Triplets (kodierend für die Aminosäure Glutamin) in dem neuartigen, ATP-bindenden Protein Torsin A. Dieses Protein weist eine hohe interspezifische Homologie auf und wird im Organismus ubiquitär synthetisiert. Seine Funktion und insbesondere die dystonieverursachende Wirkung der Mutation sind noch weitgehend ungeklärt. Verglichen mit den Proteinen bekannter Funktion ist es der Familie der Hitzeschockproteine am ähnlichsten (25–30% Übereinstimmung der Aminosäurensequenz konservierter Abschnitte).

Bei den anderen Dystonien nimmt man aufgrund der Läsionskenntnisse von symptomatischen Dystonien an, daß die pathophysiologischen Grundlagen ebenfalls im Basalganglienbereich zu suchen sind. Neuropathologisch legen aber bei den idiopathischen Dystonien in der Regel keine Auffälligkeiten vor (in Einzelfällen können Gliosen im Basalganglienbereich auftreten). Die einzigen biochemischen abnormalitäten, die bisher gefunden wurden, bestehen in einer erniedrigten Aktivität des mitochondrialen Atmungskettenkomplexes I (Benecke et al. 1992) und bei einigen Patienten in Anomalien des Noradrenalinstoffwechsels (meist erniedrigte, seltener erhöhte Werte von Noradrenalin und seinen Metaboliten in verschiedenen Basalganglienbereichen und im Liquor, Zusammenfassung bei Ceballos-Baumann 1996). Die Beeinträchtigung des Atmungskettenkomplexes I könnte über eine subletale Sauerstoffmangelversorgung der entsprechenden Zellen Erklärungsansätze bieten, weshalb Streß unterschiedlichster Art häufig einen Auslöser oder Verstärkungsfaktor der dystonen Bewegungen darstellt, und warum andererseits – v. a. beim Torticollis – Spontanremissionen über z. T. viele Jahre auftreten können. Da die Untereinheiten dieses Enzymkomplexes überwiegend nukleär kodiert sind, ist auch der autosomale Erbgang der meisten Dystonien kein Argument gegen eine solche Ursache.

Auf molekulargenetischer Ebene lassen Berichte über Antizipationseffekte sowohl bei generalisierter als auch bei fokaler Dystonie vermuten, daß möglicherweise bei diesen Dystonieformen eine Trinukleotidrepeatexpansion als zugrundeliegende Mutation vorkommt (Cheng et al. 1996).

Genotyp-Phänotyp-Korrelation

Insgesamt wird deutlich, daß wahrscheinlich Mutationen in mehreren Genen für jede einzelne Dystonieform verantwortlich sein können, die im klinischen Erscheinungsbild überlappen oder sogar identisch sind. Eine solche genetische Heterogenität ist bereits bei den meisten Dystonien nachgewiesen. Andererseits zeigen die bisherigen Untersuchungen, daß ein und dieselbe Mutation in einem Gen auch zu unterschiedlichen Manifestationen führen kann. Ein genaueres Bild vom Zusammenhang zwischen Phänotyp und Genotyp wird erst zu gewinnen sein, wenn sich in Zukunft die einzelnen Gendefekte bei Dystoniepatienten direkt nachweisen lassen. Für die DYT1-positive Dystonie hat die Identifizierung der genotypisch überraschend einheitlichen Mutation bereits zur Abgrenzung eines recht charakteristischen Phänotyps mit frühem Beginn in den Gliedern und nur ausnahmsweiser Ausdehnung in den kraniozervikalen Bereich geführt.

Besonderheiten bei den Anforderungen einer genetischen Diagnostik

Eine direkte Gendiagnostik ist bisher nur bei der DOPA-responsiven Dystonie und der DYT1-positiven generalisierten Dystonie möglich, da nur hier die zugrundeliegenden Mutationen bekannt sind. In Deutschland wird die Diagnostik für DOPA-responsive Dystonie an der Humangenetik der Universität Gießen durchgeführt, für DYT1 ist sie an der Neurologie der Universität Düsseldorf (Dr. Auburger) geplant. Außerdem ist in Kürze die Beschreibung des Gens DYT3 zu erwarten, da hier die Kandidatenregion schon auf weniger als 1 cm eingeschränkt ist. Für alle anderen Dystonieformen ist zur Zeit noch keine molekulargenetische Diagnostik mit ausreichender Sicherheit verfügbar. Größere Familien mit mehreren betroffenen Mitgliedern sind jedoch Gegenstand intensiver Forschung an verschiedenen Instituten (in Deutschland für fokale Dystonie Dr. Auburger/Dr. Leube, Neurologie Universität Düsseldorf; myoklonische Dystonie Dr. Gasser, Neurologie Universität München; paroxysmale Dystonie Dr. Auburger/ Hoefele, Neurologie Universität Düsseldorf, Dystonie-Parkinson-Syndrom Prof. Müller, Humangenetik Universität Gießen).

Literatur

Almasy L, Bressman SB, Kramer PL et al. (1997) Idiopathic torsion dystonia linked to chromosome 8 in two Mennonite families. Ann Neurol, in press

Auburger A, Ratzlaff T, Lunkes A et al. (1996) A gene for autosomal dominant paroxysmal choreoathetosis/spasticity (CSE) maps to the vicinity of a potassium channel gene cluster on chromosome 1p, probably within 2 cM between D1S443 and D1S197. Genomics 31:90–94

Benecke R, Strümper P, Weiss H (1992) Electron transfer complex I defect in idiopathic dystonia. Ann Neurol 32:683–686

Bressman SB, Leon D de, Kramer PL et al. (1994) Dystonia in Ashkenazi Jews: clinical characterization of a founder mutation. Ann Neurol 36:771–777

Ceballos-Baumann AO (1996) Dystonien. In: Conrad B, Ceballos-Baumann AO (Hrsg) Bewegungsstörungen in der Neurologie. Thieme, Stuttgart, S 89–140

Cheng JT, Liu A, Wasmuth BP, Liu BP, Truong G (1996) Clinical evidence of genetic anticipation in adult-onset idiopathic dystonia. Neurology 47:215–219

Csala B, Deuschl G (1994) Kraniozervikale Dystonien. Nervenarzt 65:75–94

Fahn S (1988) Concept and classification of dystonia. Adv Neurol 60:1–8

Fahn S, Marsden CD, Calne DB (1987) Classification and investigation of dystonia. In: Marsden CD, Fahn S (Hrsg) Movement Disorders 2. Butterworths, London, pp 332–358

Fink JK, Rainier S, Wilkowski J et al. (1996) Paroxysmal dystonic choreoathetosis: thight linkage to chromosome 2q. Am J Hum Genet 59:140–145

Fletcher NA, Hading AE, Marsden CE (1996) A genetic study of idiopathic torsion dystonia in the United Kingdom. Brain 113:379–395

Fouad GT, Servidei S, Durcan S, Bertini E, Ptacek LJ (1996) A gene for familial paroxysmal dyskinesia (FPD1) maps to chromosome 2q. Am J Hum Genet 59:135–139

Gasser T, Fahn S, Breakefield XO (1992) The autosomal dominant dystonias. Brain Pathology 2:297–308

Greene P, Kang UJ, Fahn S (1995) Spread of symptoms in idiopathic torsion dystonia. Mov Disord 10:143–152

Ichinose H, Ohye T, Takahashi E et al. (1994) Hereditary progressive dystonia with marked diurnal fluctuation caused by mutations in the GTP cyclohydrolase I gene. Nat Genet 8:236–242

Knappskog PM, Flatmark T, Mallet J, Lüdecke B, Bartholomé K (1995) Recessively inherited L-DOPA-responsive dystonia caused by a point mutation (Q381K) in the tyrosine hydroxylase gene. Hum Mol Genet 4:1209–1212

Kramer PL, Leon D de, Ozelius L et al. (1990) Dystonia gene in Ashkenazi Jewish population is located on chromosome 9q32-34. Ann Neurol 27:114–120

Kyllermann M, Forsgren L, Sanner G, Homgren G, Wahlström J, Drugge U (1990) Alcoholresponsive myoclonic dystonia in a large family: dominant inheritance and phenotypic variation. Mov Disord 5:270–279

Leube B, Rudnicki D, Ratzlaff T, Kessler KR, Benecke R, Auburger G (1996) Idiopathic torsion dystonia: Assignment of a gene to chromosome 18p in a German family with adult onset, autosomal dominant inheritance and purely focal distribution. Hum Mol Genet 5:1673–1677

Leube B, Hendgen T, Kessler KR, Knapp M, Benecke R, Auburger G (1997) Sporadic focal dystonia in Northwest Germany: molecular basis on chromosome 18p. Ann Neurol 42:111–114

Müller U, Haberhausen G, Wagner T, Fairweather ND, Chelly J, Monaco AP (1994) DXS106 and DXS559 flank the X-linked dystonia-parkinsonism syndrome locus (DTY3). Genomics 23:114–117

Nutt JG, Muenter MD, Melton LJ, Aronson A, Kurland LT (1988) Epidemiology of dystonia in Rochester, Minnesota. Adv Neurol 50:361–365

Ozelius LJ, Kramer PL, Leon D de et al. (1992) Strong allelic association between the torsion dystonia gene (DYT1) and loci on chromosome 9q34 in Ashkenazi Jews. Am J Hum Genet 50:619–628

Ozelius LJ, Hewett JW, Page CE et al. (1997) The early-onset torision dystonia gene (DYT1) encodes an ATP-binding protein. Nat Genet 17:40–48

Waddy HM, Fletcher A, Harding AE, Marsden CD (1991) A genetic study of idiopathic focal dystonia. Ann Neurol 29:320–324

8 Zerebelläre Erkrankungen

8.1 Hereditäre Ataxien

L. Schöls und O. Rieß

Historische Aspekte und Probleme der Nomenklatur

Die Nomenklatur und Einteilung hereditärer Ataxien ist ein lange umstrittenes Problem. Krankheitsbilder wurden zunächst phänomenologisch in Anlehnung an Erstbeschreiber benannt. Hierzu gehören die Namen von Ärzten wie Friedreich, Strümpell, Menzel, Nonne, Pierre Marie, Déjeriene, Thomas und Holmes, die z. T. heute noch als Krankheitsbezeichnung verwendet werden. Die so entstandene Krankheitsordnung wies jedoch erhebliche Überlappungen zwischen einzelnen Formen auf. Außerdem wurden z. B. in dem Ataxiekonzept von Marie sehr uneinheitliche Krankheitsbilder zusammengefaßt. In der Folge wurde besonders von Holmes (1907) und Greenfield (1954) eine Klassifikation auf pathoanatomischer Grundlage erarbeitet, in der die Ataxien in vorwiegend spinale bzw. spinozerebelläre Degenerationen, „rein" zerebelläre (kortikale) Atrophien (CA) und olivopontozerebelläre Atrophien (OPCA) eingeteilt wurden. Diese Klassifikation war für den Kliniker unbefriedigend, da Diagnosen erst post mortem gestellt werden konnten und weder Ätiologie noch das klinische Krankheitsbild und auch nicht die Prognose bei diesen Einteilungen berücksichtigt waren. Harding (1983) erarbeitete daher eine neue Einteilung, die weniger auf neuropathologischen Kriterien als auf einer Kombination von Vererbungsmuster und Klinik aufbaute. Wegen der großen intrafamiliären Variabilität entstanden auf diese Weise jedoch z. T. sehr große Krankheitsgruppen. So ist z. B. die Differenzierung bei den autosomal-dominanten zerebellären Ataxien (ADCA) unbefriedigend, da mindestens 75 % der ADCA-Familien in den Untertyp I (ADCA I) nach Harding fallen.

Genetische Klassifikation hereditärer Ataxien

Durch Fortschritte in der Molekulargenetik konnten für viele hereditäre Ataxien verantwortliche Genorte identifiziert und für einige Unterformen bereits die ursächlichen Mutationen aufgedeckt werden. Hierdurch ist es nun möglich, die hereditären Ataxien anhand ihrer genetischen Grundlagen neu zu ordnen, und es ist zu erwarten, daß diese Klassifikation – im Gegensatz zu den früheren – allgemein anerkannt werden wird, da sie auf der Pathogenese dieser Erkrankungen aufbaut.

Nach dem Vererbungsmodus werden autosomal-dominant, autosomal-rezessiv und X-chromosomal vererbte Ataxien unterschieden. Die bislang bekannten Genorte und Mutationen sind für die autosomal-dominanten zerebellären Ataxien in Tabelle 8.1

Tabelle 8.1 Autosomal-dominant vererbte Ataxien

Dominante Ataxie	Chromosom	Mutation	Literatur
Spinozerebelläre Ataxie vom Typ 1 (SCA1)	6p	$(CAG)_{>40}$	Yakura et al. 1974; Orr et al. 1993
Spinozerebelläre Ataxie vom Typ 2 (SCA2)	12q	$(CAG)_{>34}$	Gispert et al. 1993; Pulst et al. 1996
Spinozerebelläre Ataxie vom Typ 3 (SCA3)	14q	$(CAG)_{>55}$	Stevanin et al. 1994; Schöls et al. 1995b
= Machado-Joseph-Disease (MJD)	14q	$(CAG)_{>55}$	Takiyama et al. 1993; Kawaguchi et al. 1994
Spinozerebelläre Ataxie vom Typ 4 (SCA4)	16q	(CAG)?	Flanigan et al. 1996
Spinozerebelläre Ataxie vom Typ 5 (SCA5)	11	(CAG)?	Ranum et al. 1994
Spinozerebelläre Ataxie vom Typ 6 (SCA6)	19p	$(CAG)_{>20}$	Zhuchenko et al. 1997
Spinozerebelläre Ataxie vom Typ 7 (SCA7)	3p	$(CAG)_{>37}$	Benomar et al. 1995; David et al. 1997
Dentatorubrale pallidoluysiane Atrophie	12p	$(CAG)_{>48}$	Koide et al. 1994
Episodische Ataxie vom Typ 1 (EA1)	12p	K^+-Kanal	Browne et al. 1994
Episodische Ataxie vom Typ 2 (EA2)	19p	Ca^{2+}-Kanal	Ophoff et al. 1996

Tabelle 8.2 Autosomal-rezessiv vererbte Ataxien

Rezessive Ataxie	Chromosom	Mutation	Literatur
Friedreich-Ataxie	9q	$(GAA)_{>65}$	Campuzano et al. 1996
Ataxie mit Vitamin-E-Mangel	8q	Tocopherol-transfer-protein	Ouahchi et al. 1995
Ataxie bei Abetalipoproteinämie	4q	Triglyzerid-transfer-protein	Sharp et al. 1993
Ataxia teleangiectasia	11q	PI-3-Kinase	Savitsky et al. 1995
Juvenile Spinozerebelläre Ataxie	10q	?	Nikali et al. 1995
Ataxie mit Myoklonusepilepsie	21	Cystatin B-Gen	Pennachio et al. 1996
Spastische Ataxie Charlevoix-Saguenay	13	?	Richter et al. 1997
Cayman-Ataxie	19	?	Nystuen et al. 1996

und für die autosomal-rezessiv vererbten Ataxien in Tabelle 8.2 aufgeführt. Eine noch nicht abschließend zu beurteilende Rolle kommt dem mitochondrialen Genom bei der Entstehung von Ataxien zu (s. unten). Für die sog. idiopathischen sporadischen zerebellären (Spät-)Atrophien wurde bislang angenommen, daß sie nicht genetisch bedingt sind. Diese Sicht muß inzwischen zumindest partiell revidiert werden (s. unten). Keine genetische Ursache ist bislang für die Multisystematrophien (MSA) mit zerebellärer Beteiligung bekannt.

Auf hereditäre Formen der spastischen Spinalparalyse, die vielfach unter den hereditären Ataxien subsumiert werden, wird in Kap. 9.2 eingegangen.

Autosomal-dominant vererbte Ataxien

Für autosomal-dominant vererbte Ataxien wurden in den letzten Jahren 10 Genorte identifiziert (s. Tabelle 8.1). Bezüglich der Nomenklatur wurden die autosomal-dominanten zerebellären Ataxien (ADCA), die einen chronisch-progredienten Krankheitsverlauf zeigen, unter der Gruppenbezeichnung spinozerebelläre Ataxien (SCA) zusammengefaßt und die Genorte in der Reihenfolge ihrer Beschreibung als spinozerebelläre Ataxie vom Typ 1 – Typ 7 (SCA1 – SCA7) durchnumeriert. Hinzu kommt die dentatorubrale pallidoluysiane Atrophie (DRPLA) und 2 dominant vererbte Formen der episodischen Ataxie (EA), die als EA1 und EA2 bezeichnet werden.

Über die Häufigkeit der ADCA gibt es wenig verläßliche Angaben. Epidemiologische Studien in weitgehend abgeschlossenen Populationen geben eine Prävalenz von 1,2:100000 an (Leone et al. 1995). Über die Häufigkeit genetisch definierter Unterformen gibt es aufgrund der erst seit kurzem möglichen Differenzierung keine epidemiologischen Daten. Es ist allerdings bekannt, daß die Häufigkeit der einzelnen Mutationen in verschiedenen ethnischen Gruppen stark schwankt. So scheint die SCA1 die häufigste Mutation in Rußland zu sein, während die SCA2-Mutation in Kuba für die meisten ADCA verantwortlich ist. Die SCA3/MJD macht in Spanien über 80% der ADCA aus. In Deutschland gibt es bei der Häufigkeit der einzelnen Mutationen große regionale Unterschiede. So scheint die SCA1 besonders in den östlichen Bundesländern verbreitet zu sein, während die SCA2 im süddeutschen Raum gehäuft vorkommt. Die SCA3/MJD ist die häufigste Mutation im nordwestdeutschen Raum, wo auch die meisten Familien mit SCA6 gesichert wurden. Die SCA7 ist in Deutschland sehr selten. Die Verteilung der SCA-Untertypen in einem großen nordwestdeutschen Kollektiv ist in Abb. 8.1 dargestellt.

Die klinischen und pathologischen Charakteristika der verschiedenen SCA-Subtypen sind in Tabelle 8.3 zusammengefaßt. Obwohl verschiedentlich bestimmte Symptomkonstellationen als charakteristisch für die jeweilige SCA-Form angegeben werden (grau unterlegte Flächen in Tabelle 8.3) sind die SCA1, die SCA2 und die SCA3/MJD bei Einzelfamilien klinisch nicht sicher zu unterscheiden. Das einzige Symptom, das eine Subform der SCA klinisch sicher differenzieren läßt, ist die pigmentäre Retinadegeneration, die ausschließlich bei der SCA7 vorkommt.

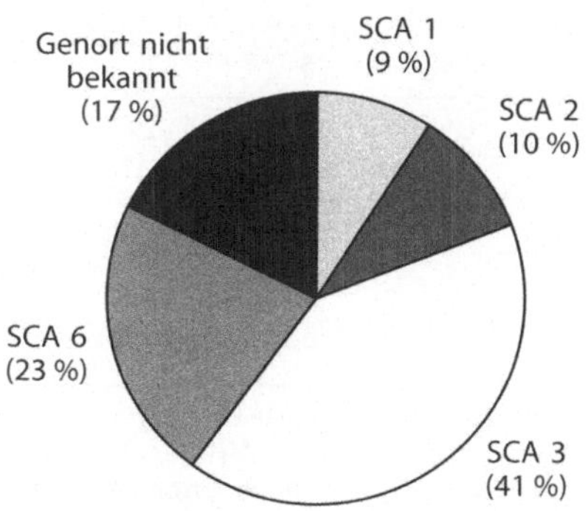

Abb. 8.1. Häufigkeitsverteilung der SCA-Mutationen bei 80 Familien mit autosomal-dominanten zerebellären Ataxien

Tabelle 8.3 Synopse klinischer und pathologischer Charakteristika bei bislang beschriebenen Subtypen der autosomal-dominant vererbten spinozerebellären Ataxien (SCA)

Symptome	SCA1	SCA2	SCA3/MJD	SCA4	SCA5	SCA6	SCA7
Erkrankungsbeginn: Mittel	37	32	36	39	37	53	27
Spannweite (Jahre)	5–65	1–65	6–70	19–59	10–68	30–71	0–60
Zerebellär: Gangataxie	100	100	92–100	95	+++	100	100
Extremitätenataxie	90–100	100	92–98	95	++	100	81
Zerebelläre Dysarthrie	77–100	100	62–96	50	++	100	100
Okulomotorikstörung:	100	42–94	100	15		100	13
Nystagmus	12–45	3–38	95–100			96	
Sakkadierte Blickfolge	50	31	93–96	10		94	++
Langsame Blicksakkaden	40–50 (spät)	42–77	10	0	0	6	79
Externe Ophthalmoplegie	22–77	37–49	37–91	0	0	24	50–100
Pseudoexophthalmus	0–11	5	3–39			0	
Doppelbilder	10	0	79			44	
Retinadegeneration	0	0	0		0	0	43–100
Dysphagie	41–5	35–74	52–63		+ (juv)	53	77
Faziolinguale Myokymien	21–37	11	0–71			0	15
Extrapyramidal:	20	48	18–55		0	9	33
Dystonie	0–6	2–3	3–55		0	0	6–18
Rigor/Akinese	0–20	0–10	1–43		0	4	
Myoklonus	0–13	16–33	4–5			0	+
Halte-/Aktionstremor	0–9	23–80	0–3			4	0
Choreothetose	20 (spät)	0	3			0	19
Pyramidal:	19–70	29	68–87		0	43	
Spastik	19–50	0	52–71			35	43
Hyperreflexie	13–92	3–35	33–79			30	78
Babinski	13–83	5–23	33–73	20		0	44
Peripher:	100	86	24–80	100	0	57	
Paresen	10	29	7–33	20	0	0	25–90
Hyporeflexie	5–50	64–81	24–55	100	0	22	90
Atrophie	5–54	0–26	11–44		0	0	
Faszikulationen		10	13			0	0
Sensibilität:	80	75	95	100		57	
Pallhypästhesie	31–51	32–75	36–70	100		57	13–62
Thermhypästhesie	25	39	91			22	
Demenz	20	0–29	5–10		0	0	19
Inkontinenz	0–24	19–33	19–29		0	6	67
Pathologie	OPCA	OPCA	Dentatonigrale pontospinale Atrophie	?	CA	CA	OPCA

Zahlenangaben in Prozent: + selten; ++ häufig; +++ regelhaft; *juv* bei juvenilem Beginn (vor dem 20. Lebensjahr); *spät* im Spätstadium; *MJD* Machado-Joseph-Erkrankung; *CA* zerebelläre Atrophie; *OPCA* Olivopontozerebelläre Atrophie; *Grau unterlegte Flächen* als charakteristisch angesehene Merkmale.

Spinozerebelläre Ataxie vom Typ 1

Bei der SCA1 liegt der relevant Genort auf Chromosom 6p in der Nähe des HLA-Komplexes (Yakura et al. 1974). Die SCA1 ist die 1. Form der ADCA, für die die krankheitsverursachende Mutation identifiziert wurde. Die Krankheit entsteht durch die Verlängerung einer intragenischen Sequenz, in der das Basentriplett Cytosin-Adenosin-Guanosin (CAG) repetiert wird. Dieses Trinukleotidrepeat ist im Normalfall 19–36 CAG-Einheiten lang. Eine Verlängerung auf 41 oder mehr CAG-Repeats führt zur Erkrankung. Die Penetranz ist 100%, wenn der Genträger alt genug wird (Orr et al. 1993).

Ein bislang ungeklärtes Phänomen ist, daß in vielen SCA1-Familien die Erkrankung häufiger auftritt, als es der Mendelschen 1:1-Verteilung eines autosomal-dominant vererbten Gens entspricht. Diese signifikant häufigere Vererbung des mutierten Gens tritt insbesondere bei maternaler Transmission auf (Rieß et al. 1997a). Ähnliche Verzerrungen bei der Transmission wurden auch bei 2 weiteren autosomal-dominant vererbten Ataxien, der SCA3/MJD und der DRPLA, beschrieben (Ikeuchi et al. 1996).

Das Manifestationsalter ist wie das Krankheitsbild sehr variabel. Der Erkrankungsbeginn kann zwischen dem 5. und dem 65. Lebensjahr liegen. Kernsymptom ist immer eine zerebelläre Gang-, Stand-, sowie Extremitätenataxie mit Augenbewegungsstörungen und Dysarthie. In späten Krankheitsstadien tritt regelhaft eine Dysphagie hinzu. Additiv können sich Pyramidenbahnzeichen, eine Affektion der Hinterstränge und spinozerebellären Bahnen, eine periphere Neuropathie, eine externe Ophthalmoplegie und bulbäre Zeichen wie eine Zungenatrophie oder eine Parese der fazialen Muskulatur entwickeln (Schöls et al. 1995a). Extrapyramidale Symptome, Inkontinenz und dementielle Entwicklung treten in bis zu 20% der Betroffen auf (s. Tabelle 8.3).

In der elektrophysiologischen Diagnostik ist für eine SCA1 eine deutliche Verlängerung der zentralen, aber auch der peripheren motorischen Überleitungszeiten in den motorisch evozierten Potentialen charakteristisch und läßt eine Abgrenzung gegenüber den anderen SCA-Formen zu (Schöls et al. 1997a). Die CCT- und MRI-Befunde des Schädels sind variabel, zeigen jedoch insbesondere bei fortgeschrittener Erkrankung oft eine Atrophie sämtlicher infratentorieller Strukturen. Entsprechend besteht neuropathologisch meist eine olivopontozerebelläre Atrophie (OPCA) mit Verlust der Purkinje-Zellen und einer Degeneration des Nucleus dentatus, der inferioren Oliven, der Hirnnervenkerne IX X und XII, der spinozerebellären Bahnen und der Hinterstränge.

Genotyp-Phänotyp-Korrelationen zeigen eine inverse Korrelation zwischen Repeatlänge und Erkrankungsbeginn, so daß früh einsetzende Formen mit längeren Repeats einhergehen als spät beginnende Formen. Dieser Zusammenhang ist bei allen Formen der SCA ähnlich und in Abb. 8.2 dargestellt. Die SCA1 neigt dazu, in späteren Generationen früher aufzutreten, was als Antizipation bezeichnet wird. Der genetische Hintergrund der Antizipation ist die Instabilität des verlängerten CAG-Repeats, das insbesondere bei paternaler Vererbung zu einer weiteren Expansion neigt, die wiederum über den beschriebenen Zusammenhang zwischen Repeatlänge und Erkrankungsbeginn zu einer früheren Manifestation in den nachfolgenden Generationen führt. Ein direkter Einfluß der Repeatlänge auf die Entwicklung additiver Symptome konnte bislang nicht gesichert werden.

Das SCA1-Gen weist keine Homologien zu bekannten Genen auf. Das CAG-Repeat wird in einen Polyglutaminstrang translatiert, der im *Ataxin-1*, dem SCA1-Gen-

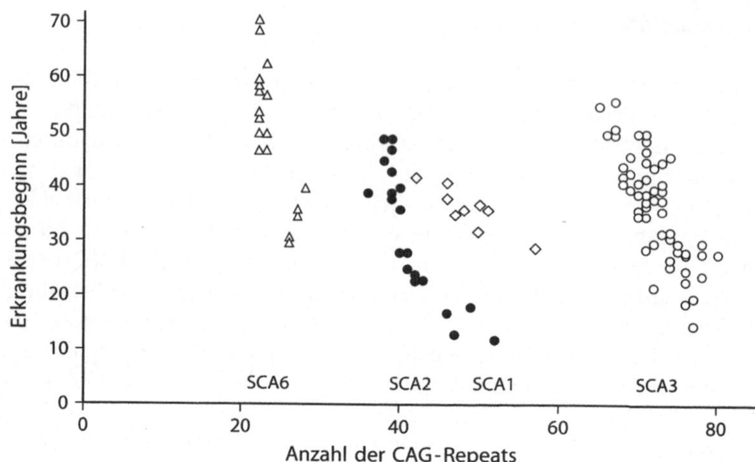

Abb. 8.2. Korrelation zwischen der Länge der CAG-Repeatsequenzen und dem Erkrankungsbeginn bei SCA1, SCA2, SCA3/MJD und SCA6

produkt, sowohl bei normalen als auch bei verlängerten Repeatlängen nachweisbar ist. *Ataxin-1* wird quasi ubiquitär exprimiert. Es ist unklar, wodurch bei dieser breiten Expression ein selektiver neuronaler Zelltod ausgelöst wird. Eine Möglichkeit ist die Interaktion mit Proteinen die selektiv exprimiert werden oder/und in bestimmten neuronalen Geweben eine kritische Funktion besitzen. Derzeit wird intensiv nach Proteinen gesucht, die mit *Ataxin-1* bei verlängerter Polyglutaminkette anders interagieren als bei normaler Kettenlänge. Auch eine inzwischen bereits entwickelte transgene SCA1-Maus (s. unten) kann für die Aufdeckung der Pathophysiologie sehr hilfreich sein und hoffentlich einen Schlüssel für neue Therapiemöglichkeiten liefern.

Spinozerebelläre Ataxie vom Typ 2

Der Genort der SCA2 wurde zunächst in kubanischen Ataxiefamilien beschrieben (Gispert et al. 1993), dann aber auch in Familien mit unterschiedlicher ethnischer Herkunft gesichert. Da bei der SCA2 ebenfalls Antizipation auftritt, wurde in der fraglichen Genregion gezielt nach einem verlängerten CAG-Repeat als krankheitsverursachender Mutation gesucht und letztendlich identifiziert (Pulst et al. 1996). Die Normalallele tragen 15–31 CAG-Einheiten, während 35 oder mehr Repeats zur Erkrankung führen. Diese Grenzen sind jedoch noch nicht gesichert. Es gibt Hinweise dafür, daß das Allel mit 34 CAG-Einheiten sowohl bei Gesunden vorkommt als auch zur Erkrankung führen kann (Rieß et al. 1997b). Entsprechende Vorsicht ist daher bei der Interpretation solcher genetischer Untersuchungsergebnisse und insbesondere bei der prädikativen Diagnostik geboten. Sicher ist, daß das Allel mit 34 CAG-Einheiten instabil ist, also zumindest einer Prämutation entspricht. Wir konnten die Instabilität eines solchen Allels zeigen, welches bei der Transmission von einem 65 Jahre alten Vater, der keinerlei Anzeichen einer Ataxie zeigte, auf die Tochter zu einem Allel mit 41 CAG Repeats expandierte und im Alter von 28 Jahren zu einer Ataxie führte (Schöls et al. 1997). Dies ist der bislang einzige Nachweis einer *De-novo*-Mutation bei den ADCA.

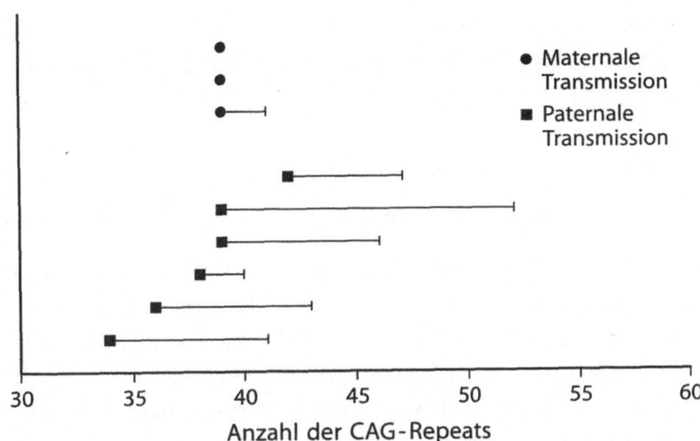

Abb. 8.3. Antizipation und Instabilität intermediärer und expandierter Allele bei der SCA2

Verlängerte CAG-Repeats im SCA2-Gen sind instabil. Wir und andere beobachteten eine Expansion insbesondere bei paternaler Vererbung, die bis zu 13 CAG-Einheiten betragen kann und zu einer ausgeprägten Antizipation bis zu 26 Jahren in der nachfolgenden Generation führt (Abb. 8.3).

Wie bei der SCA1 ist das Manifestationsalter der SCA2 sehr variable und schwankt zwischen 1 und 65 Jahren. Ein zerebelläres Syndrom ist obligat. Die weiteren Symptome sind sehr variabel und umfassen dasselbe Symptomenspektrum wie bei der SCA1. Die statistisch unterschiedlichen Häufigkeiten der einzelnen Symptome sind in Tabelle 3 aufgeführt. Als typisch für die SCA2 gelten deutlich verlangsamte Blicksakkaden in Kombination mit abgeschwächten Muskeleigenreflexen und einem Halte- und Aktionstremor sowie Myoklonien. Bildgebende Verfahren zeigen bereits in frühen Krankheitsstadien eine deutliche Atrophie des Zerebellums, aber auch des basalen Pons, die dem neuropathologischen Befund einer OPCA entsprechen. Sehr typisch ist eine hochgradige Verschmächtigung des mittleren Kleinhirnstils (Bürk et al. 1996).

Genotyp-Phänotyp-Analysen zeigen wie bei der SCA1 die reziproke Korrelation zwischen Repeatlänge und Erkrankungsbeginn. Allerdings verläuft die Kurve deutlich steiler, so daß eine Verlängerung um eine CAG-Einheit bei der SCA2 im Mittel zu einer Vorverlegung des Erkrankungsbeginns um 2,5 Jahre führt, während dies bei der SCA1 nur 0,9 Jahre sind. Ob die Repeatlänge auch einen weitergehenden Einfluß auf den Phänotyp der SCA2 hat, muß noch an größeren Kollektiven kontrolliert werden. Vorläufige Daten deuten darauf hin, daß SCA2-Patienten mit bis zu 40 CAG-Einheiten neben der Ataxie insbesondere eine Polyneuropathie entwickeln und eine langsame Progression besitzen. Hingegen weisen Patienten mit 40–50 CAG-Repeats oft verlangsamte Blicksakkaden und einen Tremor oder Myoklonien als additive Symptome auf. Bei Patienten mit mehr als 50 CAG-Einheiten ist die Polyneuropathie oft gering, aber die Blicksakkaden sind extrem verlangsamt. Außerdem können Parkinson-Symptome oder choreatiforme Hyperkinesen auftreten, und die Krankheitsprogression ist rascher als bei kürzeren Repeats. Andere Symptome wie Pyramidenbahnzeichen und Inkontinenz sind von der Repeatlänge unabhängig. Persönlichkeitsveränderungen oder eine Demenz scheinen eher familiär gehäuft aufzutreten, als an die Repeatlänge gekoppelt zu sein. Wesentlich ist, daß alle Genotyp-Phänotyp-Korrelationen statistische Aussagen sind, die keinesfalls zu einer Prognose für den Einzelfall herangezogen werden dürfen.

Wie bei der SCA1 ist über den zugrundeliegenden Pathomechanismus noch wenig bekannt. Auch das SCA2-Gen besitzt keine Homologien zu bekannten Genen. Die Expression ist wie beim SCA1-Gen sehr breit und geht weit über neuronale Gewebe hinaus.

Spinozerebelläre Ataxie vom Typ 3/Machado-Joseph-Erkrankung

Der SCA3-Genort wurde auf Chromosom 14q23-qter in französischen Ataxiefamilien beschrieben (Stevanin et al. 1994). In derselben Region wurde auch das Gen für die Machado-Joseph-Erkrankung (MJD) kartiert (Takiyama et al. 1993), die sich jedoch klinisch von der SCA3 unterscheidet. Die MJD wurde zunächst bei portugiesischstämmigen Bewohnern der Azoren beschrieben, und man nahm an, daß sie sich von Nord-Portugal entlang der alten portugiesischen Handelsstraßen auf die Azoren, in die USA, nach Japan, Indien und nach Brasilien ausbreitete (Sequeiros u. Coutinho 1993). Als Charakteristika der MJD gelten das Auftreten von Dystonie, ausgeprägtem Rigor, einer Protrusio bulbi und faziolingualen Myokymien (Lima u. Coutinho 1980). Nachdem die krankheitsverursachende Mutation in Form eines verlängerten CAG-Trinukleotidrepeats im MJD-Gen bekannt wurde (Kawaguchi et al. 1994), konnten wir bei deutschen Patienten mit dem SCA3-Phänotyp die MJD-Mutation nachweisen (Schöls et al. 1995 b). Daher handelt es sich bei der SCA3 und der MJD um phänotypische Varianten einer genetisch identischen Erkrankung.

Normalallele enthalten 12–40 CAG-Einheiten, wohingegen SCA3/MJD-Patienten mehr als 55 CAG-Repeats aufweisen. Bislang sind keine intermediären Allele mit Repeatlängen zwischen dem Normalbereich und den krankheitsassoziierten Allelen und auch keine Neumutationen beschrieben worden.

Das Krankheitsbild der SCA3 ist wie das der SCA1 und der SCA2 sehr variabel und klinisch im Einzelfall nicht von der SCA1 oder der SCA2 zu unterscheiden. Statistische Unterschiede in der Häufigkeit einzelner Befunde können Tabelle 3 entnommen werden. Als typisch, aber keinesfalls spezifisch für eine SCA3/MJD, sind ausgeprägte zerebelläre Augenbewegungsstörungen und Doppelbilder in Kombination mit einer deutlichen Neuropathie (bei Erkrankungsbeginn jenseits des 40. Lebensjahres) oder einer deutlichen Spastik (bei Erkrankungsbeginn vor dem 40. Lebensjahr) anzusehen. Auch scheinen SCA3-Patienten oft ausgeprägtere Probleme bei der Temperaturdiskrimination und Schlafstörungen mit Restless-legs-Syndrom zu haben. Zu bemerken ist, daß die oben genannten Charakteristika der MJD in portugiesischen Familien nicht spezifisch für diese Erkrankung sind, sondern auch bei anderen Formen der SCA auftreten.

Elektrophysiologisch weist sowohl die Pyramidenbahnschädigung als auch die Polyneuropathie bei der SCA3/MJD einen axonalen Charakter auf und unterscheidet sich damit von der SCA1. CCT und MRI zeigen oft eine erstaunlich geringe Atrophie im Vergleich zu der ausgeprägten Symptomatik. Die Kleinhirnatrophie ist in der Regel gering und manifestiert sich am deutlichsten durch eine Erweiterung des IV. Ventrikels. Dies entspricht dem neuropathologischen Befund, der eine vorwiegende Atrophie des Nucleus dentatus zeigt. Die Hirnstammstrukturen erscheinen in den bildgebenden Verfahren oft nur wenig atrophisch, hingegen ist das zervikale Myelon entsprechend der Degeneration spinaler Bahnen in den pathologischen Befunden häufig verschmächtigt.

Genotyp-Phänotyp-Korrelationen zeigen neben dem Einfluß der Repeatlänge auf den Erkrankungsbeginn (s. Abb. 8.2) auch einen Einfluß auf die Erkrankungsprogression in der Form, daß statistisch bei längeren Repeats Behinderungen nach einem kürzeren Krankheitsverlauf eintreten als bei kürzeren Repeats. Aber auch der Phänotyp ist bei der SCA3/MJD von der Repeatlänge abhängig. Bereits vor dem Bekanntwerden der krankheitsverursachenden Mutation wurden 3 Phänotypen der SCA3/MJD beschrieben, die jetzt zumindest teilweise über die unterschiedlichen Repeatlängen erklärbar sind (Schöls et al. 1996a). Beim sog. Typ 1 der SCA3/MJD entwickelt sich neben der Ataxie eine Kombination aus Spastik, Rigor, Akinese und/oder Dystonie. Solche Patienten haben Repeatlängen von mehr als 77 CAG-Einheiten. Da jedoch andere Patienten mit einem Allel $(CAG)_{80}$ keinen Typ 1 aufweisen, scheint die Entwicklung dieser Unterform mehr von einem frühen Erkrankungsbeginn (vor dem 20. Lebensjahr) als von einer exzessiven Repeatlänge abhängig zu sein. Der Typ 2 der SCA3/MJD ist durch eine beinbetonte Spastik mit spinalen Automatismen, Kloni und einer spastischen Gangkomponente gekennzeichnet, die zur Ataxie hinzutreten. Die Patienten weisen in der Regel mehr als 73 CAG-Einheiten auf und erkranken zwischen dem 20. und 40. Lebensjahr. Hingegen entwickelt sich der sog. Typ 3 bei Patienten mit weniger als 73 CAG-Repeats und einem Erkrankungsbeginn nach dem 40. Lebensjahr. Er ist klinisch durch eine Polyneuropathie mit Dysästhesien, Muskelkrämpfen und distal betonten Paresen charakterisiert.

Auch wenn eine Polyneuropathie bei der SCA3/MJD besonders an Patienten mit kurzen Repeatlängen auffällt, ist doch die Repeatlänge ein negativer Einflußfaktor auf die Neuropathie, was nur durch das geringere Alter der Patienten mit den längeren Repeats verdeckt wird. Wenn die Typ-1-SCA3/MJD-Patienten das gleiche Alter wie die Typ-3-Patienten erreichen würden, hätten sie eine noch schwerere Neuropathie als diese.

Homozygote SCA3/MJD-Patienten weisen einen schwereren Erkrankungsverlauf auf, als es von der Länge des größeren der beiden Repeats zu erwarten wäre. Man geht daher davon aus, daß quasi die Dosierung der Expansion über einen bislang nicht bekannten Mechanismus wesentlichen Einfluß auf den Phänotyp hat.

Wie das SCA1- und das SCA2-Gen zeigt das SCA3-Gen keine Homologien zu bekannten Genen. Entsprechend wenig ist über seine Funktion bekannt. Das SCA3-Genprodukt, *Ataxin-3*, wird in vielen neuronalen und nichtneuronalen Zellen exprimiert. Antikörperstudien konnten eine zytosomale Lokalisation von *Ataxin-3* nachweisen. Wahrscheinlich ist *Ataxin-3* an die äußere Mitochondrienmembran gebunden. *Ataxin-3* mit verlängertem CAG-Repeat scheint im Gegensatz zum normalen Protein auch nukleär vorzukommen und wird dort womöglich abgelagert.

Spinozerebelläre Ataxie vom Typ 4

Ein 4. Genlocus für eine autosomal-dominant vererbte SCA (SCA4) wurde in einer Ataxiefamilie aus Utah auf Chromosom 16 beschrieben (Flanigan et al. 1996). Der Erkrankungsbeginn liegt zwischen dem 19. und dem 59. Lebensjahr. Klinisch besteht eine zerebelläre Ataxie mit weitgehend normalen Augenbewegungen und einer axonalen, vorwiegend sensiblen Neuropathie, die zu Hyporeflexie und distal betonten Sensibilitätsausfällen führt. Allerdings beruhen alle Angaben auf einer einzigen Familie. Die Aufdeckung der krankheitsverursachenden Mutation steht noch aus.

Spinozerebelläre Ataxie vom Typ 5

Eine „rein" zerebelläre dominant vererbte Ataxieform konnte in einem Familienzweig des US-Präsidenten Lincoln auf Chromosom 11 als SCA5 lokalisiert werden (Ranum et al. 1994). Der Erkrankungsbeginn schwankt zwischen 10 und 68 Jahren. Die Erkrankung soll bei späterem Krankheitsbeginn auf zerebelläre Zeichen beschränkt sein und die Lebenserwartung nicht einschränken. Bei juvenilem Krankheitsbeginn ist jedoch auch eine pyramidale und bulbäre Beteiligung beschrieben. Da in dieser Familie auch eine Antizipation wie bei der SCA1, der SCA2 und der SCA3 zu beobachten ist, wird angenommen, daß auch der SCA5 eine CAG-Trinukeotidrepeatexpansion zugrunde liegt. Bislang ist jedoch das Gen und seine Mutation nicht bekannt, und alle Angaben basieren auf einer einzigen Familie.

Spinozerebelläre Ataxie vom Typ 6

Anders als bei den bisher beschriebenen Ataxieformen wurde für die SCA6 nicht erst über Kopplungsanalysen der Genort identifiziert. Vielmehr war das erste, was man von der SCA6 kannte, die zugrundeliegende Mutation (Zhuchenko et al. 1997). Bei der Untersuchung eines Ca^{2+}-Kanalgenes, das für die Entstehung der episodischen Ataxie Typ 2 (EA2) und der familiären hemiplegischen Migräne (FHM) verantwortlich ist, wurde auch ein CAG-Repeat in diesem Gen entdeckt (Ophoff et al. 1996). Die systematische Untersuchung eines Kontrollkollektivs zeigte Repeatlängen zwischen 4 und 17 CAG-Einheiten. Hingegen wiesen 6% der untersuchten Ataxiepatienten Repeats mit 21–30 CAG-Einheiten auf. Diese verlängerten CAG-Repeats sind im Gegensatz zu den verlängerten Repeats im SCA1-, SCA2-, und SCA3-Gen weitestgehend stabil. Doch auch bei stabiler Repeatlänge wird eine Antizipation bis zu 21 Jahren, daneben aber auch eine Rückverlegung des Erkrankungsbeginns bis zu 13 Jahren beobachtet.

Bemerkenswert ist, daß eine SCA6-Mutation auch bei einer Reihe von Ataxiepatienten gefunden wurde, die wegen einer leeren Familienanamnese zuvor als idopathisch-sporadische Ataxien angesehen wurden. Diese Patienten mit einer vermeintlichen sporadischen Ataxie machen in unserer Serie 25% der SCA6-Patienten aus. Hieran ist insbesondere zu denken, wenn ein Elternteil jünger verstorben ist, als sich die Erkrankung bei dem vermeintlich sporadischen Patienten manifestierte (Rieß et al. 1997 c).

Der Erkrankungsbeginn schwankt bei der SCA6 zwischen dem 24. und dem 71. Lebensjahr und ist signifikant später als bei der SCA1-SCA3. Mehr als 40% der Patienten erkranken nach dem 40. Lebensjahr. Initial soll bei einigen Patienten eine intermittierende Symptomatik auftreten, die dann in ein chronisch-progrientes Krankheitsbild übergeht. Der Phänotyp ist durch eine vorwiegend zerebelläre Symptomatik mit Gang-, Stand- und Extremitätenataxie, Dysarthrie, horizontalem und/oder vertikalem Blickrichtungsnystagmus, sakkadierter Blickfolge, mangelhafter visueller Suppression des vestibulookulären Reflexes und intermittierenden unsystematischen Doppelbildern gekennzeichnet. Allerdings besteht häufig auch eine elektrophysiologisch nachweisbare periphere Neuropathie oder eine Pyramidenbahnbeteiligung mit leicht spastischem Gangbild und/oder gesteigerten Reflexen. Diese nichtzerebellären Symptome sind jedoch regelhaft nur schwach ausgeprägt. Trotzdem ist die SCA6 damit keine „reine" zerebelläre Ataxie, wie sie von Harding (1983) als ADCA-Typ III

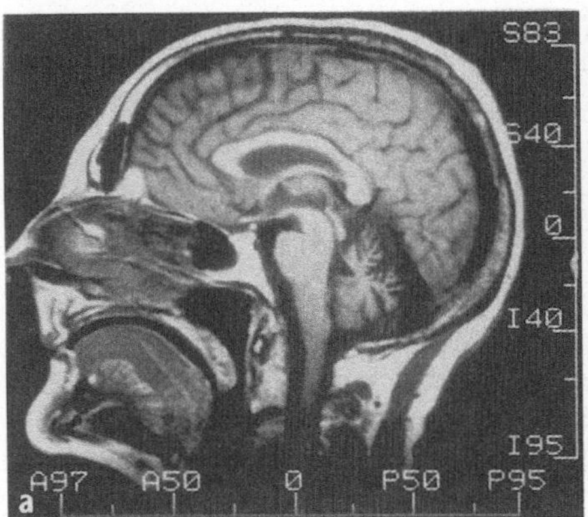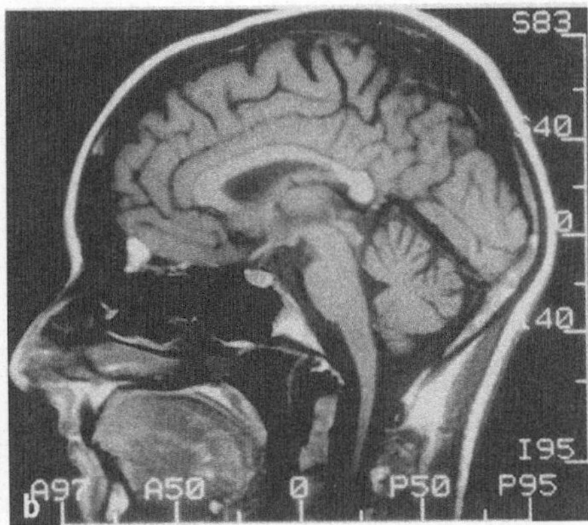

Abb. 8.4a, b. MRI bei **a** SCA6; der Mediosagittalschnitt zeigt die deutliche Kleinhirnatrophie bei regelrechten Hirnstammstrukturen; **b** bei Friedreich-Ataxie. Der Mediosagittalschnitt zeigt einen weitestgehend unauffälligen Kleinhirnwurm, aber eine deutliche Atrophie des oberen Halsmarks

postuliert wurde. Im Gegensatz zu den SCA1-SCA3 scheint die SCA6 nicht lebenslimitierend zu sein. Erkrankungsverläufe über 27 Jahre und 90jährige Patienten mit SCA6 sind uns bekannt (Schöls et al. 1998).

In den bildgebenden Verfahren zeigt sich eine Atrophie des Kleinhirnwurms und der Kleinhirnhemisphären. Die Hirnstammstrukturen und das zervikale Mark sind hingegen in der Regel nicht betroffen (Abb. 8.4a). Dies entspricht dem neuropathologischen Konzept der zerebellären kortikalen Atrophie. In der Tat ist bei den wenigen Autopsien von SCA6-Patienten ein nahezu vollständiger Verlust der Purkinje-Zellen und eine mäßige Reduktion von Neuronen der granulären Zellschicht und des Nucleus dentatus beschrieben, wohingegen die inferioren Oliven und der Pons nicht signifikant betroffen waren (Subramony et al. 1996).

Das SCA6-Gen ist das 1. SCA-Gen mit bekannter Funktion. Es handelt sich um die α_{1A}-Untereinheit des spannungsabhängigen Kalziumkanals. Dieser Kalziumkanal hat einen Purkinje-zellspezifischen Promotor, der zu einer selektiven Expression dieses Kanals in diesen Zellen des Zerebellums führt (Zhuchenko et al. 1997). So ist die weitestgehend selektive Schädigung der Purkinje-Zellen bei der SCA6 zu erklären, wie sie von neuropathologischer Seite beschrieben ist. Unklar ist noch, wie die moderate Verlängerung der Polyglutaminkette bei der SCA6 zur Funktionsstörung des Kalziumkanals führt. Da die α_{1A}-Untereinheit die porenbildende Region des Kanals darstellt, ist es vorstellbar, daß der Kalziumstrom in die Zelle durch den Polyglutaminstrang direkt beeinflußt wird.

Interessant ist, daß durch andere Mutationen desselben Gens 2 weitere neurologische Erkrankungen hervorgerufen werden: die episodische Ataxie vom Typ 2 (EA2, s. unten) und die familiäre hemiplegische Migräne (FHM, s. unten) (Ophoff et al. 1996). Zumindest für die EA2 ist bekannt, daß sie mittels Acetazolamid (vermutlich durch Änderungen des Membranpotentials über pH-Verschiebungen) positiv zu beeinflussen ist. Für die Migräne ist bekannt, daß bestimmte Kalziumkanalblocker wie Flunarizin die Frequenz von Migräneattacken senken können. Es bleibt zu zeigen, ob dies durch direkte Interaktion mit dem Purkinje-zellspezifischen Kalziumkanal geschieht. Interessanterweise haben jedoch diejenigen Patienten mit FHM, die eine Mutation im α_{1A}-Kalziumkanal aufweisen, häufig eine zerebelläre Atrophie sowie einen Blickrichtungsnystagmus (Terwindt et al. 1996). Ungeklärt ist, ob Substanzen wie Acetazolamid oder Flunarizin die Funktionsstörung des α_{1A}-Kalziumkanals bei der SCA6 positiv beeinflussen können.

Spinozerebelläre Ataxie vom Typ 7

Die SCA7 gilt als die bislang einzige SCA, die einen spezifischen Phänotyp aufweist und daher klinisch diagnostiziert werden kann. Kennzeichnend ist die Kombination einer zerebellären Ataxie und einer Pigmentdegeneration der Makula. Der Erkrankungsbeginn variiert zwischen 6 Monaten und 60 Jahren. Bei spätem Erkrankungsbeginn manifestiert sich in der Regel als erstes eine zerebelläre Gang- und Extremitätenataxie sowie Dysarthrie. Ein Visusverlust durch die Retinadegeneration tritt meist erst später auf und kann auch nach einer Krankheitsdauer von über 25 Jahren bei diesen Patienten noch fehlen. Im Gegensatz hierzu manifestieren sich bei juvenilem Erkrankungsbeginn visuelle Symptome vor den zerebellären. Als empfindlichstes und frühestes Zeichen einer visuellen Beteiligung gilt eine Störung der Farbdiskrimination in der Blau-Gelb-Achse. In der Folge entwickelt sich ein progredienter Visusverlust bis zur Erblindung. Darüber hinaus sind eine Pyramidenbahnstörung, verlangsamte Blicksakkaden und eine externe Ophthalmoplegie häufige Symptome. CCT und MRI zeigen oft eine zerebelläre und pontine Atrophie in variabler Ausprägung. Daneben kann es aber auch zu einer zerebralen kortikalen Atrophie kommen. Neuropathologisch bestätigt sich eine OPCA sowie eine Degeneration von Vorderhornzellen, Hintersträngen und spinozerebellären Bahnen (Jöbsis et al. 1997).

Der Genort für die SCA7 konnte auf Chromosom 3p lokalisiert werden (Benomar et al. 1995). Da in allen bislang beschriebenen SCA7-Familien eine ausgeprägte Antizipation besteht, lag die Vermutung nahe, daß es sich bei der zugrundeliegenden Mutation um ein expandiertes CAG-Repeat handelt. Dies konnte jüngst bestätigt werden: Normalallele weisen 7–17 und krankheitsassoziierte Allele 38–130 Repeats auf (David et al. 1997). Das SCA7-Gen, bzw. das von diesem kodierte Protein, Ataxin-7, zeigt keine Homologien zu bekannten Genen bzw. Proteinen. Es wird im ZNS ubiquitär exprimiert, jedoch erscheint die Expression im Zerebellum besonders hoch zu sein. Die Repeatlänge korreliert invers mit dem Erkrankungsbeginn. Es besteht eine ausgeprägte Instabilität des verlängerten CAG-Repeats bei der Transmission, insbesondere wenn das expandierte Repeat vom Vater vererbt wird.

Weitere Formen der SCA

Wahrscheinlich gibt es noch mindestens einen weiteren Genlocus für autosomaldominante zerebelläre Ataxien. Bei einer kürzlich beschriebenen Familie mit Ataxie, Ophthalmoplegie, Parkinsonismus, Pyramidenbahnzeichen und Hinterstrangaffektion wurden alle bekannten SCA-Genorte bis auf die damals noch nicht charakterisierte SCA6 ausgeschlossen. Der Phänotyp spricht jedoch gegen die SCA6. Wir betreuen derzeit 14 ADCA-Familien, bei denen alle bekannten Genorte ausgeschlossen sind. Der Phänotyp dieser Familien ist sehr unterschiedlich, jedoch sind die Familien für Kopplungsanalysen zu klein.

Dentatorubrale pallidoluysiane Atrophie

Die dentatorubrale pallidoluysiane Atrophie (DRPLA) wird auch als „Smith disease" bezeichnet und ist eine vorwiegend in Japan beschriebene autosomal-dominant vererbte Neurodegeneration, die zunächst über die namensgebenden pathoanatomischen Auffälligkeiten charakterisiert wurde. Die Prävalenz in Japan wird auf 0,2–0,7:100000 geschätzt. Inzwischen wurden auch einzelne DRPLA-Familien in Europa beschrieben (Warner et al. 1995). Die zugrundeliegende Mutation ist wie bei den SCA ein verlängertes und instabiles CAG-Repeat in einem neuartigen Gen auf Chromosom 12p (Koide et al. 1994; Nagafuchi et al. 1994), zu dem bislang keinerlei Homologien bekannt sind. Normalallele weisen 3–35 CAG-Einheiten auf, während bei Patienten 49–88 CAG-Repeats gefunden wurden.

Der Erkrankungsbeginn liegt zwischen dem 2. und 62. Lebensjahr. Klinische Kernsymptome sind Ataxie, Myoklonus, Epilepsie, Choreoathetose und Demenz, die in wechselnden Kombinationen auftreten. Häufig kommt es auch zu organischen Psychosen. Typisch ist eine Variabilität des Erkrankungsalters, des Phänotyps, aber auch der neuropathologischen Befunde selbst innerhalb einzelner Familien. Diese Phänomene sind über die Instabilität des expandierten Repeats zu erklären. Wie bei den SCA besteht eine reziproke Korrelation zwischen Repeatlänge und Erkrankungsbeginn. Eine ausgeprägte Antizipation wird insbesondere bei paternaler Vererbung beobachtet.

Die CAG-Repeatlänge hat aber auch Einfluß auf den Phänotyp. So tritt eine progressive Myoklonusepilepsie vorwiegend bei der früh beginnenden Form (< 20. Lebensjahr) mit mehr als 64 CAG-Einheiten auf. Umgekehrt stehen bei Patienten mit späterem Beginn (>20. Lebensjahr) und weniger als 64 CAG-Repeats Ataxie, Choreoathetose und Demenz im Vordergrund (Koide et al. 1994; Komure et al. 1995).

Eine bei Afroamerikanern als Haw-River-Syndrom (Burke et al. 1994) beschriebene Variante der DRPLA weist klinische und pathologische Besonderheiten wie das Fehlen von Myoklonien, eine ausgeprägte subkortikale Demyelinisierung, eine Kalzifikation der Basalganglien und eine neuroaxonale Hinterstrangschädigung auf, wird jedoch durch die gleiche Mutation wir die DRPLA verursacht. Wie es zu der phänotypischen Variante kommt, ist bislang unklar.

Wie bei der SCA3/MJD scheinen homozygote DRPLA-Patienten einen früheren Erkrankungsbeginn und einen schwereren Erkrankungsverlauf aufzuweisen als Heterozygote. Eine Besonderheit stellt die Beobachtung zweier Geschwister dar, die homozygot für Allele aus dem intermediären Bereich (zwischen den normalen und den DRPLA-assoziierten Repeatlängen) mit 40 bzw. 41 CAG-Einheiten waren. Diese wiesen eine spastische Spinalparalyse mit milder Rumpfataxie und Dysarthrie, aber keines der oben aufgeführten Kernsymptome der DRPLA auf. Die gesunden Eltern waren blutsverwandt (Cousins 1. Grades) und heterozygot für ein intermediäres Allel mit 40 bzw. 41 CAG-Repeats.

Das DRPLA-Genprodukt, *Atrophin-1*, wird in weiten Teilen des Gehirns exprimiert. *Atrophin-1* scheint in neuronalen Zellen vorwiegend zytoplasmatisch lokalisiert zu sein. Das Expressionsmuster bei expandierten CAG-Repeats zeigt keine wesentlichen Unterschiede zu der Verteilung des normalen *Atrophin-1*.

Episodische Ataxie vom Typ 1

Die episodischen Ataxien sind seltene autosomal-dominant vererbte Störungen mit attackenweise auftretender generalisierter Ataxie und einem weitgehend normalen neurologischen Befund im Intervall. Zunächst klinisch und inzwischen auch genetisch kann eine episodische Ataxie vom Typ 1 von einem Typ 2 unterschieden werden.

Die episodische Ataxie vom Typ 1 (EA1) ist klinisch gekennzeichnet durch eine relativ kurze Attackendauer von wenigen Minuten bis Stunden mit Ataxie, Dysarthrie, Nystagmus und gelegentlich Haltetremor. Die Erkrankung beginnt in der Kindheit oder dem frühen Erwachsenenalter. Die Attackenfrequenz kann selbst bei einzelnen Patienten zwischen weniger als einer Attacke pro Monat und 10 Attacken pro Tag schwanken. Weitere Charakteristika der EA1 sind eine Attackenprovokation durch physischen oder emotionalen Streß und interiktal persistierende Myokymien der perioralen, periorbitalen oder auch kleinen Handmuskulatur. Von therapeutischer Seite ist Acetazolamid in der Attackenprophylaxe partiell erfolgreich.

Die genetische Ursache konnte in Form von Punktmutationen in dem Kaliumkanalgen *KCAN1* auf Chromosom 12 gefunden werden (Browne et al. 1994). Diese periodische Ataxieform ist damit die 1. Erkrankung beim Menschen, die durch einen Kaliumkanaldefekt hervorgerufen wird. Das homologe Gen der Ratte wird im Zerebellum und in peripheren Nerven exprimiert. Wenn dieses Expressionsmuster auch beim Menschen zuträfe, könnte es gut die zerebelläre Symptomatik während der Attacken und die peripher ausgelösten Myokymien erklären. Da alle 4 bislang beschriebenen Mutationen denselben Phänotyp hervorrufen, sind Genotyp-Phänotyp-Korrelationen problematisch.

Episodische Ataxie vom Typ 2

Die episodische Ataxie vom Typ 2 (EA2) wird wie die EA1 autosomal-dominant vererbt. Die Penetranz scheint jedoch nicht immer vollständig zu sein. Der Erkrankungsbeginn liegt zwischen dem 2. und dem 30. Lebensjahr, vereinzelt auch nach dem 40. Lebensjahr. Die Attacken dauern selten Minuten, meist Stunden bis Tage und sind damit in der Regel länger als bei der EA1. Die Häufigkeit von Attacken schwankt zwischen einer pro Monat bis zwei am Tag. Es kommt zu Ataxie, Nystagmus sowie Übelkeit und Erbrechen. Mögliche Provokationsfaktoren sind wie bei der EA1 physischer und emotionaler Streß, Alkoholkonsum oder kohlenhydratreiche Kost sowie die Regelblutung. Interiktal soll regelhaft ein Nystagmus bestehen. Einige Fälle mit einer progredienten interiktalen zerebellären Symptomatik und einer wurmbetonten Kleinhirnatrophie wurden beschrieben. Die EA2 spricht regelhaft sehr gut auf Acetazolamid in einer Dosierung von 250–1000 mg/d an (Baloh u. Winder 1991).

Von genetischer Seite wurden Mutationen in dem Gen für die α_{1A}-Untereinheit des spannungsabhängigen Kalziumkanals auf Chromosom 19 gefunden (Ophoff et al. 1996). Andere Mutationen des gleichen Gens sind verantwortlich für eine Form der familiären hemiplegischen Migräne. Die Expansion eines CAG-Trinukleotidrepeats im selben Gen ruft die SCA6 hervor. Da auch die SCA6 bei einigen Patienten mit einer intermittierenden Ataxie beginnen soll und auf der anderen Seite einige EA2-Patienten eine progrediente Symptomatik entwickeln, stellen diese beiden Erkrankungen möglicherweise eine Art Kontinuum der durch Mutationen in diesem Kaliumkanal hervorgerufenen Schädigungen dar.

Rezessiv vererbte Ataxien

Die rezessiv vererbten Ataxien beginnen im Vergleich zu den dominant vererbten Ataxien in der Regel früh, das heißt vor dem 20. Lebensjahr. In letzter Zeit sind jedoch sowohl Spätformen rezessiver Ataxien als auch Frühformen dominanter Ataxien genetisch gesichert worden, so daß der Erkrankungsbeginn kein sinnvolles Einteilungskriterium mehr darstellt. Genetisch können bei den autosomal-rezessiven Ataxien bislang die in Tabelle 8.1 genannten Krankheitsentitäten unterschieden werden.

Friedreich-Ataxie

Die Friedreich-Ataxie (FA) ist die häufigste autosomal-rezessiv vererbte Ataxieform mit einer Inzidenz von 1:50000 (Romeo et al. 1983). Die FA wurde bis zur Aufdeckung ihrer genetischen Grundlagen klinisch definiert. Als obligate Kriterien galten ein Erkrankungsbeginn vor dem 25. Lebensjahr, eine progrediente Gang- und Extremitätenataxie, eine Areflexie zumindest der unteren Extremitäten, das Auftreten von Pyramidenbahnzeichen trotz einer schlaffen Form der Paraparese, eine Störung der Tiefensensibilität sowie die Entwicklung einer Dysarthrie spätestens 5 Jahre nach Ausbruch der Erkrankung (Harding 1981). Elektrophysiologisch läßt sich bei allen FA-Patienten eine vorwiegend sensible und axonale Neuropathie nachweisen. Daneben besteht häufig eine oft lebenslimitierende Kardiomyopathie, eine Störung des Glukosemetabolismus (Finocchiaro et al. 1988) und Skelettdeformitäten in Form einer ausgeprägten Skoliose und eines sog. Friedreich-Fußes, der jedoch weder obligat noch spezifisch ist. Im MRI zeigt sich passend zu der pathoanatomisch nachweisbaren spinalen Atrophie eine Verschmächtigung des Halsmarks, typischerweise ohne eine relevante Kleinhirnatrophie (s. Abb. 8.4).

Nachdem der Genort für die FA auf Chromosom 9 identifiziert war (Chamberlain et al. 1988) konnte zunächst durch Kopplungsuntersuchungen gezeigt werden, daß es auch Formen der FA gibt, die nach dem 25. Lebensjahr beginnen und solche, bei denen die Beinmuskeleigenreflexe erhalten bleiben (Klockgether et al. 1993; Klockgether et al. 1996). 1996 wurde das Friedreich-Gen kloniert und die verantwortlichen Mutationen nachgewiesen (Campuzano et al. 1996). So ist es nun möglich, für jeden einzelnen Ataxiepatienten nachzuprüfen, ob eine FA vorliegt oder nicht, und das volle Krankheitsspektrum zu ermitteln, das durch die FA-Mutationen verursacht wird. Hierbei zeigt sich, daß etwa 35 % der genetisch bestätigten FA-Patienten nicht die früher als obligat angesehenen Diagnosekriterien erfüllen. So kann der Erkrankungsbeginn in Einzelfällen über das 50. Lebensjahr hinaus verzögert sein, Beinmuskeleigenreflexe sind je nach Untersuchungsserie in 10–20 % der FA-Patienten erhalten, das Babinskizeichen ist in 5–10 % negativ. Eine Dysarthrie entwickelt sich z. T. erst 15 Jahre nach dem Erkrankungsbeginn (Dürr et al. 1996; Schöls et al. 1997 b).

Die Mutation im Friedreich-Ataxiegen (FRDA; früher als *X25*-Gen bezeichnet) besteht in 98 % der Fälle in einem verlängerten GAA-Trinukleotidrepeat. Nur etwa 2 % der für FA verantwortlichen Mutationen sind Punktmutationen. Die Ansicht, daß *FRDA* bzw. *X25* Teil des benachbarten *STM7*-Gens ist, das für eine Phosphatidylnositol-4-Phosphat-5-Kinase kodiert, konnte widerlegt werden. Der Nachweis eines verlängerten Trinukleotidrepeats als Ursache der FA war in mehrerlei Hinsicht unerwartet. Zum einen ist die FA die 1. autosomal-rezessiv vererbte Erkrankung, bei der eine Trinukleotidrepeatexpansion nachgewiesen wurde. Zum anderen ist es die 1. Erkrankung mit einer GAA-Repeatverlängerung, und drittens liegt das Repeat in einem Intron, einem nichtkodierenden Abschnitt des Gens, der also nicht in das eigentliche Friedreich-Ataxieprotein, das *Frataxin* genannt wurde, eingebaut wird (Campuzano et al. 1996).

Populationsgenetisch wurde gezeigt, daß mehr als 95 % der FA-Patienten aus Europa und Nordafrika die Mutation von einem gemeinsamen Gründer ererbt haben, der vor mehreren zehntausend Jahren gelebt haben muß (Cossée et al. 1997). Dieser Gründer hat kein expandiertes Repeat vererbt, sondern ein Repeat mit etwa 18 GAA-Einheiten, das etwas länger war als das damals vermutlich vorherrschende Normalallel $(GAA)_9$. Der entscheidende Punkt ist, daß das $(GAA)_{18}$ instabiler ist als das $(GAA)_9$ und über Jahrtausende der Ausgangspunkt für weitere Expansionen bis in den krankheitsverursachenden Bereich war. Da aufgrund des autosomal-rezessiven Charakters der Erkrankung weder auf den expandierten und erst recht nicht auf den längeren Normalallelen ein Selektionsdruck lag, konnten diese sich weit verbreiten, so daß die längeren Normalallele mit 16–29 GAA-Einheiten heute etwa 16 % aller Allele ausmachen. Wir und andere fanden bei Eltern von FA-Patienten vereinzelt intermediäre Allele mit Repeatlängen zwischen 30 und 60 CAG-Einheiten, die bei der Transmission instabil sind und in einem Schritt bis auf mehr als 400 GAA-Einheiten expandierten (Epplen et al. 1997; Cossée et al. 1997). Krankheitsassoziierte Allele weisen zwischen 66 und 1360 GAA-Einheiten auf (Campuzano et al. 1996; Epplen et al. 1997).

FA entsteht durch das Fehlen von *Frataxin*, wie durch reduzierte mRNA-Spiegel in lymphoblastoiden Zellinien von FA-Patienten gezeigt werden konnte. Passend zu den klinischen Affektionen fand sich eine hohe Expression des Friedreich-Gens in Herz und Pankreas, daneben aber auch in Leber, Milz, Niere, Thymus und Skelettmuskel. In neuronalen Geweben ist die Expression im Rückenmark am höchsten, im Kleinhirn geringer und im zerebralen Kortex sehr niedrig (Campuzano et al. 1996). Außerdem wird Frataxin in den Spinalganglien sowohl während der Embryogenese als auch postpartal exprimiert (Koutnikova et al. 1997).

Das vom Friedreich-Gen kodierte Protein, Frataxin, konnte in homologen Formen auch in der Maus, in Hefen und einer Wurmspezies nachgewiesen werden. Humanes *Frataxin* ist in exprimierenden Zellen mitochondrial lokalisiert (Koutnikova et al. 1997). Die Zerstörung des homologen Gens in Hefen führt dazu, daß die Hefen in Kulturmedien, in denen sie auf ihre Mitochondrien zur Energiegewinnung angewiesen sind, deutlich schlechter wachsen als der Wildtyp mit einem funktionstüchtigen homologen *Frataxin*. Dies zeigt die Relevanz von *Frataxin* für eine suffiziente mitochondriale Atmungskette. Insbesondere werden diese Mitochondrien empfindlicher gegenüber oxidativen Substanzen, wie sie im Rahmen der mitochondrialen Energiegewinnung anfallen. In Hefen kommt es zu einer signifikanten Akkumulation von Eisen in Mitochondrien von Mutanten, denen das homologe *Frataxin* fehlt (Babcock et al. 1997). Erhöhte Eisenspiegel aber sind eine plausible Erklärung für die erhöhte Sensibilität gegenüber oxidativen Substanzen, da Eisen die Produktion freier Radikale katalysiert. Zusammen sprechen diese Befunde dafür, daß Frataxin eine wesentliche Rolle in der Eisenhomöostase der Mitochondrien zukommt, und das FA durch eine vermehrte, eiseninduzierte oxidative Schädigung der Mitochondrien in den betroffen Geweben entsteht. Bislang gibt es allerdings nur wenige Hinweise dafür, daß es zu einer Eisenakkumulation in degenerierten Geweben von FA-Patienten kommt.

Genotyp-Phänotyp-Korrelationen zeigen, daß die Länge der GAA-Repeats Einfluß auf Erkrankungsbeginn, Progression und Phänotyp hat (Dürr et al. 1996; Filla et al. 1996; Schöls et al. 1997b). Dabei hat von den beiden verlängerten Repeats das relativ kürzere größeren Einfluß als das längere, was so erklärt wird, daß bis zu einer nicht genau bekannten Grenze von etwa 500 GAA-Einheiten wahrscheinlich noch eine Restmenge an *Frataxin* gebildet werden kann. Die GAA-Repeatlänge ist reziprok mit dem Erkrankungsbeginn und der Progredienz korreliert, so daß z.B. Patienten mit einem Repeat von etwa 200 GAA-Einheiten statistisch einen späteren Erkrankungsbeginn aufweisen und eine längere Erkrankungsdauer bis zur Rollstuhlabhängigkeit haben als Patienten, deren kürzeres Repeat 800 GAA-Einheiten enthält. Die Streubreite in diesen Korrelationen ist jedoch erheblich und größer als bei den autosomal-dominanten Ataxien. Dies kann entweder auf den Einfluß der 2 verschiedenen Repeats zurückzuführen sein oder auf ein Mosaik, bei dem in den betroffenen Geweben (Nervensystem, Herz, Pankreas) andere Repeatlängen vorkommen als in den Leukozyten, an denen die DNA-Diagnostik standardmäßig vorgenommen wird. Patienten mit einem kurzen Repeat (z.B. < 500 GAA) weisen auch signifikant seltener Paresen, Atrophien, Skoliose, Areflexie, Pyramidenbahnzeichen und Kardiomyopathie auf.

Auch die Art der Punktmutationen scheint sich auf den Phänotyp auszuwirken. Während die meisten Mutationen zu trunkierten und wahrscheinlich funktionslosen Frataxinresten führen und mit dem typischen FA-Phänotyp einhergehen, scheint eine *Missense*mutation (G130V) mit einem besonders milden Phänotyp assoziiert zu sein, bei dem die Ataxie zwar zwischen dem 10. und 20. Lebensjahr beginnt, jedoch nur langsam fortschreitet, so daß die Patienten noch jenseits des 35. Lebensjahres gehfähig sind und keine Dysarthrie, keine Muskelatrophien und keine Kardiomyopathie aufweisen (Bidichandani et al. 1997). Man kann spekulieren, daß der durch diese Mutation verursachte Aminosäurenaustausch keine so schweren Funktionsstörungen des abnormen *Frataxin* verursacht wie die anderen Punktmutationen.

Ataxie mit isoliertem Vitamin-E-Mangel

Die Ataxie mit isoliertem Vitamin-E-Mangel (AVED) ist eine erst seit kurzem als Krankheitsentität erkannte Form der autosomal-rezessiven Ataxien, die über niedrige Vitamin-E-Spiegel bei normalen Lipoproteinen definiert wurde (Ben Hamida et al. 1993). Über ihre Inzidenz gibt es keine verläßlichen Angaben. In Tunesien bzw. Nordafrika scheint sie beinahe gleich häufig zu sein wie die FA; in Italien, Deutschland und Nordamerika sind jedoch nur vereinzelte Fälle berichtet.

Klinisch ist die AVED vielfach nicht von einer FA zu unterscheiden. Allerdings besteht wie bei der FA eine Polyphänie. Der Erkrankungsbeginn liegt bei den bislang berichteten Fällen zwischen dem 6. und 52. Lebensjahr. Neben einer progredienten Gangataxie entwickeln die Patienten regelhaft eine Dysarthrie. Die Beinmuskeleigenreflexe fallen aus und Vibrations- und Lageempfinden sind reduziert. Häufig werden Skoliose und Hohlfuß beobachtet. Das Babinski-Zeichen ist insbesondere bei Erkrankungsbeginn vor dem 20. Lebensjahr positiv, kann aber auch unauffällig sein. Bei einem Teil der Patienten sind Zeichen einer Kardiomyopathie im Elektrokardiogramm und Echokardiogramm beschrieben. Bei anderen Patienten kommt es zu einer Sehstörung durch eine Retinitis pigmentosa (Yokota et al. 1997).

Das verantwortliche Gen ist auf Chromosom 8 lokalisiert. Es kodiert für das α-Tocopheroltransferprotein (α-TTP) (Ouahchi et al. 1995). Die genaue Funktion von α-TTP ist nicht bekannt. *In vitro* transferiert es Vitamin E zwischen Liposomen und Mitochondrienmembranen. Bei einem Mangel von α-TTP kann das aus dem Darm aufgenommene und über die Chylomikronen in die Leber transportierte Vitamin E nicht in die VLDL (very low density lipoproteins) inkorporiert werden. Somit gelangt ohne α-TTP nicht ausreichend Vitamin E in die peripheren Gewebe und insbesondere nicht in das periphere und zentrale Nervensystem, wo dem Vitamin E eine wichtige Funktion als Antioxidans bei der Entgiftung von Radikalen zugeschrieben wird. Verschiedene *Missense-* und *Frameshift*mutationen sind beschrieben.

Die geringe Zahl von weltweit bislang 17 Familien mit AVED erlaubt keine zuverlässigen Genotyp-Phänotyp-Korrelationen. Alle bislang beschriebenen nordafrikanischen und süditalienischen Familien weisen eine 744delA-*Frameshift*mutation auf. Die Erkrankung beginnt in allen nordafrikanischen und europäischen Familien in der 1. oder 2. Lebensdekade, und die Patienten werden in der Regel in der 3. Lebensdekade rollstuhlpflichtig. Hingegen liegt der Erkrankungsbeginn bei 4 nicht verwandten japanischen Patienten zwischen dem 30. und 52. Lebensjahr, der Erkrankungsverlauf ist deutlich milder, das Babinski-Zeichen ist negativ, sie entwickeln keine Kardiomyopathie, und der residuale Vitamin-E-Spiegel ist höher. Alle japanischen Patienten sind homozygot für eine His101Gln-*Missense*mutation (Yokota et al. 1997). Im Gegensatz zu den nordafrikanischen und europäischen AVED-Patienten weisen sie jenseits des 50. Lebensjahres oftmals visuelle Störungen mit einer pigmentären Retinadegeneration auf. Ob auch AVED-Patienten mit anderen als der His101Gln-*Missense*mutation eine Retinitis pigmentosa entwickeln würden, wenn sie älter als 50 Jahre würden, ist nicht bekannt.

Wichtig erscheint, daß durch eine Vitamin-E-Substitution (α-Tocopherolacetat 300–800 IU/d) bei den japanischen Patienten der Vitamin-E-Spiegel normalisiert und eine Progression der visuellen und der neurologischen Symptome über 11 Jahre hinaus verhindert werden konnte. Auch für die nordafrikanischen und europäischen AVED-Patienten scheint zumindest eine positive Beeinflussung des Krankheitsverlaufs durch eine hochdosierte Vitamin-E-Substitution möglich.

Abetalipoproteinämie Bassen-Kornzweig

Bei der Abetalipoproteinämie Bassen-Kornzweig ist die Bildung der VLDL gestört. Die Folge ist wie bei der AVED ein Vitamin-E-Mangel im peripheren und zentralen Nervensystem und ein Friedreich-ähnliches Krankheitsbild. Ursache des Bassen-Kornzweig-Syndroms sind Mutationen in einem Gen auf Chromosom 4q22-q24, das für eine Untereinheit des mikrosomalen Triglyzeridtransferproteins kodiert und zu einer mangelhaften Bildung und Sekretion von VLDL führt (Sharp et al. 1993).

Obwohl AVED und Bassen-Kornzweig-Syndrom in Mitteleuropa selten zu sein scheinen, sollte bei allen Patienten mit unklaren sporadischen oder autosomal-rezessiven Ataxien eine Vitamin-E-Bestimmung vorgenommen werden, um nicht kausal therapierbare Störungen zu übersehen.

Ataxia teleangiectatica

Die Ataxia teleangiectatica (AT) wird nach ihrer Erstbeschreiberin auch als Louis-Bar-Syndrom bezeichnet. AT ist autosomal-rezessiv vererbt. Das verantwortliche Gen wurde *ATM* (AT mutiert) genannt und ist auf Chromosom 11q lokalisiert (Gatti et al. 1988). Jüngst konnten verschiedene krankheitsverursachende Mutationen beschrieben werden (Savitsky et al. 1995). Berichte über eine genetische Heterogenität der AT sind bisher nicht bestätigt.

Die Inzidenz der AT wird mit 1:40000–1:100000 angegeben, was jedoch zu hoch gegriffen erscheint. Die AT manifestiert sich typischerweise mit einer Ataxie, die den Eltern auffällt, wenn das Kind gehen lernt. Die motorische Entwicklung kann leicht verzögert sein. Oft entwickelt sich neben der Ataxie eine Choreoathetose, die zu dem Eindruck einer ständigen Unruhe führt. Aber auch Intentionstremor und Myoklonien sind häufig. Es kommt zu einer sehr charakteristischen, komplexen Augenbewegungsstörung, die als okulomotorische Apraxie bezeichnet wird. Die Kinder haben Schwierigkeiten, den Blick auf Objekte in ihrer Umgebung zu richten. Sie versuchen dies durch Kopfdrehungen zu kompensieren, was jedoch zu reflektorischen Kontraversivbewegungen der Bulbi führt, aus denen die Augen dann langsam zurückdriften, bis das Objekt schließlich fixiert werden kann. Die Blicksakkaden haben eine sehr große Latenz und sind extrem langsam. Teleangiektasien treten oft erst nach mehreren Krankheitsjahren auf und sind bevorzugt an den Konjunktiven, den Ohrmuscheln sowie Ellenbogen und Knie zu finden. Häufig besteht ein Hypogonadismus.

Ein weiteres wichtiges Zeichen der AT ist die immunologische Inkompetenz sowohl der B- als auch der T-Zellreihe. Oft besteht ein Mangel an Immunglobulinen, insbesondere IgA, IgG$_2$, IgG$_4$ und IgE. Hierdurch kommt es zu häufigen Atemwegsinfekten, chronischer Sinusitis, aber auch Impetigo. Das Risiko einer Malignomentwicklung ist etwa um den Faktor 100 erhöht, insbesondere für Leukämien und Lymphome. Infekte und Malignome sind auch die Hauptgründe für den häufig frühen Tod von AT-Patienten.

Laborchemisch ist regelhaft eine Erhöhung des Alphafetoproteins zu finden. Diagnostisch zu verwerten ist auch die erhöhte Strahlenempfindlichkeit, die zu vermehrter Chromosomenbrüchigkeit und einer verlängerten und erhöhten Thymidineinbaurate nach Bestrahlung führt. Oft entwickelt sich eine Fettleber mit erhöhten Leberenzymwerten. Besonders bei AT-Patienten jenseits des 20. Lebensjahrs findet sich häufig ein Diabetes mellitus.

Das *ATM*-Gen ist mit 100 kb genomischer DNA und 10 kb cDNA sehr groß. Es besitzt 66 Exons und kodiert für ein großes Protein, das ATM-Protein, das 3056 Aminosäuren aufweist. In einer großen Serie deutscher AT-Patienten konnte trotz vollständiger Sequenzierung aller Exons und der angrenzenden Exon-Intron-Grenzen des *ATM-Gens* nur bei etwa 50% der Allele die Mutation identifiziert werden (Stuhrmann, persönliche Mitteilung). Bei der Vielzahl unterschiedlicher Mutationen sind Genotyp-Phänotyp-Korrelationen zumindest derzeit nicht sinnvoll durchführbar.

Für das pathophysiologische Verständnis ist wichtig, daß der C-Terminus des ATM-Proteins Homologien zu funktionellen Domänen der Phosphatidylinositol-3-Kinasen (PI-3-Kinasen) aufweist. Praktisch alle bislang bekannten Mutationen liegen in dieser Kinasedomäne, so daß dieser katalytischen Funktion eine essentielle Bedeutung in der Pathogenese der AT zuzukommen scheint. In der Tat korrigiert die Expression der Kinasedomäne des humanen *ATM* die Strahlenempfindlichkeit in Zellen von

AT-Patienten. PI-3-Kinasen sind in der Signaltransduktion des Zellzyklus bzw. der DNA-Reparaturmechanismen involviert. Es wird vermutet, daß das AT-Protein Teil eines Signalkomplexes ist, der DNA-Defekte erkennt und einen sog. Kontrollpunkt-mechanismus aktiviert, der den Zellzyklus zur Reparatur von Fehlern in der DNA oder von chromosomalen Aberrationen verzögert. Die ATM-Mutationen führen dazu, daß diese Kontrollpunkte im Zellzyklus nicht mehr eingehalten werden können und DNA nicht mehr effizient repariert wird. Hierdurch ist eine Reihe von Phänomen der AT zu erklären, wie die erhöhte Strahlensensibilität, das erhöhte Malignomrisiko und die vermehrte Brüchigkeit des Chromatin bei AT-Patienten, aber auch die fehlende Fähig-keit von AT-Zellen die nach Bestrahlung reaktiv erhöhte DNA-Synthese (gemessen als Thymidineinbaurate) wieder zu reduzieren (Heintz 1996). Die zerebelläre Degenera-tion, die bei AT obligat in Form eines Verlustes von Purkinje-Zellen auftritt, erklärt man sich derzeit so, daß die ATM-Mutationen über p53 einen programmierten Zelltod (Apoptose) induzieren.

Da wahrscheinlich auch heterozygote Träger des *ATM*-Gens (z. B. die Eltern von AT-Patienten) eine vermehrte Strahlenempfindlichkeit und ein erhöhtes Krebsrisiko auf-weisen, könnte die Untersuchung des *ATM*-Gens weitreichende Implikationen für die Krebsvorsorge haben.

Juvenile spinozerebelläre Ataxie

In Finnland wurde eine neue, autosomal-rezessiv vererbte, infantil beginnende spino-zerebelläre Ataxie (IOSCA) beschrieben, deren Gen auf dem Chromosom 10q lokali-siert werden konnte (Nikali et al. 1995). Typische Symptome sind eine zerebelläre Ataxie, eine vorwiegend sensible Neuropathie, Schwerhörigkeit, Opththalmoplegie, Optikusatrophie, Epilepsie und Athetose sowie bei Frauen Hypogonadismus. Inwie-weit diese Ataxieform auch außerhalb Finnlands vorkommt, ist bislang noch nicht geklärt (Koskinen et al. 1994).

Ataxia bei progressiver Myoklonusepilepsie

Unverricht-Lundberg-Syndrom bzw. baltischer Myoklonus und Ramsey-Hunt-Syn-drom bzw. mediterraner Myoklonus sind Bezeichnungen für autosomal-rezessiv ver-erbte Erkrankungen, die mit progressiver Myoklonusepilepsie und Ataxie einhergehen (s. Kap. 7.6). Die Erkrankung gilt als selten, kommt jedoch in Finnland (1:20000) und im westlichen Mittelmeerraum häufiger vor. Sowohl für die baltische als auch für die mediterrane Form konnte ein relevanter Genort auf dem Chromosom 21q22.3 lokali-siert werden, der *EPM1* genannt wird, so daß davon ausgegangen werden kann, daß beide Formen Varianten derselben Erkrankung darstellen (Malafosse et al. 1992).

Klinisch entwickeln sich meist zwischen dem 6. und 18. Lebensjahr Aktions- und Reflexmyoklonien sowie eine Epilepsie mit tonisch-klonischen Anfällen. Daneben kommt es zu einer eher milden zerebellären Ataxie. Die Symptome sind progredient, wobei jedoch die Progredienzrate sowohl zwischen den Familien als auch innerhalb der einzelnen Familien variabel ist.

Jüngst wurden ursächliche Punktmutationen im Cysteinproteinaseinhibitorgen Cystatin B (CSTB) beschrieben (Pennachio et al. 1996). Allerdings sind direkte Muta-tionen im CSTB-Gen nur in etwa 14% der Familien mit progressiver Myoklonusepilepsie nachweisbar. Die Mehrzahl der Fälle wird durch ein verlängertes Repeat, das 12 Nukleotide umfaßt (Duodecamer), verursacht. Dieses Repeat liegt interessanterweise etwa 70 Nukleotide vor der Startsequenz am 5'-Ende des CSTB-Gens in einer Region, die den CSTB-Promotor enthalten könne (Lalioti et al. 1997). Normale Allele enthalten 2–3 Repeats, während Patienten mehr als 60 Repeateinheiten aufweisen. Intermediäre Allele mit 12–17 Repeats zeigen bei der Vererbung eine vermehrte Instabilität. Haplotypenuntersuchungen zeigen, daß die große Mehrzahl der Familien mit *EPM1* einen gemeinsamen Ursprung im Sinne eines Gründereffekts haben dürften.

Das CSTB-Gen wird ubiquitär exprimiert und kodiert für ein Transkript von 0,8 kb. Während der mRNA-Spiegel für CSTB in Leukozyten von Patienten, die homozygot für das expandierte Repeat sind, auf 10–20% der Norm reduziert ist, ist er in Fibroblastenkulturen und lymphoblastoiden Zellinien praktisch normal. Hieraus schließen die Autoren, daß die Reduktion der CSTB-mRNA-Spiegel in einigen Zelltypen der Pathomechanismus bei dieser Form der progressiven Myoklonusepilepsie, die EPM1 genannt wird, ist (Lalioti et al. 1997).

Spastische Ataxie vom Typ Charlevoix-Saguenay

Die spastische Ataxie vom Typ Charlevoix-Saguenay (ARSACS) wurde bislang praktisch ausschließlich in einer Region im Nordosten Quebecs beschrieben (Bouchard et al. 1978). Hier ist allerdings eine sehr hohe Genträgerschaft von 1:21 errechnet worden. Dies wird darauf zurückgeführt, daß die Bevölkerung dieser Region über 12–14 Generationen weitestgehend isoliert war. Der Erkrankungsbeginn bei ARSACS ist früh, so daß die Patienten aufgrund von Ataxie und Spastik nie normal laufen lernen. Die Symptomatik ist jedoch nur langsam-progredient, so daß eine Rollstuhlabhängigkeit erst in der 5. Lebensdekade eintritt. Zu den weiteren klinischen Zeichen gehören Dysarthrie, Nystagmus, dyskonjugierte Augenbewegungen, eine retinale Streifung und distal betonte Atrophien bei reduzierten motorischen Nervenleitgeschwindigkeiten und fehlenden sensiblen Potentialen. Im MRI zeigt sich eine wurmbetonte Kleinhirnatrophie, der neuropathologisch ein Purkinje-Zellverlust mit neuronalen Lipidablagerungen entspricht. Der Genort konnte jüngst auf Chromosom 13 gefunden werden (Richter et al. 1997).

Cayman-Ataxie

Eine weitere autosonmal-rezessiv vererbte Ataxie wurde auf den Caymaninseln beschrieben, wo die Inselbevölkerung weitgehend isoliert lebt und damit Ehen zwischen Blutsverwandten häufig sind. Der Genort wurde auf Chromosom 19 lokalisiert. Klinisch ist die Erkrankung durch eine nichtprogrediente, jedoch hochgradige Gangataxie mit Dysarthrie, Intentionstremor und Nystagmus gekennzeichnet (Nystuen et al. 1996).

X-chromosomal vererbte Ataxien

X-chromosomal vererbte Ataxien sind nur in sehr wenigen Familien gesichert (z.B. Apak et al. 1989). Oft treten andere Symptome wie eine spastische Spinalparalyse oder eine Demenz als obligate Symptome auf, so daß die Einordnung dieser Krankheitsbilder offen bleibt. Ursächliche Mutationen sind inzwischen für den M. Pelizaeus-

Merzbacher bekannt, der in der Regel in den ersten Lebensmonaten mit Augenbewegungsstörungen beginnt und bei dem es in der Folge zu einer Pyramidenbahnstörung, Ataxie, Choreoathetose, Optikusatrophie und einer verzögerten motorischen Entwicklung kommt. Der genetische Defekt liegt im Gen für das Proteolipidprotein, einem Myelinprotein des ZNS (Saugier-Veber et al. 1994).

Eine nichtprogrediente Form der zerebellären Hypoplasie wird X-chromosomal vererbt und wurde in russischen Familien beschrieben. In den ersten 2 Lebensjahren kommt es zu einer verzögerten motorischen Entwicklung, Augenbewegungsstörungen und Spastik, jedoch nicht zu einer geistigen Retardierung. Im MRI zeigt sich eine zerebelläre Hypoplasie. Das Gen konnte bislang noch nicht identifiziert werden.

Mitochondriale Störungen und Ataxie

Die Rolle mitochondrialer Defekte bei den degenerativen Ataxien ist noch nicht geklärt. Im Rahmen mitochondrialer Enzephalomyopathien mit bekannten Defekten der mitochondrialen DNA (mtDNA) ist Ataxie ein häufiges Symptom (s. Kap. 12). Darüber hinaus werden mitochondriale Defekte auch bei einer Reihe von Bewegungsstörungen als kausale Faktoren diskutiert (Hanna u. Bhatia 1997). Auch bei degenerativen Ataxien wurde wiederholt über mitochondriale Störungen berichtet (Truong et al. 1990; Kageyama et al. 1991). Wir konnten in einer größeren Serie bei etwa einem Drittel der Ataxiepatienten verschiedene Formen mitochondrialer Defekte nachweisen (Schöls et al. 1996b). Unklar bleibt, ob diese Veränderungen primärer oder sekundärer Natur sind. Bislang wurden keine Veränderungen der mtDNA bei Patienten mit hereditären Ataxien nachgewiesen. Auch wurde bislang keine Heredoataxie mit maternalem Erbgang beschrieben, wie es für Störungen der mtDNA zu erwarten wäre, da alle Mitochondrien einer Zygote aus der weiblichen Eizelle stammen.

Derzeit wird eine Beteiligung der Mitochondrien in der Pathogenese des M. Friedreich immer deutlicher (s. oben). Allerdings handelt es sich nicht um eine Störung der mtDNA. Auch für das *Ataxin*-3, das SCA3/MJD-Genprodukt, wird eine Bindung an die äußere Mitochondrienmembran vermutet, ohne daß jedoch Störungen im mitochondrialen Genom zugrunde liegen.

Idiopathische sporadische zerebelläre Ataxien

Bei sporadisch auftretenden Ataxien müssen zunächst symptomatische Formen ausgeschlossen werden. Hierzu gehören Ataxien entzündlicher, toxischer, paraneoplastischer oder physikalischer Genese sowie Ataxien im Rahmen von Malformationen bzw. Hypoplasien und einer meningealen Hämosiderose. Zu den metabolischen Störungen, die eine Ataxie hervorrufen können, gehören insbesondere Schilddrüsenerkrankungen, Aminosäurestoffwechselstörungen, der M. Refsum, die Adrenomyeloneuropathie/Adrenoleukodystrophie und die juvenile und adulte GM2-Gangliosidose (Harding 1984; Klockgether et al. 1995). Sind solche Ursachen ausgeschlossen und ist die Familienanamnese leer, wird eine idiopathische sporadische zerebelläre Ataxie (ISCA) angenommen.

In einem Kollektiv von 62 Patienten mit ISCA (23 mit Erkrankungsbeginn vor dem 25. Lebensjahr, 39 mit ersten Symptomen nach dem 25. Lebensjahr) konnten wir für 19 Patienten (30%) eine genetische Ursache sichern. Elf dieser Patienten waren homozygot für eine GAA-Repeatexpansion im *FRDA*-Gen, bei einer Patientin konnten wir eine *De novo*-Mutation im SCA2-Gen nachweisen, und 7 Patienten hatten verlängerte CAG-Repeats im SCA6-Gen. Da auch die SCA5 eine spät manifestierende Form der dominant vererbten Ataxien ist, kann in Analogie zur SCA6 vermutet werden, daß bei einem Teil der vermeintlichen ISCA-Patienten auch eine SCA5-Mutation zugrunde liegt. Erst nach der genetischen Charakterisierung aller ADCA-Familien und der Identifizierung weiterer Mutationen für rezessiv vererbte Ataxien wird abschätzbar sein, wie häufig idiopathische sporadische Ataxien ohne genetischen Hintergrund sind.

Kein Anhaltspunkt für eine genetische Ursache wurde bislang bei Patienten mit einer Multisystematrophie (MSA) bekannt, die über eine Kombination von Ataxie, Parkinson-Symptomen und autonomen Störungen in Form von ausgeprägter orthostatischer Dysregulation oder Inkontinenz definiert wird.

Tiermodelle hereditärer Ataxien

Für die SCA1 und die SCA3 wurden bereits transgene Modellmausstämme erzeugt, die das humane SCA1- bzw. SCA3-Gen mit normal langen und expandierten CAG-Repeats transferiert bekamen (Burright et al. 1995; Ikeda et al. 1996). Bei der SCA1-Maus wird das humane SCA1-Gen mit verlängertem CAG-Repeat über einen Purkinje-Zellspezifischen Promotor exprimiert. Diese Tiere entwickeln eine progrediente Ataxie. Neben einem Untergang der Purkinje-Zellen wird bei den transgenen Tieren auch eine Störung der Kleinhirnrindenarchitektur mit ektopen Purkinje-Zellen beobachtet. Auch sind die pathologischen Veränderungen bei der SCA1-Maus anders als bei der humanen SCA1 auf das Kleinhirn beschränkt, was durch den Purkinje-Zellspezifischen Promotor zu erklären ist (Burright et al. 1995). Beim Menschen hängt die Selektivität der Neurodegeneration bei der SCA1 jedoch nicht allein vom Ort der Genexpression ab. Da *Ataxin-1*, das SCA1-Genprodukt, auch in nicht betroffenen Hirnarealen nachweisbar ist, muß es weitere Faktoren wie z.B. Dosiseffekte oder interagierende Proteine geben, die zum selektiven neuronalen Zelltod führen. Unter der Hypothese, daß Störungen der Kalziumhomöostase mit der zerebellären Degeneration in Verbindung stehen, wurden kalziumbindende Proteine (Calbindin und Parvalbumin) in SCA1- und Kontrollmäusen verglichen. Dabei zeigte sich eine reduzierte Immunreaktivität für diese Proteine, die zeitlich der Purkinje-Zelldegeneration vorausgeht und in vergleichbarer Weise auch im Zerebellum von SCA1-Patienten zu finden ist.

Transgene Mäuse mit dem humanen SCA3/MJD-Gen entwickeln Ataxie und pathologische Kleinhirnveränderungen nicht, wenn ein expandiertes CAG-Repeat mit dem vollständigen Gen transferiert wird. Die Transfektion eines MJD-Genfragments, das das expandierte CAG-Repeat enthält, erzeugt hingegen einen deutlichen Phänotyp (Ikeda et al. 1996). Pathoanatomisch findet sich bei diesen Tieren ein ausgeprägter Purkinje-Zelluntergang, der für die SCA3/MJD untypisch ist, aber durch den Purkinjezellspezifischen Promotor erklärbar ist. Die Autoren schließen, daß die Expression des expandierten CAG-Repeats allein für die Neurodegeneration ausreicht. Diese Sicht wird unterstützt durch ein 1. transgenes Modell für den M. Huntington. Transgene Mäuse, denen lediglich das Exon 1 des Huntingtin-Gens mit einem verlängerten CAG-Repeat transferiert wurde, entwickeln eine deutliche extrapyramidale Symptomatik und neuropathologische Veränderungen der Stammganglien (Mangiarini et al. 1996).

Nachdem das homologe *Frataxin*gen der Maus bereits kloniert ist, scheint die Erzeugung von entsprechenden Mutanten mit verlängerten Repeats oder den bekannten Punktmutationen und auch ein *knock-out*-Modell für die Friedreich-Ataxie in naher Zukunft erreichbar. Wenn sich die Hoffnung bestätigt, daß diese Mäuse in Phänotyp und Pathologie der FA ähneln, wären sie ein ideales Modell zur weiteren Aufklärung des Pathomechanismus und für Therapieversuche, z. B. mit neuen Eisenchelatbildnern.

Tiere mit einer Vitamin-E-freien Diät weisen klinische und histologische Befunde auf, die denen von Ataxiepatienten mit isoliertem Vitamin-E-Mangel (AVED) oder Abetalipoproteinämie Bassen-Kornzweig sehr ähnlich sind. So entwickeln Rhesusaffen bei längerem Vitaminmangel retinale Veränderungen, die der Retinitis pigmentosa vergleichbar sind. Außerdem kommt es zu einer Hinterstrangdegeneration.

Ein Modell für die Ataxia teleangiectatica stellen *ATM*-defiziente Mäuse (ATM$^{-/-}$) dar (Barlow et al. 1996). Sie weisen viele phänotypische Charakteristika wie AT-Patienten auf. Hierzu gehören die Brüchigkeit des Chromatins, Thymuslymphome, Immundefekte und eine gewisse Wachstumsretardierung. Zellen von ATM$^{-/-}$-Mäusen sind wie Zellen von AT-Patienten vermehrt strahlensensibel.

Lurcher (Lc) ist eine natürlich vorkommende, semidominante Mausmutante, die ihren Namen nach dem eigenartigen Gangbild bekam, das heterozygote Tiere (Lc/+) aufweisen. Diese entwickeln eine Ataxie aufgrund des apoptotischen Zelltods der zerebellären Purkinje-Zellen während der postnatalen Entwicklung. Homozygote Tiere (Lc/Lc) sterben kurz nach der Geburt, da sie nicht saugen können. Bei ihnen kommt es während des späten Embryogenese zu einem massiven Neuronenuntergang in Mittelhirn, Pons und Medulla oblongata unter Einschluß der motorischen Trigeminuskerne, die die Kau- bzw. Saugmuskulatur versorgen. Die Lc-Mutation wurde jüngst in dem δ2-Glutamatrezeptorgen (GluRδ2) identifiziert (Zuo et al. 1997). Es handelt sich um eine G → A-Substitution, die zum Austausch von Alanin gegen Threonin in einem konservierten Abschnitt der transmembranösen Domäne III des GluRδ2 führt. Verschiedene Glutamatrezeptoren kontrollieren den Einstrom mono- und bivalenter Kationen in die Zellen. δ2 ist eine Glutamatrezeptoruntereinheit, die auf die Purkinje-Zellen und einige Hirnstammneurone beschränkt ist. Die Mutation führt dazu, daß der sonst über Glutamat regulierte Kationenkanal bereits in Ruhe – ohne glutamaterge Stimulation – geöffnet ist. Auf diese Weise kommt es bei Lc/+-Purkinje-Zellen zu einem ständigen Kationeneinstrom und einer Anhebung des Membranpotentials. Dies dürfte ähnlich dem kritischen Ca^{2+}-Einstrom in die Zellen beim Insult oder bei einer exzessiven glutamatergen Neuroexzitation schließlich zum Zelltod führen. Lc ist damit ein Modell, das erstmals einen Mechanismus für die selektive neuronale Degeneration durch glutamaterge Überstimulation aufdeckt.

Weaver (wv) ist eine Mausmutante, bei der homozygote Tiere aufgrund des Verlustes der granulären Zellen während der zerebellären Entwicklung eine deutliche Ataxie aufweisen. Zugrunde liegt eine Punktmutation in der porenbildenden Domäne einer Untereinheit (GIRK2) eines G-proteinabhängigen K$^+$-Kanals. Diese führt dazu, daß der Kanal seine Selektivität für K$^+$ verliert. Auch geht durch diese Mutation die Sensitivität für G-Protein-βγ-Dimere verloren. Der neuronale Zelltod wird damit wahrscheinlich durch einen basalen nichtselektiven Kationeneinstrom ausgelöst (Navarro et al. 1996).

Die *tottering*-Maus (tg), die *leaner*-Maus (tg^{la}) und die *rolling-Nagoya*-Maus (*tg^{rol}*) sind Mutanten, bei denen es zu unterschiedlich schwer ausgeprägter Ataxie kommt.

Während bei der tg nur bei älteren Tieren elektronenmikroskopisch eine Schrumpfung der Purkinje-Zellen erkennbar ist, kommt es bei den wesentlich schwerer kranken tg^{la}-Mäusen zu einem apoptotischen Zelltod von granulären, Golgi- und Purkinje-Zellen. Auch bei tg^{rol} ist eine zerebelläre Degeneration beschrieben, obwohl hier die Lebensspanne nicht eingeschränkt ist. Bei tg- und tg^{la}-Tieren kommt es neben der Ataxie auch zu epileptischen Äquivalenten mit Absencen und tonisch-klonischen Anfällen. Jüngst konnte gezeigt werden, daß die ursächlichen Mutationen bei tg- und tg^{la}-Mäusen in dem homologen Gen für den spannungsabhängigen α_{1A}-Kalziumkanal liegen, der beim Menschen für die SCA6, EA2 und FHM verantwortlich ist (Fletcher et al. 1996). Anders als die humane SCA6, EA2 und FHM, die dominant vererbt werden, erscheinen die tg- und tg^{la}-Mutationen rezessiv vererbt zu sein.

Interessanterweise verursacht eine Mutation in einer β-Untereinheit des Kalziumkanals ebenfalls Ataxie und liegt der sog. *lethargic*-Maus (lh) zugrunde (Burgess et al. 1997). Diese lh-Mutation im Gen für die Kalziumkanal-β_4-Untereinheit (Cchb4) ist rezessiv vererbt. Durch die lh-Mutation geht die Bindungsstelle der β-Untereinheit zur α-Untereinheit verloren. Obwohl die β-Untereinheit nicht direkt zu den porenbildenden Strukturen gehört, kann sie doch die Amplitude, die Spannungsabhängigkeit und die Kinetik des Kalziumkanals beeinflussen, so daß entsprechende Mutationen auf verschiedenen Wegen zu einem aberranten Kalziumstrom in die Zellen führen können.

Bei der *jolting*-Maus führt die rezessiv vererbte Mutation ebenfalls zu einer zerebellären Ataxie. Hier liegt die Mutation in dem Gen für den Natriumkanal Scn8a (Komman et al. 1996).

Diese Tiermodelle zeigen eindrücklich, daß intakte Ionenkanäle und insbesondere Kalziumkanäle für die Funktion und das Überlegen von Neuronen essentiell sind, und dies scheint in besonderem Maße für das Kleinhirn zuzutreffen.

Praktische Hinweise bei der Anforderung einer genetischen Diagnostik

Die genetische Diagnostik hat inzwischen einen hohen Stellenwert in der Diagnostik und Differentialdiagnostik der Heredoataxien erlangt. Für die Unterformen, bei denen die Gene lokalisiert, aber die Mutationen noch nicht identifiziert werden konnten, muß noch eine indirekte Diagnostik mittels Kopplungsanalysen erfolgen (s. Kap. 3). Hierzu sind in der Regel mehrere erkrankte und gesunde Familienmitglieder in die Untersuchung einzubeziehen, die wegen des hohen Aufwandes nur nach vorheriger Absprache möglich ist.

Bei Ataxieformen mit bereits bekannter Mutation ist eine sichere Diagnose auch für Einzelfälle ohne Einbeziehung weiterer Familienmitglieder möglich. Zu bedenken ist jedoch, daß von dem genetischen Untersuchungsergebnis nicht nur der Patient, sondern mittelbar auch seine Kinder und Verwandte betroffen sind. Die molekulargenetische Diagnostik sollte daher nicht unkritisch durchgeführt werden, sondern nur nach einer ausführlichen Beratung durch den geschulten Arzt erfolgen.

Bei der Anforderung einer genetischen Diagnostik zur Abklärung einer zerebellären Ataxie sind die Familienanamnese bzw. der Erbgang und der Erkrankungsbeginn zunächst die wichtigsten Informationen. Bei ADCA kann versucht werden, über phänotypische Charakteristika, wie sie in Tabelle 3 zusammengefaßt sind, und über die regionale Herkunft der Familie weitere Anhaltspunkte für eine gezielte Mutationssuche zu geben. Die Kombination einer dominant vererbten Ataxie mit progredientem Visusverlust legt eine SCA7 nahe.

In sporadischen Fällen wird man bei frühem Erkrankungsbeginn ($<$ 25 Jahre) zunächst nach einer FA suchen und bei spätem Erkrankungsbeginn ($>$ 50 Jahre) und vorwiegend zerebellären Symptomen vor allem eine SCA6 ausschließen müssen.

Bei allen sporadischen oder autosomal-rezessiven Patienten sollte vor einer molekulargenetischen Diagnostik über eine Bestimmung des Vitamin-E-Spiegels der Verdacht auf eine Ataxie mit Vitamin-E-Mangel oder ein Bassen-Kornzweig-Syndrom erhärtet bzw. ausgeschlossen werden. Ebenso empfiehlt sich bei Verdacht auf eine Ataxie teleangiectatica zunächst die Bestimmung des Alphafetoproteins und eine quantitative Bestimmung der Immunglobuline. Erst wenn hier die oben genannten Auffälligkeiten bestehen, sollte eine Mutationssuche im *ATM*-Gen vorgenommen werden.

Neben der Differentialdiagnostik für Erkrankte ist bei Ataxieformen mit bekanntem genetischen Defekt auch eine präsymptomatische und pränatale Diagnostik möglich. Diese ist jedoch wegen der mit ihr verbundenen vielschichtigen und individuell unterschiedlichen Probleme an eine genetische Beratung in einem Team von Genetikern, Psychologen, Sozialarbeitern und Neurologen gebunden, die mit den Heredoataxien vertraut sind. Die Deutsche Heredoataxie Gesellschaft hat als Selbsthilfegruppe Richtlinien für die Gendiagnostik bei Heredoataxien verabschiedet, die sich an den bewährten Richtlinien für das Vorgehen bei Chorea Huntington orientieren. Sie sind bei der DHAG Geschäftsstelle, Haußmannstraße 6, 70188 Stuttgart, zu erhalten.

Literatur

Apak S, Yüksel M, Özmen M et al. (1989) Heterogeneity of X-linked recessive (spino)cerebellar ataxia with or without spastic diplegia. Am J Hum Gent 34:155–158

Babcock M, Silva D de, Oaks R et al. (1997) Regulation of mitochondrial iron accumulation by Yfh 1p, a putative homologue of Frataxin. Science 276:1709–1712

Baloh RW, Winder A (1991) Acetazolamide-responsive vestibulocerebellar syndrome: Clinical and oculographic features. Neurology 41:429–433

Barlow C, Hirotsume S, Paylor R et al. (1996) Atm-deficient mice, a paradigm of ataxia teleangiectasia. Cell 86:159–171

Ben Hamida M, Belal S, Sirugo G et al. (1993) Friedreich's ataxia phenotype not linked to chromosome 9 and associated with selective autosomal recessive vitamin E deficiency in two inbred Tunisian families. Neurology 43:2179–2183

Benomar A, Krols L, Stevanin G et al. (1995) The gene for autosomal dominant ataxia with pigmentary macular dystrophy maps to chromosome 3p21-p21.1. Nat Genet 10:84–88

Bidichandani S, Ashizawa T, Patel P (1997) Atypical Friedreich ataxia caused by compound heterozygosity for a novel missense mutation and the GAA triplet-repeat expansion. Am J Hum Genet 60:1251–1256

Bouchard JP, Barbeau A, Bouchard R, Bouchard RW (1978) Autosomal recessive spastic ataxia of Charlevoix-Saguenay. Can J Neurol Sci 5:61–69

Browne DL, Gancher ST, Nutt JG et al. (1994) Episodic ataxia/myokymia syndrome is associated with point mutations in the human potassium channel gene, KCNA1. Nat Genet 8:136–140

Burgess DL, Jones JM, Meisler MH, Noebels JL (1997) Mutation of the Ca^{2+} channel β subunit gene Cchb4 is associated with ataxia and seizures in the lethargic (lh) mouse. Cell 88:385–392

Bürk K, Abele M, Fetter M et al. (1996) Autosomal dominant cerebellar ataxia type I. Clinical features and MRI in families with SCA1, SCA2 and SCA3. Brain 119:1497–1505

Burke JR, Wingfield MS, Lewis L et al. (1994) The Haw river syndrome: Dentatorubropallidoluysian atrophy (DRPLA) in an African-American family. Nat Genet 7:521–524

Burright EN, Clark HB, Servadio A et al. (1995) SCA1 transgenic mice: a model for neurodegeneration caused by an expanded CAG trinucleotide repeat. Cell 82:937–948

Campuzano V, Montermini L, Moltò MD et al. (1996) Friedreich's ataxia: Autosomal recessive disease caused by an intronic GAA triplet repeat expansion. Science 271:1423–1427

Chamberlain S, Shaw J, Rowland A et al. (1988) Mapping of mutation causing Friedreich's ataxia to human chromosome 9. Nature 334:248–250

Cossée M, Schmitt M, Campuzano V et al. (1997) Evolution of the Friedreich's ataxia trinucleotide repeat expansion: Founder effect and premutations. Proc Natl Acad Sci USA 94:7452–7457

David G, Abbas N, Stevanin G et al. (1997) Cloning of the SCA7 gene reveals a highly unstable CAG repeat expansion. Nat Genet 17:65–70

Dürr A, Cossée M, Agid Y et al. (1996) Clinical and genetic abnormalities in patients with Friedreich's ataxia. N Engl J Med 335:1169–1175

Epplen C, Epplen JT, Frank G et al. (1997) Differential stability of the $(GAA)_n$ tract in the Friedreich ataxia (STM7) gene. Hum Genet 99:834–836

Filla A, DeMichele G, Cavalcanti F et al. (1996) The relationship between trinucleotide (GAA) repeat length and clinical features in Friedreich's ataxia. Am J Hum Genet 59:554–560

Finocchiaro G, Baio G, Micossi P, Pozza G, Di Donato S (1988) Glucose metabolism alterations in Friedreich's ataxia. Neurology 38:1292–1296

Flanigan K, Gardner K, Alderson K et al. (1996) Autosomal dominant spinocerebellar ataxia with sensory axonal neuropathy (SCA4): Clinical description and genetic localization to chromosome 16q22.1. Am J Hum Genet 59:392–399

Fletcher CF, Lutz CM, O'Sulivan TN et al. (1996) Absence epilepsy in tottering mutant mice is associated with calcium channel defects. Cell 87:607–617

Gatti RA, Berkel I, Boder E et al. (1988) Localistaion of an ataxia-teleangiectasia gene to chromosome 11q22-23. Nature 336:577–580

Gispert S, Twells R, Orozco G et al. (1993) Chromosomal assignment of the second locus for autosomal dominant cerebellar ataxia (SCA2) to chromosome 12q23-24.1. Nat Genet 4:295–299

Greenfield JG (1954) The spino-cerebellar degeneration's. Blackwell, Oxford

Hanna MG, Bhatia KP (1997) Movement disorders and mitochondrial dysfunction. Curr Opin Neurol 10:351–356

Harding AE (1981) Friedreich's ataxia: A clinical and genetic study of 90 families with an analysis of early diagnostic criteria and intrafamilial clustering of clinical features. Brain 14:589–620

Harding AE (1983) Classification of the hereditary ataxias and paraplegias. Lancet 1151–1155

Harding AE (1984) The hereditary ataxias and related disorders. Churchill Livingstone, Edinburgh

Heintz N (1996) Ataxia teleangiectasia: cell signaling, cell death and the cell cycle. Curr Opin Neurol 9:137–140

Higgins JJ, Pho LT, Die SE et al. (1997) Evidence for a new spinocerebellar ataxia locus. Mov Disord 12:412–417

Holmes G (1907) An attempt to classify cerebellar disease with a note on Marie's cerebellar ataxia. Brain 30:545–567

Ikeda H, Yamaguchi M, Sugai S et al. (1996) Expanded polyglutamine in the Machado-Joseph disease protein induces cell death in vitro and in vivo. Nat Genet 13:196–202

Ikeuchi T, Igarashi S, Takiyama Y et al. (1996) Non-Mendelian Transmission in dentatorubral-pallidoluysian atrophy and Machado-Joseph disease: the mutant allele is preferentially transmitted in male meiosis. Am J Hum Genet 58:730–733

Jöbsis GJ, Weber JW, Barth PG et al. (1997) Autosomal dominant cerebellar ataxia with retinal degeneration (ADCA II): clinical and neuropathological findings in two pedigrees and genetic linkage to 3p12-p21.1. J Neurol Neurosurg Psychiatry 62:367–371

Kageyama Y, Ichikawa K, Fujioka A et al. (1991) An autopsy case of mitochondrial encephalomyopathy with prominent degeneration in olivo-ponto-cerebellar system. Acta Neuropathol (Berl) 83:99–103

Kawaguchi Y, Okamoto T, Taniwaki M et al. (1994) CAG expansions in a novel gene for Machado-Joseph disease at chromosome 14q32.1. Nat Genet 8:221–228

Klockgether T, Dichgans J (1991) Diagnostisches Vorgehen bei Ataxien des Erwachsenenalters. Akt Neurol 18:1–7

Klockgether T, Chamberlain S, Wüllner U et al. (1993) Late-onset Friedreich's ataxia. Molecular genetics, clinical neurophysiology and magnetic resonance imaging. Arch Neurol 50:803–806

Klockgether T, Bürk K, Auburger G, Dichgans J (1995) Klassifikation und Diagnostik der degnerativen Ataxien. Nervenarzt 66:571–581

Klockgether T, Zühlke C, Schulz JB et al. (1996) Friedreich's ataxia with retained tendon reflexes: Molecular genetics, clinical neurophysiology, and magnetic resonance imaging. Neurology 46:118–121

Koide R, Ikeuchi T, Onodera O et al. (1994) Unstable expansion of CAG repeat in hereditary dentatorubral-pallidoluysian atrophy (DRPLA). Nat Genet 6:9–13

Komman DC, Smith MR, Goldin AL et al. (1996) A missense mutation in the sodium channel Scn8a is responsible for cerebellar ataxia in the mouse mutant jolting. J Neurosci 16:5993–5999

Komure O, Sano A, Nishino N et al. (1995) DNA analysis in hereditary dentatorubralpallidoluysian atrophy: Correlation between CAG repeat length and phenotypic variation and the molecular basis of anticipation. Neurology 45:143–149

Koskinen T, Santavuori P, Sainio K et al. (1994) Infantile onset spinocerebellar ataxia with sensory neuropathy – a new inherited disease. J Neurol Sci 121:50–56

Koutnikova H, Campuzano V, Foury F et al. (1997) Studies of human, mouse and yeast homologues indicate a mitochondrial function for frataxin. Nat Genet 16:345–351

Kurohara K, Kuroda Y, Maruyama H et al. (1997) Homozygosity for an allele carrying intermediate CAG repeats in the dentatorubral-pallidoluysian atrophy (DRPLA) gene results in spastic paraplegia. Neurology 48:1087–1090

Lalioti MD, Scott HS, Buresi C et al. (1997) Dodecamer repeat expansion in cystatin B gene in progressive myoclonus epilepsy. Nature 386:847–851

Leone M, Bottacchi E, Dálessandro G et al. (1995) Hereditary ataxias and paraplegias in Valle d'Aosta, Italy: a study of prevalence and disability. Acta Neurol Scand 91:183–187

Lima L, Coutinho P (1980) Clinical criteria for diagnosis of Machado-Joseph disease: Report of a non-Azorean Portuguese family. Neurology 30:319–322

Malafosse A, Lehesjoki AE, Genton P et al. (1992) Identical genetic locus for Baltic and Mediterranean myoclonus. Lancet 339:1080–1081

Mangiarini L, Sathasivam K, Seller M et al. (1996) Exon 1 of the HD gene with an expanded CAG repeat is sufficient to cause a progressive neurological phenotype in transgenic mice. Cell 87: 493–506

Nagafuchi S, Yanagisawa H, Sato K et al. (1994) Dentatorubral and pallidoluysian atrophy expansion of an unstable CAG trinucleotide on chromosome 12p. Nat Genet 6:14–18

Navarro B, Kennedy ME, Velimiroovic B et al. (1996) Nonselective and $G_{\beta\gamma}$-insensitive weaver K^+-channels. Science 272:1950–1953

Nikali K, Suomalainen A, Terwilliger J et al. (1995) Random search for shared chromosomal regions in four affected individuals: The assignment of a new ataxia locus. Am J Hum Genet 56: 1088–1095

Nystuen A, Benke PJ, Merren J, Stone EM, Sheffield VC (1996) A cerebellar ataxia locus identified by DNA pooling to search for linkage disequilibrium in an isolated population from the Cayman Islands. Hum Mol Genet 5:525–531

Ophoff RA, Terwindt GM, Vergouwe MN et al. (1996) Familial hemiplegic migraine and episodic ataxia type-2 are caused by mutations in the Ca^{2+} channel gene CACNL1A4. Cell 87:543–552

Orr HT, Chung M, Banfi S et al. (1993) Expansion of an unstable trinucleotide CAG repeat in spinocerebellar ataxia type 1. Nat Genet 4:221–226

Ouahchi K, Arita M, Kayden H et al. (1995) Ataxia with isolated vitamin E deficiency is caused by mutations in the α-tocopherol transfer protein. Nat Genet 9:141–145

Pennachio LA, Lehesjoki AE, Stone NE et al. (1996) Mutations in the gene encoding Cystatin B in progressive myoclonus epilepsy (EPM1). Science 271:1731–1734

Pulst SM, Nechiporuk A, Nechiporuk T et al. (1996) Moderate expansion of a normally biallelic trinucleotide repeat in spinocerebellar ataxia type 2. Nat Genet 14:269–276

Ranum LPW, Schut LJ, Lundgren JK et al. (1994) Spinocerebellar ataxia type 5 in a family descendend from the grandparents of President Lincoln maps to chromosome 11. Nat Genet 8:280–284

Richter A, Rioux J, Bouchard JP et al. (1997) Autosomal recessive ataxia of Charlevoix-Saguenay (ARSACS) mapped to chromosome 13 by linkage and linkage disequilibirum analysis. Abstract at the First international symposium on inherited ataxias in Montreal, May 29–June 1, 1997

Rieß O, Epplen JT, Amoiridis G, Przuntek H, Schöls L (1997a) Transmission distortion of the mutant alleles in spinocerebellar ataxia. Hum Genet 99:282–284

Rieß O, Laccone FA, Gispert S et al. (1997b) SCA2 trinucleotide expansion in German SCA2 patients. Neurogenetics 1:59–64

Rieß O, Schöls L, Böttger H et al. (1997c) SCA6 is caused by a moderate CAG expansion in the α_{1A}-voltage-dependent calcium channel gene. Hum Mol Genet 6:1289–1293

Romeo G, Menozzi P, Ferlini A et al. (1983) Incidence of Friedreich ataxia in Italy estimated from consanguineous marriages. Am J Hum Genet 35:523–529

Saugier-Veber P, Munnich A, Bonneau D et al. (1994) X-linked spastic paraplegia and Pelizaeus-Merzbacher disease are allelic disorders at the proteolipid protein locus. Genet 6:257–261

Savitsky K, Bar-Shira A, Gilad S et al. (1995) A single ataxia teleangiectasia gene with a product similar to PI-3 kinase. Science 268:1749–1753

Schöls L, Rieß O, Schöls S et al. (1995a) Spinocerebellar ataxia type 1: Clinical and neurophysiological characteristics in german kindreds. Acta Neurol Scand 92:478–485

Schöls L, Vieira-Saecker AMM, Schöls S et al. (1995b) Trinucleotide expansion within the MJD1 gene presents clinically as spinocerebellar ataxia and occurs most frequently in German SCA patients. Hum Mol Genet 4:1001–1005

Schöls L, Amoiridis G, Epplen JT et al. (1996a) Genotype/phenotype relationships in German patients bearing the Machado-Joseph disease mutation. J Neurol Neurosurg Psychiatry 61:466–470

Schöls L, Reichmann H, Amoiridis G et al. (1996b) Mitochondrial disorders in degenerative ataxias. Eur J Neurol 3:55–60

Schöls L, Gispert S, Vorgerd M et al. (1997) Spinocerebellar ataxia type 2: Genotype and phenotype in German kindreds. Arch Neurol 54:1073–1080

Schöls L, Amoiridis G, Büttner T et al. (1997a) Autosomal dominant cerebellar ataxia: Phenotypic differences in genetically defined subtypes? Ann Neurol 42:924–932

Schöls L, Amoiridis G, Przuntek H, Frank G, Epplen JT, Epplen C (1997b) Friedreich's ataxia: revision of the phenotype according to molecular genetics. Brain 120:2131–2140

Schöls L, Krüger R, Amoiridis G et al. (1998) Spinocerebellar ataxia type 6: Genotype and phenotype in German kindreds. J Neurol Neurosurg Psychiatry 64:67–73

Sequeiros J, Coutinho P (1993) Epidemiology and clinical aspects of Machado-Joseph disease. In: Harding AE, Deufel T (eds) Advances in Neurology. Vol 61. Raven, New York pp 139–153

Sharp D, Blindermann L, Combs KA et al. (1993) Cloning and gene defects in microsomal triglyceride transfer protein associated with abetalipoproteinaemia. Nature 365:65–69

Stevanin G, Le Guern E, Ravise N et al. (1994) A third locus for autosomal dominant cerebellar ataxia type I maps to chromosome 14q24.3-qter: Evidence for the existence of a fourth locus. Am J Hum Genet 54:11–20

Subramony SH, Fratkin JD, Manyam BV, Currier RD (1996) Dominantly inherited cerebello-olivary atrophy is not due to mutation at the spinocerebellar ataxia-I, Machado-Joseph disease, or dentato-rubro-pallido-luysian atrophy locus. Mov Disord 11:174–180

Takiyama Y, Nishizawa M, Tanaka H et al. (1993) The gene for Machado-Joseph disease maps to human chromosome 14q. Nat Genet 4:300–303

Terwindt GM, Ophoff RA, Haan J et al. (1996) Familial hemiplegic migraine: a clinical comparison of families linked and unlinked to chromosome 19. Cephalagia 16:153–155

Truong DD, Harding AE, Scaravilli F et al. (1990) Movement disorders in mitochondrial myopathies: A study of nine cases with two autopsy studies. Mov Disord 5:109–117

Warner TT, Williams L, Walker RWH et al. (1995) A clinical and molecular genetic study of dentatorubralpallidoluysian atrophy in four European families. Ann Neurol 37:452–459

Wilson RB, Roof DM (1997) Respiratory deficiency due to loss of mitochondrial DNA in yeast lacking the frataxin homologue. Nat Genet 16:352–357

Yakura H, Wakisaka A, Fujimoto S, Itakura K (1974) Hereditary ataxia and HLA genotypes. N Engl J Med 291:154–155

Yokota T, Shiojiri T, Gotoda T et al. (1997) Friedreich-like ataxia with retinitis pigmentosa caused by the His101Gln mutation of the α-tocopherol transfer protein gene. Ann Neurol 41:826–832

Zhuchenko O, Bailey J, Bonnen P et al. (1997) Autosomal dominant cerebellar ataxia (SCA6) associated with small polyglutamine expansions in the α_{1A}-voltage-dependent calcium channel. Nat Genet 15:62–69

Zuo J, De Jager PL, Takahashi KA et al. (1997) Neurodegeneration in Lurcher mice caused by mutation in δ2 glutamate receptor gene. Nature 388:769–773

9 Spinale Erkrankungen

9.1 Amyotrophe Lateralsklerose

T. Meyer und A. C. Ludolph

Klinisches Bild und Differentialdiagnose der ALS

Die amyotrophe Lateralsklerose (ALS) ist durch ein charakteristisches Nebeneinander von Zeichen der Läsion der Betz-Zellen im motorischen Kortex („des ersten Motoneurons") und der motorischen Vorderhornzellen sowie der bulbären Hirnnervenkerne („des zweiten Motoneurons") gekennzeichnet. Paresen und Atrophien treten zu Beginn der Erkrankung bei der überwiegenden Mehrzahl der Betroffenen fokal auf, wobei im weiteren Verlauf eine kontinuierliche Ausbreitung auf benachbarte Körperregionen zu beobachten ist. Die Erkrankung beginnt bei etwa 30–40% der Patienten an den unteren Extremitäten, bei weiteren 30–40% an der kleinen Handmuskulatur und bei etwa 25% an der Kau- und Schluckmuskulatur („progressive Bulbärparalyse"). Es ist pathognomonisch, daß trotz des Vorliegens peripherer Atrophien und Paresen die Muskeleigenreflexe mittellebhaft bis gesteigert auslösbar sind. Klassische Pyramidenbahnzeichen wie das Babinski-Zeichen oder unerschöpfliche Kloni werden seltener beobachtet. Zu den Zeichen der Beteiligung supraspinaler Neurone gehört das im Rahmen der Pseudobulbärparalyse beobachtete häufige Gähnen, eine Affektlabilität bis hin zum pathologischen Lachen und Weinen sowie der lebhafte bis gesteigerte Masseterreflexe. Die Diagnose der Erkrankung stützt sich auf den Nachweis der Läsion beider Neuronenpopulationen und die in der Regel rasche Progression der Erkrankung. Die mittlere Überlebensdauer wird mit ca. 3–4 Jahren nach Beginn der Symptomatik angenommen. Dabei darf jedoch nicht übersehen werden, daß immerhin mehr als 5% der Erkrankten länger als 10 Jahre überleben. Die wichtigste Hilfsuntersuchung ist die Elektromyographie; sie weist in den untersuchten Muskeln – häufig auch in nichtparetischen Muskelgruppen – pathologische Spontanaktivität vom Typ der Fibrillationspotentiale und positiven scharfen Wellen, verlängerte und polyphasische Potentiale motorischer Einheiten und bei maximaler Willkürinnervation eine deutliche neurogene Lichtung nach. Die Nervenleitgeschwindigkeiten sind nur minimal reduziert, nur in Ausnahmefällen um mehr als 20%.

Liegt die typische Kombination der Befunde bei der Untersuchung der Motorik sowie der rasche klinische Verlauf vor, so wird es selten zu differentialdiagnostischen Schwierigkeiten kommen. Überwiegen die Zeichen der Schädigung des 2. Motoneurons, so muß differentialdiagnostisch auch an das Vorliegen von motorischen Varianten eines chronischen Guillain-Barré-Syndroms („chronic inflammatory demyelinating polyneuroradiculopathy", CIDP) gedacht werden. Die Abgrenzung gelingt in der Regel durch die Messung der Nervenleitgeschwindigkeiten, die bei dieser Erkrankung häufig deutlich erniedrigt sind und eine Bestimmung des Liquoreiweißes, das bei der CIDP in der Regel deutlich erhöht ist. Darüber hinaus finden sich bei der Untersuchung der Nervenleitgeschwindigkeiten Leitungsblöcke, die als Hinweis auf einen demyelinisierenden Prozeß zu werten sind. Die Differentialdiagnose ist wichtig, da die CIDP kortikoidsensitiv ist und ihre rein motorischen Varianten (motorische Neuropathie mit multiplem Leitungsblock) in der Regel überzeugend auf Gammaglobulin ansprechen. Nicht selten bereitet auch die differentialdiagnostische Abgrenzung gegenüber zervikalen und lumbalen Bandscheibenerkrankungen Mühe. Dies insbesondere dann, wenn keine Gelegenheit besteht, den Verlauf der Erkrankung zufriedenstellend zu beurteilen. Dieser, und nicht das Nebeneinander von zentralen und peripheren Paresen, unterscheidet beide Erkrankungen überzeugend. Leider kommt es häufiger bei ALS-Patienten zu unnötigen Bandscheibenoperationen. Seltene Differentialdiagnosen sind die spinobulbäre Muskelatrophie vom Typ Kennedy, die mit Hilfe des Nachweises der typischen Mutation im Androgenrezeptorgen durchgeführt wird. Seltener wird auch die Abgrenzung einer Polymyositis oder Einschlußkörperchenmyositis Probleme bereiten. Hier hilft das häufig proximale und beugebetonte Paresenmuster dieser Erkrankung, die erhöhte Kreatinkinase und die Blutkörperchensenkungsgeschwindigkeit weiter. In Zweifelsfällen muß eine Muskelbiopsie durchgeführt werden.

Ätiologie und Pathogenese

Etwa 5–10% aller Patienten mit ALS weisen eine positive Familienanamnese auf, wobei der Erbgang in der Regel autosomal-dominant ist. Die wesentlichen Erkenntnisse zur Ätiologie und Pathogenese der ALS fußen auf Erkenntnissen, die bei dieser autosomal-dominant vererbten Variante der ALS (familiäre ALS, fALS) gewonnen wurden. Im Jahre 1993 konnte gezeigt werden, daß etwa 10% der Patienten mit fALS Punktmutationen im Gen der Cu/Zn-Superoxiddismutase aufweisen (Rosen et al. 1993); die Entwicklung einer transgenen Maus im Jahre 1994 hat dann erste Anstöße für Vorstellungen zur Pathogenese ergeben (Guerney et al. 1994). Die folgenden Hypothesen zur Erklärung der selektiven Vulnerabilität von Motoneuronen bei dieser Erkrankungsgruppe sind heute führend:

1. Zytotoxische freie Radikale vom Typ der Peroxinitrite führen zu einer Schädigung zellulärer Eißweiße, möglicherweise auch Nukleinsäuren, und damit zum Zelltod.
2. Der primäre Schädigungsort in den Motoneuronen liegt im Bereich der Mitochondrien; ein chronisches zelluläres Energiedefizit führt zu einer erhöhten Empfindlichkeit gegenüber potentiell neurotoxischen exzitatorischen Aminosäuren und damit zum nekrotischen Zelltod. Diese These wird durch Neuroprotektionsstudien beim Tier und beim Menschen untermauert, die zeigen, daß Substanzen, die die Toxizität exzitatorischer Aminosäuren vermindern, das Leben verlängern.
3. Neuere Neuroprotektionsstudien beim Tier zeigen aber auch, daß apoptotische Mechanismen des Zelltods eine Rolle spielen: so schützen Hemmer des Interleukin-Converting-Enzyms (ICE) (Friedlander et al. 1997) und eine vermehrte Expression von Bcl2-Genen die Zellen vor dem Untergang (Kostic et al. 1997).

Es bleibt zu hoffen, daß die auf der genetischen Ebene gewonnenen Erkenntnisse ausbaubar werden und v. a. auf die sporadische Form der ALS übertragen werden können, so daß in den zukünftigen Jahren neuroprotektive Strategien entwickelt werden können.

**Molekularbiologische Befunde
bei der familiären amyotrophen Lateralsklerose (fALS)**

Im Jahr 1991 wurde das Ergebnis einer genetischen Kopplungsanalyse ein Gen für die familiäre ALS auf Chromosom 21 lokalisiert. Bereits in der 1. Kopplungsanalyse bestanden Hinweise auf eine Locusheterogenität der fALS (Siddique et al. 1991). Im folgenden konnten Mutationen des auf Chromosom 21q22.1 lokalisierten Kandidatengens der Cu/Zn-Superoxiddismutase (SOD1) mit der autosomal-dominant vererbten Form der amyotrophen Lateralsklerose assoziiert werden (Rosen et al. 1993). Die SOD1 wird durch 5 Exons kodiert, die 11 kb genomischer DNA umspannen (Levanon et al. 1985). Es handelt sich um ein Polypeptid von 153 Aminosäuren. Seit 1993 sind mehr als 43 Punktmutationen, die 31 Aminosäurepositionen betreffen, sowie eine Austauschmutation von 2 Basenpaaren in Kodon 6 und eine Deletion im Kodon 126 beschrieben. Die höchste Frequenz der Punktmutationen besteht in Exon 4, Mutationen in Exon 2 sind bisher nicht publiziert worden (Radunovic u. Leigh 1996). Grundsätzlich sind 4 Kategorien der SOD1-Mutationen hinsichtlich ihrer möglichen funktionellen Relevanz zu unterscheiden:

1. Mutationen, die zu einer reduzierten Expression des Proteins führen. Die Deletion von 2 Basenpaaren im Kodon 126 (Pramatorova et al. 1993) sowie eine Punktmutation im Intron 4 (Sapp et al. 1995) führen zu einem vorzeitigen Abbruch der Translation.

2. Mutationen im katalytischen Zentrum des Enzyms. Das katalytische Zentrum wird durch die Aminosäurepositionen 121–144 und durch die Positionen 49–84 gebildet. Sechs bekannte Mutationen betreffen das katalytische Zentrum des Enzyms, namentlich Asp125His und Asn139Lys, Ser134Asn, Leu144Ser, Leu144 Phe sowie Leu84Val.

3. Mutationen der Kupferbindungsstelle. Das für die Dismutaseaktivität essentielle Kupferatom wird durch 4 Histidinreste stabilisiert (His46, His48, His63 und His120). Mutationen sind für die Positionen His46 und His48, jedoch nicht für His63 und His120 beschrieben worden.

4. Mutationen mit Auswirkungen auf die SOD1-Struktur. Die Mehrheit der SOD1-Mutationen scheint die Struktur des Enzyms zu veränders. So betrifft die Mutation Leu48 die Zinkbindungsstelle des Proteins, während His48 und Ser134 eine entscheidende Rolle für die Tertiärstruktur des Proteins spielen. Weitere Mutationen (Val7, Ile112, Ile113, Arg115, Val148 und Ile149) betreffen die Dimerisation durch Interaktion mehrerer Untereinheiten (Radunovic u. Leigh 1996).

Epidemiologie der SOD1-Mutationen

Derzeit sind mehr als 120 fALS-Familien mit Mutationen des SOD1-Gens identifiziert worden. Die häufigste Mutation führt zum Aminosäureaustausch Ala4Val, die bei 35 Familien identifiziert wurde. Obwohl die Ala4Val-Mutation die höchste Frequenz aufweist, wurde sie bisher ausschließlich in nordamerikanischen fALS-Familien gefunden (Rosen et al. 1994). Die Asp90Ala-Mutation ist die derzeit einzig bekannte homozygote Mutation, die mit der familiären Form der ALS assoziiert ist. Diese Mutation wurde bei 5 fALS-Familien in Finnland und Nordschweden festgestellt. Von 37 bekannten homozygoten Mutationsträgern sind 30 Individuen an der fALS erkrankt (Andersen et al. 1995). Interessanterweise wurde von belgischen fALS-Familien berichtet, bei denen eine heterozygote Asp90Ala-Mutation zur fALS geführt hat.

Bei insgesamt 17 ALS-Patienten, die keine offensichtliche Familienanamnese aufweisen und als sporadische ALS-Patienten klassifiziert wurden, wurden SOD1-Mutationen an 5 Aminosäurepositionen gefunden. Als Ursache werden das Vorliegen einer familiären ALS mit geringer Penetranz sowie eine inkomplette Familienanamnese diskutiert (Jones et al. 1994; Andersen et al. 1995; Deng et al. 1995). Mutationen im SOD-Gen 1 sind in der Normalpopulation, aber auch bei Patienten mit sporadischer ALS, wiederholt ausgeschlossen worden (Esteban et al. 1994; Pramatorova et al. 1995).

Hypothesen zur Pathogenese der SOD1-Mutationen

Die Cu/Zn-Superoxiddismutase ist ein Homodimer, so daß heterozygote Mutationen zu einem erwarteten Verlust von 50% der Enzymaktivität führen. Die SOD1-Aktivität der individuellen SOD1-Mutanten veriiert zwischen 25 und 80% der Wildtypaktivität (Bowling et al. 1993; Rosen et al. 1994; Bowling et al. 1995). Bei spezifischen Mutationen ist ein negativ-dominanter Effekt auf die Aktivität und Halbwertzeit der SOD1 beschrieben worden (Brown 1995). Dabei kann die spezifische Aktivität des Enzyms vollständig erhalten sein (Borchelt et al. 1994). Die transgene Überexpression der Gly37Arg-Mutation führt im murinen Tiermodell zu einer Erkrankung, die durch einen Untergang des 2. motorischen Neurons gekennzeichnet ist. Die Expression des humanen Wildtyps führt dagegen nicht zur Erkrankung (Wong et al. 1995). Hinsichtlich des Pathomechanismus des motorischen Neuronuntergangs wird die Präzipitation der veränderten SOD1-Proteine in Form toxischer zytoplasmatischer Aggregate diskutiert. Mögliche Ursachen der Präzipitation sind Änderungen der Proteinkonformation und -halbwertzeit, die Nitrierung von Tyrosinresten durch Peroxinitrite sowie die inadäquate Maskierung des Kupferions mit konsekutiver Kupfertoxizität (Brown 1995). Darüber hinausgehend verfügen bestimmte Mutanten über eine erhöhte Peroxidaseaktivität, so daß eine verstärkte Produktion von Hydroxylradikalen angenommen werden muß (Wiedau-Pazos et al. 1996). Die pathogenetische Wirkung der mutierten SOD1 durch eine möglicherweise neu erworbene Funktion („gain of function") ist noch unvollständig aufgeklärt (Wong et al., 1995). Die pathologisch-anatomischen Untersuchungen der transgenen Gly37Ala-SOD1-Maus zeigen, daß die frühen Phasen der motorischen Degeneration die morphologischen Charakteristika eines hypoxischen Zellschadens aufweisen: so findet sich in charakteristischer Weise eine Vakuolisierung des Neuropils, aber auch des Zellsomas und der Axone, wobei die Mitochondrien besonders betroffen sind (Wong et al. 1995).

Genotyp-Phänotyp-Beziehung

Bis zum gegenwärtigen Zeitpunkt liegen nur unvollständige Daten zur Genotyp-Phänotyp-Beziehung der SOD1-Mutationen vor. Erste Untersuchungen zielen auf eine Korrelation zwischen Dismutaseaktivität und Erkrankungsalter sowie Symptomverlauf (Orrell et al. 1995; Bowling et al. 1995; Cleveland et al. 1995). Eine Beziehung zwischen Symptomprogredienz und Verlust der enzymatischen Aktivität läßt sich gegenwärtig nicht nachweisen.

Bestimmte SOD1-Mutationen wurden mit einem rasch-progredienten Verlauf der ALS in Verbindung gebracht (Nakano et al. 1994; Aoki et al. 1995; Enayat et al. 1995). Die gleichen SOD1-Mutationen können in verschiedenen fALS-Familien mit einem variablen Verlauf einhergehen. So ist für die Ile113Thr eine große Variabilität der Krankheitsdauer zwischen 3 und 20 Jahren beschrieben worden (Orrell et al. 1995). Drei weitere SOD1-Mutationen zeigen eine starke Variabilität der klinischen Symptomatik (Gly93Arg, Asn86Ser, Glu100Gly). Andere SOD1-Mutationen sind mit einer langsam-progredienten Verlaufsform der ALS verknüpft. Die Mehrzahl dieser Patienten erkrankt vor dem 45. Lebensjahr mit einem Krankheitsverlauf von mehr als 8 Jahren (Sapp et al. 1995; Enayat et al. 1995; Suthers et al. 1994; Aoki et al. 1994; Cleveland et al. 1995). Zum gegenwärtigen Zeitpunkt ist keine enge Korrelation zwischen Mutationen in hochkonservierten Regionen des SOD1-Gens und dem Phänotyp nachweisbar. So sind einige Mutationen in hochkonservierten Bereichen des SOD1-Gens mit einer raschen Progredienz assoziiert (Gly37Arg, His48Glu, Leu84Val, Ser134Asn), während andere Mutationen zu einem langsam-progredienten Krankheitsverlauf führen (Gly37Arg, His46Arg, Gly39Asp). Gleichzeitig sind Mutationen in gering konservierten Bereichen des SOD1-Gens beschrieben, die mit rasch-progredienten Verlaufsformen der ALS assoziiert sind (Radunovic u. Leigh 1996).

Autosomal-rezessive Form der ALS

In Nordafrika ist eine autosomal-rezessive Form der ALS bekannt, die vor dem 25. Lebensjahr auftritt und sich v.a. durch die Symmetrie der klinischen Zeichen und den benignen Verlauf von anderen Formen der fALS unterscheidet. Es handelt sich also um eine Erkrankung, die auch gewisse Ähnlichkeit zu den hereditären spastischen Paraparesen (spastische Spinalparalysen), die mit distal-symmetrischen Muskelatrophien vergesellschaftet sind, aufweist. Eine Kopplungsanalyse konnte zeigen, daß das verantwortliche Gen auf dem Chromosom 2 liegt. Die klinische Differenz zwischen dieser Erkrankung und der sALS (sporadische ALS) läßt die Frage nach der Bedeutung dieses Befundes für die Pathogenese der letzteren Erkrankung jedoch derzeit offen erscheinen (Hentati et al. 1994).

Zusammenfassung

Mit der Entdeckung der Mutation im Gen der zytosolischen Form der Cu/Zn-Superoxiddismutase bei Patienten mit familiärer Form der ALS ist ein Durchbruch gelungen, der erstmals Hinweise auf die Ätiologie und Pathogenese sowohl der familiären als auch der sporadischen Form der Erkrankung gibt. Allerdings bleiben Fragen offen; im wesentlichen sind dies die Frage nach der Ursache der Erkrankung bei den anderen 99% der Patienten, die an einer amyotrophen Lateralsklerose leiden, und die Frage nach der Pathogenese der Erkrankung. Es bleibt zu hoffen, daß insbesondere mit Hilfe des transgenen SOD1-Tiermodells weitere Fortschritte zu erzielen sind.

Literatur

Andersen PM, Nilsson P, Ala-Hurula V et al. (1995) Amyotrophic lateral sclerosis associated with homozygosity for an Asp90Ala mutation in CuZn-superoxide dismutase. Nat Genet 10:61–66

Aoki M, Ogasawara M, Matsuhara Y, Narisawa K, Nakamura S, Itoyama Y, Abe K (1994) Familial amyotrophic lateral sclerosis (ALS) in Japan associated with H46R mutation in Cu/Zn superoxide dismutase gene: a possible new subtype of familial ALS. J Neurol Sci 126:77–83

Aloki M, Abe K, Houi K et al. (1995) Variance of age at onset in a Japanese family with amyotrophic lateral sclerosis associated with a novel Cu/Zn superoxide dismutase mutation. Ann Neurol 37:676–679

Borchelt DR, Lee MK, Slunt HS et al. (1994) Superoxide dismutase 1 with mutations linked in familial amyotrophic lateral sclerosis possesses significant activity. Proc Natl Acad Sci USA 91:8292–8296

Bowling AC, Schulz JB, Brown RH, Beal MF (1993) Superoxide dismutase activity, oxidative damage and mitochondrial energy metabolism in familial and sporadic amyotrophic lateral sclerosis. J Neurochem 61:2322–2325

Bowling AC, Barkowski EF, McKenna-Yasek D, Sapp P, Horvitz HR, Beal MF, Brown RH (1995) Superoxide dismutase concentration and activity in familial amyotrophic lateral sclerosis. J Neurochem 64:2366–2369

Brown RH (1995) Amyotrophic lateral sclerosis: recent insights from genetics and transgenic mice. Cell 80:687–692

Cleveland D, Laing N, Hurse PV, Brown RH (1995) Toxic mutant in Charcot's sclerosis. Nature 378:342–343

Deng HX, Tainer JA, Mitsumoto H et al. (1995) Two novel SOD1 mutations in patients with familial amyotrophic lateral sclerosis. Hum Mol Genet 4:1113–1116

Enayat ZE, Orrell RW, Claus A et al. (1995) Two novel mutations in the gene for copper zinc superoxide dismutase in UK families with amyotrophic lateral sclerosis. Hum Mol Genet 4:1239–1240

Esteban J, Rosen DR, Bowling AC et al. (1994) Identification of two mutations and a new polymorphism in the gene for Cu/Zn superoxide dismutase in patients with amyotrophic lateral sclerosis. Hum Mol Genet 3:997–998

Friedlander RM, Brown RH, Gagliardini V, Wang J, Yuan J (1997) Inhibition of ICE slows ALS in mice. Nature 388:31

Guerney ME, Pu H, Chiu AY et al. (1994) Motor neuron degeneration in mice that express a human Cu/Zn superoxide dismutase mutation. Science 264:1772–1775

Hentati A, Bejaoui K, Pericak-Vance MA et al. (1994) Linkage of recessive familial amyotrophic lateral sclerosis to chromosome 2q33-q35. Nat Genet 7:425–428

Jones CT, Swingler RJ, Brock DJH (1994) Identification of a novel SOD1 mutation in an apparently sporadic amyotrophic lateral sclerosis patient and the detection of Ile113Thr in three others. Hum Mol Genet 3:649–650

Kostic V, Jackson-Lewis V, Bilbao F de, Dubois-Dauphin M, Przedborski S (1997) Bcl-2: Prolonging life in transgenic mouse model of amyotrophic lateral sclerosis. Science 277:559–562

Levanon D, Lieman-Hurwitz J, Dafni N et al. (1985) Architecture and anatomy of the chromosomal locus in human chromosome 21 encoding the Cu/Zn superoxide dismutase. EMBO J 7:77–84

Li TM, Albermann E, Swash M (1988) Comparison of sporadic and familial disease amongst 580 cases of motor neurone disease. J Neurol Neurosurg Psychiatry 51:778–784

McKusick VA (1990) Mendelian inheritance in man. Johns Hopkins Univ Press, Baltimore

Nakano R, Sato S, Inuzuka T et al. (1994) A novel mutation in Cu/Zn superoxide dismutase gene in Japanese familial amyotrophic lateral sclerosis. Biochem Biophys Res Commun 200:695–703

Orrell RW, King AW, Hilton DA, Campbell MJ, Lane RJM, Belleroche JS de (1995) Familial amyotrophic lateral sclerosis with a point mutation of SOD-1: intrafamilial heterogenity of disease duration associated with neurofibrillary tangles. J Neurol Neurosurg Psychiatry 59:266–270

Pramatorova A, Goto J, Nanba E et al. (1994) A two basepair deletion in the SOD1 gene causes familial amyotrophic lateral sclerosis. Hum Mol Genet 3:2061–2062

Pramatorova A, Filewicz DA, Krizus A et al. (1995) Identification of new mutations in the Cu/Zn superoxide dismutase gene of patients with familial amyotrophic lateral sclerosis. Am J Hum Genet 56:592–596

Radunovic A, Leigh PN (1996) Cu/Zn superoxide dismutase gene mutations in amyotrophic lateral sclerosis: correlation between genotype and clinical features. J Neurol Neurosurg Psychiatry 61:565–572

Rosen DR, Siddique T, Pattersson D et al. (1993) Mutations in Cu/Zn superoxide dismutase gene are associated with familial amyotrophic lateral sclerosis. Nature 362:59–62

Rosen DR, Bowling AC, Patterson D et al. (1994) A frequent Ala 4 to Val superoxide dismutase-1 mutation is associated with a rapidly progressive familial amyotrophic lateral sclerosis. Hum Mol Genet 3:981–987

Rouleau GA, Clark AW, Rooke K et al. (1996) SOD1 mutation is associated with accumulation of neurofilaments in amyotrophic lateral sclerosis. Ann Neurol 39:128–131

Sapp PC, Rosen DR, Hosler BA et al. (1995) Identification of three novel mutations in the gene for Cu/Zn superoxide dismutase in patients with familial amyotrophic lateral sclerosis. Neuromuscul Disord 5:353–357

Siddique TS, Figlewicz DA, Pericak-Vance MA et al. (1991) Linkage of a gene causing familial amyotrophic lateral sclerosis to chromosome 21 and evidence of genetic-locus heterogeneity. N Engl J Med 324:1381–1384

Suthers G, Laing N, Wilton S, Dorosz S, Waddy H (1994) „Sporadic" motoneuron disease due to familial SOD1 mutation with low penetrance. Lancet 344:1773

Wiedau-Pazos M, Goto JJ, Rabizadeh S et al. (1996) Altered reactivity of superoxide dismutase in familial amyotrophic lateral sclerosis. Science 271:515–518

Wong PC, Pardo CA, Borchelt DR et al. (1995) An adverse property of a familial ALS-linked SOD1 mutation causes motor neuron disease characterized by vacuolar degeneration of mitochondria. Neuron 14:1105–1116

9.2 Spastische Spinalparalyse

T. Meyer und A.C. Ludolph

Klinisches Bild und Differentialdiagnose der spastischen Spinalparalyse (HSP)

Spastische Spinalparalysen können hereditär oder sporadisch auftreten. Das klinische Syndrom ist erstmals im Jahre 1880 von Strümpell beschrieben worden. Harding unterschied reine („pure") und komplizierte („complicated") Varianten der Erkrankung (Harding 1983); diese Begriffe beziehen sich auf das Auftreten oder das Fehlen akzessorischer Symptome. Neuropathologisch findet sich eine distale Degeneration des kortikospinalen Traktes sowie Degeneration der distalen zervikalen Anteile des Tractus gracilis. Seltener wird über eine Reduktion der Anzahl der Betz-Zellen im motorischen Kortex und eine Affektion der spinozerebellären Trakte berichtet. Das klinische Äquivalent dieser Veränderungen besteht aus einer charakteristischen spastischen Paraparese mit Achillessehnen- und Patellarsehnenkloni, gelegentlich auch spontan positivem Babinski-Zeichen, gekreuztem Adduktorenreflex und einer Gangstörung. Der erhöhte Tonus der Gastrocnemii führt zu einem charakteristischen Zehenspitzengang: bei einwärts gedrehten Knien werden die Fußspitzen zirkumduziert. Die Erkrankung kann in unterschiedlichem Lebensalter beginnen; einige Kinder sind nicht in der Lage laufen zu lernen, bei anderen beginnt die Erkrankung im Adoleszentenalter mit einer gewissen Ungeschicklichkeit beim Sport, wieder andere entwickeln die Gangstörung erst im höheren Lebensalter, jenseits des 60. Lebensjahres. Je nach Beginn der Erkrankung ist der Patient im Laufe seines Lebens dann auf die Hilfe eines Rollstuhls angewiesen; die Lebenserwartung ist in der Regel nicht reduziert. Bei schwerer betroffenen Patienten kommt es auch zum Auftreten einer Spastik der oberen Extremitäten mit gesteigerten Muskeleigenreflexen, positivem Knips- und Trömner-Reflex sowie einem positiven Hoffmann-Zeichen. Noch seltener sind eine Reduktion der Feinmotorik oder sogar Zeichen der Pseudobulbärparalyse mit gesteigertem Masseterreflex. Da der Tractus gracilis betroffen ist, findet man klinisch auch eine Störung der Tiefensensibilität, spezifisch des Vibrationsempfindens. Bei vielen Patienten kommt zur Kernsymptomatik im Laufe der Erkrankung auch ein imperativer Harndrang hinzu, der nicht selten zu differentialdiagnostischen Überlegungen Anlaß gibt, aber nur in Ausnahmefällen zur Inkontinenz führt. Sowohl der Beginn der Erkrankung als auch das Auftreten akzessorische Symptome kann in einzelnen Familien variieren. Die „komplizierten Formen der HSP" weisen akzessorische Symptome auf. Nicht selten ist eine Mitbeteiligung der Vorderhornzellen, wobei die Amyotrophie häufiger an den Beinen als an den Armen auftritt. Zu den akzessorischen Symptomen zählen eine Neuropathie des N. opticus, eine Retinopathie, extrapyramidale Syndrome, gelegentlich auch mentale Retardierung und Demenz. Sehr selten sind Hörstörungen und Temporallappenanfälle beschrieben worden. Auch Störungen, die über die Beteiligung des Nervensystems hinausgehen, können mit zum Krankheitsbild gehören; dazu zählen v. a. Reizleitungsstörungen, Erhöhung des Augeninnendrucks, hämatologische Auffälligkeiten sowie Haut- und Skelettveränderungen. Insgesamt stützt sich die Diagnose jedoch auf die Präsenz der Kernsymptomatik, der hochgradig charakteristischen spastischen Paraparese, die bis hin zur Plegie gehen kann. Eine positive Familienanamnese unterstützt die Diagnose.

Insbesondere bei sporadisch auftretenden Erkrankungen wird die Diagnose spastische Spinalparalyse jedoch weiterhin in erster Linie eine Ausschlußdiagnose sein. Die wichtigste Differentialdiagnose ist die infantile Zerebralparese, die als Folge einer perinatalen Hypoxie auftritt. Seltener werden eine Kompression des Rückenmarks durch Raumforderungen, eine Syringomyelie oder eine Enzephalomyelitis disseminata differentialdiagnostisch beachtet werden müssen. Seltene, außerhalb Europas auftretende Formen spastischer Paraparesen sind der menschliche Neurolathyrismus, der Neurocassavaismus und die HTLV-I-assoziierte spastische Paraparese.

Ein besonderes Augenmerk muß immer dann auf die Abgrenzung bekannter metabolischer Erkrankungen gelegt werden, wenn eine positive Familienanamnese, ein rezessiver oder X-chromosomaler Erbgang vorliegt. Die DOPA-empfindliche Dystonie (Segawa-Syndrom) kann in ihrem Initialstadium einer spastischen Spinalparalyse ähneln; sie reagiert rasch therapeutisch auf kleine Mengen L-Dopa. Bei X-chromosomalem Erbgang ist auch an eine Adrenoleukodystrophie, insbesondere an ihre spinale Form, die Adrenomyeloneuropathie zu denken. Der Nachweis erhöhter Spiegel langkettiger Fettsäuren im Plasma ist diagnostisch. Wird das Kernsyndrom einer spastischen Paraparese durch eine mentale Retardierung, eine dementielle Entwicklung oder eine Ataxie kompliziert, ist an weitere metabolische Defekte zu denken (Moser et al. 1991).

Tabelle 9.1. X-chromosomal-rezessive HSP

Klinischer Verlauf	Nomenklatur (MIM[a])	Genlocus	Genprodukt	Phenotyp	Referenzen
Kompliziert	SPG1	Xq28	L1 CAM	HSP	Kenwick et al. 1986
					Jouet et al. 1994
				MASA	Jouet et al. 1994, 1995
				Hydro-zephalus	Jouet et al. 1994, 1995
	SPG2	Xq21	–	HSP	Bonneau et al. 1993
				PMD	Ellis u. Malcom 1994
		Xq21-q22	PLP	HSP	Saugier-Veber 1994
		Xq21.3-q24	PLP, DM20	HSP	Kobayashi et al. 1994
Unkompliziert	SPG2	Xq21.3-q22.1	–	HSP	Keppen et al. 1987
			PLP, DM20	HSP	Cambi et al. 1996

[a] Mendelian Inheritance in Man (McKusick 1990).

Molekularbiologische Befunde (Tabelle 9.1)

X-chromosomale HSP

Die 1. Kopplungsanalyse der X-chromosomalen HSP wurde in einer Familie mit der komplizierten Verlaufsform durchgeführt (SPG1) (Kenwick et al. 1986). Der Phänotyp in der untersuchten Familie war durch eine spastische Paraparese gekennzeichnet, die von einer mentalen Retardierung sowie einer Parese des M. extensor pollicis longus begleitet war (MASA-Syndrom: mental retardation, aphasia, spastic paraplegia, adductes thumbs). Die verantwortliche Genregion wurde auf Xq28 lokalisiert (Jouet et al. 1994). In einer anderen Familie wurde über das gemeinsame Auftreten von 3 Syndromen, namentlich der komplizierten Form der HSP, der MASA sowie der X-chromosomal vererbten Form des Hydrozephalus, berichtet (Fryns et al. 1991). Vor diesem Hintergrund wurde diskutiert, daß MASA, der X-chromosomale Hydrozephalus sowie die komplizierte Form der HSP mit einem gemeinsamen Genort in Verbindung gebracht werden. So konnten Jouet et al. (1994) zeigen, daß HSP (SPG1), das MASA-Syndrom und der X-chromosomale Hydrozephalus durch verschiedene Mutationen des L1CAM-Gens (neural cell adhesion molecule) verursacht werden. Das L1CAM-Protein ist der Immunglobulinfamilie der Zelladhäsionsmoleküle zuzuordnen. Es handelt sich um ein Glykoprotein, das als Oberflächenprotein von Axonen exprimiert wird. Diesem Protein wird eine bedeutende Rolle in der neuronalen Migration zugesprochen. In der primär beschriebenen SPG1-Familie wurde eine Deletion von 2 Basenpaaren in Exon 26 des L1CAM-Gens detektiert, die zu einer Verschiebung des offenen Leserahmens sowie zu einem vorzeitigen Stopkodon führte (Jouet et al. 1994). Die Genotypbeziehungen der L1CAM-Mutationen scheinen komplex zu sein. So liegt ein Bericht vor, daß eine identische L1CAM-Mutation zur Herausbildung des MASA-Syndroms, in anderen Individuen zum X-chromosomalen Hydrozephalus führt (Jouet et al. 1995). Eine weitere Familie mit einer komplizierten Form der HSP zeigt eine Kopplung zu einem Marker auf Xq13-q21.1 (Goldblatt et al. 1989), während bei einer anderen Familie Kopplung zu Xq21 besteht (Bonneau et al. 1993).

Unkomplizierte Form der X-chromosomalen HSP (*s. Tabelle 9.1*). Kopplungsanalysen in einer Familie mit unkomplizierter X-chromosomaler HSP führten zur Identifizierung eines Genlocus auf Chromosom Xq21-q22 (SPG2). Der SPG2-Locus stimmt mit der Genlokalisation des Proteolipidproteins (PLP) überein. Das PLP-Protein ist ein phylogenetisch hochkonserviertes Protein, das eine 100%ige Homologie zwischen Maus, Ratte und Mensch aufweist. PLP sowie eine durch alternatives Splicing entstehende Isoform DM20 sind mebranständige Proteine. PLP wird eine wichtige Rolle im Prozeß der Myelinisierung zugesprochen. DM20 ist ein alternatives Splicingprodukt, das um 37 Aminosäuren gekürzt ist und von entscheidender Bedeutung für das Überleben von Oligodendrozyten ist (Schneider et al. 1992). In einer Familie mit unkomplizierter X-chromosomaler HSP konnte eine Punktmutation im Exon 3B des PLP-Gens detektiert werden. Diese Mutation führt zu einer Veränderung des PLP-Proteins, während das alternative Splicingprodukt DM20 unverändert bleibt. Weitere Untersuchungen führten zu der Beobachtung, daß der gleiche Genort mit einer seltenen X-chromosomal vererbten demyelinisierenden Erkrankung des ZNS, dem M. Pelizaeus-Merzbacher, in Verbindung gebracht werden kann. Dabei entsteht die Erkrankung durch Funktionsverlust beider Isoformen des PLP-Gens (PLP und DM20), während die spastische Paraparese auf alleinige Veränderungen der PLP-Isoform zurückgeführt wurde. Der M. Pelizaeus-Merzbacher ist eine demyelinisierende Erkrankung, die durch einen frühen Krankheitsbeginn mit Nystagmus, Atrophie des N. opticus, mentaler Retardierung, Ataxie und progressiver Paraparese gekennzeichnet ist. Die Erkrankung ist mit verschiedenen genetischen Veränderungen des PLP-Gens assoziiert worden (Aubourg 1993). Die Befunde unterschiedlicher Mutationen für M. Pelizaeus-Merzbacher sowie die X-chromosomale HSP brachten zunächst den M. Pelizaeus-Merzbacher mit der Oligodendrozytendifferenzierung und die HSP mit der Myelinsynthese in Verbindung. Neuere Untersuchungen stellen diese Befunde in Frage, da HSP-Familien beschrieben werden, die PLP-Mutationen mit Veränderungen beider Isoformen (PLP und DM20) aufweisen (Kobayashi et al. 1996a; Cambi et al. 1996). Es wurde zunächst vermutet, daß SPG1 für die komplizierte Verlaufsform und SPG2 für die unkomplizierte Form der X-chromosomal vererbten HSP verantwortlich zu machen ist. Im folgenden wurde bei einer Familie mit komplizierter HSP eine Kopplung zu einem Locus auf Xq21 hergestellt. Diese Befunde lassen vermuten, daß komplizierte und unkomplizierte X-chromosomal-rezessive Verlaufsformen der HSP vorliegen, die als allelische Varianten des SPG2-Locus aufzufassen sind. Alternativ wird eine räumliche Nähe von 2 Genloci für die komplizierte und die unkomplizierte X-chromosomal-rezessive HSP diskutiert (Bonneau et al. 1993).

Autosomal-rezessive HSP (Tabelle 9.2)

In einer Kopplungsanalyse von 5 autosomal-rezessiven HSP-Familien aus Tunesien konnte eine Kopplung zu einem Locus auf Chromosom 8 hergestellt werden (Hentati et al. 1994a). Der Krankheitsbeginn in den untersuchten Familien variierte zwischen dem 1. Lebensjahr und dem frühen Erwachsenenalter. Die klinische Symptomatik war durch Paraspastik und Hyperreflexie gekennzeichnet. Darüber hinausgehend bestand eine verminderte Pallästhesie sowie eine Harnblasenfunktionsstörung. Zusätzliche neurologische Symptome im Sinne einer komplizierten Form der HSP waren nicht nachweisbar. Bei 4 Familien konnte eine genetische Kopplung zur perizentrischen

Tabelle 9.2. Autosomal vererbte HSP

Vererbungs-modus	Nomen-klatur (MIM[a])	Genlocus	Anzahl der Familien mit nachge-wiesener Kopplung	Anzahl der Familien mit Aus-schluß der bekannten Genloci	Antizipation (Anzahl der Familien)	Referenzen
Autosomal-dominant	SPG3	14q21-23	1	2	K.A.	Hazan et al. 1993
			1	2	+ (n = 2)	Gispert et al. 1995
	SPG4	2p21-p24	6	2	+ (n = 1)	Hazan et al. 1994
			4		K.A.	Hentati et al. 1994b
	SPG6	15q11.1	1		K.A.	Fink et al. 1995
Autosomal-rezessiv	SPG5A	8q11-q13	4	1	K.A.	Hentati et al. 1994a

[a] Mendelian Inheritance in Man (Mc Kusick 1990); *K.A.* keine Angaben.

Region des Chromosom 8 hergestellt werden. Für die 5. untersuchte Familie konnte eine Kopplung zu den entsprechenden Markern ausgeschlossen werden. Dieser Befund ist als 1. Hinweis für eine Heterogenität der autosomal-rezessiven Form der HSP zu werten (Hentati et al. 1994a).

Autosomal-dominante HSP (AD-HSP) (Tabelle 9.2)

Die 1. erfolgreiche genetische Kopplungsanalyse der autosomal-dominanten HSP wurde durch eine französische Arbeitsgruppe im Jahre 1993 durchgeführt. Dabei wurde in einer großen französischen Familie eine enge Kopplung zu Markern auf Chromosom 14q gezeigt (SPG3) (Hazan et al. 1993). In 2 weiteren Familien konnte eine Kopplung zu den entsprechenden Markern auf Chromosom 14q ausgeschlossen werden, so daß Hinweise für eine Heterogenität der autosomal-dominanten Form der HSP vorlagen. Weitere Studien konnten die genetische Heterogenität der AD-HSP bestätigen und zeigen, daß die Mehrheit der AD-HSP-Familien mit anderen Genloci in Verbindung zu bringen sind (Hazan et al. 1993; Gispert et al. 1995). Ein 2. Locus der AD-HSP wurde im Jahr 1994 auf Chromosom 2p21-p24 identifiziert (SPG4) (Hazan et al. 1994). Untersucht wurden 8 AD-HSP-Familien, von denen 6 eine Kopplung zum SPG4-Locus aufweisen. Für 2 Familien wurde eine genetische Kopplung zum SPG3- und SPG4-Locus ausgeschlossen, so daß ein weiterer Locus der AD-HSP angenommen werden mußte (Hazan et al. 1994). Für den SPG4-Locus ist derzeit kein offensichtliches Kandidatengen identifiziert worden. Dennoch weist dieser Genlocus die höchste Prävalenz bei den bisher untersuchten AD-HSP-Familien auf. So wurden bisher etwa 40% der untersuchten AD-HSP-Familien mit dem SPG4-Locus in Verbindung gebracht. In einer großen nordamerikanischen Familie konnte ein 3. Genlocus der

AD-HSP auf Chromosom 15q11.1 lokalisiert werden (SPG6) (Fink et al. 1995). In dieser Region sind die Gene der α5- und β3-Untereinheit des GABA$_A$-Rezeptors lokalisiert. GABA-Rezeptoren sind als wichtige Mediatoren der inhibitorischen Neurotransmission anzusehen. So wurden die genannten Untereinheiten des GABA$_A$-Rezeptors als Kandidatengene der AD-HSP untersucht und als ursächliches Gen der SPG6-assoziierten HSP ausgeschlossen (Fink u. Heimann-Patterson 1996). Bei der unkomplizierten Form der autosomal dominanten Form der HSP sind zum gegenwärtigen Zeitpunkt 3 verschiedene Genorte verantwortlich zu machen. Durch Ausschluß der Genloci SPG3, SPG4 und SPG6 bei zahlreichen AD-HSP-Familien ist die Existenz mindestens eines 4. AD-HSP-Locus wahrscheinlich (Kobayashi et al. 1996b; Bruyn et al. 1997).

Genotyp-Phänotyp-Beziehung der autosomal-dominanten HSP

Etwa 40% der untersuchten AD-HSP-Familien weisen eine Assoziation zu SPG4 auf. Aufgrund der hohen Prävalenz dieses Genlocus sind die SPG4-Familien am besten für die Untersuchung der Genotyp-Phänotyp-Beziehung geeignet. So haben Dürr et al. (1994) 83 HSP-Patienten, die eine Kopplung zum Genlocus SPG4 aufweisen, unter diesem Aspekt untersucht. Der SPG4-Locus ist durch eine deutliche inter- und intrafamiliäre Variabilität des Erkrankungsalters sowie des Krankheitsverlaufes gekennzeichnet. So variiert das mittlere Erkrankungsalter bei 12 untersuchten SPG4-Familien zwischen dem 12. und 43. Lebensjahr. Weiterhin besteht eine interfamiliäre Variabilität des Erkrankungsbeginns zwischen dem 2. und 62. Lebensjahr. Ein Vergleich der SPG4-Phänotypen mit den Merkmalen von SPG3 und SPG5 deutet auf phänotypische Besonderheiten der genetisch unterschiedlich definierten AD-HSP-Familien (Tabelle 9.3). So wird ein vergleichsweise früher Krankheitsbeginn der SPG3-Patienten deutlich (Hazan et al. 1993). Pallhypästhesie sowie Harnblasenentleerungsstörungen werden für SPG4- und SPG5-Patienten beschrieben, sind jedoch bei SPG3-Patienten nicht nachweisbar. Eine Hohlfußsymptomatik wird bei allen SPG5-Patienten, jedoch selten bei SPG4-Patienten nachgewiesen. Insgesamt scheint der klinische Verlauf der SPG6-Patienten im Vergleich zu SPG3-Patienten schwerwiegender zu sein (Hazan et al. 1993). Für SPG4 sind beide prototypischen Verlaufsformen der AD-HSP, die adulte, progressive Form sowie die juvenile, gering-progressive Form der HSP, beschrieben. Die beträchtliche

Tabelle 9.3. Phänotyp-Genotyp-Beziehung der autosomal-dominanten HSP. (Mod. nach Dürr et al. 1996)

	SPG3 (14q)[a]	SPG4 (2p)[b]	SPG6 (15q)[c]
Krankheitsbeginn (Alter in Jahren)	6 (2–50)	29 (2–75)	22 (12–35)
Pallhypästhesie	0%	56%	K.A.
Harnblasendysfunktion	K.A.	34%	10%
Pes cavus	K.A.	12%	100%
Anzahl der Patienten	18	83	31
Anzahl der Familien	1	12	1

K.A. Keine Angaben.
[a] Hazan et al. 1993.
[b] Dürr et al. 1996.
[c] Fink et al. 1995.

Variabilität von Krankheitsbeginn und Progredienz der SPG4-Familien läßt vermuten, daß verschiedene Mutationen des Kandidatengens oder modifizierende Gene für die Ausgestaltung des Phänotyps verantwortlich sind (Fink et al. 1995).

Antizipation

Antizipation wurde in 2 Familien mit Kopplung zum SPG3-Locus (Gispert et al. 1995) sowie für 1 Familie mit Assoziation zu SPG4 (Hazan et al. 1994) beschrieben. Die Erstbeschreibung einer Antizipation für eine AD-HSP-Familie erfolgte für eine große niederländische Familie (Bruyn et al. 1997), für die im folgenden eine Kopplung zu SPG4 gezeigt werden konnte. Rhaskind et al. (1997) untersuchten 11 SPG4-Familien hinsichtlich des Vorliegens von Antizipation. Bei 34 Individuen trat der Krankheitsbeginn in der Folgegeneration zeitlich früher auf. Bei lediglich 6 Individuen ließ sich der Krankheitsbeginn zeitgleich oder später als in der vorangegangenen Generation nachweisen. Das mittlere Erkrankungsalter der Generation I betrug $41,3 \pm 18,4$ Jahre (n = 25), der Generation II $26,9 \pm 20,4$ Jahre (n = 40) (p < = 0,005) (Rhaskind et al. 1997). Zu diskutieren ist ein systematischer Fehler bei der Bestimmung des Erkrankungsbeginns durch eine verzögerte Latenz zwischen Krankheitsbeginn und Diagnosestellung in der Nachfolgegeneration. So haben Dürr et al. (1994) 12 SPG4-Familien untersucht, die einen signifikant früheren Krankheitsbeginn der Generation III im Vergleich zur Generation I oder II aufwiesen (p < 0,001). Das mittlere Erkrankungsalter der Eltern betrug 35 ± 13 Jahre, während die Folgegeneration ein mittleres Erkrankungsalter von 28 ± 15 Jahren aufwies. Es war eine direkte Korrelation zwischen Erkrankungsalter der Eltern und Antizipation nachweisbar (p < 0,001). Diese Beobachtung ist eine mögliche Quelle eines systematischen Fehlers, der auf der erhöhten Wahrscheinlichkeit der Krankheitserkennung in der Folgegeneration mit erhöhtem Lebensalter der Elterngeneration beruht. Dürr et al. (1994) diskutieren, daß die Datenlage der untersuchten SPG4-Familien zum gegenwärtigen Zeitpunkt nicht für das Vorliegen einer Antizipation spricht; sie kann jedoch nicht sicher ausgeschlossen werden. Die Einzelbefunde von Antizipation in insgesamt 3 Familien von SPG3 und SPG4 eröffnen die Möglichkeit, daß die AD-HSP eine weitere neurodegenerative Erkrankung darstellt, die durch Amplifikation von CAG-Repeats verursacht wird. Zum gegenwärtigen Zeitpunkt sind 6 chronische neurodegenerative Erkrankungen des höheren Lebensalters bekannt, die als Repeaterkrankungen anzusehen sind (M. Huntington, X-chromosomal-rezessive spinale und bulbäre Muskelatrophie, spinozerebelläre Ataxie I (SPG1), dentatorubrale pallidoluysiane Atrophie (DRPLA), Machado-Joseph-Krankheit).

Therapie und Beratung

Die Therapie der spastischen Spinalparalyse betrifft v.a. die Hilfsmittelversorgung, aber auch eine krankengymnastische Behandlung kann einen deutlichen positiven Einfluß haben. Bei einigen Patienten wird man versuchen, Antispastika einzusetzen, wobei deren Erfolg häufig unbefriedigend ist und durch die Möglichkeit einer Zunahme der Paresen limitiert wird. Ob bei schwer betroffenen Patienten die intrathekale Gabe von Baclofen einen therapeutischen Nutzen hat, ist schlecht untersucht. Die Grundlage der Therapie der Blasenstörung ist das Führen eines Miktionskalenders und die Regelung des Miktionsverhaltens (Blasentraining). Ein therapeutischer Versuch von Oxybutynin (Dridase 2 × 5 mg) kann unternommen werden, auch Imipramin kann hilfreich sein. Vor der genetischen Beratung wird die sorgfältige klinisch-neurologische Untersuchung auch des scheinbar asymptomatischen Familienmitgliedes stehen müssen; es wird auf die praktisch vollständige Penetranz der autosomal-dominanten Erkrankung hingewiesen werden, es wird aber auch erwähnt werden, daß der Zeitpunkt des Beginns der Erkrankung, die Progression und die Ausprägung der Symptome (unter Einschluß der Blasenstörung) eine erhebliche interindividuelle Variabilität aufweisen können. Größere Schwierigkeiten treten bei der Beratung von Patienten auf, die aus Familien stammen, bei denen die Symptomatik erst nach dem Reproduktionsalter auftritt.

Zusammenfassung

Die bisherige Erarbeitung des genetischen Hintergrundes der hereditären spastischen Paraparese hat zu dem Schluß geführt, daß es sich um eine polygenetische Erkrankung handelt. Dabei ist nicht nur gemeint, daß die verschiedenen Formen der Erkrankung einen unterschiedlichen genetischen Hintergrund aufweisen; vielmehr muß auch damit gerechnet werden, daß unterschiedliche metabolische Defekte zu einem sterotypen klinischen Bild führen. Dies mag auf den ersten Blick überraschend erscheinen; auf der anderen Seite ist gut bekannt, daß eine große Anzahl von metabolisch-toxischen Faktoren in das stereotype Bild einer spastischen Paraparese münden.

Literatur

Aubourg P (1993) The leukodystrophies: a window to myelin. Nat Genet 5:105–106
Bonneau D, Rozet JM, Bulteau C et al. (1993) X-linked spastic paraplegia (SPG2): clinical heterogeneity at a single gene locus. J Med Genet 30:381–384
Bruyn RPM, Veen MMM van, Kremer H, Scheltens PH, Padberg GW (1997) Familial spastic paraplegia: evidence for a fourth locus. Clin Neurol Neurosurg 99:87–90
Cambi F, Tartaglino L, Lublin F, McCarren D (1995) X-linked pure familial spastic paraparesis. Arch Neurol 52:665–669
Cambi F, Tang XM, Cordray P, Fain PR, Keppen LD, Barker DF (1996) Refined genetic mapping and proteolipid protein mutation analysis in X-linked pure hereditary spastic paraplegia. Neurology 46:1112–1117
Dürr A, Brice A, Serdaru M et al (1994) The phenotype of „pure" autosomal dominant spastic paraplegia. Neurology 44:1274–1277
Dürr A, Davoine CS, Paternotte C et al. (1996) Phenotype of autosomal dominant spastic paraplegia linked to chromosome 2. Brain 119:1487–1496
Ellis D, Malcolm S (1994) Proteolipid protein gene dosage effect in Pelizaeus-Merzbacher disease. Nat Genet 6:333–334
Fink JK, Heiman-Patterson T (1996) Hereditary spastic paraplegia: advances in genetic research. Neurology 46:1507–1514
Fink JK, Brocade Wu CT, Jones SM et al. (1995) Autosomal dominant familial spastic paraplegia: tight linkage to chromosome 15q. Am J Hum Genet 56:188–192
Fink JK, Jones SM, Sharp GB, Lange BM, Otterud B, Leppert M (1996) Hereditary spastic paraplegia linked to chromosome 15q: analysis of candidate genes. Neurology 46:835–836
Fryns JP, Spaepen A, Casiman JJ, Berghe HVD (1991) X-linked complicated spastic paraplegia, MASA syndrome and X-linked hydrocephalus owing to congenital stenosis of the aqueduct of Sylvius: variable expression of the same mutation at Xq28. J Med Genet 28:429–431

Gispert S, Santos N, Damen R et al. (1995) Autosomal dominant familial spastic paraplegia: reduction of the FSPI candidate region on chromosome 14q to 7 cM and locus heterogeneity. Am J Hum Genet 56:183–187

Goldblatt J, Ballo R, Sachs B, Moosa A (1989) X-linked spastic paraplegia: evidence for homogeneity with a variable phenotype. Clin Genet 35:116–120

Harding AE (1981) Hereditary „pure" spastic paraplegia: a clinical and genetic of 22 families. J Neurol Neurosurg Psychiatry 44:871–883

Harding AE (1983) Classification of the hereditary ataxias and paraplegias. Lancet 1:1151–1155

Hazan J, Lamy C, Malki J, Munnich A, Recondo J de, Weissenbach J (1993) Autosomal dominant familial spastic paraplegia is genetically heterogeneous and one locus maps to chromosome 14q. Nat Genet 5:163–167

Hazan J, Fontaine B, Bruyn RPM et al. (1994) Linkage of a new locus for autosomal dominant familial spastic paraplegia to chromosome 2p. Hum Mol Genet 3:1569–1573

Hentati A, Pericak-Vance MA, Hung WY et al. (1994a) Linkage of pure autosomal recessive familial spastic paraplegia to chromosome 8 markers and evidence of genetic locus heterogeneity. Hum Mol Genet 3:1263–1267

Hentati A, Pericak-Vance MA, Lennon F et al. (1994b) Linkage of a locus for autosomal dominant familial spastic paraplegia to chromosome 2p markers. Hum Mol Genet 3:1867–1871

Jouet M, Rosenthal A, Armstrong G et al. (1994) X-linked spastic paraplegia (SPG1), MASA syndrome and X-linked hydrocephalus result from mutations in the L1 gene. Nat Genet 7: 402–407

Jouet M, Moncla A, Paterson J et al. (1995) New domains of neural cell-adhesion molecule L1 implicated in X-linked hydrocephalus and MASA syndrome. Am J Hum Genet 56:1304–1314

Kenwick S, Ionasescu V, Lonasescu G, Searby C, King A, Dubowitz M, Davies KE (1986) Linkage studies of X-linked recessive spastic paraplegia using DNA probes. Hum Genet 73: 264–266

Keppen LD, Leppert MF, O'Connell P et al. (1987) Etiological heterogeneity in X-linked spastic paraplegia. Am J Hum Genet 41:933–943

Kobayashi H, Hoffmann EP, Marks HG (1994) The rumpshaker mutation in spastic paraplegia. Nat Genet 7:351–352

Kobayashi H, Garcia CA, Alfonso G, Marks HG, Hoffman EP (1996a) Molecular genetics of familial spastic paraplegia: a multitude of responsible genes. J Neurol Sci 137:131–138

Kobayashi H, Carcias CA, Tay PN, Hoffman EP (1996b) Extensive genetic heterogeneity in the „pure" form of autosomal dominant familial spastic paraplegia (Strümpell's disease). Muscle Nerve 19:1435–1438

McKusick VA (1990) Spastic paraplegia. In: Mendelian inheritance in man. Hopkins Univ Press, Baltimore, p 1189

Miwa S (1994) Triplet repeats strike again. Nat Genet 6:3–4

Moser HW, Bergin A, Naidu S (1991) Spastic paraparesis due to metabolic disorders. In: Vinken PJ, Bruyn GW, Klawans HL (eds) Handbook of Clinical Neurology, vol 59. Elsevier Amsterdam, pp 351–366

Nygaard TG, Wilhelmsen KC, Kisch NJ et al. (1993) Linkage mapping of dopa-responsive dystonia (DRD) to chromosome 14q. Nat Genet 5:386–391

Rhaskind WH, Pericak-Vance MA, Lennon F, Wolff J, Lipe HP, Bird TD (1997) Familial spastic paraparesis: evaluation of locus heterogeneity, anticipation and haplotype mapping of the SPG4 locus on the short arm of chromosome 2. Am J Med Genet 74:26–36

Saugier-Veber P, Munnich A, Bonneau D et al. (1994) X-linked spastic paraplegia and Pelizaeus-Merzbacher disease are allelic disorders at the proteolipid protein locus. Nat Genet 6: 257–262

Schneider A, Montague P, Griffiths I, Fanarraga M, Kennedy P, Brophy P, Nave KA (1992) Uncoupling of hypomyelination and glial cell death by a mutation in the proteolipid protein gene. Nature 358:758–761

9.3 Spinale Muskelatrophien

S. Rudnik-Schöneborn, W. Mortier und K. Zerres

Einleitung/Häufigkeit

Spinale Muskelatrophien (SMA) umfassen eine klinisch und genetisch heterogene Gruppe erblicher neuromuskulärer Erkrankungen, die durch einen selektiven, chronisch-progredienten Untergang von Vorderhornzellen im Rückenmark und z.T. auch der motorischen Hirnnervenkerne des Hirnstamms charakterisiert ist. Die autosomal-rezessiven spinalen Muskelatrophien stellen mit einer Inzidenz von mindestens 1:10000 Geburten die zweithäufigste autosomal-rezessiv erbliche Erkrankung nach der zystischen Fibrose dar.

Je nach anatomischer Lokalisation des Manifestationsschwerpunktes werden proximale und distale Muskelatrophien unterschieden, darüber hinaus existieren Formen mit anderen speziellen Verteilungsmustern (z.B. progressive Bulbärparalysen, Formen mit bevorzugter Beteiligung des Schultergürtels) und Sonderformen mit Beteiligung anderer Strukturen (z.B. SMA mit Stimmbandlähmung, SMA mit Mikrozephalie und geistiger Behinderung). Die proximale SMA des Kindes- und Jugendalters stellt mit ca. 80–90% die große Mehrzahl aller spinalen Muskelatrophien und wird deshalb im folgenden besonders hervorgehoben.

Krankheitsbild

Klinisches Bild der proximalen SMA

Das klinische Bild der proximalen spinalen Muskelatrophien umfaßt ein breites Spektrum von Formen mit intrauterinem Beginn bis zu einem Krankheitsbeginn im Erwachsenenalter. Der weitaus größte Teil wird jedoch im Neugeborenen- bzw. Kindesalter klinisch manifest (Abb. 9.1) (Zerres u. Rudnik-Schöneborn 1995).

Diagnostik

Die klinischen Diagnosekriterien für die proximale spinale Muskelatrophie sind in Tabelle 9.4 aufgelistet (International SMA consortium 1992). Die klinische Zuordnung einer proximalen SMA ist in vielen Fällen problemlos und basiert auf dem typischen klinischen Bild, charakteristischen elektrophysiologischen und muskelbioptischen Befunden in Kombination mit normalen oder nur geringgradig erhöhten CK-Werten. Zu beachten ist, daß typische Veränderungen der genannten Untersuchungen bei sehr frühem Krankheitsbeginn bzw. in frühen oder sehr späten Krankheitsstadien weniger eindeutig sein können. Bei der akuten infantilen SMA ist deshalb v.a. das klinische Bild eines *„floppy infant"* mit Zungenfaszikulationen und Handtremor, der für Patienten mit einem Krankheitsbeginn nach dem 3. Lebensmonat sehr charakteristisch ist, diagnostisch richtungsweisend.

Neurophysiologische Befunde entsprechen denjenigen anderer Vorderhornzellerkrankungen. Der Verlust von Aktionspotentialen bei zunehmender Kontraktion und der Nachweis pathologischer Spontanaktivität (Fibrillationspotentiale) sind typische

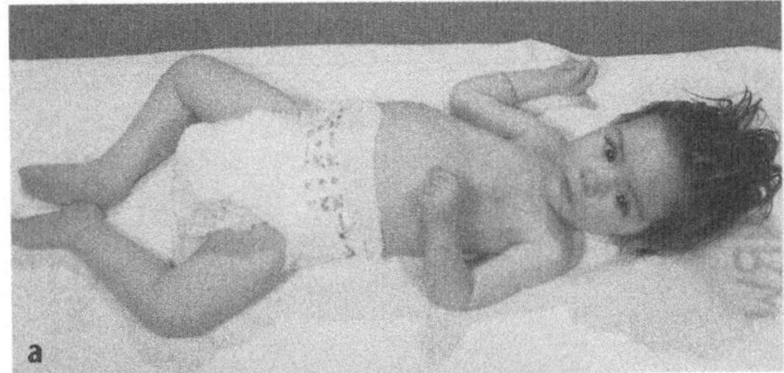

Abb. 9.1 a, b. a 10 Monate altes Mädchen mit spinaler Muskelatrophie vom Typ I (Werdnig-Hoffmann). Typische Stellung der Beine bei generalisierter Muskelhypotonie. Thoraxdeformität, wacher Blick. **b** 7 Jahre altes Mädchen mit SMA-Typ-II. Ausgeprägte Skoliose bei hochgradiger Muskelatrophie. Gelenkkontrakturen, Spitzfußstellung

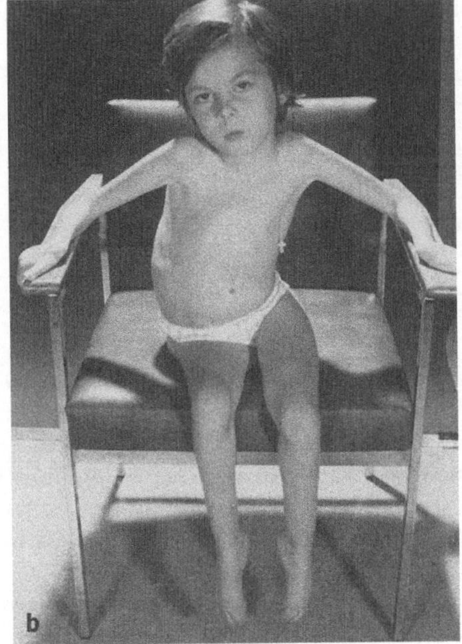

Befunde. Während das gelichtete Interferenzmuster sowie die Amplitudenvergrößerung von Aktionspotentialen weitgehend konstante Merkmale sind, werden Fibrillationspotentiale nicht immer nachgewiesen. Sie finden sich v. a. bei Personen mit späterem Krankheitsbeginn. Faszikulationen sind im Kindesalter seltener als bei Erwachsenen mit Vorderhornerkrankungen zu erkennen. Die motorischen Nervenleitgeschwindigkeiten (NLG) liegen in der Regel im Normbereich, jedoch kann es in Fällen mit einer rasch fortschreitenden Atrophie zu geringfügigen Verzögerungen der motorischen NLG kommen. Die sensiblen Nervenleitgeschwindigkeiten sind immer normal.

In der Muskelbiopsie läßt sich als typische Folge der akuten Denervierung weitgehend unabhängig vom Krankheitsbeginn die Gruppenatrophie nachweisen. Daneben werden Muskelfasern von normalem Kaliber oder hypertrophierte Fasern gefunden (Typ-I-Fasern), da nicht alle Vorderhornzellen gleichzeitig betroffen sind. Bei den atrophischen Fasern handelt es sich sowohl um Typ-I- als auch Typ-II-Fasern.

Tabelle 9.4. Diagnostische Kriterien proximaler spinaler Muskelatrophien. (Internationale SMA-Kooperation zur Diagnostik spinaler Muskelatrophien, International SMA consortium 1992)

Einschlußkriterien

I. Muskelschwäche
 - symmetrisch
 - proximal > distal
 - Beine > Arme
 - Rumpf- und Interkostalbeteiligung

II. Denervation
 - im EMG
 - in der Muskelbiopsie
 - Faszikulationen

Ausschlußkriterien
 - ZNS-Beteiligung
 - Arthrogryposis
 - Beteiligung anderer Organe (z.B. Ohren und Augen)
 - Sensibilitätsstörungen
 - Augenmuskelbeteiligung
 - deutliche Gesichtsmuskelbeteiligung
 - CK-Aktivität > 10fach der oberen Norm
 - motorische Nervenleitgeschwindigkeit < 70% der Norm

Bei milderen Verläufen wird das Bild eher durch eine Fasertypengruppierung als Folge von Reinnervationsvorgängen sowie durch sekundär myopathische Veränderungen bestimmt. Die histologischen Befunde korrelieren insgesamt jedoch nur wenig mit dem klinischen Bild und können nicht als prognostisch wegweisend betrachtet werden. Im Rückenmark ist die Zahl der motorischen Vorderhornzellen und im Hirnstamm die Zahl der Hirnnervenkerne reduziert. Vorhandene Zellen zeigen unterschiedliche degenerative Veränderungen.

Die *biochemischen Untersuchungen* des Serums zeigen in der Regel keine typischen Auffälligkeiten. In der überwiegenden Zahl der Fälle ist die Creatinphosphokinaseaktivität (CK) im Serum allenfalls geringgradig erhöht.

Klinische Klassifikation und Prognose

Die klinische Klassifikation der proximalen spinalen Muskelatrophie ist bis heute Gegenstand zahlreicher Diskussionen. Ursache für die Vielfalt existierender Klassifikationssysteme ist das breite Spektrum klinischer Manifestationen. Die klinische Variabilität spricht nach heutigem Erkenntnisstand gegen die Existenz klar unterscheidbarer Subtypen, es wird vielmehr ein weitgehend kontinuierliches Manifestationsspektrum für die Formen mit Beginn im Kindes- oder Jugendalter angenommen. Unterschiedlich lange Phasen mit fehlender oder nur minimaler Progredienz kann es v.a. bei milden Verlaufsformen geben. Eine von uns vorgeschlagene Klassifikation beruht im wesentlichen auf der Definition erworbener Funktionen (freies Sitzen, Gehen) und verzichtet weitgehend auf die Angabe fester Altersangaben zu Erkrankungsbeginn und Lebenserwartung. Für die Praxis ist die Kenntnis der Variabilität und die Beschreibung des Verlaufs wichtiger als die Zuordnung zu den z.T.

Tabelle 9.5. Klassifikation und prognostische Parameter der autosomal-rezessiven proximalen SMA, Daten nach Kaplan-Meier-Überlebenskurven auf der Basis von 445 Patienten. (Zerres u. Rudnik-Schöneborn 1995)

SMA-Typ	Definition	Überlebenswahrscheinlichkeit nach Alter in %				
		2	4	10	20	40 Jahre
I	Sitzen nicht möglich	32	18	8	0	0
II	Sitzen erlernt, freies Gehen nicht möglich	100	100	98	77	nicht bekannt

		Wahrscheinlichkeit für den Erhalt der Gehfähigkeit nach Erkrankungsbeginn in %				
		2	4	10	20	40 Jahre
IIIa	Gehen möglich, Beginn ≤ 3 Jahre	98	95	73	44	34
IIIb	Normale Entwicklung Beginn 3–30 Jahre	100	100	97	89	67
IV	Beginn > 30 Jahre	(Daten nicht verfügbar)				

unterschiedlich definierten Typen der in der Literatur verwendeten Klassifikationen. Tabelle 9.5 zeigt die Typendefinition sowie die Überlebenswahrscheinlichkeit für Patienten mit SMA I und II bzw. für SMA III die Wahrscheinlichkeit, nach einem bestimmten Krankheitsintervall noch gehen zu können (Zerres u. Rudnik-Schöneborn 1995).

Der sehr variable Krankheitsverlauf erlaubt keine Vorhersage der individuellen Prognose, die auch bei frühem Krankheitsbeginn oft zu ungünstig eingeschätzt wird. Die ursprüngliche Diagnose „Typ Werdnig-Hoffmann" wird in diesen Fällen mit zunehmender Überlebensdauer dann verändert in „intermediärer Typ" und nicht selten in „Typ Kugelberg-Welander". Eine ausgeprägte respiratorische Insuffizienz bzw. rezidivierende Pneumonien oder Ernährungsprobleme bis hin zu einer erforderlichen Sondierung in den ersten Lebensjahren können jedoch als prognostisch ungünstige Zeichen gedeutet werden.

Therapeutische Maßnahmen

Eine kausale Therapie der SMA steht nicht zur Verfügung. Aufgrund der z. T. sehr spezifischen Problematik sollten symptomatische Therapiemaßnahmen wie Physiotherapie, orthopädische Hilfen und Operationen sowie ggf. assistierte Beatmung in enger Absprache mit spezialisierten Zentren eingesetzt werden (Zerres et al. 1995).

Differentialdiagnose der proximalen SMA, Abgrenzung von SMA-Sonderformen

Die systematische Differentialdiagnose wird zunächst durch den unscharfen Gebrauch der historischen Begriffe wie „Myatonia congenita" oder „Amyotonia congenita", die z. T. heute noch verwendet werden, erschwert. Diese Bezeichnungen gelten heute als obsolet, der überwiegende Teil dieser Patienten dürfte der Gruppe der proximalen spinalen Muskelatrophien zuzuordnen sein.

Tabelle 9.6. Wichtige Sonderformen der infantilen SMA („SMA plus") als Differentialdiagnose zur klassischen SMA 5q. (Mod. nach Zerres u. Rudnik-Schöneborn 1996)

Bezeichnung	Klinische Merkmale	Genetik
SMA + primäre respiratorische Insuffizienz (diaphragmatische SMA)	• Initiale respiratorische Insuffizienz • Muskelschwäche und Hypotonie in den ersten Monaten • Zwerchfellparese nachweisbar	• Autosomal-rezessiv • (nicht gekoppelt mit 5q, SMN-Gen nicht deletiert)
SMA + Arthrogryposis multiplex congenita mit Frakturen	• Muskelschwäche und Hypotonie seit Geburt • Multiple Kontrakturen und Knochenbrüche • Geringfügig mineralisierte Knochen	• Autosomal-dominant • Autosomal-rezessiv • (nicht mit 5q gekoppelt, SMN-Gen nicht deletiert) • X-chromosomal
SMA + olivoponto-zerebelläre Atrophie	• Muskelschwäche und Hypotonie meist seit Geburt • Zerebelläre Zeichen (Nystagmus, Blickparese, Ataxie) • Mentale Retardierung • Progredienter Verlauf (Tod meist < 2 Jahre)	• Autosomal-rezessiv • (nicht mit 5q gekoppelt, SMN-Gen nicht deletiert)
SMA + angeborener Herzfehler	• Muskelschwäche und Hypotonie seit Geburt • Gewöhnlich Septumdefekte • Kombination mit Arthrogryposis • Progredienter Verlauf (Tod innerhalb von Tagen/Wochen)	• Autosomal-rezessiv • (meist zufällige Assoziation von klassischer SMA und Herzfehler)

Im Kindesalter kommt die umfangreiche *Differentialdiagnose des „floppy infant"* in Betracht, hier sollte v. a. an kongenitale Muskeldystrophien, die kongenitale myotonische Dystrophie, Strukturmyopathien, das Prader-Willi-Syndrom sowie die hypotone Zerebralparese gedacht werden. Im Kindes- und Jugendalter sollten die *Muskeldystrophien* (Muskeldystrophie Typ Becker oder Gliedergürtelmuskeldystrophie) differentialdiagnostisch in Betracht gezogen werden. Der Nachweis von Deletionen im Dystrophingen bei einzelnen Patienten mit der klinischen Diagnose einer SMA zeigt, daß im Einzelfall die Diagnosestellung mit Schwierigkeiten verbunden sein kann. Aus diesem Grunde ist es sinnvoll, bei männlichen Patienten mit SMA-Verdacht v. a. mit späterem Erkrankungsbeginn und erhöhter CK-Aktivität routinemäßig ein Deletionsscreening im Dystrophingen bzw. eine Dystrophinbestimmung der Muskelbiopsie zu veranlassen, wenn keine Deletion des SMN-Gens nachgewiesen werden konnte.

Obwohl sich *Stoffwechselstörungen* je nach zugrundeliegendem Defekt bei genauer Analyse klinisch in der Regel von demjenigen einer proximalen SMA unterscheiden, kann die Abgrenzung im Einzelfall Schwierigkeiten bereiten. Aus der Gruppe der denkbaren metabolischen Myopathien können u. a. Hexosaminidase-A-Defizienz, GM2-Gangliosidose sowie der saure Maltasemangel genannt werden.

Schon mit der Möglichkeit der indirekten Genotypanalyse konnten *Sonderformen der SMA* mit unterschiedlicher genetischer Basis definiert werden. Diese Befunde ließen sich dann für einige atypische Verlaufsformen durch den Ausschluß einer SMN-Deletion (s. unten) bestätigen. Zu diesen Formen zählen die SMA mit kongenitaler Arthrogryposis, die SMA mit zerebellärer Hypoplasie sowie die SMA mit initialer respiratorischer Insuffizienz (Tabelle 9.6) (Rudnik-Schöneborn et al. 1996 a).

Nichtproximale SMA

Auch für die *SMA mit nichtproximalem Verteilungsmuster* sind nach den bisherigen Daten andere genetische Ursachen verantwortlich (Zerres u. Rudnik-Schöneborn 1996). Da die Genorte für diese nichtproximalen Formen bis auf eine autosomal-dominante Form der distalen und der skapuloperonäalen SMA nicht bekannt sind (Tabelle 9.7), kann die genetische Zuordnung derzeit nur nach der klinischen Einordnung unter Berücksichtigung der Familienanamnese erfolgen. Von den zahlreichen Formen sollen 2 häufig gestellte Diagnosen speziell erwähnt werden. Als *Muskelatrophie Typ Vulpian-Bernhardt* wird eine neurogene Atrophie mit bevorzugter Beteiligung des Schultergürtels und als *Typ Duchenne-Aran* mit Betonung der Handmuskulatur bezeichnet. Es besteht heute kein Zweifel, daß es sich bei diesen Krankheitsgruppen nicht um Entitäten, sondern allenfalls um neurogene Atrophien mit speziellem Verteilungsmuster handelt. Im Einzelfall sind unter diesen Bezeichnungen distale SMA-Formen, fazioskapulohumerale Muskeldystrophien, Polymyositis, Frühstadien der ALS und weitere Krankheitsbilder zusammengefaßt. Die Existenz einer skapulohumeralen SMA wird kontrovers diskutiert, da ein Teil der Patienten der fazioskapulohumeralen Muskeldystrophie zugeordnet werden mußte.

Tabelle 9.7. Wichtige Formen der nichtproximalen SMA und ihre Varianten. (Mod. nach Zerres u. Rudnik-Schöneborn 1996)

Bezeichnung	Klinische Merkmale	Genetik
Distale SMA	• Distal betonte Muskelatrophie mit normalen Nervenleitgschwindigkeiten, keine Sensibilitätsstörungen • Beginn variabel von Geburt bis zum Erwachsenenalter	• Autosomal-rezessiv (ca. 75%) • Autosomal-dominant (ca. 25%), eine Form auf Chromosom 7p lokalisiert • SMN nicht deletiert
Juvenile distale SMA Typ Hirayama (monomele juvenile SMA, juvenile segmentale SMA)	• Asymmetrische Muskelschwäche, meist auf die obere Extremität begrenzt • Beginn überwiegend in der pubertären Wachstumsphase (10–20 Jahre) • Stillstand nach 2–4jährigem Krankheitsverlauf	• In der Mehrzahl nichtgenetische Kompression des Zervikalmarks • Selten autosomal-dominant (Diagnose?) • Deutliches Überwiegen des männlichen Geschlechts • SMN nicht deletiert
Distale SMA mit Myoklonusepilepsie	• Chronisch-progrediente distale Muskelschwäche ab Kindheit/Jugend • Myoklonus und Anfallsleiden, selten Ataxie und Dysarthrie • Normale mentale Entwicklung, z. T. Hörstörungen	• Autosomal-dominant • Sporadisch/autosomal-rezessiv
Distale SMA mit Stimmbandlähmung	• Distale Muskelschwäche ab Kindheit bis Erwachsenenalter, betont in den Armen • Heisere Stimme, Stridor, Stimmbandlähmung • z. T. Hörstörungen beschrieben	• Autosomal-dominant
Skapuloperonäale Muskelatrophie (Typ Stark-Kaeser)	• Variable Muskelschwäche der Fußheber-, Schultergürtel- und Armmuskeln • Beginn in Jugend-/Erwachsenenalter, langsam progredient	• Autosomal-dominant (eine Form auf Chromosom 12q lokalisiert) • (DD: fazioscapulohumerale Muskeldystrohie) • Autosomal-rezessiv • (X-chromosomal)
Progressive Bulbärparalyse	• Rasch-progrediente Muskelschwäche im Bereich der Hirnnerven (Faziale Schwäche, Dysphagie, Dysarthrie, Atemstörungen), später distale Muskelatrophie (DD: Amyotrophe Lateralsklerose) • Beginn im Kindesalter (Typ Fazio-Londe) oder im Erwachsenenalter, Tod meist innerhalb von 2 Jahren	• Autosomal-dominant • Autosomal-rezessiv

Genetik der proximalen SMA des Kindesalters

Unterschiedliche Erbgänge sind bei der proximalen spinalen Muskelatrophie bekannt, wobei der autosomal-rezessive Erbgang bei weitem überwiegt und nur selten eine autosomal-dominante Form vorliegt. Eine Zuordnung des klinischen Bildes des Einzelfalls zu einem bestimmten Erbgang ist nicht möglich.

Autosomal-dominante proximale SMA

Die *autosomal-dominanten* Formen mit proximal betonter Muskelatrophie sind im Kindesalter eine Rarität (Häufigkeit < 1:200000), machen jedoch ca. zwei Drittel der Fälle mit einem Erkrankungsbeginn im Erwachsenenalter aus (Pearn 1978; Zerres u. Rudnik-Schöneborn 1996). Die dominante spinale Muskelatrophie wird generell in eine juvenile und eine adulte Form eingeteilt, obgleich diese strikte Zweiteilung wegen der großen Variabilität heute nicht mehr aufrecht zu erhalten ist (Rietschel et al. 1992). Der Verlauf ist i.allg. milde mit lang erhaltener Gehfähigkeit der Betroffenen. Das Wiederholungsrisiko für Kinder einer betroffenen Person liegt bei 50%. Unter den sporadischen Fällen mit spätem Krankheitsbeginn ohne Familienanamnese befinden sich wahrscheinlich ebenfalls autosomal-dominante Neumutationen. Eine molekulargenetische Diagnostik steht für die dominante SMA noch nicht zur Verfügung, der für die rezessive SMA verantwortliche Genort auf Chromosom 5q konnte durch Kopplungsanalysen ausgeschlossen werden.

Autosomal-rezessive SMA

Die *autosomal-rezessiv erblichen* Formen sind unabhängig vom Erkrankungsalter genetisch wahrscheinlich einheitlich. Patienten mit einer autosomal-rezessiv erblichen SMA sind homozygot für 2 SMA-Mutationen, welche sie i.allg. von ihren gesunden (heterozygoten) Eltern erben. Das Wiederholungsrisiko für Geschwister eines betroffenen Kindes liegt bei 25%. Formalgenetische Befunde zeigen jedoch, daß v.a. für die chronische spinale Muskelatrophie des Kindes- und Jugendalters die Zahl der betroffenen Geschwister von der Annahme autosomal-rezessiver Vererbung abweicht. Vor allem für Nachkommen von Patienten mit milden Formen, die keine spezifischen molekulargenetischen Veränderungen (s. unten) aufweisen, muß jedoch von einem erhöhten Wiederholungsrisiko für die Geburt eines Kindes mit SMA unter Annahme autosomal dominanter Vererbung ausgegangen werden.

Molekulargenetische Grundlagen, pathophysiologische Zusammenhänge

Für die autosomal-rezessive proximale SMA des Kindesalters wurde 1990 eine Kopplung mit genetischen Markern auf Chromosom 5q (5q12.2-13) nachgewiesen, die sich entgegen der ersten Erwartung sowohl für die akuten als auch milderen Formen des Jugendalters bestätigte (Brzustowicz et al. 1990; Gilliam et al. 1990; Melki et al. 1990a; Melki et al. 1990b). Ein weiterer wichtiger Schritt war die Identifizierung hochpolymorpher, eng gekoppelter Mikrosatellitenmarker (C212 und Ag1-CA) (Abb. 9.2) sowie der Nachweis sog. „large scale deletions" mit dem heterozygoten Verlust der genannten Mikrosatellitenmarker bei Patienten. Derartige Deletionen finden sich in unserem Material nur bei ca. 15% der SMA-Typ-I- und 6% der Typ-II-Patienten, jedoch nicht bei SMA-Typ III.

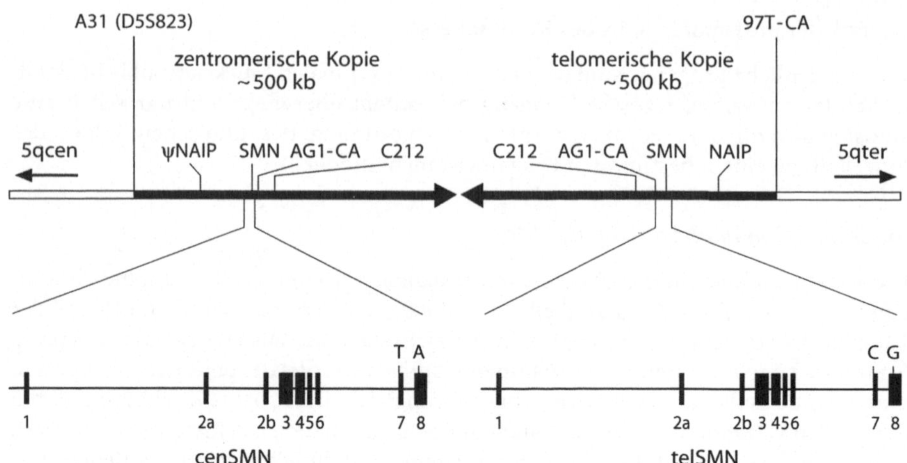

Abb. 9.2. SMA-Genregion (5q11.2-13.3), schematische Darstellung: es existiert ein duplizierter und wahrscheinlich invertierter Bereich von ca. 750 kb, der jeweils telomerische und zentromerische Kopien der *SMN* (survival motor neuron)- und *NAIP* (neuronal apoptosis inhibitory protein) -Gene sowie zahlreiche Marker enthält. Unterschiede der Basensequenz im Bereich der Exons 7 und 8 zwischen der telomerischen und zentromerischen Kopie des SMN-Gens ermöglichen den Nachweis der für die spinale Muskelatrophie charakteristischen Deletion (s. Text)

Kandidatengene

Zu Beginn des Jahres 1995 wurden gleichzeitig von mehreren Arbeitsgruppen mögliche Kandidatengene für die SMA identifiziert, die sich offenbar in einer ca. 500 kb großen Region befinden, die dupliziert und wahrscheinlich invertiert ist (s. Abb. 9.2). Hierbei handelt es sich um die eng benachbarten Gene „survival motor neuron" (SMN-Gen) (Lefebvre et al. 1995) und das „neuronal apoptosis inhibitory protein" (NAIP-Gen) (Roy et al. 1995). Das SMN-Gen kommt in 2 funktionellen Kopien (telSMN und cenSMN) vor, die sich im 3'-Ende (Exons 7 und 8) unterscheiden, während das NAIP-Gen eine einzige intakte Kopie und mehrere Pseudogene innerhalb der Region aufweist. Deletionen im Bereich beider Gene konnten bei SMA-Patienten nachgewiesen werden, sind bisher jedoch nur im homozygoten Zustand nachweisbar. Er ist mittels Deletionsscreening alleine daher nicht möglich, heterozygote Anlagenträger von gesunden Kontrollpersonen zu unterscheiden. Jüngste dosimetrische Verfahren erlauben es, die Zahl der telSMN- und cenSMN-Kopien genauer einzugrenzen und stellen erste Ansätze für ein späteres Heterozygotenscreening dar. In der Routine erfolgt die Analyse des *SMN-Gens* z.Z. mittels Einzelstrangkonformationspolymorphismus (SSCP) bzw. durch Restriktionsverdau der PCR-Produkte der Exons 7 und 8 (Abb. 9.3).

Immunhistochemische Analysen des SMN-Proteins

Das SMN-Protein ist 38 kDA groß und wird von beiden SMN-Kopien (telSMN und cenSMN) kodiert. Immunhistochemische Analysen mit SMN-Antikörpern haben gezeigt, daß das SMN-Protein sowohl im Zytoplasma als auch im Zellkern lokalisiert ist. Im Zellkern nimmt das Protein bestimmte Strukturen an, die als *„gems"* (gemini of

Abb. 9.3. Stammbaum einer Familie mit SMA III. Das Ergebnis des SMN-Deletions-screenings mittels SSCP zeigt beim Patienten 626 eine homozygote Deletion (*Pfeil*) sowohl in Exon 7 als auch in Exon 8 des telSMN-Gens. Über eine Kopplungsanalyse mit Chromosom-5q-Markern wurden die für die SMA verantwortlichen Hayplotypen (*grau-gepunktete* bzw. *schwarze Balken*) ermittelt. Der jüngere Bruder 625 ist wie seine Eltern heterozygot und zeigt bei der Analyse des SMN-Gens die gleichen Banden für Exons 7 und 8 wie der homozygot gesunde Bruder 624

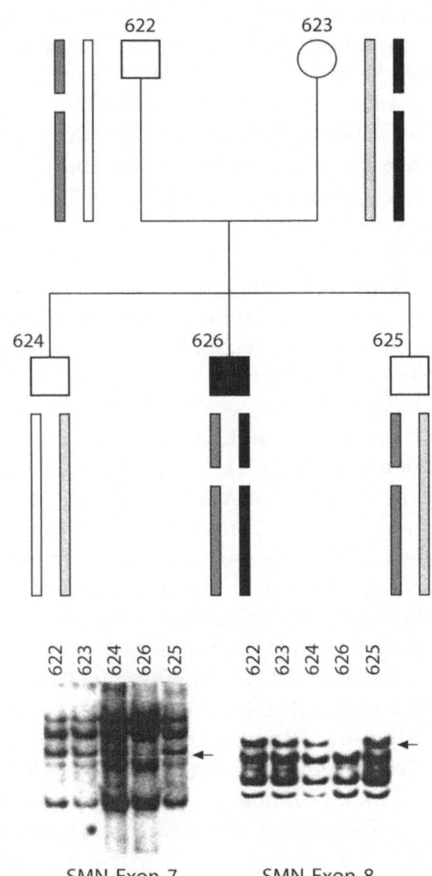

the coiled bodies) bezeichnet werden (Liu u. Dreyfuss 1996). Es wird angenommen, daß die *gems* eine Rolle bei der RNA-Regulation spielen. Die Zahl der *gems* ist invers mit dem Schweregrad der SMA korreliert (Coovert et al. 1997) und nicht bei Personen mit Deletionen von cenSMN reduziert. Western-blot-Analysen haben ergeben, daß das SMN-Gen am stärksten in Rückenmark, Niere, Leber und Gehirn exprimiert ist, während sich in Fibroblasten und Lymphozyten nur eine geringfügige SMN-Expression darstellt (Coovert et al. 1997). Diese Daten sprechen dafür, daß ein Funktionsverlust des telSMN-Gens tatsächlich mit einer Degeneration von Motoneuronen im Rückenmark zusammenhängt.

Genotyp-Phänotyp-Korrelationen

Molekulargenetische Untersuchungen ergeben bei 90–98% aller SMA-Patienten homozygote Deletionen des SMN-Gens, die sich durch Verlust der Exons 7 und 8, seltener auch nur an Exon 7 in der telomerischen Kopie des SMN-Gens nachweisen lassen. Patienten mit einer schwer verlaufenden SMA I zeigen in ca. 98% der Fälle eine

SMN-Deletion, der Anteil der deletierten Patienten ist fast so hoch bei der SMA II (ca. 95 %), wogegen die Studien, die eine nach SMA-Formen getrennte Analyse vorgenommen haben, zu dem Schluß kommen, daß von den milden SMA-III-Patienten möglicherweise bis zu 10 % keine Deletion im SMN-Gen zeigen. Von den insgesamt 5–10 % der Patienten mit zweifelsfreier klinische Diagnose einer proximalen SMA, bei denen keine homozygoten Deletionen vorliegen, wurden bislang lediglich bei Einzelfällen (10–20 % der klinisch gesicherten Fälle) Mutationen im SMN-Gen beschrieben (Hahnen et al. 1997).

Während der Nachweis einer Deletion im SMN-Gen mithin ein entscheidendes Instrument für die Diagnosesicherung einer SMA darstellt, ist noch ungeklärt, welche Veränderungen letztlich für die erhebliche klinische Variabilität der SMA verantwortlich sind. Neuere Untersuchungen konnten zeigen, daß bei milderen Verlaufsformen keine Deletionen der Exons 7 und 8 im telSMN-Gen, sondern gehäuft Genkonversionen von telSMN nach cenSMN stattfinden, so daß der Schweregrad der SMA offenbar durch die genetische Expression der zentromerischen SMN-Kopie mitbestimmt wird (DiDonato et al. 1997). Die Größe des deletierten Chromosomenabschnittes bzw. die Zahl der SMN-Kopien auf beiden Chromosomen liefern Informationen zum Schweregrad der SMA (Campbell et al. 1997), obgleich sich bei sehr unterschiedlichen Phänotypen z. T. gleiche molekulargenetische Veränderungen nachweisen lassen.

Trotz der großen Bedeutung des SMN-Gens für die Entstehung der SMA gibt es Hinweise für die Beteiligung weiterer Faktoren bei der Pathogenese. Es gibt z. B. seltene Beobachtungen einzelner gesunder Geschwister oder Elternteile meist von SMA-III-Patienten, die ebenfalls eine homozygote Deletion des SMN-Gens aufweisen, ohne an einer SMA zu erkranken (Cobben et al. 1995; Hahnen et al. 1995). Die Tatsache, daß die SMN-Deletion bei Patienten mit sehr unterschiedlichem Schweregrad auftritt, betroffene Geschwister jedoch meist einen ähnlichen Krankheitsverlauf aufweisen, legt nahe, daß modifizierende genetische Faktoren für die Entstehung der SMA verantwortlich sind. In diesem Zusammenhang wird auch über eine mögliche modifizierende Rolle der zentromerischen SMN-Kopie diskutiert.

Die Analyse des *NAIP-Gens* hat in der klinischen Praxis eine allenfalls untergeordnete Bedeutung, da einerseits der Anteil der im SMN-Gen deletierten Patienten wesentlich höher ist als der Anteil der Patienten, die eine Deletion im NAIP-Gen zeigen (ca. 20–50 % je nach SMA-Typ), und weil andererseits alle Patienten mit einer Deletion im NAIP-Gen immer auch eine Deletion im SMN-Gen aufweisen. Andererseits wurde auch deutlich, daß die Deletion im NAIP-Gen alleine nicht zur Entwicklung einer SMA ausreicht, da bei ca. 2 % der heterozygoten Eltern ebenfalls homozygote NAIP-Gendeletionen gefunden werden können.

Seltene, ungewöhnlich schwere Manifestationen einer kongenitalen SMA mit ZNS- und axonalen Veränderungen

Mit Hilfe der Möglichkeit des Nachweises von Deletionen im SMN-Gen konnten einzelnen Patienten bzw. betroffene Geschwister identifiziert werden, die neben den klassischen Manifestationen einer SMA zusätzliche Auffälligkeiten wie Arthrogryposis, externe Ophthalmoplegie, zerebrale Atrophie sowie axonale Veränderungen aufwiesen. Weitere systematische Daten sind hier jedoch notwendig, um diese außergewöhnliche phänotypische Expression zu klären (Devriendt et al. 1996; Korinthenberg et al. 1997).

Befunde bei der adulten proximalen SMA (Typ IV)

Die autosomal-rezessiv erbliche, adulte proximale spinale Muskelatrophie (SMA IV) mit einem Krankheitsbeginn jenseits des 30. Lebensjahres ist bisher gegenüber der proximalen SMA des Kindes- und Jugendalters (SMA I–III) als eigene Entität eingestuft worden. Von den Patienten mit einer SMA IV konnten wir bisher in keinem Fall eine Deletion des SMN-Gens nachweisen. Andere Studien kommen zu weitgehend gleichen Ergebnissen, wohingegen sich bei Patienten mit einem Krankheitsbeginn zwischen dem 20. und 30. Lebensjahr z. T. eine spezifische Deletion findet, wodurch das Spektrum der SMA mit Lokalisation auf Chromosom 5q möglicherweise auch diese milden Verlaufsformen miteinschließt. Die genetische Basis der Fälle mit einem Beginn nach dem 30. bis 40. Lebensjahr bleibt derzeit ungeklärt.

Molekulargenetische Befunde in Familien mit betroffenen Personen in 2 Generationen

In Familien mit erkrankten Personen in 2 Generationen konnten wir in 4 von 6 Familien die spezifische Deletion im SMN-Gen bei dem betroffenen Elternteil und dem erkrankten Kind nachweisen, wodurch autosomal-rezessive Vererbung auf der Basis von 3 verschiedenen Mutationen bestätigt werden konnte (Rudnik-Schöneborn et al. 1996b). In diesen Fällen liegt Pseudodominanz mit einem Wiederholungsrisiko von 50% vor, im Unterschied zur autosomal-dominanten Form kann diesen Familien jedoch bei entsprechendem Wunsch eine pränatale Diagnostik angeboten werden. Daneben gibt es Stammbäume mit gleichem klinischen Bild, die keine Deletion zeigen und für die die genetische Basis zunächst ungeklärt bleibt. Autosomal-dominante Vererbung kann in diesen Fällen jedoch nicht ausgeschlossen werden.

Derzeitige Möglichkeiten der molekulargenetischen Diagnostik der proximalen SMA

Diagnosestellung bei klinischem Verdacht auf eine SMA

- Der Nachweis der homozygoten Deletion der Exons 7 bzw. 7 und 8 der telomerischen Kopie des SMN-Gens (SMN-Deletion) beweist bei klinischem Verdacht die Diagnose einer proximalen spinalen Muskelatrophie. Eine weiterführende invasive Diagnostik ist in diesen Fällen nicht mehr notwendig. Der Nachweis der SMN-Deletion sichert autosomal-rezessive Vererbung, wodurch die Basis für eine Risikozuordnung in betroffenen Familien gegeben ist.
- In den seltenen Fällen, in denen eine Punktmutation in der telomerischen Kopie des SMN-Gens nachgewiesen werden kann, ist bei typischem klinischem Bild die Diagnose einer proximalen SMA ebenfalls gesichert.
- Der fehlende Nachweis einer SMN-Deletion schließt das Vorliegen einer SMA nicht aus, sollte jedoch bei untypischer Symptomatik an der Diagnose zweifeln lassen. Eine SMN-Deletion kann derzeit bei insgesamt mehr als 90% aller Patienten nachgewiesen werden, wobei der Anteil der nichtdeletierten Fälle bei milderen Verlaufsformen zunimmt. Deletionen finden sich in ca. 98% bei SMA-Typ I, 95% bei SMA-Typ II sowie ca. 80–90% bei SMA-Typ III. Die genetische Basis nicht-

deletierter Fälle ist bisher mit Ausnahme derjenigen Fälle mit nachgewiesenen Punktmutationen unklar.

- Eine molekulargenetische Diagnostik steht derzeit weder für die überwiegende Zahl der SMA-plus-Formen des Kindesalters, noch für die autosomal-dominante SMA oder Formen mit nichtproximalem Verteilungsmuster zur Verfügung.

Prädiktive Diagnostik

- Da ein sehr kleiner Teil klinisch unauffälliger Geschwister von SMA-Patienten (bisher vorwiegend Typ III) ebenfalls eine homozygote SMN-Deletion aufweist, sollte der Nachweis einer SMN-Deletion in diesen Fällen ohne klinischen Hinweis auf eine SMA nicht zur prädiktiven Diagnostik verwendet werden.

Heterozygotentest

- Ein Heterozygotentest ist bisher nur mit Hilfe einer indirekten Genotypanalyse bei Verwandten betroffener Personen möglich; ein direkter Test befindet sich in der Entwicklung. Die molekulargenetische Kopplungsanalyse setzt meist die Einbeziehung weiterer Personen (Eltern und Geschwister von Patienten) aus der Verwandtschaft voraus.
- Ein Heterozygotenscreening in der Bevölkerung steht für die SMA bisher nicht zur Verfügung.
- Zur Einordnung von genetischen Risiken und zur Frage der pränatalen Diagnostik auch bei entfernteren Anverwandten von Betroffenen sollte in jedem Falle eine humangenetische Beratung in Anspruch genommen werden.

Pränataldiagnostik

- Die Möglichkeit einer Pränataldiagnostik stellt in Anbetracht der von Betroffenen und deren Familien selbst beschriebenen Schwere der Erkrankung für viele Familien einen gangbaren Weg dar. Eine Pränataldiagnostik ist dann sicher möglich, wenn bei einem betroffenen Kind in der Geschwisterschaft die SMN-Deletion nachgewiesen werden konnte. Ist der Indexpatient bereits verstorben, sollte versucht werden, DNA aus evtl. noch vorhandenem Material zu gewinnen (Muskelbiopsat, Paraffinblöcke, mikroskopische Schnitte, Guthrie-Spot etc.).
- Zeigt die DNA des untersuchten Patienten *keine* SMN-Deletion (bzw. Punktmutation), sollte diesen Familien nach dem heutigen Kenntnisstand keine Pränataldiagnostik angeboten werden.
- Sollte kein Material des Indexpatienten mehr zur Verfügung stehen, kann eine Pränataldiagnostik nur dann in Erwägung gezogen werden, wenn die klinische Diagnose zweifelsfrei gesichert ist. In diesen Fällen verbleibt jedoch auch bei schweren Verlaufsformen eine diagnostische Unsicherheit, die statistisch je nach SMA-Typ zwischen 2 % (Typ I) und 10–20 % (Typ III) liegt.
- Die Möglichkeit einer Pränataldiagnostik zum Ausschluß einer SMA bei niedrigem Ausgangsrisiko (z. B. bei Schwangerschaften von nahen Verwandten betroffener Personen wie z. B. Onkel, Tanten, Geschwistern oder Betroffenen selbst) sollte mög-

lichst vor Eintritt einer Schwangerschaft diskutiert sowie je nach Familiensituation durch Heterozygotendiagnostik weiter eingegrenzt werden.

● Voraussetzung für eine vorgeburtliche Diagnostik ist in jedem Falle eine humangenetische Beratung.

Ausblick

Die Erforschung der Genstruktur des SMA-Gens ist Gegenstand intensiver nationaler und internationaler Bemühungen. Es ist damit zu rechnen, daß in naher Zukunft mit der Identifizierung der Erbanlage selbst eine weitergehende Diagnosestellung und Testung von Anlageträgern möglich werden wird. Mit der Aufklärung der für die SMA verantwortlichen genetischen Mechanismen wird unser Verständnis für die Pathogenese der Erkrankung wachsen, wodurch auch die Chancen zukünftiger Therapieansätze besser beurteilt werden können.

Literatur

Brzustowicz LM, Lehner T, Castilla LH et al. (1990) Genetic mapping of chronic childhood onset spinal muscular atrophiy to chromosome 5q11.2-13.3. Nature 344:540–541

Campbell L, Potter A, Ignatius J, Dubowitz V, Davies K (1997) Genomic variation and gene conversion in spinal muscular atrophy: implications for disease process and clinical phenotype. Am J Hum Genet 61:40–50

Cobben JM, Steege G van der, Grootscholten P, Visser M de, Scheffer H, Buys CHCM (1995) Deletions of the survival motor neuron gene in unaffected siblings of patients with spinal muscular atrophy. Am J Hum Genet 57:805–808

Coovert DD, Le TT, McAndrew PE et al. (1997) The survival motor neuron protein in spinal muscular atrophy. Hum Mol Genet, in press

Devriendt K, Lammens M, Schollen E et al. (1996) Clinical and molecular genetic features of congenital spinal muscular atrophy. Ann Neurol 40:731–738

DiDonato CJ, Ingraham SE, Mendell JR et al. (1997) Deletion and conversion in spinal muscular atrophy patients: is there a relationship to severity? Ann Neurol 41:230–237

Gilliam TC, Brzustowicz LM, Castilla LH et al. (1990) Genetic homogeneity between acute and chronic forms of spinal muscular atrophy. Nature 336:271–273

Hahnen E, Forkert R, Marke C, Rudnik-Schöneborn S, Schönling J, Zerres K, Wirth B (1995) Molecular analysis of candidate genes on chromosome 5q13 in autosomal recessive spinal muscular atrophy: evidence of homozygous deletions of the SMN gene in unaffected individuals. Hum Mol Genet 4:1927–1933

Hahnen E, Schönling J, Rudnik-Schöneborn S, Raschke H, Zerres K, Wirth B (1997) Missense mutations in exon 6 of the survival motor neuron gene in patients with spinal muscular atrophy (SMA). Hum Mol Genet 6:821–825

International SMA consortium (1992) Meeting report. Neuromuscul Disord 2:423–428

Korinthenberg R, Sauer M, Ketelsen UP et al. (1997) Congenital axonal neuropathy caused by deletions in the spinal muscular atrophy region. Ann Neurol 142:364–368

Lefebvre S, Bürglein L, Reboullet S et al. (1995) Identification and characterization of spinal muscular atrophy-determining gene. Cell 80:155–165

Liu Q, Dreyfuss G (1996) A novel nuclear structure containing the survival of motor neurons protein. EMBO J 15:3555–3565

Melki J, Abdelhak S, Sheth P et al. (1990a) Gene for chronic proximal spinal muscular atrophies maps to chromosome 5q. Nature 344:767–768

Melki J, Sheth P, Abdelhak S et al. (1990b) Mapping of acute (type 1) spinal muscular aatrophy to chromosome 5q12-q14. Lancet 336:271–273

Pearn J (1978) Autosomal dominant spinal muscular atrophy. J Neurol Sci 38:263–275

Rietschel M, Rudnik-Schöneborn S, Zerres K (1992) Clinical variability of autosomal dominant spinal muscular atrophy. J Neurol Sci 107:65–73

Roy N, Mahadevan MS, McLean M et al. (1995) The gene for neuronal apoptosis inhibitory protein is partially delted in individuals with spinal msucular atrophy. Cell 80:167–178

Rudnik-Schöneborn S, Forkert R, Hahnen E, Wirth B, Zerres K (1996a) Clinical spectrum and diagnostic criteria of infantile spinal muscular atrophy: further delineation on the basis of SMN gene deletion findings. Neuropediatrics 27:8–15

Rudnik-Schöneborn S, Zerres K, Hahnen E et al. (1996b) Apparent autosomal recessive inheritance in families with proximal spinal muscular atrophy affecting individuals in two generations. Am J Hum Genet 59:1163–1165

Wang CH, Xu J, Carter TA et al. (1996) Characterization of survival motor neuron (SMN^T) gene deletions in asymptomatic carriers of spinal muscular atrophy. Hum Mol Genet 5:359–365

Zerres K, Rudnik-Schöneborn S (1995) Natural history in proximal spinal atrophy (SMA): clinical analysis of 445 patients and suggestions for a modification of existing classifications. Arch Neurol 52:518–523

Zerres K, Rudnik-Schöneborn S (1996) Spinal muscular atrophies. In: Rimoin DL, Connor JM, Pyeritz RE (eds) Emery and Rimoin's principles and practice of medical genetics, 3rd edn. Livingstone, New York, pp 2287–2403

Zerres K, Rudnik-Schöneborn S, Dubowitz V et al. (1995) Guidelines for symptomatic therapy in spinal muscular atrophy SMA. Acta Cardiol 7:61–66

9.4 Spinale und bulbäre Muskeldystrophie, Typ Kennedy

C. R. Müller-Reible

Formale und Populationsgenetik

Die spinale und bulbäre Muskelatrophie (SBMA) wurde erstmals von Kennedy et al. (1968) als eigenständiges Krankheitsbild abgegrenzt und wird seitdem auch als „Kennedy disease" bezeichnet. Von Beginn an ist der X-chromosomal-rezessive Erbgang erkannt worden. Die Prävalenz wurde aufgrund der klinischen Diagnose auf ca. 2×10^{-5} geschätzt und erreicht damit nahezu die Prävalenz der Becker-Muskeldystrophie. In Wahrheit dürfte die SBMA aber noch häufiger sein, da die molekulare Analyse (s. unten) gezeigt hat, daß ein signifikanter Anteil der Patienten klinisch nicht sicher eingeordnet werden kann. Da die Lebenserwartung nicht und die relative Fertilität nur mäßig eingeschränkt ist, kann eine geringe Mutationsrate angenommen werden. Tatsächlich konnte bisher kein Fall einer Neumutation dokumentiert werden. Für die japanische Bevölkerung wird ein „Founder-Effekt" postuliert, da die Mutationen bevorzugt auf einem gemeinsamen genetischen Hintergrund beobachtet wurden (Tanaka et al. 1996).

Das klinische Erscheinungsbild

Die SBMA ist eine Erkrankung des Erwachsenenalters mit Beginn in der 2. bis 6. Dekade. Die Art der ersten Beschwerden kann stark variieren, auch innerhalb einer Familie. Nicht selten kann rückblickend eine Gynäkomastie (s. unten) als 1. Symptom erkannt werden, die z. T. lange vor den muskulären Beschwerden auftritt.

Tabelle 9.8. Verteilung der muskulären Symptome bei SBMA-Patienten (in %, n = 57)

Symptom	Untere Extremitäten		Obere Extremitäten		Fazialis	Zunge
	Distal	Proximal	Distal	Proximal		
Atrophien	20	48	30	50	20	52
Faszikulationen	48	70	58	73	49	58
Krämpfe	37	45	23	36	5	2
Paresen	42	75	33	68	49	12
Tremor	23	26	45	37	2	7

Muskuläre Symptome

Unter den klinischen Symptomen steht eine langsam-progrediente *Muskelatrophie* im Vordergrund, die bevorzugt die Extremitäten und die bulbären Areale betrifft. Zusätzlich werden Tremor, Faszikulationen, Krämpfe und Paresen beobachtet. Typischerweise treten diese Symptome an den Beinen früher und stärker auf als an den Armen und schreiten von proximal nach distal fort. Die Beschwerden können die beiden Körperhälften in unterschiedlichem Ausmaß betreffen.

Eine fortschreitende Schwäche der Zungen-, Pharynx- und Larynxmuskulatur führt bei mehr als der Hälfte der Patienten zu Dysphagie und Dysarthrie. Faszikulationen und eine charakteristische Furchung der Zunge sind häufige und typische Zeichen. Die bulbäre Symptomatik läßt an das Frühstadium einer amyotrophen Lateralsklerose (ALS) denken, die ALS bildet denn auch die wichtigste Differentialdiagnose zur SMBA.

Häufigkeit und Verteilung der muskulären Beschwerden wurden an einer eigenen Gruppe von 57 Patienten mit molekulargenetisch nachgewiesener Mutation untersucht und sind in Tabelle 9.8 zusammengefaßt.

Neurologische und instrumentelle Untersuchung

Die *Reflexe* der Pyramidenbahn fehlen in der Regel vollständig, ASR, BSR, PSR, RSR und TSR sind bei der Mehrzahl der Patienten abgeschwächt oder nicht auslösbar. Dies deutet bereits auf eine spezifische Schädigung der Motoneurone hin. Störungen der *Sensibilität*, v.a. Pallhypästhesien, werden berichtet, sind jedoch kein konsistenter Befund.

Im *EMG* finden sich stets pathologische Zeichen eines chronischen, neurogenen Umbaus mit Amplituden bis 20 mV, gelichtetem Aktivitätsmuster, erniedrigter Anzahl rekrutierbarer Fasern sowie Faszikulationen und Fibrillationen als Zeichen einer chronischen Denervation und Reinnervation.

Erniedrigte motorische und/oder sensorische *Nervenleitgeschwindigkeiten* finden sich in einem signifikanten Anteil der Patienten, so daß auch eine Beteiligung der sensorischen Fasern angenommen werden muß.

Laborbefunde

In der *Muskelbiopsie* finden sich in der Regel keine richtungsweisenden Befunde. Angesichts der einfachen molekulargenetischen Diagnostik (s. unten) erscheint eine Muskelbiopsie nicht indiziert.

Die *Creatinkinasewerte* im Serum sind in aller Regel mäßig bis deutlich erhöht als Ausdruck der Muskeldegeneration. Bei etwa zwei Dritteln der Patienten werden auch erhöhte Leber- (GOT, GPI) und/oder Fettwerte (LDL, Triglyceride) berichtet. Da sich eine ähnliche Konstellation auch bei der ALS findet, ist ein Zusammenhang mit dem Untergang der α-Motoneuronen vermutet worden. Jedoch kann derzeit keine befriedigende pathophysiologische Erklärung gegeben werden.

Endokrinologie

Ein wichtiges differentialdiagnostisches Kriterium zur Abgrenzung von anderen spinalen Muskelerkrankungen bildet die endokrinologische Symptomatik der SBMA. Fast alle Patienten haben eine mehr oder weniger stark ausgeprägte *Gynäkomastie*, die in vielen Fällen eine operative Korrektur notwendig macht. Retrospektiv ist die Gynäkomastie häufig das 1. Symptom, deren Zusammenhang mit der Grunderkrankung zunächst oft nicht erkannt wird. Interessanterweise ist der Hormonstatus der Patienten jedoch meist unauffällig. Östrogene und FSH finden sich gelegentlich erhöht, Testosteron manchmal erniedrigt, LH meist im Normbereich. Wiederholt ist über eine Einschränkung der Fertilität berichtet worden mit Asthenozoospermie oder Aspermie. Gleichwohl scheint die Mehrzahl der Patienten zeugungsfähig zu sein. Erektionsstörungen, Impotenz und Hodenatrophie sind nach eigenen Untersuchungen wohl eher ein Problem des höheren Lebensalters, in dem die Reproduktion in der Regel schon abgeschlossen ist.

Abgrenzung von anderen neurologischen Erkrankungen, insbesondere der ALS

Im fortgeschrittenen Stadium läßt sich eine SBMA auch ohne den genetischen Nachweis klinisch recht eindeutig diagnostizieren. Die Abgrenzung zu den Muskel*dystro-phien* des Erwachsenenalters ergibt sich aus den typischen neurogenen Veränderungen im EMG, ggf. auch aus der Muskelbiopsie. Innerhalb der Gruppe der Muskel*atro-phien* setzt sich die SBMA v.a. durch die bulbäre Symptomatik und die endokrine Komponente ab. Die Familienanamnese kann Hinweise auf den X-chromosomalen Erbgang geben. Im Hinblick auf die klinische Prognose erscheint v.a. eine sichere Abgrenzung gegenüber Frühstadien der ALS notwendig. Tabelle 9.9 stellt einige wichtige Parameter zusammen, die sowohl die partielle Überlappung als auch die mögliche Unterscheidung der Teilsymptome illustrieren.

Molekulargenetische Grundlagen und pathophysiologische Zusammenhänge

Molekulargenetische Grundlagen

Durch Kopplungsanalysen konnte das Gen für die SBMA zunächst auf die chromosomalen Banden Xq13-q21 kartiert werden. In diesem Bereich ist auch das Gen für den Androgenrezeptor (AR) lokalisiert. Eine schematische Darstellung der Organisation des Gens ist in Abb. 9.4 wiedergegeben. Mutationen in den Hormon- bzw. DNA-Bindungsdomänen dieses Gens führen bei männlichem Chromosomensatz typischerweise zu Störungen der sekundären Geschlechtsdifferenzierung (testikuläre Feminisierung bzw. Reifenstein-Syndrom). Im 1. Exon des AR-Gens findet sich eine Reihe von

Tabelle 9.9. Differentialdiagnose zwischen SBMA und ALS

Parameter	ALS	SBMA
Erkrankungsbeginn	Erwachsenenalter	Erwachsenenalter
Beginn der Muskel-symptomatik	Meist distale, obere Extremitäten	Meist proximale, untere Extremitäten
Weitere betroffene Muskeln	Extremitäten, bulbäre Hirn-nervenkerne, Rumpf-, Hals- und Atemmuskulatur	Extremitäten, bulbäre Hirn-nervenkerne
Art der Symptome	Atrophien, Paresen, Krämpfe, Faszikulationen, *Spastik*	Atrophien, Paresen, Krämpfe, Faszikulationen, Tremor
Sensibilitäts-störungen	Parästhesien (10%) Pallhypästhesien (43%)	Selten
EMG	Chronisch-neurogener Umbau	Chronisch-neurogener Umbau
Serum-CK-Wert	Leicht erhöht in 25–75% der Fälle	Meist erhöht (>85% der Fälle)
Betroffene Neurone	1. und 2. Motoneuron, z. T. auch sensible Neurone	2. Motoneuron, selten sensible Neurone
Weitere assoziierte Symptome	Affektinkontinenz, Kachexie	Gynäkomastie, Diabetes, erhöhte Serum-Lipid-Werte
Lebenserwartung	3 Jahre nach Diagnosestellung (50% der Fälle)	Nicht verkürzt

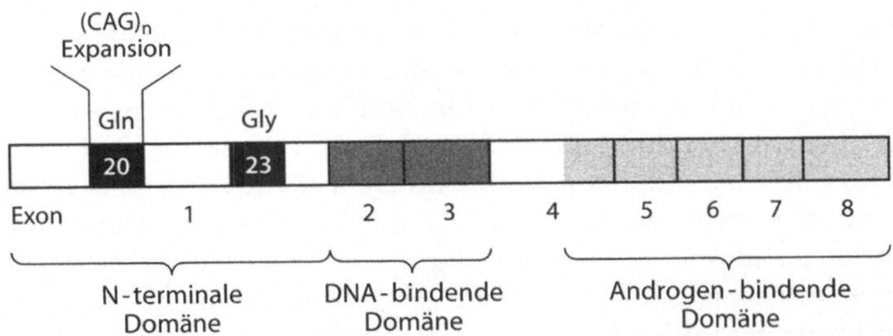

Abb. 9.4. Schematische Darstellung der Genstruktur des Androgenzrezeptors; im Exon 1 sind die beiden repetitiven Sequenzen [(GLn)$_n$ und (Gly)$_n$] und deren mittlere Kopienzahl angegeben

Glutaminkodons (CAG), deren Anzahl in der Bevölkerung zwischen 11 und 30 variabel ist. La Spada et al. (1991) konnten zeigen, daß die Anzahl der CAG-Kodons bei Kennedy-Patienten auf über 40 Kopien erhöht ist. Die expandierten Allele segregierten in betroffenen Familien strikt mit der Erkrankung. Es konnte keine Überlappung des pathologischen Bereichs mit dem Normalbereich beobachtet werden. In der Folge konnten diese Daten durch zahlreiche Studien an verschiedenen ethnischen Gruppen bestätigt werden. Das Spektrum der pathologischen CAG-Expansionen bei SBMA-Patienten reicht von 40 bis 62 Kopien.

Hypothesen zur Pathophysiologie

Eine komplette Deletion des AR-Gens ist durchaus mit dem Leben vereinbar, führt allerdings im hemizygoten Zustand (46, XY) zur vollständigen Androgenresistenz und damit zur testikulären Feminisierung. Im männlichen Organismus ist der Androgenrezeptor entsprechend seiner primären Funktion vorwiegend in den Geweben exprimiert, die an der sekundären Geschlechtsdifferenzierung beteiligt sind (Sertoli- und Leydig-Zellen, sekretorische Prostatazellen, Fibroblasten und Keratinozyten der Genitalregion, Schweiß- und Talgdrüsen). Für eine Expression im Skelettmuskel gibt es keine Belege, der Nachweis im Nervengewebe stützt sich auf ^{3}HG-Dihydrotestosteronbindungsstudien bei Ratten (Sar u. Stumpf 1977). Danach fand sich Androgenbindung im Mittelhirn und Zerebellum, in der Pons und in der Medulla oblongata. Im Rückenmark wiesen die Vorderhörner hohe Konzentrationen auf, weniger die Hinter- und Seitenhörner. Mit Hilfe spezifischer Antikörper ließ sich der AR sowohl nukleär als auch zytoplasmatisch in Neuronen, Astrozyten, Oligodendrozyten und Mikrogliazellen des menschlichen temporalen Kortex nachweisen (Puy et al. 1995).

Die Hypothesen zur Pathophysiologie der CAG-Expansion sind noch weitgehend spekulativ und nur ansatzweise durch experimentelle Befunde gestützt. Die *endokrinologische Symptomatik* ließ sich noch am ehesten durch eine Funktionsminderung des AR selbst erklären („loss of function"). Eine *In-vitro*-Expression verschiedener AR-Allele hat keinen Einfluß der Länge des CAG-Repeats auf die Testosteronbindungsaffinität erkennen lassen, dagegen nahm die Transaktivität des AR-Hormonkomplexes mit zunehmender CAG-Kopienzahl ab (Mhatre et al. 1993; Kazemi-Esfarjani et al. 1995). Eine andere Untersuchung konnte in suprapubischen Hauptfibroblasten von 4 Kennedy-Patienten zwar eine erniedrigte Androgenbindung, jedoch keine Korrelation mit der CAG-Repeatlänge nachweisen (MacLean et al. 1995).

Zur Erklärung der spät einsetzenden und langsam fortschreitenden *neurologischen Symptomatik* sind mehrere Hypothesen formuliert worden, die alle von einer schleichenden Funktionsänderung („gain of function") ausgehen. Zum einen könnte der verlängerte Glutaminabschnitt ein (noch unbekanntes) Protein binden, dessen freie Form für das Überleben von Neuronen wichtig sein könnte. Alternativ könnte der Proteinkomplex selbst neurotoxisch wirken. Diese Hypothese erfordert die Expression des Bindeproteins in zell- und rezeptorspezifischer Weise. Solche Bindeproteine sind für andere Steroidhormonrezeptoren bereits beschrieben worden (Kupfer et al. 1993).

Auf der Ebene der mRNA könnte das CAG-Repeat eine „stem-loop-Struktur" ausbilden, die mit zunehmender Länge stabiler würde. Auch solche mRNA-Sekundärstrukturen können Proteine binden, so daß die Konzentration der freien mRNA und/oder des freien Proteins vermindert wäre (McLaughlin et al. 1996).

Drittens wurde spekuliert, ob die verlängerten Glutaminabschnitte als Substrate für *Transglutaminasen* dienen könnten (Green 1993). Diese Enzyme wurden in vielen Geweben und auch in neuronalen Zellen nachgewiesen. Sie stellen Verknüpfungen zwischen Proteinen her, wobei typischerweise interne Oligoglutamine als Substrat dienen. Bei der Proteolyse solcher „cross-links" entsteht ein nicht weiter abbaubares Isodipeptid, $\varepsilon(\gamma$-Glutamyl-Lysin). Analog zu den anderen Hypothesen könnten auch hier die Protein-Protein-Addukte selbst oder das Isodipeptid neurotoxisch wirken.

Insgesamt bleiben diese Hypothesen v. a. deshalb vorerst spekulativ, weil die biologische Funktion des AR in neuronalen Zellen noch unzureichend bekannt ist.

Genotyp-Phänotyp-Korrelation

Im Gegensatz zu den extragenen Repeatexpansionen sind die Expansionen der intragenen CAG-Repeats eher moderat. Zudem zeichnen sie sich durch eine größere meiotische Stabilität aus, so daß Veränderungen der Kopienzahl innerhalb einer Familie nur gelegentlich beobachtet werden. Dies gilt auch für das CAG-Repeat im 1. Exon des Androgenrezeptors: selten kommt es zu Gewinn oder Verlust einzelner CAGs die größte beobachtete Kontraktion umfaßt 7 Kopien.

Eine Korrelation zwischen Genotyp (= Kopienzahl der CAGs) und klinischem Phänotyp herzustellen ist aus 2 Gründen probleamtisch: zum einen kann der Krankheitsverlauf nur durch sorgfältige Langzeitbetreuung einer größeren Patientengruppe zuverlässig ermittelt werden. Retrospektive Erhebungen sind wegen der langsamen Progression und der großen Variabilität der Erstsymptome unzuverlässig. Zum zweiten ist das Spektrum der CAG-Expansion mit 40–62 vermutlich zu eng, um auf dem Hintergrund der klinische Variabilität größere Effekte erkennen zu können. Auch intrafamiliär läßt sich bei gleicher Kopienzahl eine erhebliche klinische Variation beobachten. Dementsprechend lassen publizierte und eigene Studien keine Korrelation zwischen der Anzahl der CAGs und klinischen Parametern erkennen. Abweichend davon wurde für japanische Patienten von einer strengen Korrelation zwischen Krankheitsbeginn und Repeatexpansion berichtet (Igarashi et al. 1992).

Besonderheiten bei der Anforderung einer genetischen Diagnostik

Die Diagnose der SBMA ist in den Frühstadien der Erkrankung klinisch nicht immer leicht zu stellen. Neben der Familienanamnese (X-chromosomaler Erbgang!) kann daher die Bestimmung der Länge des CAG-Repeats von entscheidender differentialdiagnostischer Bedeutung sein. Wegen der ungleich besseren Prognose der SBMA kommt insbesondere der Abgrenzung von den Anfangsstadien einer ALS eine hohe Bedeutung zu.

Die Länge des CAG-Repeats wird elektrophoretisch nach einer einfachen PCR-Reaktion bestimmt. Da sich pathologischer und Normbereich der CAGs nicht überlappen, ist das Ergebnis sehr zuverlässig. Untersuchungsmaterial: EDTA-Blut (5–10 ml).

Literatur

Green H (1993) Human genetic disease due to codon reiteration: relationship to an evolutionary mechanism. Cell 74:955–956

Igarashi S, Tanno Y, Onodera O et al. (1992) Strong correlation between number of CAG repeats in androgen receptor genes and the clinical onset of features of spinal and bulbar muscular atrophy. Neurology 42:2300–2302

Kazemi-Esfarjani P, Trifiro M, Pinsky L (1995) Evidence for a recessive function of the long glutamine tract in the human androgen receptor. Hum Mol Genet 4:523–527

Kennedy WR, Alter M, Sung J (1968) Progressive proximal spinal and bulbar muscular atrophy of late onset. Neurology 18:671–680

Kupfer S, Marschke K, Wilson E, French F (1993) Receptor accessory factor enhances specific DNA binding domain of the androgen and glucocorticoid receptors. J Biol Chem 268:17519–17527

La Spada A, Wilson E, Lubahn D, Harding A, Fischbeck KH (1991) Androgen receptor gene mutations in X-linked spinal and bulbar muscular atrophy. Nature 352:77–79

MacLean H, Choi W, Rekaris G, Warne G, Tajac J (1995) Abnormal androgen receptor binding affinity in subjects with Kennedy's disease (spinal and bulbar muscular atrophy). J Clin Endocrinol Metab 80:508–516

McLaughlin B, Spencer C, Eberwine J (1996) CAG trinucleotide RNA repeats interact with RNA binding proteins. Am J Hum Genet 59:561–569

Mhatre A, Trifio M, Kaufman M, Kazemi-Esfarjani P, Figlewicz D, Rouleau F, Pinsky L (1993) Reduced transcriptional regulatory competence of the androgen receptor in X-linked spinal and bulbar muscular atrophy. Nat Genet 5:184–188

Puy L, MacLusky NJ, Becker L, Karsan N, Trachtenberg J, Brown TJ (1995) Immunocytochemical detection of androgen receptor in human temporal cortex: characterization and application of polyclonal androgen receptor antibodies in frozen and paraffin-embedded tissues. J Steroid Biochem Mol Biol 55:197–209

Sar M, Stumpf W (1977) Androgen concentration in motor neurons of cranial nerves and spinal cord. Science 197:77–79

Tanaka F, Doyu M, Ito Y et al. (1996) Founder effect in spinal and bulbar muscular atrophy (SBMA). Hum Mol Genet 5:1253–1257

10 Erkrankungen des peripheren Nervensystems

10.1 Hereditäre Neuropathien

L. Schöls

Periphere Neuropathien zählen zu den häufigsten neurologischen Erkrankungen überhaupt. Hereditäre Formen machen dabei nach heutigem Wissen einen eher kleinen Teil aus, verdienen aber besondere Aufmerksamkeit, da hier in den letzten Jahren große Fortschritte bei der Aufdeckung der verantwortlichen Mutationen und der zugrundeliegenden Pathophysiologie erzielt werden konnten. Periphere Neuropathien kommen bei einer Vielzahl genetisch determinierter Erkrankungen vor, wie sie in Tabelle 10.1 aufgelistet sind.

Ausführlicher eingegangen wird im folgenden auf die hereditären motorischen und sensiblen Neuropathien (HMSN), die hereditäre Neuropathie mit Neigung zu Druckläsionen (HNPP, hereditary neuropathy with liability to pressure palsies), die hereditäre neuralgische Amyotrophie (HNA), die hereditären sensiblen und autonomen Neuropathien (HSAN) und die familiären Amyloidpolyneuropathien (FAP). Für die Neuropathien bei hereditären Ataxien und bei metabolischen Störungen bzw. Speicherkrankheiten wird auf die jeweiligen Kapitel dieses Buches verwiesen.

Tabelle 10.1. Periphere Neuropathien bei genetisch determinierten Erkrankungen

- Hereditäre motorische und sensible Neuropathien (HMSN I–VII)
- Hereditäre Neuropathie mit Neigung zu Druckläsionen (HNPP) (tomakulöse Neuropathie)
- Hereditäre neuralgische Amyotrophie (familiäre Armplexusneuropathie)
- Hereditäre sensible und autonome Neuropathien (HSAN I–V)
- Familiäre Amyloidpolyneuropathien (FAP I–IV)
- Spinozerebelläre Ataxien vom Typ 1, 2, 3 und 6
- Friedreich-Ataxie
- Hererditärer Vitamin-E-Mangel und Bassen-Kornzweig-Syndrom
- Porphyrien
- Tangier-Krankheit
- Metachromatische Leukodystrophie
- Adrenomyeloneuropathie
- Fabry-Krankheit

Hereditäre motorische und sensible Neuropathien (HMSN) und hereditäre Neuropathie mit Neigung zu Druckläsionen (HNPP)

Klinische Einteilung und Krankheitsbilder

Die hereditären motorischen und sensiblen Neuropathien werden in der Einteilung nach Dyck et al. (1993), die auf klinischen, elektrophysiologischen und neuropathologischen Kriterien fußt, in die Typen I bis VII (HMSN I – VII) eingeteilt.

Die Prävalenz aller Formen der HMSN zusammen beträgt zwischen 1:2500 und 1:10000. Unter ihnen ist die HMSN-Type I die häufigste Form, gefolgt von der HMSN-Typ II, jedoch schwanken die absoluten Zahlen je nach der untersuchten Population erheblich.

HMSN-Typ I, HMSN-Typ III (Dejerine-Sottas-Syndrom) und HNPP

Die HMSN I, die HMSN III (Dejerine-Sottas-Syndrom) sowie die HNPP stellen demyelinisierende Formen der hereditären Neuropathien dar. Ihre jeweiligen klinischen, elektrophysiologischen und neuropathologischen Charakteristika sind in Tabelle 10.2 zusammengestellt. Auf weitere klinische Aspekte, die genetischen Grundlagen, die Pathophysiologie und Tiermodelle der HMSN I, der HMSN III und der HNPP wird in dem Abschnitt über das periphere Myelinprotein PMP22 und das periphere Myelinprotein P_0 eingegangen. X-chromosomal vererbte Formen der HMSN werden meist unter die HMSN-Typ I subsumiert. Eine ausführlichere Darstellung findet sich in dem Abschnitt über Connexin 32 und assoziierte Neuropathien.

HMSN-Typ II

Die HMSN-Typ II unterscheidet sich von den vorgenannten Formen durch ein axonales Schädigungsmuster. Die Nervenleitgeschwindigkeiten sind normal oder gering reduziert. Der Vererbungsmodus ist in der Regel autosomal-dominant. Die klinische Symptomatik entspricht weitestgehend der HMSN-Typ I (s. Tabelle 10.2). Von genetischer Seite ist die HMSN-Typ II heterogen. Ein erster Genort, der als CMT2A bezeichnet wird, liegt auf Chromosom 1p, ein zweiter auf Chromosom 3q (CMT2B) und ein dritter auf Chromosom 7p (CMT3D). Die Bezeichnung CMT2C wurde für eine Familie reserviert, in der die vorbeschriebenen Genorte ausgeschlossen wurden. Für keine dieser Unterformen konnte bislang das verantwortliche Gen identifiziert werden. Entsprechend wenig ist auch über den zugrundeliegenden Pathomechanismus bekannt.

Morbus Refsum (HMSN-Typ IV)

Die HMSN-Typ IV, der M. Refsum oder auch Heredopathia atactica polyneuritiformis genannt wird, ist autosomal-rezessiv vererbt. Die Erkrankung ist sehr selten mit etwa 150 in der Literatur beschriebenen Fällen. Durch einen Defekt der Phytansäure-α-Hydroxylase kommt es zu einer Störung in der Alphaoxidation der Phytansäure in den Peroxisomen. Die Folge ist eine Akkumulation dieser verzweigtkettigen C-20-Fettsäure in Plasma und Geweben (Übersicht bei Skjeldal 1996).

Tabelle 10.2. Klinische und elektrophysiologische Charakteristika hereditärer demyelinisierender Neuropathien

	HMSN I	HMSN III (Dejerine-Sottas)	HNPP (tomakulöse Neuropathie)
Erbgang	Vorwiegend autosomal-dominant Selten: autosomal-rezessiv Auch: X-chromosomal	Vermeintlich sporadisch oder autosomal-rezessiv; jetzt dominante Mutationen bekannt	Autosomal-dominant
Beginn	1.–2. Lebensjahrzehnt	Erste Lebensjahre	2.–4. Lebensjahrzehnt
Klinik	Peronäal betonte atrophische Paresen („Storchenbeine"/„Steppergang")	Häufig verzögerte motorische Entwicklung	Rezidivierende Nervendruckläsionen auch ohne adäquates Trauma
Proximale Beinmuskeln	Weitgehend verschont	Mitbetroffen	
Handmuskeln	Spät beteiligt	Früh mitbeteiligt	Oft Armplexusparesen
Sensible Symptome	Gering, distal betont (Vibration, Berührung)	Deutlich, inclusive Dysästhesien	Druckschaden betrifft sensible wie motorische Nerven
Skelettdeformitäten	Hohlfuß häufig Skoliose selten	Hohlfuß 50% Skoliose 25%	Selten
Verdickte Nerven	Palpapel	Palpabel	Keine Angabe
Verlauf	Langsam-progredient	Rasch-progredient	Partielle bis vollständige Rückbildung der Druckschädigungen
Prognose	Oft bis ins Alter arbeitsfähig	Deutliche körperliche Behinderung	Behinderungen oft nur intermittierend
Elektrophysiologie	Generalisierte deutliche Leitungsverzögerung Typisch: mNLG um 20 m/s (Grenzwert: mNLG Medianus <38 m/s)	Schwerste, generalisierte demyelinisierende Neuropathie Typisch: mNLG um 10 m/s	Fokale Leitungsverzögerungen mit deutlicher Betonung an physiologischen Engpässen (selten: generalisierte Neuropathie)
Pathologie	Nerv: „Zwiebelschalen-Bildung" Muskel: Neurogene Atrophie öfters mit Begleitmyopathie	Nerv: „Zwiebelschalen-Bildung", öfter auch Axonschädigung	Nerv: Tomakulae (sensitiv aber nicht spezifisch)

Der Erkrankungsbeginn variiert zwischen der frühen Kindheit und dem Erwachsenenalter. Bei den meisten Patienten manifestiert sich die Erkrankung in der späten Kindheit. Es sind aber auch Patienten beschrieben, bei denen erste Symptome erst mit 42 Jahren auftraten. Primäre klinische Symptome sind Retinitis pigmentosa, Polyneuropathie und zerebelläre Ataxie. Ein früher Erkrankungsbeginn ist nicht unbedingt an einen ungünstigen Erkrankungsverlauf gekoppelt. Die Ursache für den variablen Erkrankungsbeginn aber auch Erkrankungsverlauf ist nicht genau bekannt. Möglicherweise führen unterschiedliche Ernährungsgewohnheiten mit variablem Phytansäuregehalt der Nahrung zu einer früheren oder späteren Phytansäureakkumulation. Kernsymptome des M. Refsum sind eine Retinopathia pigmentosa, die bereits früh zu einer Nachtblindheit führt, und eine Polyneuropathie mit hypertrophischen Veränderungen (Zwiebelschalenmuster). Daneben treten häufig eine zerebelläre Ataxie, Anosmie, Katarakt, neurogene Schwerhörigkeit, Kardiomyopathie, Skelettdeformitäten und Dermatosen (Ichthyose) auf. Das Liquoreiweiß ist beim M. Refsum regelhaft auf 1000–7000 mg/l erhöht, während die Liquorzellzahl normal ist. Die Diagnose wird über die erhöhten Phytansäurespiegel im Serum und Urin gestellt. In Fibroblastenkulturen kann die Aktivität der α-Hydroxylase gemessen werden. Diese beträgt bei Refsum-Patienten weniger als 5% und bei vermeintlich heterozygoten Anlagenträgern (z. B. Eltern von Patienten) 46–59% der Enzymaktivität von Kontrollpersonen. Da die Phytansäurespiegel bei Heterozygoten normal sind, reicht eine 50%-Restaktivität offensichtlich für den Abbau der mit der normalen Nahrung aufgenommenen Phytansäure aus.

Da Phytansäure durch Transformation aus Phytol entstehen kann, sonst aber nicht endogen synthetisiert wird, besteht der 1. Schritt in der Therapie in einer phytol- und phytansäurearmen Diät. Außerdem können über Plasmapherese oder Lipapherese die Lipoproteine, an die Phytansäure im Blut gebunden ist, aus der Zirkulation entfernt werden und z. T. sogar eindrucksvolle Besserungen der Krankheitsbilder und auch der elektrophysiologischen Parameter erzielt werden. Da die meisten Refsum-Patienten in Skandinavien beschrieben wurden, wird vermutet, daß sich eine ursprüngliche Mutation von dort mit den Vikingern verbreitet hat, was auch eine relative Häufung von Refsum-Patienten in Irland und Nordfrankreich erklären könnte. Allerdings wurde die Erkrankung auch in vielen anderen Ländern und in praktisch allen ethnischen Gruppen beschrieben. Das für den M. Refsum verantwortliche Gen ist noch nicht lokalisiert. Jedoch könnte für eine Sonderform, den adulten M. Refsum mit erhöhter Pipecolsäure, das verantwortliche Gen auf Chromosom 10p lokalisiert werden (Nadal et al. 1995). Dieser Genort wurde durch eine genomweite Suche mittels Kopplungsanalysen in einer einzigen Familie gefunden. Es ist bislang nicht bekannt, ob dieser Genort auch für die Formen des M. Refsum mit normalen Pipecolsäurespiegeln verantwortlich ist. Pipecolsäure ist wie die Phytansäure ein Metabolit, der in den Peroxisomen katabolisiert wird und dessen mangelhafter Abbau zu einer entsprechenden Akkumulation in den Geweben führt.

Der sog. infantilen Form des M. Refsum liegt eine Störung der Biogenese der Peroxisomen zugrunde. Hierdurch besteht eine Verwandtschaft mit anderen peroxisomalen Störungen wie dem Zellweger-Syndrom, der Adrenoleukodystrophie und der rhizomelischen Form der Chondrodysplasia punctata, die sich auch in den klinischen Symptomen ausdrückt. Anders als bei der adulten Form des M. Refsum kommt es bei der infantilen Form zu psychomotorischer Retardierung, Hypotonie, Hepatomegalie und Osteoporose. Auch die biochemischen Veränderungen sind aufgrund der mangelhaft gebildeten Peroxisomen weitergehender als beim adulten M. Refsum. Neben der erhöhten Phytansäure weisen Patienten mit infantilem M. Refsum auch erhöhte Spiegel langkettiger Fettsäuren (VLCFA) ähnlich der Adrenoleukodystrophie und erhöhter Spiegel an Pipecolsäure auf. Man nimmt daher an, daß der adulte M. Refsum mit erhöhten Pipecolsäurespiegeln eine Art Zwischenglied zwischen dem infantilen und dem adulten M. Refsum ist.

HMSN-Typ V–VII und weitere Sonderformen

Die HMSN-Typ V–VII sind durch das Hinzutreten von Zusatzsymptomen (Spastik, Optikusatrophie, Retinitis pigmentosa) zur Neuropathie definiert. Sie sind jeweils nur in wenigen Familien beschrieben. Ihre Klassifikation als eigenständige Krankheitsentitäten ist umstritten.

Die HMSN-Typ V ist definiert durch das kombinierte Auftreten einer hereditären Neuropathie und einer Paraspastik. Die Abgrenzung gegenüber hereditären Formen einer durch die Neuropathie „komplizierten" spastischen Spinalparalyse ist schwierig. Ein Genort wurde bislang nicht beschrieben, und die Pathophysiologie ist unklar.

Die HMSN-Typ VI ist gekennzeichnet durch die Kombination einer erblichen Polyneuropathie und einer Optikusatrophie. Hier sind sowohl sporadische Patienten als auch Familien mit autosomal-rezessivem und solche mit autosomal-dominantem Erbgang beschrieben. Ein Genort oder der zugrundeliegende Pathomechanismus konnten bislang noch nicht gesichert werden.

Die HMSN-Typ VII ist durch die Kombination einer hereditären Neuropathie mit einer Retinitis pigmentosa definiert. Bei den wenigen bislang beschriebenen Familien ist der Erbgang in einer Familie am ehesten autosomal-dominant und in den anderen Familien eher autosomal-rezessiv. Ein Genort wurde bislang nicht beschrieben, und die Pathophysiologie ist unklar.

Andere Formen, in denen eine HMSN bei einem Teil der Betroffenen mit Ataxie, Tremor oder auch einer sensorineuralen Schwerhörigkeit kombiniert ist, werden meist nicht als eigenständige Krankheitsgruppen angesehen. Auch sind bislang keine verantwortlichen Genorte in solchen Familien beschrieben worden. Anzumerken ist, daß Tremor nicht selten auch bei der HMSN I vorkommt und daß die hereditären Ataxien fast regelhaft mit einer peripheren Neuropathie einhergehen.

Jüngst wurde in japanischen Familien eine weitere autosomal-dominant vererbte Form der Neuropathie beschrieben, die sich durch eine proximale Betonung der Paresen auszeichnet und deshalb als HMSN-P bezeichnet wurde (Takashima et al. 1997). Die Erkrankung beginnt zwischen dem 20. und 50. Lebensjahr in der Regel mit Muskelkrämpfen, die sich typischerweise nach einigen Jahren bei zunehmenden Paresen zurückbilden. Früh entwickelt sich eine Areflexie. Faszikulieren der Rumpf- und Extremitätenmuskulatur ist besonders in frühen Krankheitsstadien zu beobachten. Eine bulbäre Beteiligung in Form von Faszikulieren der Zunge, Zungenrandatrophie und seltener Schluckstörungen und Dysarthrie können in späteren Krankheitsstadien auftreten. Die Patienten werden innerhalb von 5–20 Jahren gehunfähig, und einige Patienten müssen künstlich beatmet werden. In den späten Stadien können die Paresen zu einem ALS-ähnlichen Bild führen. Allerdings kommen deutliche Störungen des Vibrations- und Lageempfindens sowie distal betonte Dysästhesien hinzu. In der Neurographie entsprechen den sensiblen Störungen deutlich amplitudengeminderte sensible Nervenaktionspotentiale an den unteren wie oberen Extremitäten. Elektrophysiologisch liegt eine axonale sensomotorische Polyneuropathie vor. Häufig sind die Cholesterinwerte erhöht, und etwa die Hälfte der Patienten entwickeln eine nichtinsulinpflichtigen Diabetes mellitus. Mittels Kopplungsanalysen wurde der Genort auf Chromosom 3p14.1-q13 lokalisiert.

Genetische Einteilung und periphere Myelinproteine

In den letzten Jahren wurden in rascher Folge Genorte und verantwortliche Mutationen für hereditäre Neuropathien beschrieben. Dabei werden Genorte für die HMSN I nach ihren Erstbeschreibern Charcot, Marie und Tooth bei autosomal-dominanter Vererbung als CMT1, bei autosomal-rezessiver Vererbung als CMT4 und bei X-chromosomaler Vererbung als CMTX bezeichnet. Genloci für die HMSN II werden als CMT2 benannt, und Genorte für die HMSN III werden z. T. als CMT3 und z. T. als DSS (Dejerine-Sottas-Syndrom) geführt. Tabelle 10.3 gibt einen Überblick über die derzeit bekannten Genloci und Mutationen.

Ein Phänotyp (z. B. HMSN I) kann durch Mutationen in verschiedenen Myelinproteingenen hervorgerufen werden. Auf der anderen Seite können klinisch unterschiedliche Krankheitsbilder durch Mutationen desselben Gens verursacht sein (Abb. 10.1).

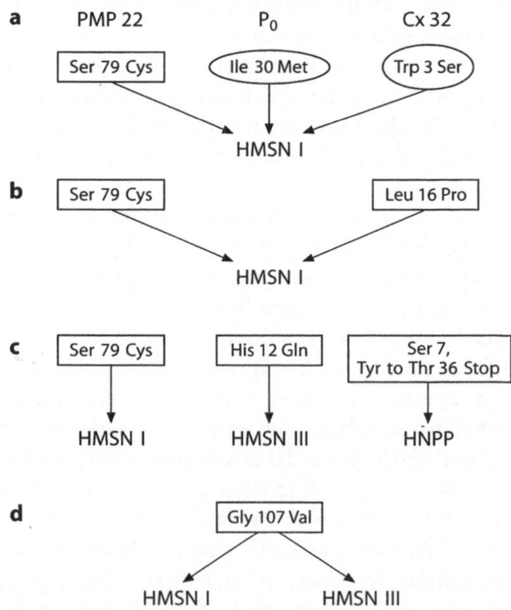

Abb. 10.1 a – d. Genetische und phänotypische Heterogenität bei hereditären Neuropathien. **a** Polygenie: Mutationen in unterschiedlichen Genen (PMP22, P_0 und Connexi32) führen zum gleichen Phänotyp einer HMSN I, **b** verschiedene Mutationen eines Gens (PMP22) führen zum gleichen Phänotyp (HMSN I), **c** Polyphänie: Mutationen eines Gens (PMP22) führen zu unterschiedlichen Phänotypen (HMSN I, HMSN III, HNPP), **d** dieselbe Mutation eines Gens (PMP22) führt zu unterschiedlichen Phänotypen (HMSN I, HMSN III)

Tabelle 10.3. Klinische und genetische Klassifikation der hereditären motorischen und sensiblen Neuropathien (HMSN)

Phänotyp (klinische Bezeichnung) Genotyp	Erbgang	Chromosom	Gen	Mutationstyp
Charcot-Marie-Tooth-Typ 1 (HMSN I)				
CMT 1A	Dominant	17p11.2-p12	PMP22	Duplikation oder Punktmutation
CMT 1B	Dominant	1q22-q23	P_0	Punktmutation
CMT 1C	Dominant	?	?	?
CMT X1	Dominant	Xq13.1	Connexin 32	Punktmutation
CMT X2	Rezessiv	Xp22.2	?	?
CMT X3	Rezessiv	Xq26	?	?
CMT 4A	Rezessiv	8q	?	?
CMT 4B	Rezessiv	11q23	?	?
CMT 4C	Rezessiv	5q	?	?
Charcot-Marie-Tooth-Typ 2 (HMSN II)				
CMT 2A	Dominant	1p36	?	?
CMT 2B	Dominant	3q13-q22	?	?
CMT 2C	Dominant	?	?	?
CMT 2D	Dominant	7p14	?	?
CMT 3 (HMSN III: Dejerine-Sottas)				
CMT 3A	Dominant	17p11.2-p12	PMP22	Homozygote Duplikation, Punktmutation
CMT 3B	Dominant	1q22-q23	P_0	Punktmutation
CMT 3C	Dominant	8q	?	?
HNPP (tomakulöse Neuropathie)				
HNPP A	Dominant	17p11.2-p12	PMP22	Deletion oder Punktmutation
HNPP B	Dominant	?	?	?
Hereditäre neuralgische Amyotrophie (HNA)	Dominant	17q24-q25	?	?
HMSN P (proximal-dominante Form)	Dominant	3p14.1-q13	?	?

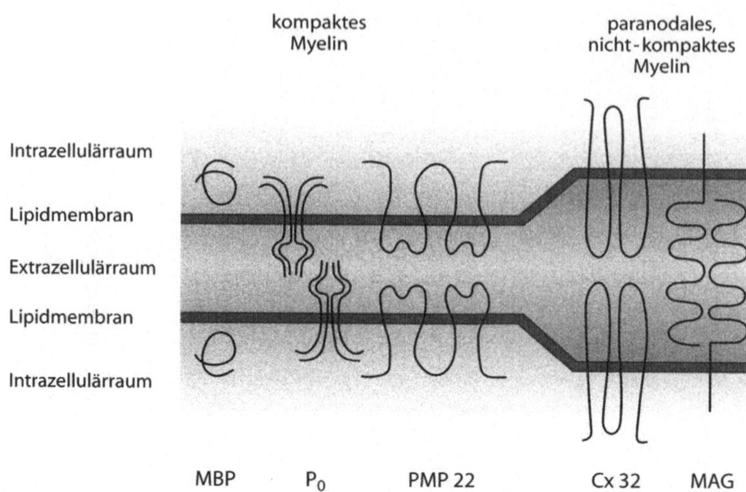

Abb. 10.2. Schematische Darstellung der Lokalisation von Proteinen der Myelinscheiden peripherer Nerven, die an der Entstehung hereditärer Neuropathien beteiligt sind (*PMP22* peripheres Myelinprotein 22, P_0 Myelinprotein P_0, *Cx32* Connexin 32, *MAG* myelinassoziiertes Glykoprotein, *MBP* myelinbasisches Protein)

Diese Phänomene einer Polygenie auf der einen und einer Polyphänie auf der anderen Seite sind auf dem Boden der zugrundeliegenden Mutationen zu verstehen. Es scheint daher aus neurogenetischer Sicht sinnvoll, die HNPP, die HMSN I und die HMSN III nicht länger als pathophysiologisch eigenständige Krankheitsentitäten zu betrachten. Vielmehr eröffnet die Molekulargenetik die Möglichkeit, die demyelinsierenden Formen der hereditären Neuropathien als Störungen der Myelinproteine in den Markscheiden peripherer Nerven zu verstehen. Abbildung 10.2 gibt eine schematische Darstellung der Lokalisation der für Neuropathien relevanten Myelinkomponenten in der Markscheide peripherer Nerven. Im folgenden werden die demyelinisierenden Neuropathien im Rahmen des jeweils veränderten Myelinproteins vorgestellt.

Peripheres Myelinprotein PMP22 und assoziierte Neuropathien

Das periphere Myelinprotein PMP22 macht im Normalfall etwa 5 % des Myelins peripherer Nerven aus. Es weist strukturelle und funktionelle Ähnlichkeiten mit dem Proteolipidprotein (PLP) im ZNS auf, das dort wahrscheinlich eine wichtige Rolle für die Formation und den Erhalt einer kompakten Myelinstruktur durch eine Funktion in der Membranadhäsion besitzt. Daneben bremst PMP22 *in vitro* die DNA-Synthese in Schwann-Zellen. Ein Überschuß von PMP22, wie z. B. bei der Duplikation des Gens, führt somit zu einer reduzierten Myelinbildung mit konsekutiver De- und Remyelinisierung und der Bildung von Zwiebelschalen wie bei der HMSN I. Ein Mangel an PMP22, wie bei der Deletion des Gens, führt über ein vermehrtes Wachstum der Schwann-Zellen zu einer überschießenden Myelinbildung und zu Tomakulae, dem histopathologischen Korrelat der HNPP (Pareyson u. Taroni 1996).

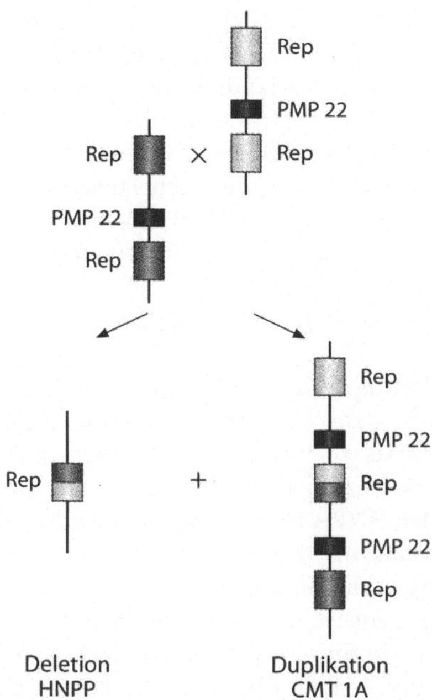

Abb. 10.3. Schematische Darstellung der kritischen Region von Chromosom 17, die das PMP22-Gen enthält. Proximal und distal des PMP22-Gens befinden sich 2 einander sehr ähnliche repetitive Sequenzen (*Rep*), die zu einem ungleichen Crossing-over prädestinieren. Als Produkt entstehen 2 reziproke Mutationen: eine Deletion von 1,5 Mb einschließlich des PMP22-Gens, die eine HNPP A hervorruft und eine Duplikation der kritischen Region mit einer Verdopplung auch des PMP22-Gens, die die häufigste Ursache einer CMT1A ist

In der Tat sind genetisch determinierte Dosisveränderungen von PMP22 in der Myelinscheide die häufigste Ursache sowohl der HMSN I als auch der HNPP. Das PMP22-Gen liegt auf Chromosom 17 zwischen 2 einander sehr ähnlichen repetitiven Sequenzen. Durch die Ähnlichkeit dieser Sequenzen kann es bei der Paarung der Chromsomen im Rahmen der Zellteilung zu einem ungleichen *Crossing-over* kommen (Abb. 10.3), in dessen Folge das eine Chromosom 2 Abschnitte mit dem PMP22-Gen erhält (Duplikation), während dem anderen Chromosom ein PMP22-Gen gänzlich fehlt (Deletion). Auf diese Weise kommt es im Falle der Duplikation zu einer Überexpression von PMP22 mit der Folge einer HMSN I und im Falle der Deletion zu einer Unterexpression von PMP22 mit dem klinischen Bild der HNPP. So sind diese Formen der HMSN I und der HNPP reziproke Produkte desselben Mutationsmechanismus.

Dieser Mutationsmechanismus ist für 76% der familiären und 53% der sporadischen Fälle von HMSN I verantwortlich. Für die HNPP sind dies 86% der familiären und 77% der sporadischen Patienten. Daß ein solches ungleiches *Crossing-over* kein seltenes Ereignis ist, ist daraus zu ersehen, daß jeweils etwa 5% der gefundenen Duplikationen bzw. Deletionen *De-novo*-Mutationen sind.

Inzwischen wurden auch einzelne Patienten gesichert, die homozygot für die Duplikation sind, also auf beiden Chromosomen je 2 PMP22-Gene aufweisen. Diese homozygoten Patienten entwickeln in der Regel ein Krankheitsbild, das schwerer ist als das der heterozygoten Patienten und als HMSN III klassifiziert werden muß. Allerdings besteht auch hier eine erhebliche Variabilität. So wurde ein homozygoter Patient beschrieben, der etwa gleich schwer betroffen war wie das am schwersten betroffene seiner heterozygoten Geschwister, so daß eine Art Kontinuum zwischen dem Phänotyp der Heterozygoten und der Homozygoten zu bestehen scheint.

In Bezug auf das PMP22-Gen sind somit HNPP, HMSN I und HMSN III keine pathophysiologisch eigenständigen Entitäten, sondern Varianten einer Fehldosierung eines peripheren Myelinproteins, wobei das Vorliegen nur eines PMP22-Gens zur HNPP führt, 2 PMP22-Kopien der Normalfall sind, 3 Kopien zu einer HMSN I und 4 Kopien zu einer HMSN III führen.

Tiermodelle mit Veränderungen des PMP22-Gens der Maus zeigen weitestgehend analoge Befunde wie beim Menschen. So führt eine Deletion des PMP22-Gens (PMP22$^{+/-}$) auch bei der Maus zu nur gering verzögerten Nervenleitgeschwindigkeiten, aber deutlichen Veränderungen in der Nervenbiopsie mit der Bildung von Tomakulae entsprechend der HNPP. In homozygoten *Knock-out*-Mäusen (PMP22$^{-/-}$) erzeugt das vollständige Fehlen von PMP22 erwartungsgemäß ein sehr viel schwereres Krankheitsbild mit Leitungsgeschwindigkeiten um 7 m/s. Ein Patient, der homozygot für die Deletion des PMP22-Gens ist, wurde bislang nicht beschrieben.

Eine erstaunliche Übereinstimmung scheint auch für die Wirkung einiger Punktmutationen zwischen Mensch und Maus zu bestehen. So weisen die sog. Trembler-Mausmutanten *Tr* und *TR^J*, die eine Mutation im PMP22-Gen ragen, eine schwere Demyelinisierung und massiv verzögerte Nervenleitgeschwindigkeiten auf. Die gleichen Mutationen führen beim Menschen zu einem ausgesprochen schweren Phänotyp, der als schwere HMSN I oder als HMSN III zu klassifizieren wäre. Die Analogien zwischen den humanen Erkrankungen und den Tiermodellen sind in Tabelle 10.4 zusammengefaßt.

Die von Mutationen des PMP22-Gens ausgehenden Formen der HMSN I und HMSN III werden genetisch als CMT1A bzw. CMT3A und die entsprechende Form der HNPP als HNPP A bezeichnet. Hiermit werden sie von phänotypisch gleichartigen Formen mit krankheitsverursachenden Mutationen in andere Genen abgegrenzt.

Da die CMT1A und die HNPP A reziproke Erkrankungen desselben Mutationsmechanismus sind, ist zu erwarten, daß sie auch in einer etwa gleichen Häufigkeit auftreten. Derzeit wird jedoch für die HMSN I eine Prävalenz von 1:10000 angenommen, während die HNPP als viel seltener gilt. Somit wird die HNPP wahrscheinlich oft übersehen, und es ist wichtig, das phänotypische Spektrum der HNPP zu ermitteln. Dies ist nach Aufdeckung der ursächlichen Mutation möglich, indem die klinischen Bilder genetisch gesicherter HNPP-A-Patienten retrospektiv analysiert werden. Hier zeigt sich, daß über 40 % der Betroffenen sich der Erkrankung nicht bewußt sind. Und in der Tat sind 25 % der Genträger für eine HNPP asymptomatisch. Das Manifestationsalter schwankt zwischen dem 7. und 62. Lebensjahr, allerdings werden 50 % der Betroffen in der 2. Lebensdekade symptomatisch. Episoden mit akuten Defiziten treten je nach Studie nur bei 64–78 % der Genträger auf. Dabei geht nur etwa 50 % der Episoden eine klassische Traumatisierung (Druck oder repetitive Bewegung) voraus. Keinesfalls ist die Symptomatik auf klassische Engpaßsyndrome beschränkt. Es gibt Beschreibungen eines skapuloperonalen Syndroms, einer Läsion des N. interosseus anterior und von Faszikulationen bei HNPP. 10 % der HNPP-Patienten weisen eine generalisierte PNP

Tabelle 10.4. Analogien von humanen Erkrankungen und Tiermodellen mit Mutationen des PMP22 und des P_0-Gens. Vereinfachte Darstellung der Phänotypen und Nervenleitgeschwindigkeiten ($mNLG$): klinisch bestehen oft Überlappungen; + intakte Genkopie; – fehlendes Gen, tr bzw. Tr^J Trembler- bzw. Trembler-J-Mutationen (s. Text)

Phänotyp Grad der Behinderung	HMSN III Schwer	HMSN I Mäßig	HNPP Leicht	Normal Gesund
mNLG (N. medianus; m/s)	0–10	10–40	40–50	>50
PMP22-Genotyp (Kopien)	++/++ (4) +/Punktmutation → abnormer Funktionsgewinn?	+/++ (3) +/Punktmutation → abnormer Funktionsgewinn?	+/– (1) +/Punktmutation → Funktionsverlust?	+/+ (2)
P_0-Genotyp	Nullmutation/Nullmutation +/Dominant negative Mutation	+/Nullmutation		+/+
Tiermodelle				
PMP22 – *Knock-out*-Maus	–/–		+/–	+/+
PMP22 – *Tr*-Mutation		+/Tr		
PMP22 – *Tr^J*-Mutation		+/Tr^J		
P_0 – *Knock-out*-Maus	–/–	+/–		+/+

auf, wobei es sich meist um ältere Patienten handelt. Bei einem Drittel bestehen keine remittierende, sondern eine chronische Symptomatik mit Paresen, Krampi, Parästhesien oder Myalgien. Bei bis zu 33% der Patienten kommt es zu proximal betonten Neuropathien wie Armplexusparesen, die jedoch in der Regel im Gegensatz zur hereditären neuralgischen Schulteramyotrophie schmerzfrei sind. So ist über die große Variabilität der klinischen Symptomatik der HNPP zu erklären, daß sie oft nicht als solche erkannt wird.

Die Elektrophysiologie kann eine gute Hilfe bei der Diagnosestellung einer HNPP sein. Hier sind bei 100% der Genträger neurographische Auffälligkeiten zu finden. In der motorischen Neurographie sind die distalen Latenzen in den Nn. peronaeus, tibialis und medianus in jeweils etwa 90% der Fälle verlängert. Die Amplitude des evozierten Muskelatktionspotentials ist im N. medianus in 77% und im N. peronaeus in 63% der Patienten reduziert. Bezüglich der Nervenleitgeschwindigkeiten zeigen 50% der Patienten das Bild einer multiplen Mononeuropathie mit Engpaßsyndromen und die anderen 50% eine eher diffuse Leitungsverzögerung. Ein klassischer Leitungsblock ist bei der HNPP eher selten (N. peronaeus 5%, N. ulnaris 9%).

Aber auch für die HMSN I vom Typ der CMT1A gilt, daß das phänotypische Spektrum breiter ist als bisher erwartet. So wurden inzwischen bei CMT1A-Patienten mit einer Duplikation des PMP22-Gens auch Pyramidenbahnstörung, Wadenhypertrophie, Schluckstörung, Inkontinenz oder hypertrophe Kardiomyopathie beobachtet (Thomas et al. 1997). Auch eine sog. Roussy-Lévy-Variante mit einer Kombination von Neuropathie, Haltetremor und Ataxie kann bei einer CMT1A auftreten. Die genetischen Befunde bei der originalen von Roussy u. Lévy (1926) beschriebenen Familie werden im folgenden Abschnitt über das Myelinprotein P_0 dargestellt.

Myelinprotein P_0 und assoziierte Neuropathien

P_0 macht mit 50% den größten Teil des peripheren Myelinproteins aus. Es wird von den Schwann-Zellen exprimiert und ist ein transmembranöses Adhäsionsprotein. Als solches hat es eine intrazelluläre Domäne, die mit ihrer ausgeprägten positiven Ladung eng an die anionische Phospholipidmembran bindet und so entscheidende Bedeutung für die Bildung der dichten Hauptlinie hat. Daneben weist P_0 eine transmembranöse Domäne auf, an die die extrazelluläre Domäne anschließt. Man nimmt an, daß sich extrazelluläre Domänen zu Homotetrameren, sog. P_0-Komplexen, zusammenlagern. Intakte P_0-Komplexe sind wesentlich für die Membranadhäsion und somit für die kompakte Struktur und die Leitungsqualität des peripheren Myelins (Choe 1996). Das P_0-Gen liegt auf Chromosom 1q, und die durch Mutationen dieses Gens verursachte Form der HMSN I wird genetisch als CMT1B und die hier entstehende HMSN III als CMT3B bezeichnet.

Inzwischen sind eine große Zahl von Mutationen in den verschiedenen Domänen bekannt (Übersicht bei Warner et al. 1996), von denen nur einige exemplarisch zur Erläuterung der durch sie verursachten Mutationsmechanismen dargestellt werden sollen. Eine sog. *Missense*mutation führt über Verschiebungen im genetischen Kode zur Bildung eines funktionslosen Proteins. Beispielsweise führt eine *Missense*mutation in der extrazellulären Domänen und einer entsprechenden Reduktion funktionsfähiger P_0-Komplexe. Hierdurch kann das periphere Myelin nicht mehr so kompakt gepackt werden, und es entwickelt sich eine MHSN I vom Typ der CMT1B. Besteht

Homozygotie für eine derartige Mutation, werden keine funktionsfähigen extrazellulären Domänen mehr gebildet und intakte P_0-Komplexe fehlen gänzlich, was zu einer HMSN III vom Typ der CMT3B führt.

Eine klinisch identische HMSN III wird auch durch sog. dominant-negative Mutationen verursacht. Dominant-negative Mutationen führen zu einem veränderten Protein, das nicht nur seine eigene reguläre Funktion verloren hat, sondern die Funktion anderer Proteine stört. Im Beispiel des P_0-Proteins entstehen bei den dominant-negativen Mutationen wahrscheinlich eine strukturveränderte extrazelluläre P_0-Domäne, die ein abnormes Bindungsverhalten aufweist und die Bildung intakter P_0-Komplexe aus der Restmenge normalen P_0-Proteine, das über das 2. normale Allel gebildet wird, so weit stört, daß der Phänotyp einer HMSN III entsteht.

Unterstützt wird diese Sicht durch Tiermodelle, sog. *Knock-out*-Mäuse mit inaktiviertem P_0-Gen. Heterozygote *Knock-out*-Mäuse weisen noch ein normales P_0-Gen auf. Bei ihnen wird zunächst eine noch normale Myelinisierung beobachtet. Ab dem 5. Monat kann jedoch keine ausreichende Myelinbildung mehr aufrechterhalten werden, es kommt zu einer zunehmenden Demyelinisierung mit Reduktion der Nervenleitgeschwindigkeiten und im Rahmen der reparativen Remyelinisierung zur Bildung von Zwiebelschalenmustern, wie sie histologisch bei der HMSN I zu finden sind. Homozygote *Knock-out*-Mäuse hingegen haben kein P_0-Gen mehr und weisen sofort abnormal gepacktes Myelin und erhebliche Leitungsverzögerungen auf. Sie entsprechen damit der HMSN III, und wie bei dieser werden histologisch auch axonale Schädigungen beobachtet (s. Tabelle 10.4).

Neben dem Mutationstyp (*Missense*mutation oder dominant-negative Mutation) und der Gendosis (heterozygot oder homozygot) hat auch der Ort der Mutation entscheidenden Einfluß auf den Phänotyp. So scheinen noch schwerwiegendere Folgen als bei dominant-negativen Mutationen oder homozygoten *Missense*mutationen der extrazellulären Domäne aufzutreten, wenn Mutationen die intrazelluläre Domäne betreffen und dort das Ladungsmuster stören. Dies wird verständlich, da durch eine Störung der positiven Ladungsverteilung die Affinität zur anionischen Phospholipidmembran und damit die Bildung der dichten Hauptlinie gestört wird. Ein Defekt in der dichten Hauptlinie zieht das Bild einer kongenitalen Hypomyelinisierung nach sich. Hierbei sind die Kinder in der Regel von Geburt an beeinträchtigt (*„floppy infants"*), und es kommt zu frühem Tod durch Aspirationen und bronchopulmonale Infektionen bei reduzierter Atemleistung und erschwertem Abhusten (Warner et al. 1996).

Das phänotypische Spektrum der vom P_0-Protein ausgehenden Erkrankungen geht somit über die klassischen Formen der HMSN I und HMSN III hinaus. Auch für das Roussy-Lévy-Syndrom konnte eine Mutation im P_0-Gen gefunden werden. Bei diesem von Roussy u. Lévy 1926 erstmals beschriebenen Syndrom entwickelt sich eine Ataxie auf dem Boden einer demyelinisierenden Polyneuropathie, ohne daß zerebelläre Zeichen auftreten. Außerdem kommt es zu Tremor, gestörter Handmotorik, Areflexie und Hohlfuß. Jüngst konnte nun in der originalen Roussy-Lévy-Familie eine heterozygote Punktmutation im Exon 3 des P_0-Gens nachgewiesen werden, die zu einem Austausch von Asparagin gegen Lysin an Position 131 des P_0-Proteins führt. Zu beachten ist, daß eine sog. Roussy-Lévy-Symptomatik auch durch Mutationen im PMP22-Gen hervorgerufen werden kann (s. oben).

Connexin 32 und assoziierte Neuropathien

X-chromosomale Formen der hereditären motorischen und sensiblen Neuropathien werden zu 90% dominant und zu 10% rezessiv vererbt (McKusick 1994). Für alle X-chromosomal-dominanten Familien wurde bislang ein einheitlicher Genlocus bei Xq13.1 gefunden, der als CMTX1 bezeichnet wird. Bei vielen dieser Familien konnten Mutationen in dem Gen für Connexin 32 (Cx32) nachgewiesen werden. Inzwischen sind 45 verschiedene Punktmutationen im Cx32-Gen als Ursache einer CMTX1 beschrieben (Latour et al. 1997; Ionasescu 1995). Cx32 ist im Zytoplasma der Schwann-Zellen an den Ranvier-Schnürringen und Schmidt-Landerman-Einkerbungen lokalisiert und hat vermutlich eine entscheidende Rolle für die Bildung von *„gap junctions"* der peripheren Myelinscheide (Bergoffen 1993). Cx32 wird nicht nur in peripheren Nerven, sondern auch im ZNS und anderen Geweben wie Leber, Niere und Pankreas exprimiert. Es gibt jedoch für die verschiedenen Gewebe spezifische Promotoren, die die Transkription selektiv steuern.

Eine X-chromosomale Form der HMSN ist in Familien zu vermuten, in denen keine Vater-Sohn-Vererbung der HMSN vorkommt. Der Phänotyp der CMTX1 ist eine intermediäre Form zwischen der demyelinisierenden HMSN I und der axonalen HMSN II. Die Symptomatik tritt bei Männern in der Regel früher auf und zeigt eine raschere Progression sowie einen schwereren Verlauf als bei Frauen, was durch den Mosaikstatus der Frauen bezüglich der Cx32-Mutation infolge der X-Inaktivierung erklärt wird. Die motorische Nervenleitgeschwindigkeit des N. medianus liegt bei Männern zwischen 18 und 40 m/s und bei Frauen zwischen 25 und 60 m/s, so daß an eine X-chromosomale Form der HMSN auch gedacht werden sollte, wenn die Neuropathie in einer Familie bei männlichen Betroffenen eher demyelinisierende und bei weiblichen Erkrankten eher axonale Charakteristika zeigt (Nicholson u. Nash 1993).

Für die X-chromosomal-rezessiven Formen wurden in einzelnen Familien 2 Genorte gefunden, die als CMTX2 (Xp22.2) und CMTX3 (Xq26) bezeichnet werden. Die X-chromosomal-rezessiven Formen scheinen dabei mehr Mitbeteiligung des ZNS aufzuweisen (mentale Retardierung bei CMTX2 und spastische Paraparese bei CMTX3) als die dominant vererbte CMTX1 (Übersicht bei Ionasescu 1995).

Myelinbasisches Protein und myelinassoziiertes Glykoprotein

Die Relevanz weiterer Proteine der Myelinscheide peripherer Nerven für die Genese herediärer Neuropathien des Menschen ist noch nicht geklärt. Allerdings ist aufgrund von Tiermodellen anzunehmen, daß auch Störungen des myelinbasischen Proteins (MBP) und des myelinassoziierten Glykoproteins (MAG) periphere Neuropathien auslösen können. Die sog. *shiverer*-Mausmutante weist eine Mutation im MBP-Gen auf, und auch bei einem *Knock-out*-Modell für MAG kommt es zu einer Störung der Myelinscheiden und zu Neuropathien. Analoge bzw. assoziierte humane Erkrankungen sind bislang jedoch nicht gesichert.

Hereditäre sensible und autonome Neuropathien (HSAN)

Hereditäre sensible und autonome Neuropathien (HSAN) sind eine Gruppe seltener, genetisch bedingter Neuropathien, die durch Sensibilitätsausfälle insbesondere des Schmerzempfindens gekennzeichnet sind. Die motorischen Nerven sind deutlich geringer betroffen. Das neuropathologische Äquivalent ist eine Degeneration der kleinen myelinisierten A-Delta-Fasern und der nichtmyelinisierten C-Fasern.

Man unterscheidet eine autosomal-dominant vererbte HSAN I von einer autosomal-rezessiv vererbten HSAN II sowie eine familiäre Dysautonomie, die als HSAN III bezeichnet wird und ebenfalls autosomal-rezessiv vererbt ist. Auch die hereditäre anhidrotische sensible Neuropathie (HSAN IV) ist autosomal-rezessiv vererbt. Daneben gibt es eine kongenitale sensible Neuropathie mit selektivem Verlust der kleinen myelinisierten Nervenfasern (HSAN V). Auch eine X-chromosomal-rezessive Form der sensiblen Neuropathie ist beschrieben (Dyck 1993).

Die HSAN I betrifft bevorzugt die unteren Extremitäten, beginnt in der 2. bis 4. Lebensdekade und ist langsam-progredient. Die anderen Formen sind kongenital und zeigen eine generalisierte Neuropathie. Bei der Untersuchung sind die reduzierte Schmerz- und Temperaturwahrnehmung die führenden Symptome. Aufgrund der sensiblen und autonomen Störungen kommt es bei allen Formen zu Druckulzera und Mutilationen (mal perforant du pied), z. T. mit Osteomyelitis.

Ein Gen für die HSAN I liegt auf Chromosom 9q22.1-22.3 (Nicholson et al. 1996). Das Gen, das die familiäre Dysautonomie (HSAN III) verursacht, wurde auf Chromosom 9q31-q33 lokalisiert (Blumenfeld et al. 1993). Für die HSAN II, IV und V ist kein Genort bekannt. Die verantwortlichen Gene und der zugrundeliegende pathophysiologische Mechanismus sind noch für alle Formen unklar.

Familiäre Amyloidpolyneuropathie (FAP)

Die familiären Amyloidpolyneuropathien (FAP) sind eine Gruppe hereditärer Erkrankungen, die durch extrazelluläre Amyloidablagerungen hervorgerufen werden. Das Amyloid entsteht jeweils aus einem Serumprotein, das durch die zugrundeliegende Mutation zur Amyloidbildung prädestiniert ist. Die häufigsten klinischen Symptome sind eine periphere sensible und autonome Neuropathie und Kreislaufinstabilität aufgrund der autonomen Dysfunktion. Der Phänotyp ist jedoch sehr variabel. Auch zentralnervöse Symptome, Glaskörpertrübungen, Kardiomyopathien, Nephropathien und gastrointestinale Beteiligungen können auftreten. Krankheitssymptome beginnen meist in der 3. Lebensdekade. Bei den schwedischen FAP-Patienten liegt das durchschnittliche Erkrankungsalter allerdings bei 56,7 Jahren, und einige französische Patienten wurden erst in der 6. bis 9. Dekade symptomatisch. Oft kommt es innerhalb von 10 Jahren zum Tod durch autonomes Versagen.

Die bisher beschriebenen Formen der FAP werden alle autosomal-dominant vererbt. die Penetranz ist jedoch variabel. Während in portugiesischen Familien eine nahezu vollständige Penetranz bis zum Erwachsenenalter berichtet wird, scheint die Penetranz in der schwedischen Population eher gering zu sein.

Die Klassifikation erfolgt nach den zugrundeliegenden Mutationen bzw. nach dem abgelagerten Protein. Transthyretrin (Präalbumin) ist das am häufigsten zur FAP führende Protein. Die 1. Form einer FAP, der auch Transthyretrinablagerungen zugrunde liegen, wurde in portugiesischstämmigen Familien beschrieben (FAP-Typ I, portugiesischer Typ). Eine Art des Transthyretrin liegt der FAP-Typ II (Indiana-Schweizer-Typ) zugrunde. Transthyretrin ist ein Serumprotein, dessen Funktion im Transport von Thyroxin und Retinol liegt. Das Wildtyptransthyretrin hat eine β-Faltblattstruktur, die zur Bildung von Amyloid prädestiniert. Die Mutationen verstärken diese Anfälligkeit zur Amyloidbildung. Inzwischen sind über 40 FAP-verursachende Mutationen im Transthyretringen bekannt. Daneben sind auch FAPs beschrieben, die mit Apoliprotein A-1 (FAP-Typ III, Iowa-Typ) und solche die mit Gelsolin (FAP-Typ IV, finnischer Typ) assoziiert sind.

Die sehr unterschiedliche Häufigkeit der FAP in verschiedenen Populationen spricht für das Vorliegen von Gründereffekten. Allerdings legen neuere Haplotypenuntersuchungen zumindest für die transthyretrinassoziierten Formen nahe, daß es mehrere solche Gründer bei diesen Formen gegeben hat.

Die Variabilität des Phänotyps ist nur z. T. durch die verschiedenen Mutationen zu erklären. Bei der gleichen Mutation und selbst in einer Familie können sehr variable Krankheitsbilder auftreten. Auf der anderen Seite bestehen große Überlappungen im klinischen Bild zwischen den verschiedenen Mutationen und Amyloidvorläuferproteinen. Die Variabilität des Phänotyps wird auch dadurch verstärkt, daß Amyloidablagerungen, die sich histopathologisch in vielen Geweben nachweisen lassen, z. T. asymptomatisch bleiben.

Da die Entfernung der Amyloidvorläuferproteine zu einer Verminderung der Amyloidablagerungen führt und Transthyretrin in der Leber synthetisiert wird, wurden in Anbetracht der schlechten Prognose beim natürlichen Erkrankungsverlauf in zunehmendem Maße Lebertransplantationen zur Behandlung der FAP durchgeführt. Hierdurch ist die Progression der FAP zu stoppen. Allerdings beträgt die Gesamtmortalität bei einer Lebertransplantation 21%. Der günstigste Zeitpunkt für eine Operation ist noch nicht gesichert. In fortgeschrittenen Krankheitsstadien (> 9 Jahre mit Symptomen) scheint die Mortalitätsrate jedoch erhöht zu sein. Aus Japan werden Therapieerfolge bei schwerer Diarrhöe und orthostatischer Dysregulation mit L-threo-DOPS (Sumitomo Pharmaceuticals, Osaka, Japan) berichtet, das über die internationale Apotheke bezogen werden kann.

Bei der molekulargenetischen Analyse kann die ethnische Herkunft der Patienten Hinweise auf die wahrscheinlichsten Mutationen geben. Außerdem kann mittels monoklonaler Antikörper gegen Transthyretrin sondiert werden, ob es sich um eine FAP auf der Basis einer Transthyretrinmutation handelt oder nicht. Mittels SSCP (single stranded confirmation polymorphism analysis) können mehr als 50% aller Mutationen lokalisiert werden. Alternativ muß eine DNA-Sequenzierung vorgenommen werden.

Literaturübersichten über die FAP finden sich bei Chance u. Reilly (1994) sowie bei Coelho (1996).

Hereditäre neuralgische Amyotrophie (HNA)

Die hereditäre neuralgische Amyotrophie (HNA) ist eine autosomal-dominant vererbte Neuropathie, die bevorzugt den Armplexus befällt. Das verantwortliche Gen ist auf Chromosom 17q24-q25 lokalisiert (Pellegrino et al. 1996). Das Gen und der pathophysiologische Mechanismus sind nicht bekannt. Die Klinik der HNA besteht in rezidivierenden Episoden einer Armplexusneuritis, die mit heftigen Schmerzen beginnt, gefolgt von Paresen und Atrophie im Schulter-Arm-Bereich sowie Sensibilitätsausfällen. Eine 1. Attacke tritt meist in der 2. Dekade auf (Spanne: 4–45 Jahre). Die Symptome halten 1 Woche bis 3 Monat an und bilden sich dann meist vollständig zurück. Die Regeneration kann sich jedoch z. T. über Jahre erstrecken. Vereinzelt sind auch Heiserkeit und Schluckstörungen während der Attacken beschrieben. Eine Assoziation mit leichten dysmorphischen Merkmalen wie Kleinwuchs, Hypotelorismus, Epikanthus und partieller Syndaktylie ist beschrieben. Diese dysmorphischen Marker sollen hilfreich sein bei der Abgrenzung gegenüber Patienten mit einer sporadischen Armplexusneuritis. Elektrophysiologisch besteht bei der HNA eine axonale Schädigung in Höhe des Armplexus. Im Gegensatz zur HNPP, die ebenfalls zu rezidivierenden Plexusläsionen führen kann, sind die Attacken bei der HNA schmerzhaft (bei der HNPP schmerzfrei), und neurographisch besteht bei der HNA keine generalisierte Neuropathie (bei der HNPP eine multifokale oder generalisierte demyelinisierende PNP).

Praktische Hinweise zur Anforderung einer genetischen Diagnostik

Bei den familiären Amyloidpolyneuropathien und den demyelinisierenden hereditären Neuropathien ist inzwischen in einer Vielzahl der Fälle eine molekulargenetische Sicherung der Diagnose und weitere pathogenetische Klassifizierung auch für Einzelpersonen möglich. Hingegen ist die molekulare Diagnostik axonaler Neuropathien derzeit noch schwierig und nur in der Familienuntersuchung möglich. Die Klonierung der bereits lokalisierten Gene für die HMSN II kann dies jedoch womöglich bald ändern.

In Anbetracht der Vielzahl der inzwischen bekannten Genorte und Mutationen wird eine präzise Vordiagnostik für den Genetiker eine wichtige Orientierungshilfe sein. Die Elektrophysiologie kann verläßlich zwischen einer HMSN I und einer HMSN II differenzieren helfen. Auch hilft der Nachweis von ubiquitär verzögerten Leitgeschwindigkeiten bei der Abgrenzung einer HMSN I gegenüber erworbenen demyelinisierenden Neuropathien. Der Wechsel von einer mehr demyelinisierenden Neuropathie bei männlichen Betroffenen zu eher axonalen Neuropathieformen bei weiblichen Familienmitgliedern sollte an eine X-chromosomal vererbte HMSN mit Defekt im Cx32 denken lassen.

In Familien mit bekannter Mutation kann nach entsprechender genetischer Beratung auch eine präsymptomatische Diagnostik angeboten werden. Diese kann z.B. bei der Berufswahl, Familiengründung und auch Prophylaxe (z.B. von Druckläsionen bei HNPP) hilfreich sein.

Literatur

Bergoffen J, Scherer SS, Wang S et al. (1993) Connexin mutations in X-linked Charcot-Marie-Tooth disease. Science 262:2039–2042

Blumenfeld A, Slaugenhaupt SA, Axelrod FB et al. (1993) Localization of the gene for familial dysautonomia on chromosome 9 and definition of DNA markers for genetic diagnosis. Nat Genet 4:160–163

Chance PF, Reilly M (1994) Inherited neuropathies. Curr Opin Neurol 7:372–380

Choe S (1996) Packing of myelin protein zero. Neuron 17:363–365

Coelho T (1996) Familial amyloid polyneuropathy: new developments in genetics and treatment. Curr Opin Neurol 9:355–359

Dyck PJ (1993) Neuronal atrophy and degeneration predominantly affecting peripheral and autonomic neurons. In: Dyck PM, Thomas PK, Lambert EH, Bunge R (eds) Peripheral neuropathy. Saunders, Philadelphia, pp 1065–1093

Dyck PJ, Thomas PK, Lambert EH, Bunge R (eds) (1993) Peripheral neuropathy. Saunders, Philadelphia

Ionasescu VV (1995) Charcot-Marie-Tooth neuropathies: from clinical description to molecular genetics. Muscle Nerve 18:267–275

Latour P, Fabreguette A, Ressot C et al. (1997) New mutations in the X-linked form of Charcot-Marie-Tooth disease. Eur Neurol 37:38–42

McKusick VA (1994) Mendelian inheritance in man, 10th ed. Hopkins Univ Press, Baltimore

Nadal N, Rolland MO, Trachant C et al. (1995) Localization of Refsum disease with increased pipecolic acidaemia to chromosome 10p by homozygosity mapping and carrier testing in a single family. Hum Mol Genet 4:1963–1966

Nicholson G, Nash J (1993) Intermediate nerve conduction velocities define X-linked Charcot-Marie-Tooth neuropathy families. Neurology 43:2558–2564

Nicholson GA, Dawkins JL, Blair IP et al. (1996) The gene for hereditary sensory neuropathy type I (HSN-I) maps to chromosome 9q22.1-q22.3. Nat Genet 13:101–104

Pareyson D, Taroni F (1996) Deletion of the PMP22 gene and hereditary neuropathy with liability to pressure palsies. Curr Opin Neurol 9:348–354

Pellegrino JE, Rebbeck TR, Brown MJ et al. (1996) Mapping of hereditary neuralgic amytrophy (familial plexus neuropathy) to distal chromosome 17q. Neurology 46:1128–1132

Roussy G, Lévy G (1926) Sept cas d'une maladic familial particulière: trouble de la marche, pieds bots et aréflexie tendineuse généralisée ave accessoirement, légère maladressé des mains. Rev Neurol 1:427–450

Skjeldal OH (1996) Heredopathia atactica polyneuritiformis (Refsum's disease). In: Moser HW (ed) Neurodystrophies and neurolipidosis. Elsevier Science, New York, Handbook of clinical neurology, vol 66, pp 485–503

Takashima H, Nakagawa M, Nakahara K et al. (1997) A new type of hereditary motor and sensory neuropathy linked to chromosome 3. Ann Neurol 41:771–780

Thomas PK, Marques W, Davis MB et al. (1997) The phenotypic manifestations of chromosome 17p11.2 duplication. Brain 120:465–478

Warner LE, Hilz MJ, Appel H et al. (1996) Clinical phenotypes of different MPZ (P_0) mutations may include Charcot-Marie-Tooth type 1B, Dejerine-Sottas, and congenital hypomyelination. Neuron 17:451–460

11 Erkrankungen des Muskels

11.1 Muskeldystrophien

W. Kreß, W. Mortier, C. R. Müller-Reible und T. Grimm

Einleitung

Bei den Muskeldystrophien handelt es sich um eine klinisch und genetisch heterogene Gruppe von Erkrankungen der Muskelzelle (Muskelfaser) (Tabelle 11.1). Das Endstadium der Muskeldystrophien verläuft relativ einheitlich. Aufgrund der Verletzung von Muskelfasern durch Belastung und Überdehnung kommt es zu Reaktionen mit Untergang (Atrophie, Bindegewebsproliferation, Fettgewebe) und Regeneration der Fasern (Kaliberschwankungen, zentrale Kerne, Fasersplitting bzw. -fusion).

Becker (1940) hat als erster klar zwischen der autosomal-dominanten (= fazioskapulohumerale Muskeldystrophie), der autosomal-rezessiven (= Gliedergürtelmuskeldystrophie) und der Form der progressiven Muskeldystrophie mit X-chromosomaler Vererbung unterschieden. Die häufigste Form ist die X-chromosomal vererbte Muskeldystrophie Duchenne.

Duchenne- und Becker-Muskeldystrophie

Die ersten klinischen Beobachtungen der Duchenne-Muskeldystrophie (DMD) stammen aus dem vorigen Jahrhundert (Duchenne 1868; Gowers 1879). Becker u. Kiener (1955) beschrieben, daß es neben der schwer verlaufenden DMD noch einen milder verlaufenden X-chromosomalen Typ gibt. Dieser erhielt später den Namen Becker-Muskeldystrophie (BMD). Schon in ihrer Erstbeschreibung vermuteten Becker u. Kiener (1955), daß beide Muskeldystrophien allelisch seien.

Formale und Populationsgenetik

Die Muskeldystrophien Duchenne und Becker werden X-chromosomal-rezessiv vererbt. Bereits Gowers (1879) beobachtete, daß bei der Muskeldystrophie im Kindesalter überwiegend Knaben betroffen sind und weitere Erkrankte nur in der mütterlichen Verwandtschaft vorkommen. Die heterozygoten Frauen sind in der Regel gesund. Die Hälfte der Söhne von Überträgerinnen erkranken, und die Hälfte der in der Regel gesunden Töchter sind wiederum Konduktorinnen. Die Nachkommen von BMD-Patienten sind alle gesund, wobei sämtliche Töchter obligate Überträgerinnen sind. Etwa 2,5 – 8% der heterozygoten Frauen können auch klinische Symptome zeigen (Norman u. Harper 1989; Hoffmann et al. 1992).

Tabelle 11.1. Muskeldystrophien

X-chromosomal-rezessive Muskeldystrophien

OMIM-Nummer	Erbkrankheit	Symbol	Genort	Genprodukt
*310200	Duchenne-/Becker-Muskeldystrophie	DMD/ BMD/DYS	Xp21	Dystrophin
*310300	Emery-Dreifuß-Muskeldystrophie	EMD	Xq28	Emerin

Autosomal-dominante Muskeldystrophien

OMIM-Nummer	Erbkrankheit	Symbol	Genort	Genprodukt
*158900	Fazioskapulohumerale Muskeldystrophie I	FSHD1A	4q35	Unbekannt
*158901	Fazioskapulohumerale Muskeldystrophie II	FSHD1B	?	Unbekannt
*159000	Gliedergürtelmuskeldystrophie I	LGMD1A	5q22-q31	Unbekannt
*159001	Gliedergürtelmuskeldystrophie II	LGMD1B	1q11-q21	Unbekannt
*160500	Distale Myopathie (Welander-Typ und Markerberg-Gerigs-Typ)	MPD1	14q	Unbekannt
#158810/*120220	Bethlem-Myopathie[a]	COL6A1	21q22	Collagen Typ VI Untereinheit $\alpha 1$
#158810/*120240		COL6A2	21q22	Collagen Typ VI Untereinheit $\alpha 2$
#158810/*120250		? COL6A3	2q37	? Collagen Typ VI Untereinheit $\alpha 2$
*164300	Okulopharyngeale Muskeldystrophie	OPMD	14q11	PABP2
*181350	Hauptmann-Thannhauser-Muskeldystrophie		?	Unbekannt

Autosomal-rezessive Muskeldystrophien

OMIM-Nummer	Erbkrankheit	Symbol	Genort	Genprodukt
*601173	Gliedergürtelmuskeldystrophien	LGMD		
#253600/*114240	LGMD2A	CAPN3	15q15	Calpain 3
*253601	LGMD2B	LGMB2B	2p13-p16	Unbekannt
*253700	LGMD2C (SCARMD1)	SGC	13q12	γ-Sarcoglykan
*600119	LGMD2D (SCARMD2)	ADL	17q21	α-Sarcoglykan (Adhalin)
*600900	LGMD2E	SGB	4q12	β-Sarcoglykan
#601287/*601411	LGMD2F	SGD	5q33	β-Sarcoglykan
*601954	LGMD2G	LGMD2G	17q	Unbekannt
#226670/*601282	Gliedergürtelmuskeldystrophie mit Epidermolysis bullosa simplex	PLCT (MD-EBS)	8q24	Plectin
#254130	Distale Myopathie (Miyoshi Typ) (allelisch zu LGMD2B ?)		2p13-p16	Unbekannt
(310300)	Rigid-spine-Syndrom[b]	RSS	?	Unbekannt

	Kongenitale Muskeldystrophien			
*156225	Klassische kongenitale Muskeldystrophie mit Merosindefizienz (CMD1)	LAMA2	6q2	Merosin/α2-Laminin
	Klassische kongenitale Muskeldystrophie ohne Merosindefizienz		?	Unbekannt
*253800	Fukuyama-Muskeldystrophie (CMD 2)	FCMD	9q31-q33	Unbekannt
*236670	Walker-Warburg-Syndrom		9q31-q33?	Unbekannt
	Muskel-Augen-Hirn-Krankheit (muscle-eye-brain disease)		?	Unbekannt
	Sammelgruppe, nicht 1.–5. zuzuordnen: CMD mit psychischer Retardierung		?	Unbekannt

[a] Zuordnung zu Muskeldystrophien nicht eindeutig.
[b] Autosomal-dominantes Auftreten wurde beschrieben; viele Patienten lassen Kriterien eines dystrophen Gewebebildes in der Muskelbiopsie vermissen.

Die Inzidenz der DMD liegt bei etwa 30×10^{-5} (Emery 1991). Aufgrund der genetischen Beratung, Heterozygotendiagnostik und Pränataldiagnostik könnte sich die Inzidenz in den letzten Jahren verringert haben (Essen et al. 1992). Die Inzidenz der BMD liegt bei etwa $1{,}4 \times 10^{-5}$ (Emery 1991).

Indirekte Schätzungen der Mutationsrate für DMD ergeben einen Wert von $\mu = 10^{-4}$, der deutlich höher liegt als bei anderen Erbkrankheiten. Für die BMD wird die Mutationsrate auf $\mu = 5{,}4 \times 10^{-6}$ geschätzt. Berücksichtigt man die unterschiedlichen Mutationstypen (z.B. Deletionen, Punktmutationen) findet man Geschlechtsunterschiede für die Mutationsraten. Deletionen entstehen vorwiegend in der Oogenese und Nichtdeletionen (z.B. Punktmutationen) häufiger in der Spermatogenese (Grimm et al. 1994).

Entsteht eine Mutation erst während der Keimzellentwicklung, so kann sie zu einem gewissen Prozentsatz zu Oozyten oder Spermatozyten führen, welche die Mutation tragen. Es entsteht ein Mosaik von gesunden und defekten Keimzellen (Keimzellmosaik). Mit Hilfe von molekulargenetischen Methoden konnten bei DMD/BMD Keimzellmosaike nachgewiesen werden (Grimm et al. 1990; Essen et al. 1992). Während gesicherte Überträgerinnen ein Wiederholungsrisiko von 50% haben, liegt das Risiko für Frauen mit einem nachgewiesenen Keimzellmosaik im Durchschnitt bei ca. 17%, einen Sohn mit DMD zu bekommen (Müller et al. 1995). Mütter eines DMD-Patienten, die nachweislich keine somatischen Überträgerinnen sind, haben aufgrund des immer noch möglichen Keimzellmosaikes eine Wahrscheinlichkeit von etwa 10%, einen Sohn zu bekommen, der an DMD erkrankt bzw. eine Tochter, die Konduktorin ist (Essen et al. 1992).

Klinik

Die ersten klinischen Symptome treten häufig bereits vor dem 3. Lebensjahr auf. Mehr als die Hälfte der DMD-Patienten lernt erst mit 18 Monaten oder später frei gehen. Bei 95% der Erkrankten tritt im Alter von 7–13 Jahren der Verlust der Gehfähigkeit ein (Rollstuhlalter). Die mittlere Lebenserwartung liegt bei 20 Jahren.

Bei den BMD-Patienten bleibt die Gehfähigkeit deutlich länger erhalten. Die durchschnittliche Lebenserwartung liegt über 45 Jahre.

Die progressive Muskelschwäche ist bei den DMD-/BMD-Patienten das wichtigste klinische Zeichen. Charakteristisch sind Pseudohypertrophien der Waden. Die Schwäche beginnt im Beckengürtelbereich; die Patienten haben Probleme beim Aufstehen aus der Hocke (positives Gowers-Zeichen) (Abb. 11.1). Relativ spät werden die Muskeln des Schultergürtels befallen. Mit der zunehmenden Dystrophie der Muskulatur treten Beugekontrakturen der Gelenke und eine Verkürzung der Achillessehne ein. Besonders beeinträchtigt sind die Patienten durch eine progrediente Torsionsskoliose der lumbodorsalen Wirbelsäule.

Die Herzmuskulatur ist häufig mitbetroffen. In seltenen Fällen können BMD-Patienten eine schwere dilatative Kardiomyopathie entwickeln, bevor überhaupt Symptome der Skelettmuskulatur auftreten.

Eine geringgradige geistige Retardierung wird bei etwa einem Drittel der DMD-Patienten beobachtet.

Die wichtigste, wenn auch relativ unspezifische Laborveränderung ist v.a. die deutlich pathologische Erhöhung der Kreatinphosphokinase (CK) im Serum. Mit zuneh-

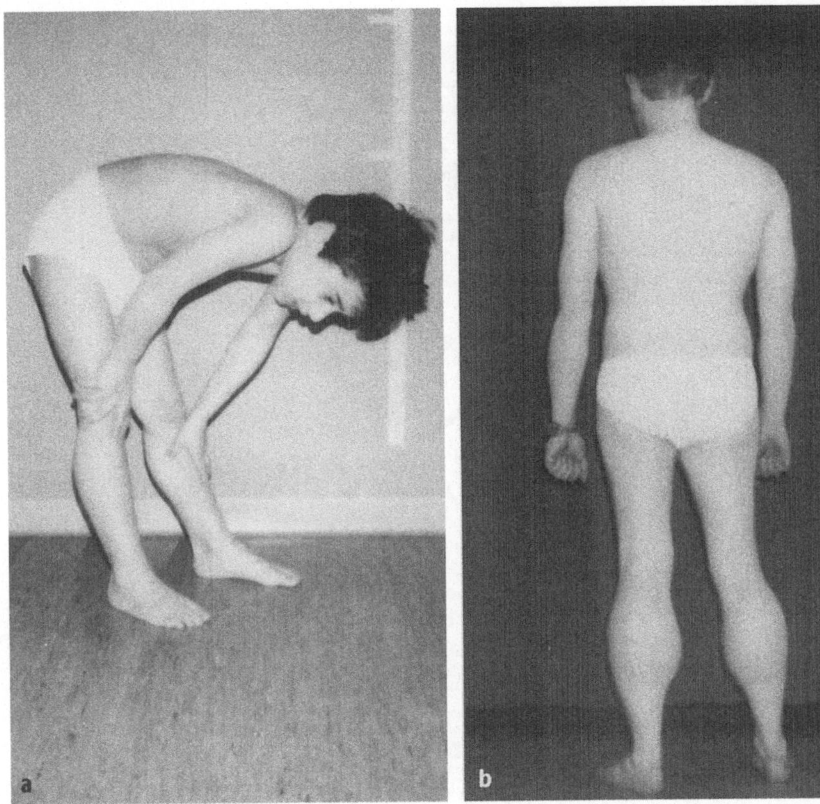

Abb. 11.1 a, b. a DMD bei einem 7,5jährigen Jungen, der bei proximaler Muskelschwäche ein positives Gower-Phänomen beim Aufrichten aus der Hocke zeigt; **b** 20jähriger Mann mit BMD-Deletion im Dystrophingen (Exon 45–49). Ausgeprägte Wadenhypertrophie, Schwäche beim Treppensteigen und Myalgien nach Belastungen der Oberschenkelmuskulatur

mendem Muskeluntergang sinkt die CK wieder und kann im Spätstadium bei BMD-Patienten fast im Normbereich liegen. Im EMG finden sich myogene Veränderungen.

Molekulargenetik

Die Entdeckung von Mädchen mit einer chromosomalen X-autosomen Translokation, die an einer Muskeldystrophie erkrankt waren (Greenstein et al. 1977) und Kopplungsanalysen mit einer DNA-Sonde (RC8 am Genort DXS9; s. Murray et al. 1982) erlaubten die Lokalisation des Genortes der Muskeldystrophie Duchenne auf dem kurzen Arm des X-Chromosoms (Xp21). Worton et al. (1984) untersuchten die DNA einer an DMD erkrankten Frau mit einer (X;21)-Translokation. Es gelang ihnen, Teile des DMD-Gens zu klonieren. Kunkel et al. (1985) nutzten die große Deletion im DMD-Gen eines Patienten, um weitere Genabschnitte zu charakterisieren. Die dabei gewonnenen intragenen DNA-Sonden (PERT87 am Genort DXS164) erlaubten, bei

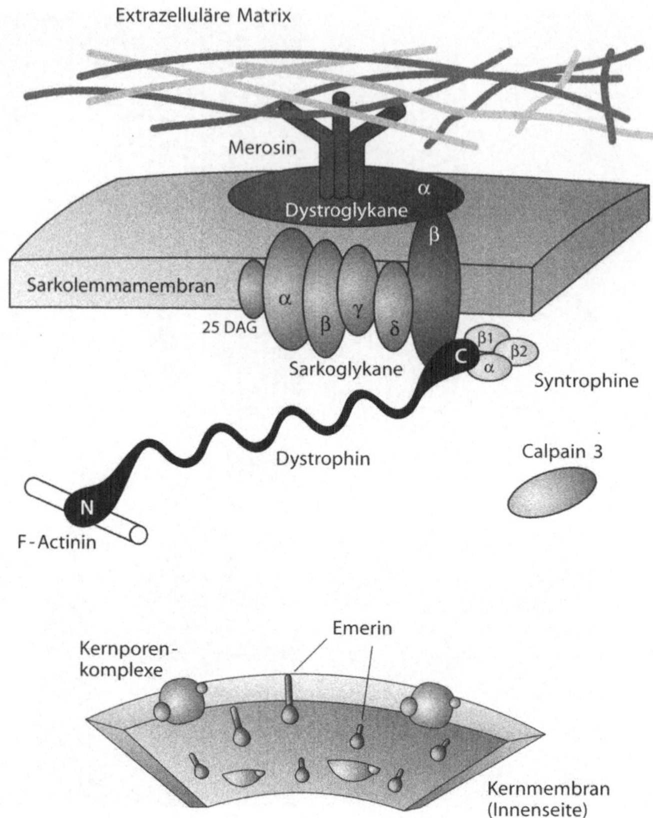

Abb. 11.2. Molekulare Bausteine der Muskelmembran

etwa 6,5% der DMD-Patienten eine Deletion im DMD-Gen nachzuweisen (Kunkel et al. 1986). Inzwischen konnte die gesamte cDNA des DMD-Gens kloniert werden (Koenig et al. 1987).

Das DMD-Gen besteht aus 79 kodierenden Exons, die sich auf über 2300 kb genomische DNA verteilen (Den Dunnen et al. 1989). Das DMD-Gen bzw. Dystrophingen (künstlicher Name für das Protein, welches Dystrophie hervorruft) ist damit genomisch das bisher größte bekannte menschliche Gen. Die 14 kb mRNA des DMD-Gens werden in das Protein Dystrophin übersetzt, das aus 3685 Aminosäuren mit einem Molekulargewicht von etwa 427 kD besteht (Hoffmann et al. 1987). Der Anteil des Dystrophins am Gesamtprotein im normalen Muskel beträgt nur 0,002%. Das Dystrophinmolekül besteht aus 4 funktionellen Einheiten (Domänen): 1) der N-terminalen aktinbindenden Domäne, 2) 24 repetitiven tripelhelikalen Abschnitten, 3) einer cysteinreichen Region und 4) dem C-terminalen Ende. Innerhalb der Muskelzelle liegt Dystrophin an der Innenseite des Sarkolemms. Mit dem C-terminalen Molekülende ist es an einen Komplex von dystrophin-assoziierten Glykoproteinen (Sarkoglykane, Dystroglykane) gebunden (Abb. 11.2). Mutationen in den sog. Sarkoglykanen führen zu autosomal-rezessiven Muskeldystrophien (Passos-Bueno et al. 1996). Dystrophin wird nicht nur in der Muskulatur exprimiert, sondern es gibt mehrere Isoformen, z. B. im Gehirn oder in der Retina. Seine Funktion im Gehirn ist noch nicht bekannt. Einen Zusammenhang könnte es mit der Beobachtung geben, daß ein Teil der DMD-Patienten geistig retardiert ist.

Bei etwa 60 % der DMD- und BMD-Patienten kann eine Deletion einzelner oder mehrerer Exons nachgewiesen werden (Read et al. 1988; Beggs et al. 1990); Duplikationen werden bei etwa 5–10 % der Patienten gefunden (Den Dunnen 1989). Mit dem Nachweis von Strukturanomalien im Dystrophingen gelang auch der endgültige Beweis, daß DMD und BMD allelisch sind. Diese Mutationen sind nicht gleichmäßig über das Gen verteilt, sondern bilden 2 „hot spots" im Bereich der Exons 3–19 (etwa 30 % der Deletionen) und der Exons 44–52 (etwa 70 % der Deletionen) (Koenig et al. 1989).

Genotyp-Phänotyp-Korrelation

Die Größe der Deletion hat i. allg. keinen Einfluß auf den klinischen Verlauf der Krankheit. Monaco et al. (1988) fanden eine molekulargenetische Erklärung für den unterschiedlichen klinischen Verlauf bei DMD und BMD, die sog. Leserastertheorie (Frameshifttheorie). Deletionen, die das Leseraster des Triplettcodes unterbrechen, erzeugen in der Folge ein Stopkodon. Es kann dann nur noch ein instabiles, kurzes und funktionsloses Protein gebildet werden. Bei DMD-Patienten werden daher mit Dystrophinantikörpern nur noch Spuren oder überhaupt kein Dystrophin in der Skelettmembran nachgewiesen, was gut vereinbar mit dem schweren Krankheitsverlauf ist. Die Verletzlichkeit des Sarkolemms ist dadurch gut erklärbar. Falls die Deletion jedoch das Leseraster aufrecht erhält, entsteht ein verändertes Protein (bezogen auf das Molekulargewicht und/oder die Menge), welches wahrscheinlich noch Restfunktionen wahrnehmen kann. Im Vergleich zu DMD-Patienten zeigen daher BMD-Patienten einen milderen Krankheitsverlauf. Das Spektrum der Phänotypen hat sich durch die molekulare Analyse wesentlich ausgeweitet, v. a. spät beginnende Formen mit Minimalsymptomen konnten identifiziert werden (Gold et al. 1992). Die Leserastertheorie stimmt in über 90 % der Deletionsfälle. Beobachtete Ausnahmen konnten durch alternatives Spleißen erklärt werden (Malhotra et al. 1988).

Punktmutationen und Mikrodeletionen von wenigen Basenpaaren machen den Rest der Mutationen bei DMD- und BMD-Patienten aus. Auch die kleinen Mutationen stehen in der Regel im Einklang mit der Frameshifttheorie (Roberts et al. 1994).

Genetische Beratung und Diagnostik

Jede molekulargenetische Familienuntersuchung sollte in eine genetische Beratung eingebunden sein. Grundlage einer genetischen Beratung ist die Sicherung der Diagnose beim Indexpatienten. Bei DMD und BMD müssen differentialdiagnostisch besonders die autosomal-rezessiven Muskeldystrophien (s. Tabelle 11.1) in Betracht gezogen werden.

Klinisch können sie kaum von der X-chromosomalen DMD bzw. BMD unterschieden werden.

Neben der klinischen Untersuchung ist eine molekulargenetische Analyse und/oder eine Muskelbiopsie erforderlich. Zuerst sollte an einer EDTA-Blutprobe ein Deletions-

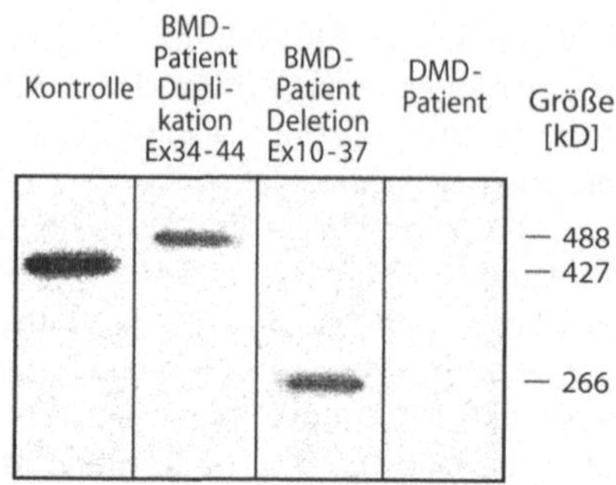

Abb. 11.3. Dystrophinnachweis im Western blot monoklonaler Antikörper DYS2

screening im Dystrophingen durchgeführt werden. Etwa 98% aller Deletionen im Dystrophingen sind mit Hilfe der PCR-Technik leicht nachweisbar (Beggs et al. 1990). Die restlichen 2% können mit der Southern-blot-Hybridisierung von cDNA-Proben erfaßt werden. Der Nachweis von Duplikationen erfordert in der Regel einen quantitativen Southern blot (Bettecken et al. 1989) oder die Pulsfeldelektrophorese. Punktmutationen oder sehr kleine strukturelle Veränderungen sind aufgrund der Größe des Dystrophingens im Moment nur durch aufwendige Untersuchungstechniken (z. B. SSCP-Analyse und Sequenzieren) nachweisbar, die derzeit kaum für die Routine geeignet sind.

Falls keine Mutation beim Patienten nachweisbar ist, kann zur Diagnosesicherung eine Muskelbiopsie erfolgen, um das Protein Dystrophin mit Hilfe der Immunhistochemie und des Western blots zu untersuchen (Hoffmann et al. 1987; Arahata et al. 1989). DMD-Patienten zeigen in der Regel kein Dystrophin in der Muskulatur, bei BMD-Patienten ist das Dystrophin im Western blot qualitativ und/oder quantitativ verändert, während Patienten der autosomal-rezessiven Muskeldystrophien in der Regel einen normalen Dystrophinbefund zeigen (Abb. 11.3).

Schwieriger ist die Diagnostik bei den fraglich heterozygoten Frauen, da bei fast allen Untersuchungen die Mutation durch die normale Gensequenz des 2. X-Chromosoms überdeckt wird. Die günstigste Situation liegt vor, wenn beim Indexpatient – z. B. durch eine Deletion bedingt – eine mutationsspezifische Zusatzbande („junction fragment") in der cDNA-Analyse gefunden worden ist. Dies dürfte bei etwa 17% der Patienten der Fall sein (Den Dunnen et al. 1989). Der quantitative Nachweis einer halben Gendosis im Southern blot bei einer fraglich heterozygoten Frau mit Deletion ist sehr aufwendig. Eine bekannte Deletion in einer Familie kann in den Hot-spot-Regionen mit der FISH-Technik nachgewiesen werden (Lichter et al. 1988; Ried et al. 1990) (Abb. 11.4). Häufig kann jedoch nur die molekulargenetische Familienuntersuchung (Haplotypanalyse) und die anschließende Risikoschätzung mit Hilfe des Bayes-Theorems zur Heterozygotendiagnostik herangezogen werden (Emery u. Morton 1968).

In der Muskelbiopsie findet man bei klinisch manifesten (mindestens CK-Wert erhöht) Konduktorinnen in der Immunhistologie ein Mosaik von dystrophinpositiven und -negativen Fasern, die die Überträgerschaft bestätigen. Umgekehrt schließen nur positive Fasern eine Überträgerschaft nicht aus.

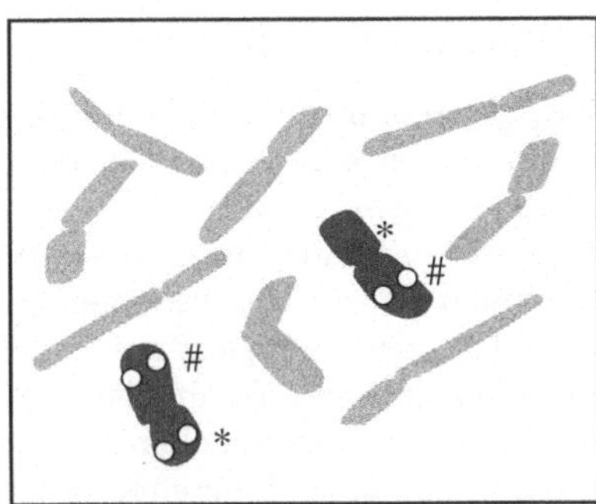

Abb. 11.4. Konduktorinnennachweis für DMD/BMD mit Hilfe der FISH-Technik. Metaphase einer Konduktorin für DMD; DNA-Sonde Xp21-Cosmid markiert nur das intakte Dystrophingen (∗). Markierung fehlt auf dem anderen X-Chromosom. Kontrollsonde auf dem langen Arm des X-Chromosoms (#)

Emery-Dreifuß-Syndrom

Unter dem Emery-Dreifuß-Syndrom werden 3 klinisch sehr ähnliche Muskelerkrankungen mit Kontrakturen zusammengefaßt, und zwar die Emery-Dreifuß-Muskeldystrophie (EMD), die Hauptmann-Thannhauser-Muskeldystrophie (HTM) und das Rigidspine-Syndrom (RSS).

Emery und Dreifuß untersuchten 1966 eine gutartige Muskeldystrophie mit einem typisch X-chromosomalen Erbgang, die sich aufgrund klinischer Befunde gut von der Duchenne-Becker-Muskeldystrophie abtrennen ließ. Eine von Hauptmann u. Thannhauser 1941 beschriebene Familie wurde 1972 von Becker als autosomal-dominante Phänokopie klassifiziert. Dubowitz (1973) beschrieb ein neues Krankheitsbild als Rigidspine-Syndrom. Der beschriebene 17jährige Patient hatte eine Myopathie und Kontrakturen der gesamten Wirbelsäule. Differentialdiagnostisch können mit einer ähnlichen Symptomatik die kongenitale Muskeldystrophie mit Laminindefizienz und andere kongenitale Myopathien in Frage kommen (s. unten).

Genetik und Klinik

Die EMD wird X-chromosomal-rezessiv vererbt. Die Inzidenz dürfte bei 10^{-5} und die Mutationsrate bei 10^{-6} liegen. Die HTM wird autosomal-dominant vererbt und ist deutlich seltener als die EMD. Beim RSS handelt es sich ebenfalls um ein sehr seltenes Krankheitsbild. In der Literatur wird oft angegeben, daß überwiegend Männer am RSS erkranken. Aufgrund von Segretationsanalysen ist dennoch ein autosomal-rezessiver Erbgang wahrscheinlich.

Die Klinik der EMD wird durch die Trias-Muskelschwäche mit humeroperonäaler Verteilung, früh beginnenden Kontrakturen (Ellenbogen, Halswirbelsäule und Achillessehne) sowie Herzrhythmusstörungen und/oder eine Kardiomyopathie beschrieben. Häufig beginnen die Beschwerden in den unteren Extremitäten im Alter von 4–5 Jahren, die CK-Werte sind mäßig erhöht. Die Reizleitungsstörungen des Herzens können lebensbedrohlich werden und bedürfen einer Herzschrittmacherimplantation. Heterozygote Frauen zeigen gelegentlich Auffälligkeiten im EKG.

Molekulargenetik und molekulargenetische Diagnostik

Mit Hilfe von Kopplungsanalysen konnte in mehreren großen EMD-Familien gezeigt werden, daß der Genort in der Region Xq28 in der Nähe des Gens für Rot-Grün-Blindheit lokalisiert ist (Yates et al. 1993; Kreß et al. 1992).

Durch die Methoden der Positionsklonierung gelang es Bione et al. (1994), in einem Gen der 2-cM-Kandidatenregion bei 5 EMD-Patienten spezifische Mutationen zu finden, die entweder den totalen oder Teilverlust des Proteins zur Folge hatten. Das Gen kodiert für ein serinreiches Protein (762 bp cDNA, 254 AS, 334 kD Molekulargewicht), Emerin genannt, mit einem hydrophoben C-terminalen Ende und einem längeren hydrophilen Schwanz. Es ist in der inneren Kernmembran aller bisher untersuchten Zelltypen verankert (Manilal et al. 1996) und zeigt große Homologien zu integralen Kernmembranproteinen, den Thymopoietinen. Insgesamt sind inzwischen über 50 verschiedene Mutationen bekannt (EMD-Mutationsdatenbank), die durch Einzelamplifikation der 6 Exons mit Hilfe genomischer Primer und anschließender SSCP-Analyse oder Heteroduplexanalyse bestimmt wurden. Die Mutationen sind gleichmäßig über das Gen hinweg verteilt, es gibt keinen Mutations-hot-Spot. Bis auf sehr wenige Ausnahmen handelt es sich um Stop-, Frameshift- und Splicemutationen oder Deletionen des gesamten Gens (Small et al. 1997). Es wird entweder gar kein oder nur ein verstümmeltes Protein gebildet. Neben dem Mutationsscreening hat sich deshalb der Proteinnachweis mit spezifischen Antikörpern in der Muskulatur oder lymphoblastoiden Zellen von Patienten im Western blot oder durch Immunhistologie als schnelle Screeningmethode etabliert. In der Regel läßt sich bei EMD-Patienten kein Emerin nachweisen.

Auffallend ist, daß die meisten bestätigten Patienten aus Familien mit klarem X-chromosomalen Erbgang stammen. Eigene Erfahrungen zeigen, daß man bei Einzelpatienten mit EMD-Phänotyp nur in ca. 10 % der Fälle im Emeringen bei der Mutationsanalyse bzw. im Western blot einen Defekt nachweisen kann (darunter keine einzige Frau!). Das Phänotypspektrum hat sich durch den molekularen Nachweis keineswegs aufgeweitet, doch ist die X-chromosomal vererbte EMD nach wie vor eine seltene Muskelerkrankung. Das Emery-Dreifuß-Syndrom könnte somit möglicherweise noch heterogener als eingangs beschrieben sein (Abb. 11.5).

Abb. 11.5. Western blot von EMD-Patienten

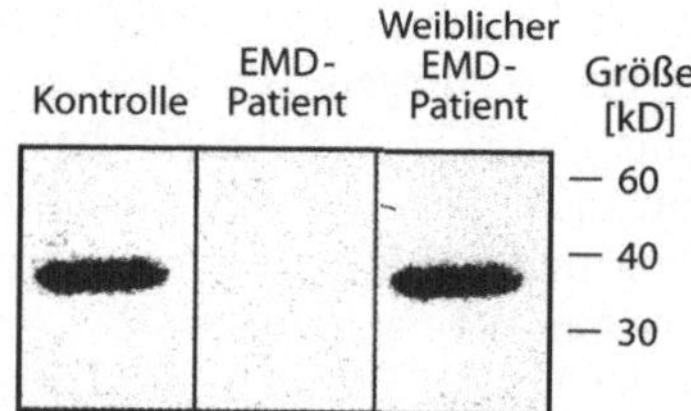

polyklonaler Anti-Emerin-AK „AP8";
Homogenisat von lymphoblastoiden Zellen

Fazioskapulohumerale Muskeldystrophie (FSHD)

Die FSHD ist die häufigste autosomal-dominant vererbte Muskeldystrophie mit einer Inzidenz von ca. 1–5 auf 100 000 Geburten in der europäischen Bevölkerung. Etwa ein Drittel davon sind Neumutationen. Sie wurde von Landouzy u. Déjérine 1885 erstmals beschrieben. Andere bisher beobachtete autosomal-dominante Muskeldystrophien sind Raritäten und können nur in Bevölkerungsisolaten gelegentlich gefunden werden (s. unten).

Klinik und Verlauf

Die Klinik der FSHD ist sehr variabel und reicht vom Vollbild der Erkrankung bis zu fast asymptomatischen Fällen, die in der Regel nur durch die DNA-Untersuchung in der Familie erkannt werden. Das Krankheitsbild manifestiert sich vom Kleinkindesalter bis ins Erwachsenenalter mit einem Erkrankungsgipfel um das 16. Lebensjahr. Betroffene vor dem 5. Lebensjahr haben meist eine Neumutation. Eine Schwäche zeigt zunächst die Gesichts- und Schultergürtelmuskulatur (Abb. 11.6); die externen Augen-

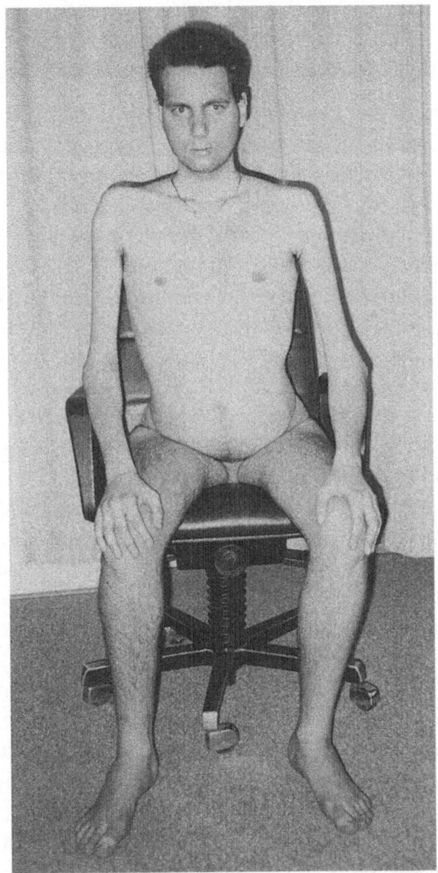

Abb. 11.6. 25jähriger Mann mit fazioskapulohumeraler Muskeldystrophie; nach Erstmanifestation mit 11 Jahren stehen jetzt deutliche Muskelatrophien und ausgeprägte Muskelschwächen im Gesichts- und Schultergürtelbereich im Vordergrund

muskeln, die Schluck- und Zungenmuskulatur sowie der Herzmuskel bleiben ausgespart. Typisch ist der einseitige Beginn oft auf der rechten Seite. Die Manifestation im Gesicht (Augenschluß, Mundschluß) kann sehr diskret sein und wird retrospektiv erst dann bemerkt, wenn Schwächen im Schulterbereich (scapulae alatae) und im Oberarmbereich nicht mehr zu übersehen sind. Im späteren Stadium ist der Beckengürtel fast immer mitbetroffen. Es sind auch Fälle mit einer skapulohumeralen Muskelschwäche ohne Gesichtsmanifestation beschrieben.

Eine Innenohrschwerhörigkeit für hohe Töne kann Bestandteil der Krankheit sein, ebenso wie eine Mikroangiopathie der Retina bei bis zu 70 % der Patienten (Padberg et al. 1992). Die CK-Werte im Serum sind häufig normal und übersteigen in der Regel nie das 5fache der oberen Grenze des Normbereiches. Sowohl in der Elektrophysiologie als auch in der Muskelhistologie gibt es keine für die FSHD spezifischen Veränderungen.

Die Progredienz der FSHD korreliert mit dem Beginn des Erkrankungsalters. Bei ungewöhnlich frühem Auftreten der Erkrankung, ist mit einem aggressiven Verlauf zu rechnen. Die klassische Form der FSHD ist gutartig, und die Patienten sind bis ins fortgeschrittene Alter gehfähig; die Lebenserwartung ist im Durchschnitt nicht vermindert.

Molekulargenetik und molekulargenetische Diagnostik

1990 wurde der Genort für die FSHD auf Chromosom 4q35 lokalisiert und durch das internationale FSHD-Konsortium bestätigt (Sarfarazi et al. 1992).

Auf der Suche nach Homeoboxgenen in der Region wurden repetitive DNA-Fragmente isoliert (Tandemrepeat, Repeateinheit 3,3 kb), die den polymorphen Locus D4S104F1 definieren (DNA-Sonde p13E-11). Bei FSHD-Patienten werden durch intrachromosomale Rearrangements EcoRI-Fragmente erzeugt, die *kürzer* als 35 kb sind; Ursache dafür ist eine Deletion mit einer kritischen Anzahl von 3,3 kb Repeateinheiten. Der Nachweis erfolgt durch Hybridisierung des Southern blots mit der Sonde p13E-11. Die eindeutige Analyse ist erschwert durch kreuzhybridisierende Repeatfragmente auf Chromosom 10q26, die ebenfalls polymorph sind und auch gleiche Größenverteilung zeigen. Allerdings trägt nur der Repeatblock auf Chromosom 10 nach jeder Repeateinheit eine BlnI-Restriktionsschnittstelle. Durch einen EcoRI/BlnI-Doppelverdau der Patienten-DNA können störende Banden vom Chromosom 10 eliminiert werden, so daß die entscheidenden Chromosom-4-Fragmente sich eindeutig beurteilen lassen (Abb. 11.7). Diese differentielle Restriktionsanalyse ermöglicht die Diagnose FSHD in nichtfamiliären Fällen und eine präsymptomatische Testung. Da es auch zu einem subtelomerischen Austausch von Repeateinheiten zwischen den Chromosomen 4 und 10 kommen kann, beträgt die diagnostische Sicherheit des Tests ca. 95 % (Deutekom et al. 1996).

In den repeathaltigen Fragmenten des Chromosoms 4 konnte bisher kein transkribiertes Gen entdeckt werden; die extrem enge Assoziation eines verkürzten EcoRI-Fragments mit dem Phänotyp FSHD ist also keine klassische Genmutation-Krankheitsbeziehung, sondern wahrscheinlich die Folge eines Positionseffektes. Ein unbekanntes Gen wird durch die veränderte Nachbarschaft von Repeatsequenzen regulativ beeinflußt, es kann nicht ordnungsgemäß transkribiert werden, die resultierende Haploinsuffizienz führt zur Erkrankung.

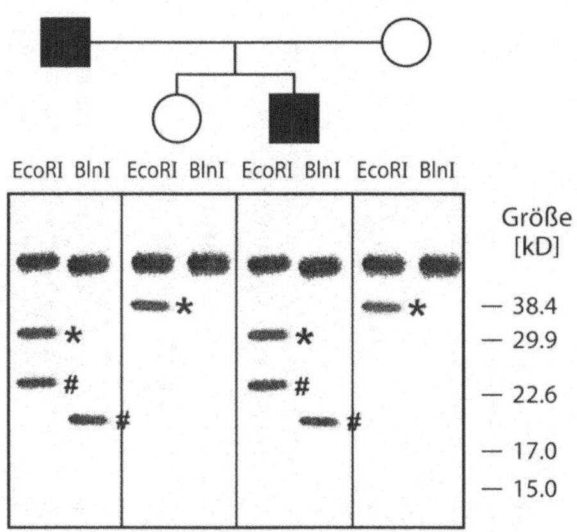

Abb. 11.7. Southern blot für FSHD-Patienten. Die Sonde p13E11 erkennt mit den Restriktionsenzymen EcoRI und BlnI DNA-Fragmente auf Chromosom 4q35 (#) und 10p (∗). Für die klassische FSHD ist eine Verkürzung der Chromosom-4q35-Fragmente auf weniger als 30 kb typisch, mit dem Restriktionsenzym BlnI ist nur das Fragment auf Chromosom 4q35 sichtbar

Okulopharyngeale Muskeldystrophie

Die okulopharyngeale Muskeldystrophie (OPMD) ist eine seltene Muskelerkrankung. Sie wird autosomal-dominant mit vollständiger Penetranz bei einem späten Erkrankungsalter (> 40 Jahre) vererbt. Die klassischen Anfangssymptome sind beidseitige Ptosis und Dysphagie. Der Krankheitsverlauf ist nur langsam-progredient. Andere Augenmuskel und die proximale Becken- und Schultergürtelmuskulatur sind im fortgeschrittenen Stadium auch betroffen. Entscheidend für die Diagnose ist der elektronenmikroskopische Nachweis von intranukleären Filamenten in den Kernen der Muskelfaser. Der Genort liegt auf dem langen Arm des Chromosoms 14 (14q11-q13; Brais et al. 1995). Derzeit ist nur in größeren Familien mit Hilfe einer Hyplotypanalyse eine indirekte Genotypdiagnostik möglich. Kürzlich konnte eine $(GCG)_{8-13}$ Expansion in einem Gen, PABP2, als Ursache der OPMD identifiziert werden (Brais et al. 1998). Schwere Krankheitsverläufe wurden bei Kompoundheterozygoten mit der $(GCG)_9$ Mutation und einem $(GCG)_7$ Allel, welches zu etwa 2 % in der Bevölkerung auftritt, gefunden. Homozygotie des $(GCG)_7$ Allels führt zu autosomal rezessiver OPMD. Die pathologische Expansion des Polyalanintrakts führt möglicherweise zur beobachteten Akkumulation des mutierten PABP2 Proteins in den Filamenteinschlüssen der Muskelkerne.

Bei sporadischen Patienten muß auch immer an eine mitochondriale Myopathie gedacht werden.

Gliedergürtelmuskeldystrophien

Die autosomalen Gliedergürtelmuskeldystrophien (limb girdle muscular dystrophy = LGMD) sind eine sehr heterogene Gruppe. Klinisch verlaufen sie ähnlich wie die Duchenne- und Becker-Muskeldystrophie.

Genetik und Klinik

Die Mehrzahl der Gliedergürtelmuskeldystrophien werden autosomal-rezessiv vererbt. Die Häufigkeit dürfte bei etwa 1:20 000 liegen (Emery 1991). Autosomal-dominante Formen sind sehr selten (s. Tabelle 11.1 und 11.2).

Tabelle 11.2. Diagnostische Kriterien bei Gliedergürtelmuskeldystrophien

OMIM-Nummer	Erbkrankheit	Symbol (Genprodukt)	Erbgang	Genort	Diagnostische Hinweise
*159000	Dominante Gliedergürtel-muskeldystrophie I	LGMD1A	AD	5q22-q31	Bisher nur in einer Familie aus Nordamerika beschrieben
*159001	Dominante Gliedergürtel-muskel dystrophie II	LGMD1B	AD	1q11-q21	Sehr selten
#253600/*114240	LGMD2A	CAPN3 (Calpain 3)	AR	15q15	Häufigste Form der LGMD, normale Sarkoglykane, fehlendes oder reduzierts Calpain 3 im Muskel
*253601	LGMD2B	LGMD2B	AR	2p13	Normale Sarkoglykane und Calpain 3 im Muskel
#254130	distale Myopathie (Miyoshi Typ)		AR	2p13-p16	Möglicherweise allelisch zu LGMD2B
*253700	LGMD2C (SCARMD1)	SGC (γ-Sarkoglycan)	AR	13q12	Nordafrikanischer Typ, fehlendes oder reduziertes γ-Sarkoglykan, reduziertes oder fehlendes α- und β-Sarkoglykan, normales oder reduziertes Dystrophin
*600119	LGMD2D (SCARMD2)	ADL (α-Sarkoglycan/Adhalin)	AR	17q21	Fehlendes oder reduziertes α-Sarkoglykan, reduziertes oder fehlendes β- und γ-Sarkoglycan, normales bis reduziertes Dystrophin
*600900	LGMD2E	SGB (β-Sarkoglycan)	AR	4q12	Fehlendes oder reduziertes β-Sarkoglycan, reduziertes oder fehlendes α- und γ-Sarkoglycan, normales oder reduziertes Dystrophin
#601287/*601411	LGMD2F	SGD (δ-Sarkoglycan)	AR	5q33	Reduziertes oder fehlendes α, β- und γ-Sarkoglykan, normales oder reduziertes Dystrophin
*601954	LGMD2G	LGMD2G	AR	17q11-q12	Erst eine Familie beschrieben

Patienten mit einer LGMD zeigen eine proximale Muskelschwäche, die im Becken-und/oder Schultergürtel beginnt. Phänotypisch sind schwerverlaufende Formen nicht von der Duchenne-Muskeldystrophie und mildere nicht von der Becker-Muskeldystrophie zu trennen. Mutationen im α-Sarkoglykangen (Adhalingen) und im γ-Sarkoglykangen zeigen eher einen schwereren Verlauf als Mutationen im β-Sarkoglykangen (s. Abb. 11.2). Patienten mit einer Mutation im δ-Sarkoglykangen haben oft eine hypertrophe Kardiomyopathie. Die CK-Werte sind bei den rezessiven Formen bis zum 200fachen des Normalwertes erhöht, während die dominanten Formen oft nur eine geringe CK-Erhöhung haben. Im EMG findet man myogene Veränderungen. Die Muskelbiopsie zeigt dystrophe oder unspezifisch myopathische Gewebsveränderungen.

Molekulargenetik und molekulargenetische Diagnostik

Bei mehreren Formen der autosomal-rezessiven LGMD konnte inzwischen der molekulargenetische Defekt aufgeklärt werden. Sie lassen sich in 2 Gruppen gliedern, LGMD mit Defekten und LGMD ohne Defekte im Sarkoglykankomplex (s. Tabelle 11.1).

In der Routinediagnostik ist der molekulargenetische Nachweis von Mutationen in den verschiedenen Genen aus genomischer DNA nur mit sehr großem Aufwand durchführbar. Sinnvoller ist es, in der Muskelbiopsie immunhistochemisch bzw. im Western blot das Protein nachzuweisen (s. Tabelle 11.2), wobei fast immer der primäre Verlust eines Sarkoglykanproteins zur Reduktion bzw. zum völligen Fehlen auch der anderen Proteine im Komplex führt. Routinemäßig kommt der Adhalinantikörper zum Einsatz. Fehlendes oder reduziertes Adhalin (α-Sarkoglykan) ist ein Hinweis auf eine Sarkoglykanopathie. Mutationsuntersuchungen werden sich zuerst auf das Sarkoglykangen konzentrieren, dessen Proteinexpression am deutlichsten vermindert ist oder ganz fehlt. Bei der LGMD2A fehlt Calpain 3, eine zytoplasmatische kalziumaktivierte neutrale Protease von kurzer Halbwertszeit. Der immunhistologische Nachweis ist derzeit noch schwierig. Besonders häufig ist die LGMD2A auf der Ile de Réunion (Beckmann et al. 1991). Die Ursache (Foundereffekt?) ist unklar.

Kongenitale Muskeldystrophien (CMD)

Diese heterogene Krankheitsgruppe umfaßt Patienten, bei denen ein autosomal-rezessiver Erbgang anzunehmen und deren Muskelbiopsie durch einen dystrophen Prozeß charakterisiert ist. 6 Untergruppen sind zu unterscheiden:

1. Isolierte kongenitale Muskeldystrophie mit α2-Lamininkettenmangel
2. Isolierte kongenitale Muskeldystrophie ohne α2-Lamininkettenmangel
3. Fukuyama-Muskeldystrophie
4. Walker-Warburg-Syndrom
5. Muskel-Augen-Hirn-Krankheit (muscle-eye-brain disease)
6. Sammelgruppe, nicht 1.–5. zuzuordnen: kongenitale Muskeldystrophie mit psychischer Retardierung
   und/oder kortikaler Hirnatrophie
   und/oder anderen ZNS-Anomalien

Leitsymptome bei allen Patienten sind Muskelhypotonie, Muskelschwäche, verzögerte motorische Entwicklung und häufig Kontrakturen bei Geburt oder innerhalb der ersten 6 Lebensmonate. Benigne und maligne Verläufe sind möglich.

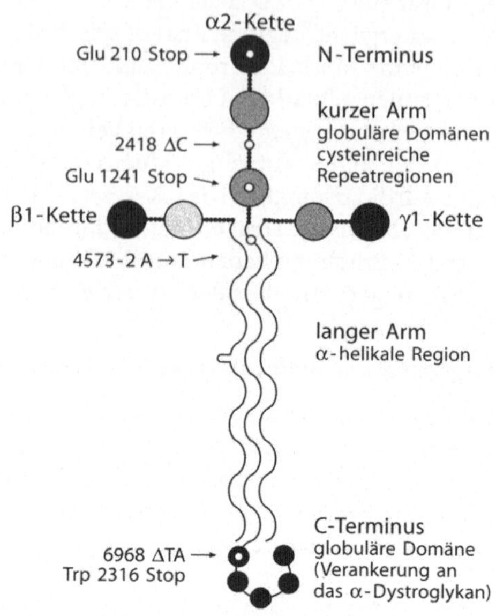

Abb. 11.8. Heterotrimere Struktur des Laminins 2 (Merosin); Mutationen der CMD in der α2-Kette sind eingezeichnet. (Nach Guicheney et al. 1997)

Bei der 1. Untergruppe liegen nähere molekulargenetische Erkenntnisse vor. Sie soll nachfolgend besprochen werden.

Kongenitale Muskeldystrophie mit α2-Lamininkettenmangel
(CMD mit Merosindefizienz)

Es handelt sich um die klassische Form einer CMD, bei der die α2-Kette von Laminin 2 (Merosin) als Folge von Mutationen im α2-Laminingen (LAMA2) ganz oder teilweise fehlt (Abb. 11.8). Kopplungsanalysen belegten den Genort LAMA2 auf Chromosom 6q22 (Sewry et al. 1997). Diese CMD mit Merosinmangel macht fast die Hälfte kongenitaler Muskeldystrophien aus.

Betroffene Kinder zeigen von Geburt an oder innerhalb von 6 Monaten eine Muskelhypotonie und -schwäche, haben eine Entwicklungsverzögerung, teilweise Kontrakturen und sind psychisch unauffällig. Sie weisen Perzeptionsstörungen und eine proximal betonte motorische demyelinisierende Polyneuropathie auf und können an einer Kardiomyopathie oder Epilepsie erkranken.

CK-Werte im Serum sind im 1. Lebensjahr meist höher als 1000 U/l; im MRT des Gehirns finden sich Veränderungen der weißen Substanz ähnlich einem leukodystrophen Prozeß. Somatosensorisch und optisch evozierte Potentiale sowie motorische Nervenleitgeschwindigkeiten können pathologische Ergebnisse zeigen. Die Muskelbiopsie zeigt ein dystrophes Gewebsbild; immunzytochemisch ist der α2-Lamininkettenmangel mit Antikörpern (80 kD, 300 kD) belegbar.

Völliges Fehlen von Merosin korreliert meist mit einem schweren Verlauf, während eine partielle Verminderung keine sichere Prognose zuläßt. Bei totalem Mangel wird teilweise Stehfähigkeit mit Halt, jedoch keine freie Gehfähigkeit erreicht. Plötzliche Todesfälle mit Ateminsuffizienz können im 1. und 2. Lebensjahrzehnt eintreten. Bei partiellem α2-Lamininkettenmangel sind schwere, intermediäre und milde Verläufe möglich. Eine Manifestation erst im 2. Lebensjahrzehnt ist möglich.

Bisher wurden eine Reihe von Mutationen im *LAMA2*-Gen (cDNA 9,5 kb, 64 Exons) beschrieben: Zusammengesetzt heterozygote Mutationen (Stop- und Frameshiftmutationen), die zu einem völligen Ausfall von Merosin führen und eine homozygote Missensemutation mit einem partiellen Verlust von Merosin. Das Auftreten dieser Mutationen stützt den angenommenen autosomal-rezessiven Erbgang bei dieser CMD (s. Abb. 11.8) (Guicheney et al. 1997).

Differentialdiagnose kongenitaler Muskeldystrophien

Die verschiedenen Formen einer CMD müssen differentialdiagnostisch von Dystrophinopathien mit atypisch früher Manifestation, verschiedenen Gürtelformen der Muskeldystrophie, der nach dem Säuglingsalter manifest werdenden Bethlem-Myopathie und besonders verschiedenen kongenitalen Myopathien mit speziellen Strukturanomalien abgetrennt werden.

Bei der letztgenannten Gruppe gibt es genauere molekulargenetische Erkenntnisse bei der Central-core- und der zentronukleären (myotubulären) Myopathie. Diese 2 kongenitalen Myopathien sollen deshalb kurz besprochen werden.

Central-core-Myopathie (CCM)

Der Genort dieser in der Regel autosomal-dominanten Myopathie wurde auf 19q12-13.2 lokalisiert (Kausch et al. 1991; Haan et al. 1990). Mutationen im Ryanodinrezeptor auf Chromosom 19q13.1 (Thomas et al. 1990) und im β-Myosingen auf Chromosom 14 gehen mit Bildungen von „cores" einher. Mutationen (derzeit 17 bekannt) im Ryanodingen (RYR1) bedingen auch die maligne Hyperthermiesuszeptibilität (MHS), so daß CCM und MHS als allele Krankheitsbilder gelten. Beide werden einerseits bei verschiedenen Mutationen gleichzeitig beobachtet und sind andererseits genetisch heterogen. Intrafamiliär können MHS-Individuen mit und ohne „Cores" gefunden werden. „Cores" werden auch in der Skelettmuskulatur bei verschiedenen Missensemutationen im β-Myosingen (MYH7) gefunden, auch ohne assoziierte hypertrophe Kardiomyopathie.

Die CCM manifestiert sich häufig in frühester Kindheit und teilweise intrauterin mit verminderten Kindsbewegungen. Auftreten im Erwachsenenalter ist möglich. Proximale Muskeln sind stärker als distale von der langsam-progredienten Muskelschwäche betroffen; teilweise erinnert die Verteilung der Schwächen an die Duchenne-Muskeldystrophie. Muskelatrophien sind wenig ausgeprägt, und die Gesichtsmuskulatur bleibt meist, mit Ausnahme des M. sternocleidomastoideus, verschont. Knochen-, Gelenk- und Fußdeformitäten sind häufig: Hüftgelenksdysplasie, Kyphoskoliose, Klumpfußbildung.

Die Diagnose ergibt sich aus der Muskelbiopsie, die in zahlreichen Muskelfasern (besonders in Typ-1-Fasern) in den zentralen Arealen spezifische Veränderungen aufweist: 1. Das Fehlen oxidativer Enzyme und der Phosphorylase, 2. Abwesenheit oder Verminderung von Mitochondrien und Glykogen sowie 3. eine Verkleinerung des interfibrillären Raumes. Pathogenetische Mechanismen und biochemische Grundlagen sind noch unklar (Mortier et al., im Druck).

Zentronukleäre (myotubuläre) Myopathien

Zentronukleäre Myopathien umfassen als Syndrom heterogene Krankheitsbilder mit X-chromosomal-rezessivem, autosomal-dominantem und möglicherweise autosomal-rezessivem Erbgang. Sie sind durch einzelne oder mehrere zentral liegende Kerne und fehlende bzw. degenerativ veränderte Myofibrillen um den Kern herum und häufig durch eine Muskelfaserhypotrophie und Typ-1-Faserprädominanz charakterisiert. Antikörper gegen schwere Myosinketten belegten bei der neonatalen X-chromosomal-rezessiven Form der myotubulären Myopathie (MTM1) in der 1. Lebenswoche einen Reifungsstillstand der Muskelfasern entsprechend der 20. bis 22. Gestationswoche. Der Reifungsstillstand tritt also nach dem Myotubenstadium ein. Postnatal reift die Muskulatur bei diesen Patienten offenbar nicht weiter. Neben den Myosinketten persistieren auch intermediäre Filamente wie Desmin und Vimentin, was möglicherweise die fehlende Kernmigration erklärt. Im Gegensatz hierzu wird bei der sich in späterer Kindheit manifestierenden Form der Krankheit eine postnatale Zentralisation der Kerne diskutiert (Mortier et al., im Druck).

Die klinischen Kriterien der MTMX sind klar definiert: männliches Geschlecht, asymptomatische heterozygote Frauen, perinataler Beginn und schwere generalisierte Muskelhypotonie und Muskelschwäche („floppy baby"). Die Ateminsuffizienz ist häufig Ursache für den letalen Verlauf. 60 % der Patienten versterben in den ersten Lebensmonaten, über 80 % im 1. Lebensjahr. Zusätzliche Befunde sind: ein Polyhydramnion während der Schwangerschaft, eine perinatale Asphyxie, Kontrakturen in den Hüften und Knien, dünne Rippen, eine Ophthalmoplegie, ein hoher Gaumen und ein Kryptorchismus. Differentialdiagnostisch ist immer an eine kongenitale myotone Dystrophie zu denken.

Kopplungsanalysen lokalisierten das Gen in Familien mit zentronukleärer Myopathie in die sehr genreiche Region Xq28 (Laporte et al. 1996). Die physikalische Kartierung von interstitiellen Deletionen in Patienten mit zentronukleärer Myopathie und auffälligem äußeren Genitale engten die MTMX-Region auf ca. 300 kb ein. Das *MTMX*-Gen wurde 1996 (Laporte et al. 1996) durch Positionsklonierung isoliert und krankheitsspezifische Mutationen gefunden. Es besteht aus 15 Exons, die cDNA hat eine Länge von 1809 bp (603 Aminosäuren). Das daraus abgeleitete MTMX-Protein – Myotubularin genannt – enthält ein charakteristisches Motiv, welches dem aktiven Zentrum von Tyrosinphosphatasen entspricht. Solche intrazytoplasmatischen Phosphatasen spielen in der Kontrolle der Signaltransduktionskaskade eine Rolle, die das Wachstum, die Proliferation und Differenzierung von Zellen steuert. Darüber hinaus ist die Sequenz des *MTMX*-Gens hochkonserviert in Hefezellen und Caenorhabditis elegans. Expressionsuntersuchungen in verschiedenen menschlichen Geweben zeigen ein ubiquitäres Transkript von 3,5 kb Länge und ein 2,4-kb-Transkript spezifisch für Skelettmuskel und Testis.

In einer Serie von 85 nichtverwandten Patienten mit zentronukleärer Myopathie konnten mit Hilfe der SSCP-Analyse 55 Mutatonen gefunden werden (Laporte et al. 1997). Wie für eine X-chromosomale letale Erkrankung zu erwarten, wurde eine Vielfalt von Mutationen gefunden, die über weite Teile der cDNA verteilt sind, mit Clustern in Exon 4, 8, 9, 11 und 12. 65 % der Mutationen führen zu einem instabilen Teilprotein. Die Art der Mutation läßt keinerlei Rückschlüsse auf den Phänotyp des Patienten zu, und die Analyse der vielen unterschiedlichen Mutationen gibt keinen entscheidenden

Hinweis auf die Funktion des Proteins. Die Neumutationsrate liegt mit ca. 30% sehr hoch, vergleichbar mit der Duchenne-Muskeldystrophie. Mit dem Auffinden der Mutationen in Patienten ist eine exakte Heterozygotenanalyse für die Mütter möglich geworden, die klinisch völlig asymptomatisch sind. Ebenso ist eine sichere Pränataldiagnose durchführbar. Es gibt keinen Hinweis für die Heterogenität der X-chromosomal-rezessiven Form. Inzwischen sind homologe Gene zu MTMX auf den Autosomen gefunden worden, die Kandidatengene für die autosomal-rezessive und -dominante Form der zentronukleären Myopathie darstellen.

Literatur

Arahata K, Hoffman EP, Kunkel LM et al. (1989) Dystrophin diagnosis: comparison of dystrophin abnormalities by immunofluorescence and immunoblot analyses. Proc Natl Acad Sci USA 86:7154–7158

Becker PE (1940) Die Einteilung der Muskeldystrophien. Nervenarzt 13:209–214

Becker PE (1972) Neues zur Genetik und Klassifikation der Muskeldystrophien. Humangenetik 17:1–22

Becker PE, Kiener F (1955) Eine neue X-chromosomale Muskeldystrophie. Arch Psychiat Z Neurol 193:427–428

Beckmann JS; Richard I, Hillaire D et al. (1991) A gene for limb-girdle muscular dystrophy maps to chromosome 15 by linkage. Coll Roy Acad Sci 312:141–148

Beggs AH, Koenig M, Boyce FM, Kunkel LM (1990) Detection of 98% of DMD/BMD deletions by PCR. Hum Genet 86:45–48

Bettecken T, Müller CR (1989) Identifikation of a 220 kb insertion into the Duchenne gene in a family with an atypical course of muscular dystrophy. Genomics 4:592–596

Bione S, Mestrini E, Rivella S, Mancini M, Regis S, Romeo G, Toniolo D (1994) Identification of a novel X-linked gene responsible for Emery-Dreifuss muscular dystrophy. Nature Genet 8:323–327

Brais B, Xie Y-G, Sanson M et al. (1995) The oculopharyngeal muscular dystrophy locus maps to the region of the cardiac alpha and beta myosin heavy chain genes on chromosome 14q11.2–q13. Hum Molecul Genet 4:429–434

Brais B, Bouchard J-P, Xie Y-G et al. (1998) Short GCG expansions in the PABP2 gene cause oculopharyngeal muscular dystrophy. Nat Genet 18:164–167

Den Dunnen JT, Grootscholten PM, Bakker E et al. (1989) Topography of the Duchenne muscular dystrophy (DMD) gene: FIGE and cDNA analysis of 194 cases reveals 115 deletions and 13 duplications. Am J Hum Genet 45:835–847

Deutekom JC van, Bakker E, Lemmers RJ et al. (1996) Evidence for subtelomeric exchanage of 3.3 kb tandemly repeated units between chromosomes 4q35 and 10q26: implications forgenetic counselling and etiology of FSHD1. Hum Mol Genet 5:1997–2003

Dubowitz V (1973) Rigid spine syndrome: a muscle syndrome in search of a name. Proc Roy Soc Med 66:219–220

Duchenne GBA (1868) Recherches sur la paralysie musculaire pseudo hypertrophique ou paralysie myo-sclérosique. Arch Gén Méd 11:5–588

Emery AEH (1991) Population frequencies of inherited neuromuscular disease – a world survey. Neuromusc Disord 1:19–29

Emery AEH, Dreifuss FE (1966) Unusual type of benign X-linked muscular dystrophy. J Neurol Neurosurg Psychiat 29:338–342

Emery AEH, Morton R (1968) Genetic counselling in lethal X-linked disorders. Acta Genet 18:534–542

Gold R, Kress W, Meurers B, Meng G, Reichmann H, Muller CR (1992) Becker muscular dystrophy: detection of unusual disease courses by combined approach to dystrophin analysis. Muscle Nerve 15:214–218

Gowers WR (1879) Pseudo-hypertrophic muscular paralysis – a clinical lecture. Churchill, London

Greenstein RM, Reardon MP, Chan TS (1977) An X/autosome translocation in a girl with Duchenne muscular dystrophy (DMD): evidence for DMD gene localisation. Pediatr Res 11:457

Grimm T, Müller B, Müller CR, Janka M (1990) Theoretical Considerations on germinal mosaicism in Duchenne muscular dystrophy. J Med Genet 27:683–687

Grimm T, Meng G, Liechti-Gallati S, Bettecken T, Müller CR, Müller B (1994) J Med Genet 31: 183–186

Guicheney P, Vignier N, Helbling-Leclerc A et al. (1997) Genetics of laminin alpha 2 chain (or merosin) deficient congenital muscular dystrophy: from identification of mutations to prenatal diagnosis. Neuromusc Disord 7:180–186

Haan EA, Freemantle CJ, McCure JA, Friend KL, Mulley JC (1990) Assignment of the gene for central core disease to chromosome 19. Hum Genet 86:187–190

Hauptmann A, Thannhauser SJ (1941) Muscular shortening and dystrophy: a heredofamilial disease. Arch Neurol Psychiat 46:654–664

Hoffmann EP, Knudson CM, Campbell KP, Kunkel LM (1987) Subcellular fractination of dystrophin to the triads of skeletal muscle. Nature 330:754–758

Hoffmann EP, Arahata K, Minetti C, Bonilla E, Rowland LP (1992) Dystrophinopathy in isolated cases of myopathy in females. Neurology 42:967–975

Kausch K, Lehmann-Horn F, Janka M, Wieringa B, Grimm T, Muller CR (1991) Evidence for linkage of the central core disease locus to the proximal long arm of human chromosome 19. Genomics 10:765–769

Koenig M, Hoffman EP, Bertelson CJ, Monaco AP, Feener C, Kunkel LM (1987) Complete cloning of the Duchenne muscular dystrophy (DMD) cDNA and preliminary genomic organization of the DMD gene in normal and affected individuals. Cell 50:509–517

Koenig M, Beggs AH, Moyer M et al. (1989) The molecular basis for Duchenne versus Becker muscular dystrophy: correlation of severity with type of deletion. Am J Hum Genet Oct 45(4):498–506

Kress W, Muller E, Kausch K, Kullmann F et al. (1992) Multipoint linkage mapping of the Emery-Dreifuss muscular dystrophy gene. Neuromuscul Disord 2:111–115

Kunkel LM, Monaco AP, Middlesworth W, Ochs HD, Latt SA (1985) Specific cloning of DNA fragments absent from the DNA of a male patient with an X chromosome deletion. Proc Natl Acad Sci 82:4778–4782

Kunkel LM, Hejtmanck JF, Cashey CT et al. (1986) Analysis of deletions in DNA from patients with Becker and Duchenne muscular dystrophy. Nature 322:73–77

Landouzy L, Dejerine J (1885) De la myopathie atrophique progressive. Rev Med Franc 5:81

Laporte J, Hu LJ, Kretz C et al. (1996) A gene mutated in X-linked myotubular myopathy defines a new putative tyrosine phosphatase family conserved in yeast. Nat Genet 13:175–182

Laporte J, Guiraud-Chaumeil C, Vincent M-C et al. (1997) Mutations in the MTM1 gaene implicated in X-linked myotubular myopathy. Hum Molecul Genet 6:1505–1511

Lichter P, Cremer T, Borden J, Manuelidis L, Ward DC (1988) Delineation of individual human chromosomes in metaphase and interphase cells by in situ suppression hybridization using recombinant DNA libraries. Hum Genet 80:224–234

Malhotra SB, Hart KA, Klamut HJ et al. (1988) Frame-shift deletions in patientes with Duchenne and Becker muscular dystrophy. Science 242:756–759

Manilal S, Nguyen thi Man, Sewry CA, Morris GE (1996) The Emery-Dreifuss muscular dystrophy protein, emerin, is a ruclear membrane protein. Hum Molecul Genet 5:801–808

Monaco AP, Bertelson CJ, Liechti-Gallati S, Moser H, Kunkel LM (1988) An explanation for phenotypic differences between patients bearing partial deletions of DMD locus. Genomics 2:90–95

Mortier W, Zerres K (im Druck) Kongenitale Myopathien. In: Hopf H Ch, Deuschl G, Diener HC, Reichmann H (Hrsg) Neurologie in Klinik und Praxis, Bd 2, 3. Aufl. Thieme, Stuttgart

Müller B, Grimm T, Golla A (1995) Estimating the proportion of affected germ-cells in cases of germinal mosaicism in Duchenne muscular dystrophy (DMD). Med Genet 7:119

Murray JM, Davies KE, Harper PS, Meredith L, Mueller CR, Williamson R (1982) Linkage relationship of a cloned DNA sequence on the short arm of the X chromosome to Duchenne muscular dystrophy. Nature 300:69–71

Norman A, Harper P (1989) A survey of manifesting carriers of Duchenne and Becker muscular dystrophy in Wales. Clin Genet 36:31–37

Padberg GW, Brouwer OF, de Keizer RJW, Gruter AM, Wijmenga C, Grote JJ, Frants RR (1992) Retinal vascular disease and sensorineural deafness are part of facioscapulohumeral muscular dystrophy. (Abstract) Am J Hum Genet 51 (Suppl): A104

Passos-Bueno MR, Moreira ES et al. (1996) Main clinical features of the three mapped autosomal recessive limb-girdle muscular dystrophies and estimated proportion of each form in 13 Brazilian families. J Med Genet 33:97–102

Ouane KA, Healy JM, Keating KE et al. (1993) Mutations in the ryanodine receptor gene in central core disesase and malignant hyperthermia. Nat Genet 5:51–55

Read AP, Mountford RC, Forrest SM, Kenwrick SJ, Davies KE; Harris R (1988) Patterns of exon deletions in Duchenne and Becker muscular dystrophy. Hum Genet. 80:152–156

Ried T, Mahler V, Vogt P, Blonden L, van Ommen GJ, Cremer T, Cremer M (1990) Direct carrier detection by in situ suppression hybridization with cosmid clones of the Duchenne/Becker muscular dystrophy locus. Hum Genet 85:581–586

Roberts RG, Gardner RJ, Bobrow M (1994) Searching for the 1 in 2,4000,000: a review of dystrophin gene point mutations. Hum Mutat 4:1–11

Sarfarazi M, Wijmenga C, Upadhyaya M et al. (1992) Regional mapping of facioscapulohumeral muscular dystrohy gene on 4q35: combined analysis of an international consortium. Am J Hum Genet 51:396–403

Sewry CA, D'Alessandro M, Wilson LA et al. (1997) Expression of laminin chains in skin in merosin-deficient congenital muscular dystrophy. Neuropediatrics 28:217–222

Small K, Iber J, Warren ST (1997) Emerin deletion reveals a common X-chromosome inversion mediated by inverted repeats. Nat Genet 16:96–99

Thomas NST, Williams H, Cole G et al. (1990) X linked neonatal centronuclear/myotubular myopathy: evidence for linkage to Xq28 DNA marker loci. J Med Genet 27:284–287

Van Essen A, Busch HFM, te Meerman GJ, ten Kate LP (1992a) Birth and population prevalence of Duchenne muscular dystrophy in the Netherlands. Hum Genet 88:258–266

Van Essen A, Abbs S, Baiget M et al. (1992b) Parental origin and germline mosaicism of deletions and duplications of the dystrophin gene: a European study. Hum Genet 88:249–257

Worton RG, Duff C, Sylvester JE, Schmickel RD, Willard HF (1984) Duchenne muscular dystrophy involving translocation of the DMD gene next to ribosomal RNA genes. Science 224:1447–1449

Yates JRW, Warner JP, Smith JA et al. (1993) Emery-Dreifuss muscular dystrophy: linkage to markers in distal Xq28. J Med Genet 30:108–111

11.2 Nichtdystrophische Myotonien und periodische Paralysen

H. Lerche, N. Mitrovic, K. Jurkat-Rott und F. Lehmann-Horn

Myotonien und periodische Paralysen sind seltene, erbliche Erkrankungen der Skelettmuskulatur, die durch Über- oder Untererregbarkeit der Zellmembran hervorgerufen werden (Lehmann-Horn et al. 1994). Übererregbarkeit führt zu einer unwillkürlichen Muskelsteifigkeit (Myotonie), die nach Willkürinnervation als Relaxationsstörung auftritt; Untererregbarkeit führt zu Muskelschwäche oder Lähmungen. Die Ursache der Erregungsstörungen liegt in der fehlerhaften Funktion von mutierten Ionenkanälen (Hoffmann et al. 1995). In den vergangenen 10–15 Jahren gelang es durch die Kombination von elektrophysiologischen und molekulargenetischen Techniken, die Pathophysiologie dieser Erkrankungen fast vollständig aufzuklären. Es handelt sich im einzelnen um die Chloridkanalmyotonien Thomsen und Becker, um die Natriumkanalerkrankungen hyperkaliämische periodische Paralyse (HyperPP), Paramyotonia congenita (PC) und kaliumsensitive Myotonie (PAM = potassiumaggravated myotonia) sowie um die hypokaliämische periodische Paralyse (HypoPP), die eine Kalziumkanalkrankheit ist. Eine Übersicht über die Genetik und die klinischen Leitsymptome gibt Tabelle 11.3.

Hinsichtlich der mit Myotonie einhergehenden Multisystemerkrankung myotone Dystrophie sei auf Kap. 11.3 verwiesen.

Tabelle 11.3. Übersicht über Klinik und Genetik der nichtdystrophischen Myotonien und periodischen Paralysen. *MC* Myotonia congenita; *HyperPP* hyperkaliämische periodische Paralyse; *PC* Paramyotonia congenita; *PAM* kaliumsensitive Myotonie; *HypoPP* hypokaliämische periodische Paralyse; *ad/ar* autosomal–dominant–rezessiv; *Skm* Skelettmuskulatur

Erkrankung	Vererbung	Genort, Gen und betroffener Kanal	Klinische Leitsymptome
MC Thomsen	ad	7q32-qter, CLCNL1, Cl^--Kanal der Skm	Generalisierte Myotonie mit „warm-up"
MC Becker	ar	dto.	dto.
HyperPP	ad	17q13.1-13.3, SCN4A, adulter Na^+-Kanal der Skm	Episodische Lähmungen Manchmal Myotonie
PC	dto.	dto.	Paradoxe Myotonie, kälteinduzierte Myotonie, Schwäche und Lähmungen
PAM	dto.	dto.	Kaliumsensitive Myotonie
HypoPP	ad	1q32, CACNL1A3, L-Typ Ca^{2+}-Kanal der Skm	Episodische Lähmungen

Die Chloridkanalkrankheiten Myotonia congenita Thomsen und Becker

Klinik, Häufigkeit und Vererbung

Die 1. erbliche Form der Myotonie wurde von Thomsen 1876 an sich selbst und seiner Familie beschrieben. Sie hat einen dominanten Erbgang und ist durch eine generalisierte Muskelsteifigkeit charakterisiert, die im frühesten Kindesalter in Erscheinung tritt. Klassischerweise besteht ein sog. Warm-up-Phänomen, d. h. die Muskelsteifigkeit bessert sich durch wiederholte Muskelkontraktionen. In den fünfziger Jahren gelang es Becker, durch die Analyse vieler Familien mit Myotonie eine 2., rezessiv erbliche Form der Myotonia congenita (MC) von der dominanten MC zu unterscheiden. Neben dem unterschiedlichen Erbgang gibt es 2 klinische Unterschiede: Die Becker-Form beginnt in der Regel später (Einschulalter oder später) und kann von einer transienten Muskelschwäche begleitet werden.

Die Becker-Form ist häufiger als die Thomsen-Form. Viele der mutmaßlichen Thomsen-Myotoniker haben wahrscheinlich Mutationen im Natriumkanal (s. unten), so daß die Häufigkeit der dominanten MC kaum angegeben werden kann. Die geschätzte Häufigkeit der rezessiven MC liegt nach Becker bei 1:20000 bis 1:50000. Heterogene Träger von rezessiv erblichen Chloridkanalmutationen sind dagegen relativ häufig (Prävalenz von etwa 1:100). Zwei Tiermodelle für die Myotonie, die myotone Ziege (dominant) und die sog. ADR-Maus (rezessiv) sind wie MC-Chloridkanalkrankheiten.

Das elektrophysiologische Korrelat der Myotonie ist eine repetitive Aktionspotentialbildung, die durch einen externen Stimulus oder durch Beklopfen der Muskulatur ausgelöst werden kann („Perkussionsmyotonie"). Charakteristischerweise kommt es in der Elektromyographie zu Entladungsserien mit einer Amplituden- und Frequenzmodulation, die das typische „Sturzkampfbombergeräusch" hervorrufen.

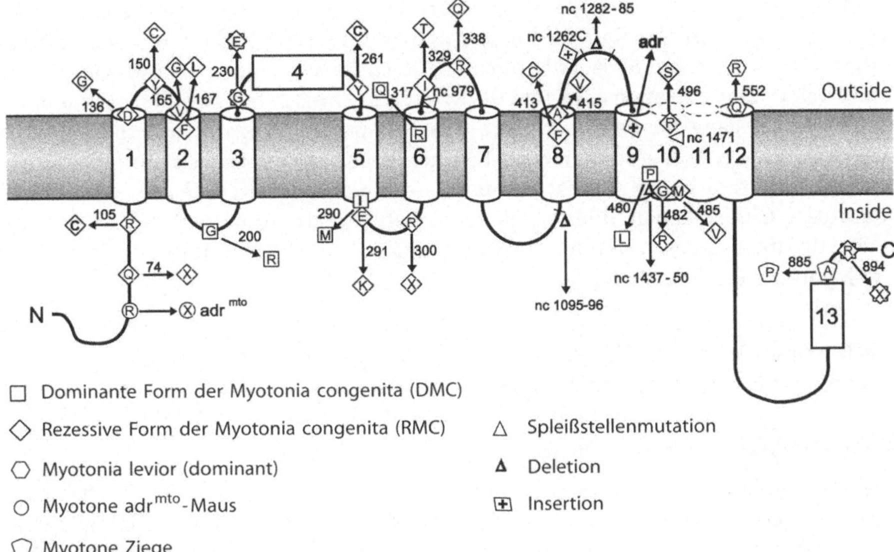

Abb. 11.9. Schematische Darstellung der hypothetischen Proteinstruktur des muskulären Chloridkanals (CLC-1) einschließlich der bisher publizierten Mutationen bei Mensch, Maus und Ziege. Die Mutationen verursachen dominant oder rezessiv vererbte klassische Myotonien (Myotonia congenita)

Pathophysiologie

Schon in den 60er und 70er Jahren zeigten klassische elektrophysiologische Untersuchungen an nativen tierischen und später auch an menschlichen Muskelpräparaten, daß der Myotonie eine reduzierte Chloridleitfähigkeit der Muskelfasermembran zugrunde liegt. Nach Klonierung der Gene der Chloridkanalfamilie wurde eine genetische Koppelung beider Formen der Myotonia congenita zum muskulären Chloridkanal ClC-1 gefunden. Bis heute sind etwa 40 Mutationen beschrieben, die den Chloridkanal in verschiedener Weise verändern (Abb. 11.9). Einerseits gibt es Punktmutationen („missense mutations", die zu einer spezifischen Funktionsänderung führen, andererseits „nonsense mutations" (z.B. Deletionen), die einen kompletten Funktionsausfall z.B. durch eine Leserahmenverschiebung verursachen. Allen Mutationen ist gemeinsam, daß sie eine verringerte Aktivität des Chloridkanals zur Folge haben, die zu einer reduzierten Chloridleitfähigkeit der Muskelfasermembran führt. Die Chloridleitfähigkeit macht an der Skelettmuskelfasermembran in Ruhe etwa 80% der Gesamtleitfähigkeit aus. Es ist eine passive Leitfähigkeit, die kleine Potentialschwankungen sofort ausgleicht und damit eine enorm wichtige Funktion für die Stabilisierung des Ruhemembranpotentials hat. Ist die Chloridleitfähigkeit auf weniger als 30% der Gesamtleitfähigkeit reduziert, so kommt es zu einer Übererregbarkeit bzw. klinisch zu einer Myotonie.

Eine genetisch interessante Frage ist die des unterschiedlichen Erbgangs bei den allelischen Krankheiten Thomsen und Becker. Fällt eines der beiden v.a. im Skelettmuskel exprimierten Chloridkanalgene durch eine Nonsensemutation aus, so reduziert sich die Anzahl der Kanalproteine und damit die Leitfähigkeit der Membran für Chlorid theoretisch auf 50 %, es kommt also noch nicht zu manifester Myotonie. Erst wenn beide Gene betroffen sind, tritt die Krankheit klinisch in Erscheinung, was einen rezessiven Erbgang zur Folge hat. Für einen dominanten Erbgang muß man fordern, daß auch die von dem gesunden Gen ausgehenden Kanäle durch den mutierten Kanal in ihrer Funktion beeinträchtigt werden („dominant negative effect"). Menschliche muskuläre Chloridkanäle bilden wahrscheinlich Dimere. In diesem Fall würden bei einem dominant-negativen Effekt 75 % der Kanäle ausfallen, was eine dominante Form der Myotonie zur Folge hätte.

Die Natriumkanalerkrankungen hyperkaliämische periodische Paralyse, Paramyotonia congenita und kaliumsensitive Myotonie

Klinik, Häufigkeit und Vererbung

Die Natriumkanalerkrankungen zeigen alle einen dominanten Erbgang. Ihre Häufigkeit schätzen wir insgesamt auf 1:50000. Während die Chloridkanalmyotonien klinisch durch ein Warm-up-Phänomen charakterisiert sind (s. oben), nimmt bei einer andern myotonen Erkrankung die Muskelsteifigkeit mit repetitiver Reizung zu, das deshalb als paradoxe Myotonie bezeichnet wird. Die Erkrankung wurde von Eulenburg 1886 Paramyotonia congenita (PC) genannt. Sie ist klinisch zum einen durch die paradoxe Myotonie und zum anderen durch eine starke Temperaturabhängigkeit gekennzeichnet. In Kälte, z.B. durch kaltes Wasser oder kalten Wind, kommt es zu Muskelsteifigkeit mit einer oft folgenden Schwäche- oder Lähmungsphase, die Minuten bis Stunden andauern kann. Man kann diese Attacken z.B. am Unterarm durch ein Kaltwasserbad (ca. 15 °C) provozieren und findet dann in der myotonen Phase elektromyographisch Spontanaktivität und Aktionspotentialserien; in der Schwäche- und Lähmungsphase sind die Muskelsummenaktionspotentiale (MSAPs) als Zeichen einer Depolarisation der Muskelzellen reduziert bis nicht auslösbar (s. unten).

Bei der hyperkaliämischen periodischen Paralyse (HyperPP) sind episodisch auftretende Lähmungsphasen das Leitsymptom, die typischerweise von einer Erhöhung des Serumkaliums begleitet werden. Sie treten oft in Ruhe nach starker Muskelaktivität auf und können durch kaliumreiche Nahrung provoziert werden. Durch Einnahme von 1–3 Kaliumbrausetabletten (40–120 mval KCl) nach körperlicher Belastung kann unter klinisch stationären Bedingungen getestet werden, ob die Anlage besteht. Auch hier sind die MSAPs reduziert bis nicht auslösbar. Myotonie tritt selten als Begleitsymptom der HyperPP kurz vor der Lähmung auf. In seltenen Fällen kann sich in einem späten Stadium eine progrediente Myopathie entwickeln, die an die Mutation T704M gebunden zu sein scheint.

Von den beiden „klassischen" Krankheiten HyperPP und PC konnte noch eine 3. Gruppe der Natriumkanalkrankheiten abgegrenzt werden, die kaliumsensitive Myotonie (PAM = potassium-aggravated myotonia). Im Gegensatz zu PC und HyperPP leiden diese Patienten weder unter Muskelschwäche ode Lähmungen, noch zeigen sie eine besondere Kälteempfindlichkeit. Vielmehr gleicht das Krankheitsbild klinisch der Myotonia congenita Thomsen, so daß viele „Thomsen-Myotoniker" (vielleicht die meisten) fehldiagnostiziert werden. Erst bei der Mutationssuche findet man – statt wie erwartet im Chloridkanal – im Natriumkanal Punktmutationen. PAM unterscheidet sich allerdings von den Chloridkanalmyotonien dadurch, daß die myotone Symptomatik durch orale Kaliumaufnahme (1 – 2 Kaliumbrausetabletten) verstärkt wird, was diagnostisch verwendet werden kann. Hierbei muß darauf hingewiesen werden, daß PAM in verschieden starken Ausprägungen vorkommt. Die leichteste Form von PAM ist die Myotonia fluctuans, eine von Tag zu Tag variierende Myotonie, die schwerste Form ist die Myotonia permanens, die ausgeprägteste Myotonie überhaupt. Bei ausgeprägter klinischer Myotonie kann eine diagnostische orale Kaliumgabe sehr gefährlich werden und durch Muskelsteifigkeit Ateminsuffizienz hervorrufen!

Auch die EMG-Befund von PAM-Patienten unterscheidet sich von dem typischen Befund bei Chloridkanalmyotonien. Man findet neben myotonen Serien oft eine kontinuierliche Spontanaktivität, die muskulärem Fibrillieren sehr ähnlich ist.

Pathophysiologie

Elektrophysiologische Untersuchungen an Muskelbiopsaten von Patienten mit HyperPP oder PC zeigten eine Depolarisation der Muskelzellen, die durch Erhöhung der extrazellulären Kaliumkonzentration bzw. Kälte ausgelöst werden konnte. Als Ursache der Depolarisation fand man eine erhöhte Natriumleitfähigkeit der Muskelfasermembran, die Chloridleitfähigkeit war normal. Daraufhin gelang es, durch einen

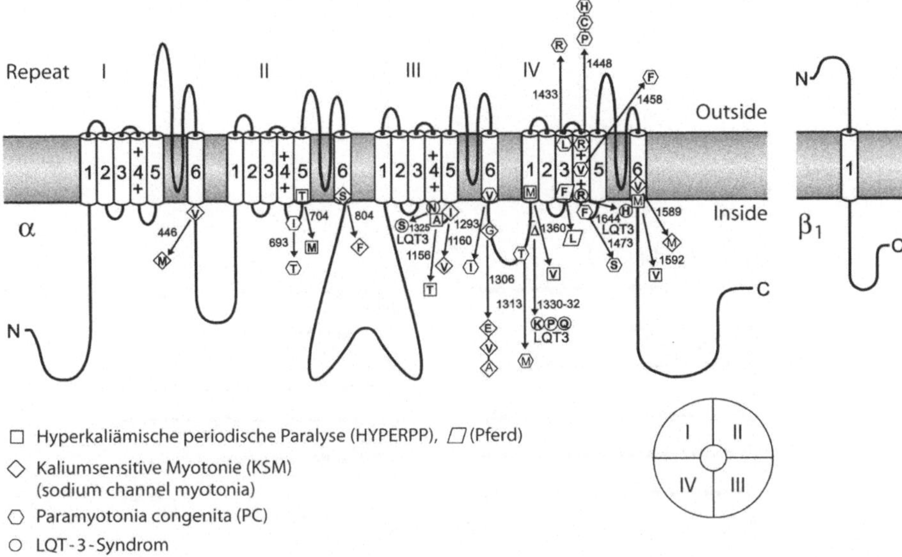

Abb. 11.10. Putative Proteinstruktur der α-Untereinheit (hSkm-1, hH-1) des spannungsgesteuerten Natriumkanals. Mutationen im Kanalprotein des Skelettmuskels können 3 klinisch differenzierbare Krankheiten verursachen, die hyperkaliämische periodische Paralyse, die Paramyotonia congenita und die kaliumsensitive Myotonie. Bei einer bestimmten Pferderasse (Quarter Horse) führt eine Mutation zur hyperkaliämischen periodischen Paralyse. Mutationen im kardialen Kanalprotein bewirken das sog. „long QT syndrome", eine im EKG erkennbare Erregungsstörung, die zum plötzlichen Herztod führen kann. Mutationen in der β-Untereinheit sind bisher nicht bekannt geworden

Kandidatengenansatz eine Kopplung dieser Krankheiten zum Gen des muskulären Natriumkanals (SCN4A) nachzuweisen. Bis heute sind etwa 20 verschiedene Punktmutationen in der α-Untereinheit des adulten muskulären Natriumkanals beschrieben worden, die die Natriumkanalkrankheiten definieren (Abb. 11.10).

Eine detaillierte Funktionsanalyse der verschiedenen Mutanten bei den Natriumkanalerkrankungen ist mit der Patch-clamp-Technik möglich. Man kann sowohl große Summenströme als auch Ströme durch einzelne Ionenkanäle ableiten, indem ein kleines Stückchen der Zellmembran („patch") elektrisch isoliert wird. Solche Messungen wurden sowohl an nativen Muskelfasern oder Muskelzellkulturen als auch in einem heterologen Expressionssystem durchgeführt. Bei letzterem wird die DNA von Wildtyp (WT)- oder mutanten Natriumkanälen in eine humane Nierenzellinie (HEK293) eingeschleust, die nur wenig oder keine endogenen Natriumkanäle exprimiert. Durch ein solches Expressionssystem steht im Gegensatz zu nativen Präparaten unbegrenzt Material für Experimente zur Verfügung, was eine sehr detaillierte Untersuchung des Schaltverhaltens der mutanten Ionenkanäle erlaubt.

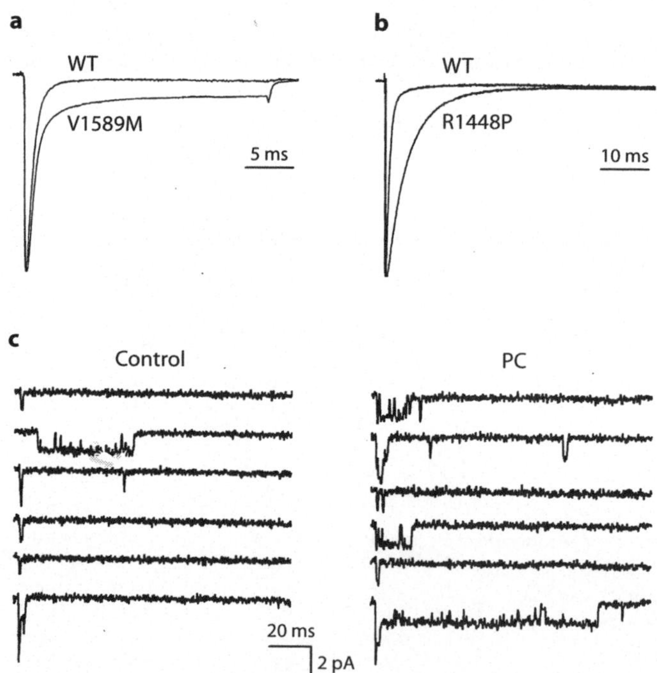

Abb. 11.11 a–c. Natriumströme durch normale (Wildtyp, *WT*) und mutierte (V1589M, R1448P) Kanalproteine, die in einer heterologen Zellinie (HEK293) exprimiert und im Ganzzellmodus (whole-cell mode) gemessen wurden (**a, b**) oder die an Membranvesikeln nativer menschlicher Muskelfasern registriert wurden (Einzelkanalableitungen in **c**). Die V1589M-Mutante zeigt einen persistierenden Nariumstrom (**a**), die R1448-Mutante eine verlangsamte Strominaktivierung (**b**), wobei die Spitzenströme zum besseren Vergleich auf eine Amplitude normiert wurden. Die Einzelkanalmessungen am Patientenpräparat zeigen während des 100 ms dauernden Depolarisationsschrittes vermehrt späte Öffnungen (**c**) (*Control* Kontrolle; *Pc* Paramyotonia congenita)

Die wesentliche gemeinsame Funktionsänderung aller bisher untersuchten Mutanten ist eine gestörte Inaktivierung des Natriumkanals, unabhängig davon, welche Natriumkanalerkrankung sie hervorrufen. Es gibt jedoch Unterschiede im Grad und in der Art der Aktivierungsstörung. Die beiden wesentlichsten Veränderungen sind 1. eine unvollständige Inaktivierung, bei der ein bestimmter Prozentsatz der Natriumkanäle am Ende einer Depolarisation nicht richtig schließt (Abb. 11.11a), und 2. eine Verlangsamung der Inaktivierung (Abb. 11.11b). Es kommt dadurch zu dem vermehrten Natriumeinstrom in die Muskelzellen, der schon in früheren Messungen (s. oben) beobachtet werden konnte. Ein nur gering erhöhter Natriumeinstrom, wie bei PAM zu sehen, wird zu einer leichten Membrandepolarisation führen und über einen langen Zeitraum Aktionspotentiale generieren, ohne daß es zur Akkomodation (Untererregbarkeit durch Inaktivierung von Natriumkanälen) kommt. Bei starker Depolarisation durch einen anhaltend großen Natriumeinstrom werden die Muskelfasern unerregbar, und es kommt zu einer Paralyse, wie es für HyperPP typisch ist. Die starke Verlangsamung der Inaktivierung, die v. a. bei PC-Mutanten beobachtet wird, kann die paradoxe Myotonie erklären, weil der Natriumeinstrom v. a. während des Aktionspotentials erhöht ist und sich somit durch repetitive Muskelkontraktionen immer weiter erhöht. Auf molekularer Ebene, also auf Ebene des Kanalproteins, liegt der gestörten Inaktivierung eine erhöhte Wahrscheinlichkeit für Wiederöffnungen von Natriumkanälen zugrunde. Während Wildtypkanäle nach einmaliger Öffnung inaktivieren und nur sehr selten später nochmals öffnen, sind solche Wiederöffnungen bei den mutanten Kanälen sehr viel häufiger (Abb. 11.11c).

Wie eine solche Inaktivierungsstörung zustande kommen kann, soll an einem Beispiel illustriert werden. In dem zur Zeit gültigen Modell für die Natriumkanalinaktivierung bilden 3 Aminosäuren in einer intrazellulären Schleife einen Partikel, der die Kanalpore während der Inaktivierung von der zytoplasmatischen Seite her verschließt (Abb. 11.12). Einen Angelpunkt für den Inaktivierungspartikel könnten 2 Glyzine bilden, von denen eines bei PAM substituiert ist (G1306). Ein Alanin anstelle des Glyzins verursacht die leichte Myotonia fluctuans, ein Valin eine moderate Myotonie und ein Glutamat die schwerste Form, die Myotonia permanens. Da Glyzin keine Seitenkette besitzt, könnte es der Proteinkette eine hohe Flexibilität erlauben und die Beweglichkeit des Inaktivierungspartikels zulassen. Durch die Seitenketten der

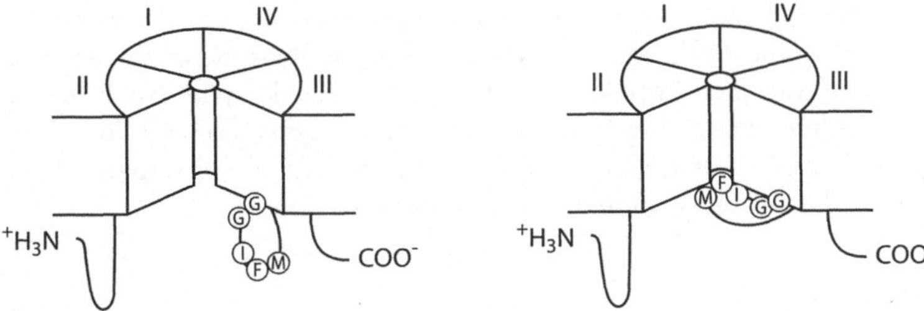

Abb. 11.12. Modell zur schnellen Natriumkanalinaktivierung. Schematische Darstellung eines membranständigen Natriumkanals aus 4 homolgen Domänen, die in der Mitte eine Pore bilden. Drei hydrophobe Aminosäuren (IFM) in einer intrazellulären Schleife bilden einen Partikel, der die Pore von innen verschließt und dadurch inaktiviert. Zwei Glyzine (GG) könnten einen Angelpunkt für den Inaktivierungspartikel bilden. (Mod. nach West et al. 1992)

Substituenten würde die Beweglichkeit behindert und damit die Inaktivierung verlangsamt. Dafür spricht, daß die Seitenketteneigenschaften (Länge, Verzweigungsgrad und Ladung) der Substituenten Alanin, Valin und Glutamat mit dem Schweregrad der Erkrankung und mit der elektrophysiologisch meßbaren Verlangsamung der Inaktivierung korrelieren.

Die Kalziumkanalkrankheit hypokaliämische periodische Paralyse

Klinik, Häufigkeit und Vererbung

Ähnlich wie die HyperPP, ist die hypokaliämische periodische Paralyse (HypoPP) durch episodisch auftretende Lähmungserscheinungen gekennzeichnet, die allerdings mit einer Erniedrigung des Serumkaliums einhergehen. Der Erbgang ist autosomal-dominant. Die HypoPP ist mit einer Prävalenz von 1:100000 häufiger als die HyperPP.

Die Lähmungsattacken treten häufig morgens auf, so daß den Patienten oft fälschlicherweise psychische Ursachen unterstellt werden. Durch Einnahme von kohlenhydratreicher Nahrung können Attacken provoziert werden. In der Klinik kann man zu diagnostischen Zwecken eine Erniedrigung des Serumkaliums durch Glukose- (ggf. auch i.v.) und zusätzliche Insulingabe erreichen. Elektrophysiologisch findet man im anfallsfreien Intervall eine verlangsamte Ausbreitungsgeschwindigkeit der Muskelaktionspotentiale. Während einer Attacke sind die MSAPs stark reduziert, was auch bei der HypoPP durch eine Depolarisation der Muskelfasern zustande kommt.

Pathophysiologie

Elektrophysiologische Untersuchungen an Patientenbiopsaten *in vitro* zeigten normale Ionenleitfähigkeiten. Durch Erniedrigung der extrazellulären Kaliumkonzentration wird eine Depolarisation der Muskelfasern ausgelöst, die die Lähmung erklärt. Wie die Depolarisation zustande kommt, ist jedoch bis heute unklar. Durch eine systematische Genomanalyse und anschließende Mutationssuche wurde der genetische Defekt gefunden: Es handelt sich um Punktmutationen in der α1-Untereinheit eines muskulären Kalziumkanals (s. Abb. 7.19, Kap. 7.5), dem L-Typ-Kalziumkanal, oder auch Dihydropyridinrezeptor. Dieser Kanal hat eine doppelte Funktion: Zum einen fungiert er als Kalziumkanal, zum anderen als Spannungssensor, der die elektrische Erregung der Zellmembran ins Zellinnere überträgt und somit einen wesentlichen Baustein in der elektromechanischen Kopplung des Skelettmuskels darstellt. Die bisher durchgeführten Funktionsuntersuchungen mit der Patch-clamp-Technik konnten keinen Defekt der mutanten Kalziumkanäle aufdecken, der die Pathophysiologie der Erkrankung und v.a. die Depolarisation erklären könnte.

Genetische Diagnostik

Die Diagnose der Myotonien und periodischen Paralysen stützt sich in erster Linie auf die klinische Symptomatik einschließlich der oben beschriebenen Provokationstests und der elektrophysiologischen Zusatzdiagnostik sowie auf eine ausführliche Familienanamnese. In den meisten Fällen kann dadurch zuverlässig die Diagnose gestellt werden. Durch die Entdeckung der genetischen Defekte wurden exaktere Zuordnungen möglich. Es zeigte sich z.B., daß viele der klinisch vermuteten Chloridkanalmyotonien in Wirklichkeit durch Punktmutationen im Natriumkanal hervorgerufen werden (s. oben).

Die molekulargenetische Diagnostik ist bei den genannten Ionenkanalkrankheiten aufgrund der zahlreichen verschiedenen Mutationen sehr aufwendig und kostenträchtig. Zudem ist sie selten von klinischer oder therapeutischer Relevanz. In der Regel kann nur ein Screening nach den häufigsten Mutationen durchgeführt werden. Nur bei für die Forschung relevanten Fragestellungen kann ausführlicher gesucht werden. Ein Ausschluß der Erkrankungen ist genetisch nicht möglich, da theoretisch immer bisher unbekannte Mutationen bestehen können (und praktisch auch immer wieder neue gefunden werden). Benötigt werden 10–20 ml EDTA-Blut, die mit der Post bei Raumtemperatur verschickt werden können.

Therapie

Für leicht bis mäßig ausgeprägte Myotonien ist in aller Regel keine Therapie erforderlich, die Patienten lernen gut mit der Erkrankung umzugehen. Sollte eine Therapie z.B. wegen ausgeprägter Myotonie oder beruflicher Behinderung erforderlich sein, so zeigen bei allen Myotonien Lokalanästhetika/Antiarrhythmika die beste Wirkung (Mexiletin). Sie blockieren den Natriumkanal im inaktivierten Zustand und unterdrücken damit die pathologische elektrische Nachaktivität, ohne daß die Erregbarkeit an sich wesentlich gestört ist. Trotzdem ist die therapeutische Breite gering. Man sollte vorsichtig entsprechend dem Serumspiegel dosieren [tgl. 2–4 Tabl. Mexitil[R] (400–800 mg Mexiletin) oder 1–2 Kaps. Mexitil Depot[R] (360–720 mg Mexiletin)], auf mögliche kardiale und zentralnervöse Nebenwirkungen achten und insbesondere Hydratationsschwankungen vermeiden lassen.

Bei HypoPP gilt es während eines Anfalls, den Kaliumspiegel durch orale Aufnahme auszugleichen (1–3 Tabl. Kalinor Brause[R] entsprechend 2–10 g Kaliumchlorid). Bei häufigen Anfällen ist eine Prophylaxe mit dem Karboanhydrasehemmer Acetazolamid (Diamox[R]) indiziert (125 mg jeden 2. Tag bis maximal 250 mg 2mal täglich). Alternativ kann Lithium versucht werden. Bei HyperPP helfen im Anfall Thiaziddiuretika (Senkung des Kaliumspiegels), Acetazolamid oder auch die Inhalation eines β2-Mimetikums (via Stimulation der Na/K-Pumpe). Prophylaktisch gegen die episodischen Lähmungen wirken bei HyperPP Thiaziddiuretika (1. Wahl und auch Acetazolamid (wegen Nebenwirkungen nur 2. Wahl) häufig sehr gut. Thiaziddiuretika (25 mg Hydrochlorothiazid jeden 2. Tag bis maximal 75 mg tgl.) sollten unter Kontrolle des Serumkaliums gegeben werden.

Bemerkung zum Schluß

Die wachsende Gruppe der Ionenkanalerkrankungen verdient besondere Aufmerksamkeit, da ihre Pathophysiologie durch Expression der mutierten Gene und funktionelle Untersuchungen der Proteine mit der Patch-clamp-Technik sehr genau studiert werden kann. Es ist zu hoffen, daß durch diese Forschung in Zukunft weitere Pathomechanismen aufgedeckt werden, die später gezielt auch therapeutisch genutzt werden können.

Literatur

Eulenburg A (1886) Über eine familiäre durch 6 Generationen verfolgbare Form congenitaler Paramyotonie. Neurol Zentralbl 5:265–272

Hoffman EP, Lehmann-Horn F, Rüdel R (1995) Overexcited or inactive: ion channels in muscle diseases. Cell 80:681–686

Lehmann-Horn F, Engel AG, Ricker K, Rüdel R (1994) The periodic paralyses and paramyotonia congenita. In: Engel AG, Franzini-Armstrong C (eds) Myology, 2nd edn. McGraw-Hill, New York, pp 1303–1334

Lehmann-Horn F, Rüdel R (1996) Molecular pathophysiology of voltage-gated ion channels. Rev Physiol Biochem Pharmacol 128:195–268

Pusch M, Jentsch TJ (1994) Molecular physiology of voltage-gated chloride channels. Physiol Rev 74:813–827

Rüdel R, Lehmann-Horn F, Ricker K (1994) The non-progressive myotonias. In: Engel AG, Franzini-Armstrong C (eds) Myology, 2nd edn. McGraw-Hill, New York, pp 1291–1303

Thomsen J (1876) Tonische Krämpfe in willkürlich beweglichen Muskeln in Folge von ererbter psychischer Disposition. Arch Psychiatr Nervenkrank 6:702–718

West JW, Patton DE, Scheuer T et al. (1992) A cluster of hydrophobic amino acid residues required for fast Na$^+$ channel inactivation. Proc Natl Acad Sci USA 89:10910–10914

11.3 Dystrophia myotonica Curschmann-Steinert

L. Schöls, W. Mortier und O. Rieß

Die Dystrophia myotonica (DM) ist auch unter dem Namen M. Curschmann-Steinert bekannt. Sie wird autosomal-dominant vererbt, doch kann die Erblichkeit der Erkrankung aufgrund ihres selbst innerhalb einer Familie stark wechselnden Phänotyps verkannt werden. DM ist nach der Muskeldystrophie Duchenne die zweithäufigste Form der erblichen degenerativen Muskelerkrankungen mit einer Inzidenz von 1:7500 und einer Prävalenz von 1:20000. Die DM ist eine Multisystemerkrankung, bei der regelhaft auch nichtmuskuläre Gewebe erkranken (Tabelle 11.4). Eine ausführliche Darstellung ist in der Monographie von Harper (1989) enthalten.

Oligosymptomatische Verlaufsform

Bei einer besonders milden Form der DM entwickelt sich lediglich eine Katarakt, die eine charakteristische Ausprägung aufweist: die Linsentrübung geht von der Rinde aus. Es kommt zunächst zu punktförmigen irisnahen Trübungen, die sich unter Aussparung der zentralen Linsenregion strahlenförmig wie Speichen zu einem rosetten-artigen Muster ausbreiten, bis sich schließlich eine reife Katarakt entwickelt, die von der Katarakt anderer Ätiologie nicht länger zu unterscheiden ist. Eine gleichartige Katarakt wie bei der DM kommt auch bei der proximalen myotonen Myopathie (PROMM) vor (Ricker et al. 1995). Die Katarakt kann das einzige Symptom der DM sein oder sie tritt bei der oligosymptomatischen Verlaufsform mit milder oder nur elektrophysiologisch nachweisbarer Myotonie kombiniert auf. Diese milde Verlaufsform findet sich in der Regel bei älteren Patienten.

Tabelle 11.4. Fachübergreifendes Symptomenspektrum der myotonen Dystrophie

Fachgebiet	Symptom
Neurologie	Myotonie Paresen und Atrophie Abgeschwächte Muskeleigenreflexe
Psychiatrie	Verhaltensauffälligkeiten Lernschwäche
Gynäkologie	Geringe Kindsbewegungen Hydramnion Wehenschwäche Erhöhte Abortrate
Pädiatrie	Floppy infant Atemnotsyndrom Psychomotorische Retardierung
Ophthalmologie	Katarakt Pigmentöse Retinadegeneration Ptosis
Zahn- und Kieferheilkunde	Rezidivierende Kiefergelenkluxationen
Kardiologie	Kardiale Reizleitungsstörung Arterielle Hypotonie
Pneumologie	Rezidivierende atelektatische Pneumonie Schlaf-Apnoe-Syndrom Hypersomnie
Endokrinologie	Testikuläre Atrophie Diabetes mellitus
Gastroenterologie	Dysphagie Gallensteine Obstipation Megakolon
Orthopädie	Fallfuß; Fußdeformität
Dermatologie	Stirnglatze
Anästhesie	Verlängerte Apnoe nach Narkose

Klassische adulte Form

Das Kardinalsymptom der DM ist die Myotonie, die jedoch nicht obligat ist und meist auch nicht die Hauptbeschwerden verursacht. Sie macht sich klinisch als erschwerte bzw. verzögerte Muskelentspannung z.B. nach einem Faustschluß bemerkbar und wird oft als Steifigkeit beschrieben. Dieses Problem kann bei repetitiven Bewegungen nachlassen („Warm-up-Phänomen"). Unter Perkussionsmyotonie versteht man die Auslösung einer Muskelkontraktion mit Bewegungseffekt und/oder Muskelwulstbildung durch Beklopfen eines Muskels. Elektromyographisch kommt es zu spontanen repetitiven Entladungen, die ein charakteristisches Geräuschmuster verursachen („Sturzkampfbomber"). Der molekulare Mechanismus, der den repetitiven Entladungen zugrunde liegt, ist noch wenig verstanden. Die Leitfähigkeit der Muskelmembranen ist normal. Allerdings scheint das Ruhemembranpotential reduziert, und die sarkolemmale Na/K-ATPase und die sarkoplasmatische Ca-ATPase weisen verminderte Aktivitäten auf.

Die Hauptbeschwerden der DM werden durch eine progrediente Muskelschwäche und Muskelatrophie verursacht. Diese ist klassischerweise am ausgeprägtesten an den kranialen Muskeln und der distalen Extremitätenmuskulatur. Patienten zeigen typischerweise eine beidseitige Ptose. Eine Affektion der externen Augenmuskeln kann Ophthalmoparesen hervorrufen. Die Schwäche der fazialen Muskeln führt of zu einem apathischen Gesichtsausdruck. Außerdem ist eine Atrophie der Mm. sternocleidomastoidei und der Temporal- und Kaumuskulatur typisch. Über eine Beteiligung der Zungenschlundmuskulatur kann es zu einer nasalen Sprache, Dysphagie und Aspirationspneumonien kommen. An den Extremitäten ist typischerweise das Greifen (z.B. M. flexor digitorum profundus) und die Fußhebung (M. tibialis anterior) beeinträchtigt. Häufig sind auch Atrophien der kleinen Hand- und Fußmuskeln. Hingegen ist die Nacken- und Schultergürtelmuskulatur im Gegensatz zur fazioskapulohumoralen Muskeldystrophie wenig betroffen, wie auch – in Abgrenzung zu den Gliedergürteldystrophien – die Beckengürtelmuskulatur, die ischiokurale Muskulatur und die Waden meist relativ verschont sind. Auf diese Weise bleibt die Mobilität auch bei schwer betroffenen Patienten in der Regel erhalten.

Die Muskelbiopsie deckt beim Säugling mit kongenitaler DM häufig starke Reifungsverzögerungen der Muskelfasern auf, doch kann sie besonders in den ersten 12 Lebensmonaten auch unauffällig sein. Bei der adulten Form finden sich muskelbioptisch oft Ringbinden, vermehrt zentral liegende Kerne, Kernreihen, vermehrt intrafusale Fasern, sarkoplasmatische Massen und eine Typ-1-Muskelfaseratrophie (Mortier 1994).

Eine Beteiligung des peripheren Nervensystems im Sinne einer Polyneuropathie ist nicht die Regel. Es kommt jedoch häufiger zu abgeschwächten Muskeleigenreflexen. Bei einem Teil der DM-Patienten ist neurographisch eine axonale Polyneuropathie nachweisbar. In Suralisbiopsien ist zum Teil eine reduzierte Dichte myelinisierter Fasern beschrieben.

Außer der muskulären Symptomatik kann es zu einer Reihe weiterer Manifestationen kommen, die in Tabelle 11.4 zusammengestellt sind. Eine mentale Retardierung und Lernschwierigkeiten sind häufige, in ihrer Ausprägung jedoch sehr variable Symptome. Die kognitiven Einschränkungen scheinen mit Veränderungen der weißen Substanz und der zerebralen Atrophie zu korrelieren, wie sie im MRI nachzuweisen sind.

Bei praktisch allen Patienten mit DM ist im Erwachsenenalter zumindest in der Spaltlampenuntersuchung eine Katarakt nachweisbar, deren typische Ausprägung oben beschrieben ist. Daneben kommt es seltener auch zu retinalen Veränderungen im Sinne einer Pigmentdegeneration der Retina.

Eine Stirnglatze kann sowohl bei männlichen als auch bei weiblichen Betroffenen auftreten, ist aber keinesfalls ein obligates Symptom (Abb. 11.13). Eine testikuläre Atrophie ist zwar bei vielen männlichen Patienten nachweisbar, führt jedoch nur zu einer leichtgradigen Einschränkung der Fertilität. Ein Diabetes mellitus entwickelt sich bei 6–7% der DM-Patienten, und 16% weisen eine Glucoseintoleranz auf, die am ehesten auf einer Insulinresistenz beruht.

Kardiale Reizleitungsstörungen sind bei bis zu 85% der DM-Patienten nachweisbar, aber nur bei 16% symptomatisch. Sie führen in der Regel zu einem AV-Block oder einem Schenkelblock und sind die Ursache des erhöhten Risikos für DM-Patienten, an plötzlichem Herztod zu sterben. Prophylaktisch sind regelmäßige EKG-Kontrollen zu

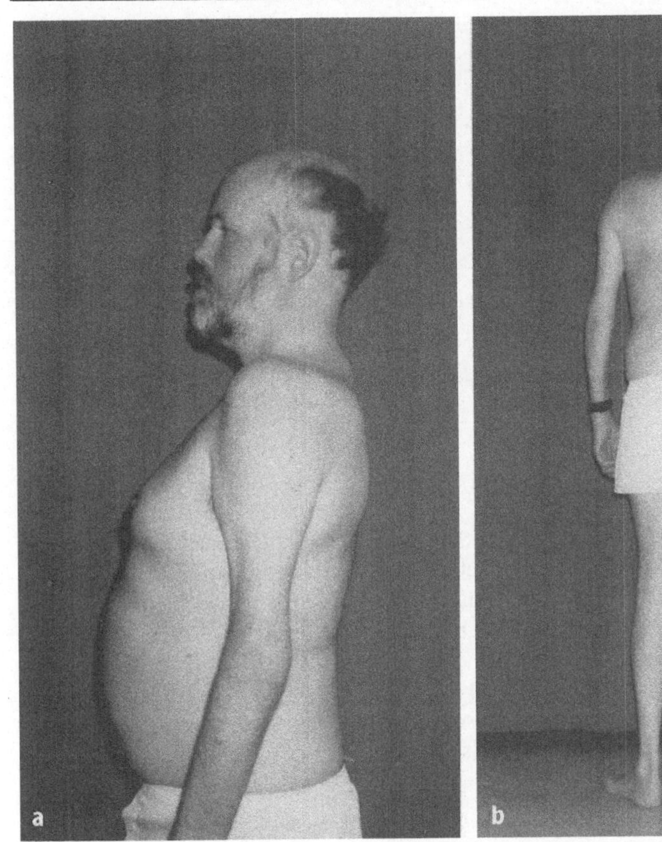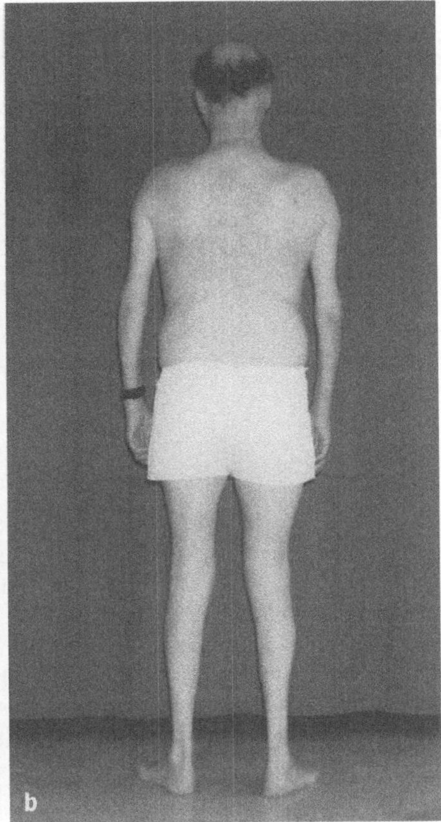

Abb. 11.13 a, b. 42jähriger Mann mit charakteristischen Symptomen der Dystrophia myotonica: Stirnglatze, Hodenatrophie, Perkussionsmyotonie und myotone Entladungen im EMG (**a** Seitenansicht, **b** Rückansicht). Außerdem bestand eine Sehverschlechterung durch eine beidseitige Katarakt und Herzrhythmusstörungen bei AV-Block 1. Grades und komplettem Rechtsschenkelblock im EKG. Die Erkrankung manifestierte sich im Alter von 22 Jahren mit auffälliger Kraftminderung in der distalen Extremitätenmuskulatur und zunehmender Muskelatrophie

empfehlen und ggf. eine Schrittmacherimplantation zu erwägen. Eine direkte Schädigung des Myokards im Rahmen der DM besteht nicht. Allerdings kommt es in der glatten Muskulatur zu einer Funktionsstörung, auf die eine häufig zu beobachtende arterielle Hypotonie, Neigung zu Gallensteinen, Pseudoobstriktion, z. T. durch Volvulus oder Megakolon, und eine gelegentliche Stuhlinkontinenz zurückgeführt werden.

Kongenitale Verlaufsform

Eine Sonderform stellt die kongenitale DM dar. Sie ist gekennzeichnet durch eine ausgeprägte Hypotonie und Schwäche der Kinder bei der Geburt („floppy infant"), ohne daß eine Myotonie nachweisbar ist. Typischerweise kommt es zu schweren Atem- und Ernährungsproblemen unmittelbar nach der Geburt, durch die etwa 25 % der Kinder

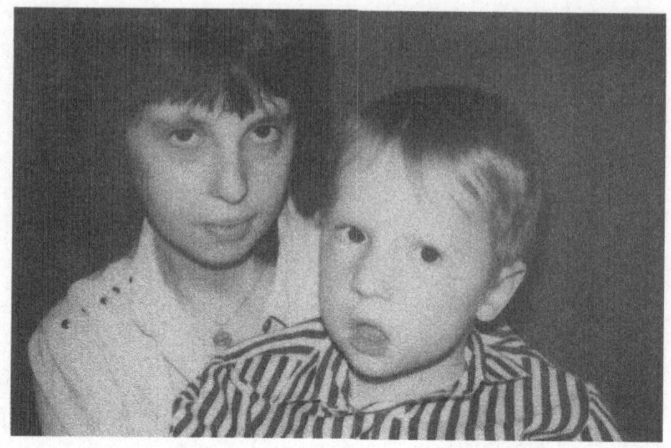

Abb. 11.14. 25jährige Mutter mit Dystrophia myotonica und ihr kongenital erkrankter 4,5 Jahre alter Sohn. Bei der Mutter manifestierte sich die Krankheit mit 15 Jahren

mit einer kongenitalen DM in den ersten 18 Lebensmonaten versterben. Kinder mit kongenitaler DM haben eine ausgeprägte Schwäche der kranialen Muskulatur, die zu einem offenstehenden Mund und einer zeltartigen Verziehung der Oberlippe führen („Karpfenmaul"; Abb. 11.14). In der weiteren Entwicklung sind die motorischen Meilensteine deutlich verzögert, häufig besteht ein Klumpfuß, doch werden die Patienten meist gehfähig und erreichen eine physisch selbständige Existenz. Eine schwere Behinderung besteht in der Regel durch die mentale Retardierung (s. oben). Ein wichtiger Aspekt ist, daß bei praktisch allen Fällen mit kongenitaler DM die Erkrankung von der Mutter vererbt wird (s. unten).

Genetik der DM

Der Genort für die DM wurde 1989 auf dem langen Arm des Chromosoms 19 lokalisiert und in der Folge auf die Region 19q13.2-q13.3 eingegrenzt (Shaw u. Harper 1989). 1992 wurde ein CTG-Repeat (Cytosin-Thymidin-Guanin) identifiziert, das bei DM-Patienten verlängert und instabil ist. Die DM gehört damit zu der Gruppe von Erkrankungen, die durch sog. dynamische Mutationen hervorgerufen werden (s. Kap. 4). Das DM-Gen enthält 15 Exons, die über 13 kb genomischer DNA verteilt liegen. Es kodiert für ein Protein mit 624 Aminosäuren, das starke Homologien zu Proteinkinasen aufweist und als Dystrophia myotonica-Proteinkinase (DMPK) bezeichnet wird (Buxton et al. 1992).

Das CTG-Repeat liegt in einer nichttranslatierten Region am 3'-Ende des DM-Gens. Normalallele weisen zwischen 5 und 37 CTG-Einheiten auf. Dabei ist das $(CTG)_5$ mit 40 % das häufigste Allel. In weiteren 50 % der Allele sind $(CTG)_{11-14}$ zu finden, während bei den restlichen 10 % größere Normalallele mit $(CTG)_{>19}$ vorliegen. DM-Patienten haben mehr als 40 CTGs. Bis zu mehreren tausend CTG-Repeats finden sich bei kongenitalen Formen der DM. Die Mutation weist eine somatische Instabilität auf mit unterschiedlichen Repeatlängen in verschiedenen Geweben, z. B. mit längeren Repeats im Muskel als in Leukozyten (Thornton et al. 1994). Da das Muskelgewebe bei MD das am stärksten betroffene Gewebe ist, sollte bei präsymptomatischen Testungen eher DNA aus Muskelgewebe statt aus Blut analysiert werden. Auch scheint die Instabilität

zu somatischen Mutationen zu führen, die sich in einer Heterogenität der Repeatlängen innerhalb einzelner Gewebe äußert. Bei der molekulargenetischen Bestimmung der Repeatgröße von betroffenen Individuen findet man daher auch ein
charakteristisches heterogenes Schmier. Darüber hinaus konnte gezeigt werden, daß
die Repeatlänge einer Person mit zunehmendem Alter größer wird, was möglicherweise mit einer erhöhten mitotischen Instabilität des Repeats im Alter oder mit fehlerhaften Reparaturmechanismen zusammenhängt.

Die meiotische Instabilität des CTG-Repeats ist sowohl längen- als auch geschlechts-
abhängig. Bei Größen des Repeats bis zu etwa 150 Einheiten ist die Zunahme der
Repeatlänge bei der maternalen und paternalen Vererbung noch annähernd gleich.
Hat jedoch ein Elternteil mehr als 150 Repeateinheiten, kommt es in der Regel bei der
maternalen Vererbung zu starken Expansionen, während bei der paternalen Vererbung eher Kontraktionen zu beobachten sind. Dieses Phänomen ist möglicherweise
auf eine verminderte Lebensfähigkeit der Spermien mit sehr langen Repeats zurückzuführen. Die kongenitale Form der MD wird daher fast ausschließlich maternal vererbt. Selten kommt es bei der DM während der Transmission auch zu einer Verkürzung
des CTG-Repeats, und in Einzelfällen kann das Repeat durch eine solche Verkürzung
auf eine normale Länge reduziert werden, was als reverse Mutation bezeichnet wird
(Brunner et al. 1993). Verkürzungen des CTG-Repeats treten nahezu ausschließlich bei
paternaler und nur sehr selten bei maternaler Transmission auf.

Die Instabilität expandierter CTG-Repeats kann zumindest teilweise sowohl die
Variabilität des Phänotyps selbst innerhalb einzelner Familien erklären als auch das
Phänomen der Antizipation, worunter der frühere Erkrankungsbeginn und schwerere
Verlauf in nachfolgenden Generationen verstanden wird. Bei der DM besteht eine
deutliche Korrelation zwischen der CTG-Repeatlänge und dem Phänotyp, wie sie in
Tabelle 11.5 dargestellt ist. Trotz dieser Zusammenhänge ist es nicht einfach möglich,
aus einer bestimmten Repeatlänge die Schwere des Krankheitsbildes vorherzusagen.
Es handelt sich um statistische Aussagen mit wenig Aussagekraft für den Einzelfall,
was insbesondere bei einer präsymptomatischen Diagnostik berücksichtigt werden
muß. Einige Symptome wie die kardiale Reizleitungsstörung, Stirnglatze oder die
Beteiligung der glatten Muskulatur scheinen nicht primär von der Repeatlänge
abzuhängen, sondern unabhängig von der Repeatlänge eher familiär gehäuft aufzutreten (Brunner et al. 1992).

Tabelle 11.5. CTG-Repeatlänge und Variabilität des Phänotyps bei myotoner Dystrophie

Verlaufsform	Symptomatik	CTG-Repeatlänge
Mild	Katarakt	40–170
Klassisch	Myotonie Muskelschwäche Muskelatrophie Stirnglatze Testikuläre Atrophie	100–1000
Kongenital	Muskuläre Hypotonie Trinkschwäche Atemnotsyndrom	500– >2000

Homozygote DM-Patienten scheinen keinen schwereren Erkrankungsverlauf aufzuweisen als heterozygote DM-Patienten (Cobo et al. 1993; Martorell et al. 1996). Dies spricht dafür, daß es sich bei der DM um eine echte dominante Mutation handelt.

Pathophysiologie

Das expandierte CTG-Repeat wurde als Teil des 3′-untranslatierten Endes eines Gens identifiziert, welches für eine Proteinkinase kodiert (DMPK). Es ist jedoch bis heute unklar, welche Auswirkungen die CTG-Expansion auf die Expression oder Translation des DMPK haben soll. Darüber hinaus wurde aufgrund der Komplexität des klinischen Phänotyps der MD nach benachbarten Genen gesucht, die möglicherweise einen zusätzlichen Einfluß auf den Phänotyp haben. So ist in unmittelbarer Nähe des CTG-enthaltenden 3′-Endes des DMPK-Gens ein weiteres Gen (DMAHP) lokalisiert, welches eine Homeodomäne enthält. Proteine mit Homeodomänen haben oftmals eine Funktion als Transkriptionsfaktor, die durch die Bindung an DNA die Genexpression anderer Gene regulieren können bzw. durch Bindung an RNA die Translation beeinflussen. DMAHP wird in vielen Geweben exprimiert, u. a. in Skelettmuskel, Fibroblasten, Lymphozyten, Herzmuskulatur und Gehirn.

Für das DMPK-Gen konnte ein reduzierter mRNA-Gehalt und eine verminderte Proteinsynthese bei MD-Patienten nachgewiesen werden. Dabei wird wahrscheinlich nicht die Transkription direkt beeinflußt, sondern die Prozessierung und Reifung der mRNA. Andererseits wurde jedoch auch ein erhöhter DMPK-mRNA-Gehalt in Patienten mit der kongenitalen Form der MD gefunden. Da die Versuche nicht an gleichen Geweben und an unterschiedlich schwer betroffenen Patienten (kongenital versus adult) durchgeführt wurden und sich sowohl die verwendeten Methoden als auch die Kontrollgewebe (adult versus fetal) unterschieden, kann keine abschließende Beurteilung über den Einfluß der CTG-Repeatexpansion auf die Transkription des DMPK-Gens getroffen werden. Das Vorkommen zahlreicher alternativ gespleißter mRNA-Isoformen der DMPK erschwert darüber hinaus die Auswertung der Expressionsexperimente. So kommen manche Isoformen nur in fetalem und Neugeborenenmuskel vor und fehlen völlig in anderen menschlichen Geweben. Das DMPK-Protein findet man verstärkt in den neuromuskulären Endplatten der Skelettmuskulatur und im Herzmuskel. Es bleibt daher zu spekulieren, daß ein verminderter Proteingehalt an DMPK zu Muskelatrophie, Myotonie und Herzbeschwerden führen kann. Da die verwendeten Antikörper jedoch ein ca. 53 kDa großes Protein detektieren und das errechnete Molekulargewicht der DMPK zwischen 70 und 80 kDa beträgt, ist eine Kreuzreaktion mit einem anderen Protein sehr wahrscheinlich. Die Generierung weiterer Antikörper zum spezifischen Proteinnachweis ist daher notwendig, um weitere Informationen über die Funktion und Lokalisation von DMPK zu erhalten. Auch der Versuch der Überexpression des DMPK-Gens in transgenen Mäusen bzw. dessen Ausschaltung in sog. Knock-out-Mäusen lieferte bisher keine Klärung für die Pathogenese der MD (Jansen et al. 1996; Reddy et al. 1996). Ein vollständiger Funktionsverlust führt zu keinem Phänotyp in Mäusen. Nur eine veränderte Kalziumhomöostase in den Myozyten konnte beobachtet werden. Auch bei einer Überexpression des DMPK-Gens entwickelten die transgenen Tiere keine Symptome. Zwar konnte eine vereinzelte Herzhypertrophie nachgewiesen werden, die aber in keiner Weise der Fettinfiltration und Fibrose der Herzmuskulatur bei MD-Patienten entspricht.

Da die umfangreichen Analysen zum Nachweis einer Alteration der DMPK bisher widersprüchliche Ergebnisse lieferte, gibt es zahlreiche Hypothesen über die Beeinflussung der Transkription benachbarter Gene wie der DMAHP durch die CTG-Expansion. Durch allelspezifische Analysen der DMAHP-Expression konnte bei verlängertem CTG-Repeat im DMPK-Gen eine starke Reduktion der expandierten Transkripte nachgewiesen werden (Klesert et al. 1997; Thornton et al. 1997). In dieser Hinsicht mag es von Bedeutung sein, daß DMAHP hohe Sequenzhomologie zu einem murinen Transkriptionsfaktor hat, der die Expression einer Na/K-ATPase-α1-Untereinheit im Skelettmuskel reguliert. Diese Beobachtungen machen es wahrscheinlich, daß DMAHP in die Pathogenese der MD involiert ist.

Genpool und Neumutationen

Autosomal-dominant vererbte Erkrankungen, die zu deutlich eingeschränkter physikalischer Fitneß führen, weisen in der Regel eine hohe Rate von Neumutationen auf. Bei der DM besteht ein Pool für potentielle Neumutationen in den längeren Normalallelen $(CTG)_{>19}$, die eine höhere Instabilität aufweisen und den Ausgangspool für Expansionen in den krankheitsassoziierten Bereichen bilden (Imbert et al. 1993). Daneben wirkt ein sog. „meiotic drive" dem Aussterben der DM durch Antizipation zu frühen und schweren Erkrankungsformen innerhalb weniger Generationen entgegen: Längere Normalallele mit $(CTG)_{>19}$ werden gegenüber kürzeren Normalallelen bevorzugt vererbt (Carey et al. 1994; Gennarelli et al. 1994). Hierdurch wird der Pool potentieller Prämutationen vergrößert. Allerdings konnten Segregationsanalysen durch Typisierung einzelner Spermien keine auffälligen Verschiebungen in der Segregation unterschiedlich langer Allele im Sperma nachweisen, so daß die Autoren schließen, daß die Selektion jenseits der Ejakulation erfolgen muß (Leeflang et al. 1996).

Praktische Hinweise zur Gendiagnostik

Das Hauptproblem bei der Diagnostik der DM liegt darin, an sie zu denken. Dies ist bei der klassischen adulten Form weniger ein Problem als bei den oligosymptomatischen Formen. Wie in Tabelle 11.4 aufgeführt, kann sich die DM dem Ophthalmologen als Katarakt präsentieren oder dem Anästhesisten als verlängerte Apnoe, z. B. nach einer Cholezystektomie. Der Gynäkologe müßte bei verminderten Kindsbewegungen, Hydramnion, verminderter Wehentätigkeit oder erhöhter Abortrate an eine DM denken. Ebenso gehört die DM zur Differentialdiagnose eines „floppy infant". Der Gastroenterologe kann als Dysphagie und Obstipation auf sie stoßen oder der Pulmologe als Schlaf-Apnoe-Syndrom oder Hypersomnie, um nur einige Beispiele zu nennen.

Wenn an die DM gedacht wird, ist die Sicherung oder der Ausschluß der Diagnose heute in der Regel einfach möglich über die genetische Untersuchung einer EDTA-Blutprobe. Allerdings sind die Implikationen zu berücksichtigen, die eine solche Diagnostik für die ganze Familie haben kann (s. Kap. 5).

Literatur

Brunner HG, Nillesen W, Van Oost BA et al. (1992) Presymptomatic diagnosis of myotonic dystrophy. J Med Genet 29:780–784

Brunner HG, Jansen G, Nillesen W et al. (1993) Reverse mutation in myotonic dystrophy. N Engl J Med 328:476–480

Buxton J, Shelbourne P, Davies J et al. (1992) Detection of an unstable fragment of DNA specific to individuals with myotonic dystrophy. Nature 355:547–548

Carrey N, Johnson K, Nokelainen P et al. (1994) Meiotic drive at the myotonic dystrophy locus? Nat Genet 6:117–118

Cobo A, Martinez JM, Martorell L et al. (1993) Molecular diagnosis of homozygous myotonic dystrophy in two asymptomatic sisters. Hum Mol Genet 2:711–715

Gennarelli M, Dallapiccola B, Baiget M et al. (1994) Meiotic drive at the myotonic dystrophy locus. J Med Genet 31:980–982

Harper PS (1989) Myotonic dystrophy, 2nd edn. Saunders, Philadelphia

Harris S, Moncrieff C, Johnson K (1996) Myotonic dystrophy: will the real gene please step forward! Hum Mol Genet 5:1417–1423

Imbert G, Kretz C, Johnson K, Mandel JL (1993) Origin of the expansion mutation in myotonic dystrophy. Nat Genet 4:72–76

Jansen G, Groenen PJ, Bachner D et al. (1996) Abnormal myotonic dystrophy protein kinase levels produce only mild myopathy in mice. Nat Genet 13:316–324

Klesert TR, Otten AD, Bird TD, Tapscott SJ (1997) Trinucleotide repeat expansion at the myotonic dystrophy locus reduces expression of DMAHP. Nat Genet 16:402–406

Leefllang EP, McPeek MS, Arnheim N (1996) Analysis of meiotic segregation, using single-sperm typing: meiotic drive at the myotonic dystrophy locus. Am J Hum Genet 59:896–904

Martorell L, Illa I, Rosell J et al. (1996) Homozygous myotonic dystrophy: clinical and molecular studies of three unrelated cases. J Med Genet 33:783–785

Mortier W (1994) Muskel- und Nervenerkrankungen im Kindesalter. Thieme, Stuttgart, S 349–354

Reddy S, Smith DB, Rich MM et al. (1996) Mice lacking the myotonic dystrophy protein kinase develop a late onset progressive myopathy. Nat Genet 13:325–335

Ricker K, Koch MC, Lehmann-Horn F et al. (1995) Proximal myotonic myopathy (PROMM): clinical features of a multisystem disorder similar to myotonic dystrophy. Arch Neurol 52:25–31

Shaw DJ, Harper PS (1989) Myotonic dystrophy: developments in molecular genetics. Br Med Bull 45:745–759

Thornton CA, Johnson K, Moxley RT III (1994) Myotonic dystrophy patients have larger CTD expansions in skeletal muscle than in leucocytes. Ann Neurol 35:104–107

Thornton CA, Wymer JP, Simmons Z, McClain C, Moxley RT III (1997) Expansion of the myotonic dystrophy CTG repeat reduces expression of the flanking DMAHP gene. Nat Genet 16:407–409

11.4 Myasthene Syndrome

L. Schöls

Die myasthenen Syndrome sind Erkrankungen der neuromuskulären Übertragung aufgrund autoimmuner oder genetischer Störungen. Die Myasthenia gravis und das Lambert-Eaton-Syndrom sind erworbene autoimmune Störungen der neuromuskulären Übertragung, die durch Antikörper gegen neuronale und muskuläre Ionenkanäle hervorgerufen werden. Die selteneren hereditären neuromuskulären Übertragungsstörungen ohne autoimmune Komponente werden als kongenitale myasthene Syndrome zusammengefaßt.

Kongenitale myasthene Syndrome

Kongenitale myasthene Syndrome werden durch Störungen der Acetylcholinfreisetzung, der Acetylcholinesteraseaktivität oder der Acetylcholinrezeptorfunktion bzw. -zahl hervorgerufen. Antikörpertests gegen Acetylcholinrezeptoren sind bei allen Formen der kongenitalen myasthenen Syndrome negativ. Hierdurch sind sie von der transienten perinatalen Myasthenie Neugeborener zu unterscheiden, deren Mütter an Myasthenia gravis leiden. Durch elektrophysiologische, immunologische und morphologische Untersuchungen der neuromuskulären Synapse kann der pathophysiologisch ursächliche Ort der Störung analysiert werden. Da die Gene, die am Aufbau der neuromuskulären Synapse beteiligt sind, weitestgehend bekannt sind, kann anhand der elektrophysiologischen, immunologischen und morphologischen Parameter teilweise das verantwortliche Gen vorhergesagt werden und eine gezielte Mutationssuche erfolgen.

Aufgrund klinischer, elektrophysiologischer, immunologischer und ultrastruktureller Charakteristika lassen sich bei den kongenitalen myasthenen Syndromen mindestens 8 Unterformen unterscheiden. Eine detaillierte Darstellung der klinischen Syndrome findet sich bei Engel (1992).

1. Die *familiäre infantile Myasthenie* ist eine autosomal-rezessive Erkrankung, die auch als kongenitales myasthenes Syndrom Typ Ia bezeichnet wird. Die Erkrankung manifestiert sich bei der Geburt oder in der frühen Kindheit mit einer fluktuierenden Ptose, schwachem Saugen und Schreien. Sekundär kommt es häufig zu Atemwegsinfekten. Fieber, Erregung und Erbrechen können zu Exazerbationen bis hin zu Apnoe führen. Im späteren Leben besteht oft nur eine leichte bis mäßiggradige Myasthenie mit vermehrter Ermüdbarkeit oder einer mäßiggradigen Schwäche der kranialen, Extremitäten- und Atemmuskulatur. Elektrophysiologisch zeigt sich bei der repetitiven Stimulation mit 2–3 Hz ein Dekrement in paretischen Muskeln. Therapeutisch läßt sich die Muskelschwäche durch geringe bis mäßige Dosen eines Acetylcholinesterasehemmers bessern. Zugrunde liegt eine Störung der Acetylcholinresynthese bzw. der Acetylcholinvesikelbildung. Der exakte molekulare Defekt ist noch nicht bekannt. Der Genort konnte jüngst jedoch auf Chromosom 17p lokalisiert werden (Christodoulou et al. 1997).

2. Eine 2. Form des kongenitalen myasthenen Syndroms entsteht durch den *Mangel an synaptischen Acetylcholinvesikeln.* Wahrscheinlich liegt eine Störung des axonalen Vesikeltransports vom Perikaryon zur Synapse zugrunde. Es kommt zu einer Schwäche der bulbären und Extremitätenmuskulatur. Der Dekrementtest ist positiv, und durch Acetylcholinesterasehemmer kann die Symptomatik gebessert werden. Der Erbgang ist am ehesten autosomal-rezessiv. Ein molekularer Defekt ist noch nicht bekannt.

3. Eine 3. Form des kongenitalen myasthenen Syndroms wird durch einen *Mangel an Acetylcholinesterase* an der motorischen Endplatte verursacht. Von Geburt an besteht eine Trinkschwäche und Phasen mit Atemnot. Die Meilensteine für die motorische Entwicklung sind verzögert. Alle Muskeln (fazial, axial und an den Extremitäten) sind beteiligt. Die axialen Muskeln sind oft so schwer betroffen, daß es beim Stehen nach kurzer Zeit zu erheblicher Hyperlordosierung und Skoliose kommt. Häufig besteht eine Ophthalmoparese und eine verzögerte Pupillenreaktion. Elektrophysiologisch ist der Dekrementtest positiv. Bei vielen Patienten kommt es bei der motorischen Neurographie zu einem Reiz hin zu repetitiven

Entladungen. Die Gabe von Acetylcholinesterasehemmern verschlechtert entsprechend der zugrundeliegenden Pathophysiologie die Symptomatik und ist kontraindiziert. Der ursächliche genetische Defekt ist noch nicht bekannt.

4. Das *„slow-channel syndrome"* ist eine autosomal-dominant vererbte Form der kongenitalen Myasthenien; es kommen aber auch sporadische Fälle vor. Erkrankungsbeginn, initiale Symptome, Progression und der Grad der myasthenen Schwäche und Ermüdbarkeit variieren. Der Erkrankungsbeginn schwankt zwischen Säuglings- und Erwachsenenalter. Typischerweise sind die zervikalen Muskeln, die Schultermuskulatur und die Fingerextensoren besonders schwer betroffen. Oft kommt es zu mäßiger Ptose und Ophthalmoparese, wohingegen die Beinmuskulatur typischerweise weitgehend verschont bleibt. Neben myasthener Schwäche und vermehrter Ermüdbarkeit kommt es zu einer Atrophie der betroffenen Muskeln. Bei der elektrophysiologischen Untersuchung ist der Dekrementtest positiv, und wie beim Acetylcholinesterasemangel kommt es zu repetitiven Entladungen. Acetylcholinesterasehemmer sind ohne Effekt.

   Der molekulare Defekt liegt in Störungen des muskulären Acetylcholinrezeptors. Der Acetylcholinrezeptor ist aus Alpha-, Beta-, Delta- und Epsilonuntereinheiten aufgebaut, die von jeweils unterschiedlichen Genen kodiert werden. Inzwischen sind verschiedene Mutationen in diesen Rezeptoruntereinheiten nachgewiesen, die zu Veränderungen des Ionenstroms an der motorischen Endplatte führen und für das „slow-channelsyndrome" verantwortlich sind (Gomez u. Gammack 1995; Sine et al. 1995; Gomez et al. 1996; Engel et al. 1996; Croxen et al. 1997). Die meisten Mutationen liegen in den porenbildenden Domänen der jeweiligen Untereinheit (αN217K, αT254I, βL262M, βV266M, ϵL269F, ϵT264P) oder erhöhen die Bindungsaffinität von Acetylcholin (αG153S). Zwei weitere Mutationen (αV1556M, αS269I) befinden sich in extrazellulären Domänen der α-Untereinheit des Acetylcholinrezeptors. Alle diese Mutationen führen zu dem charakteristischen Befund des „slow-channel syndrome": einer verlängerten Öffnungszeit des von Acetylcholin gesteuerten Kanals, wodurch wahrscheinlich ein vermehrter Kalziumstrom in die neuromuskuläre Synapse erfolgen kann. Dies führt zu einem Depolarisationsblock der neuromuskulären Übertragung. Darüber hinaus könnte die Kalziumüberladung über eine Inhibition der mitochondrialen Atmungskette zu einer Aktivierung degenerativer Enzyme und einem Verlust von subneuralen Faltenfeldern an den motorischen Endplatten führen.

5. Das sog. high-conductance *„fast-channel syndrome"* wird durch eine Mutation in der ϵ-Untereinheit des Acetylcholinrezeptors verursacht. Im Gegensatz zum „slow-channel syndrome" kommt es zu einer verminderten Bindungsaffinität für Acetylcholin. Die Acetylcholinrezeptoröffnungen sind seltener und kürzer als normal. Zugrunde liegt eine Missensemutation, die eine gleichzeitige heteroallelische Nullmutation erfordert, um zu einer klinischen Manifestation zu führen (Ohno et al. 1996). Hierbei kommt es zu einer Ophthalmoparese und einer Schwäche von bulbären Muskeln und vereinzelten Extremitätenmuskeln. Die Symptomatik verschlimmert sich bei Anstrengung und Hitze. Der Dekrementtest ist positiv, das Ansprechen auf Pyridostigmin jedoch gering.

6. Eine weitere autosomal-rezessiv vererbte Form der kongenitalen Myasthenie ist gekennzeichnet durch einen *Mangel an Acetylcholinrezeptoren* an den motorischen Endplatten. Alle bislang beschriebenen Patienten tragen je eine Nonsense (ϵC190T,

ε127ins5, ε553del7, ε1101insT)- und eine Missense (εR147L, εP245L, εR311W, ε1293insG)-mutation in dem Gen für die ε-Untereinheit des Acetylcholinrezeptors (Ohno et al. 1997). Dies führt zu einer erheblich verminderten Expression von ε-Untereinheiten und damit einem deutlichen Mangel an Acetylcholinrezeptoren. Diese weisen – möglicherweise kompensatorisch – anstelle von ε-Untereinheiten häufig γ-Untereinheiten auf, die in der fetalen Form der Acetylcholinrezeptoren vorkommen, nach der Geburt normalerweise durch ε-Untereinheiten ersetzt werden und zu einer veränderten Kinetik des Ionenkanals führen. Klinisch fällt in der Regel nach der Geburt das schwache Schreien und eine Schwäche beim Saugen auf. In der Folge entwickeln sich Ptose und/oder Ophthalmoparesen und ein erschwertes Gehen mit vermehrter Ermüdbarkeit. Der Dekrementtest ist positiv. Die Symptomatik spricht zumindest initial auf Acetylcholinesterasehemmer an.

7. Eine weitere Form der kongenitalen Myasthenie wird durch eine *Störung der Acetylcholin-Acetylcholinrezeptor-Interaktion* verursacht und ist am ehesten autosomal-rezessiv vererbt. Bei dieser kommt es zu einer kongenitalen, generalisierten Myasthenie mit vermehrter Ermüdbarkeit und nur geringem Ansprechen auf Acetylcholinesterasehemmer. Der Dekrementtest ist positiv. Der genetische Hintergrund ist noch nicht geklärt.

8. Die *familiäre Gliedergürtelmyasthenie* manifestiert sich in der Kindheit oder Jugend als eine Schwäche und vermehrte Ermüdbarkeit der rumpfnahen Muskulatur. Kraniale Muskeln und Augenmuskeln sind nicht betroffen. Der Dekrementtest ist positiv, und die Symptomatik spricht auf Acetylcholinesterasehemmer an. Detaillierte elektrophysiologische und ultrastrukturelle Befunde liegen für diese Form bislang nicht vor und machen eine gezielte Mutationssuche unmöglich.

Die *Myasthenia gravis* und das *myasthene Syndrom Lambert-Eaton* sind immunvermittelte Störungen der neuromuskulären Übertragung, bei denen es durch Antikörper gegen die nikotinergenen Acetylcholinrezeptoren (Mysthenia gravis) bzw. gegen Kalziumkanäle (Lambert-Eaton-Syndrom) zu einer Schwäche und vermehrten Ermüdbarkeit der Muskulatur kommt. Dabei tritt das Lambert-Eaton-Syndrom in der Regel paraneoplastisch auf. Für die autoimmune Myasthenia gravis ist bislang noch keine genetische Grundlage bekannt.

Literatur

Christodoulou K, Tsingis M, Deymeer F et al. (1997) Mapping of the familial infantile myasthenia (congenital myasthenic syndrome type Ia) gene ot chromosome 17p with evidence of genetic homogeneity. Hum Mol Genet 6:635–640

Croxen R, Newland C, Beeson D et al. (1997) Mutations in different functional domains of the human muscle acetylcholine receptor alpha subunit in patients with the slow-channel congenital myasthenic syndrome. Hum Mol Genet 6:767–774

Engel AG (1992) Myasthenia gravia and myasthenic syndromes. In: Rowland LP, DiMauro S (eds) Handbook of clinical neurology, vol 62. Elsevier, New York, pp 391–455

Engel AG, Ohno K, Milone M et al. (1996) New mutations in acetylcholine receptor subunit genes reveal heterogeneity in the slow-channel congenital myasthenic syndrome. Hum Mol Genet 5:1217–1227

Gomez CM, Gammack JT (1995) A leucine to phenylalaline substitution in the acetylcholine receptor ion channel in a family with slow-channel syndrome. Neurology 45:982–985

Gomez CM, Maselli R, Gammack J et al. (1996) A beta-subunit mutation in the acetylcholine receptor channel gate causes severe slow-channel syndrome. Ann Neurol 39:712–723

Ohno K, Wang HL, Milone M et al. (1996) Congenital myasthenic syndrome caused by decreased
   agonist binding affinity due to a mutation in the acetylcholine receptor epsilon subunit. Neuron
   17:157–170
Ohno K, Quiram PA, Milone M et al. (1997) Congenital myasthenic syndrome due to heteroallelic
   nonsense/missense mutations in the acetylcholine receptor ε subunit gene: identification and
   functional characterization of six new mutatinos. Hum Mol Genet 6:753–766
Sine SM, Ohno K, Bouzat C et al. (1995) Mutation of the acetylcholine receptor α subunit causes a
   slow-channel myasthenic syndrome by enhancing agonist binding activity. Neuron 15:229–239

11.5 Metabolische Myopathien

M. Vorgerd und W. Mortier

Von den metabolischen Myopathien werden nachfolgend der Myoadenylatdeaminase-
mangel, die muskulären Glykogenosen, von den Lipidmyopathien der Karnitinmangel
und der Karnitinpalmityltransferasemangel besprochen. Die Mitochondriopathien
werden getrennt dargestellt (s. Kap. 12).

Myodenylatdeaminasemangel

Myodenylatdeaminase (MAD) ist die muskelspezifische Isoform von Adenosinmono-
phosphatdeaminase (AMPD).

Vererbung. Der hereditäre MAD-Mangel wird autosomal-rezessiv vererbt.

Häufigkeit. Fishbein beschrieb 1978 erstmals 5 Patienten mit einem muskulären
MAD-Mangel. Dieser Enzymdefekt zählt zu den häufigsten im muskulären Stoffwechsel. Er wurde bei 8,3 % der belastungsabhängigen Myalgien festgestellt (Sinkeler
et al. 1986). Etwa 2 % aller Muskelbiopsien weisen eine Defizienz der MAD auf, die
entweder primär (hereditär) oder sekundär (erworben) im Rahmen anderer neuromuskulärer Erkrankungen bzw. bei Gicht, Trichinose, Diabetes mellitus und Kolla-
genosen vorkommt (Sabina u. Holmes 1995).

Pathophysiologie und Genetik. Beim Menschen kommen mindestens 4 Isoformen der
AMPD vor: die M-Form (Muskel), L-Form (Leber) sowie die beiden erythrozytären
Isoformen E1 und E2. Diese Isoformen werden durch 3 AMPD-Gene kodiert. Die
AMPD1- und AMPD2-Gene liegen getrennt auf Chromosom 1, wobei das AMPD1-Gen
die M-Isoform und das AMPSD2-Gen die L-Isoform kodiert. Die E1- und E2-Iso-
formen werden von einem AMPD3-Gen kodiert. Das AMPD1-Gen liegt auf Chromosom 1 in der Region p13-p21 und besteht aus 16 Exons, die über einen Bereich von
23 kb angeordnet sind. Die beiden ca. 2,5 kb langen Transkripte des AMPD1-Gens
resultieren aus alternativem Spleißen von Exon 2 (Sabina u. Holmes 1995). Mutationen
im AMPD1-Gen sind die molekulare Basis des primären MAD-Mangels (Morisaki
et al. 1992).

Abb. 11.15. Purinabbau mit
Produktion von Ammoniak

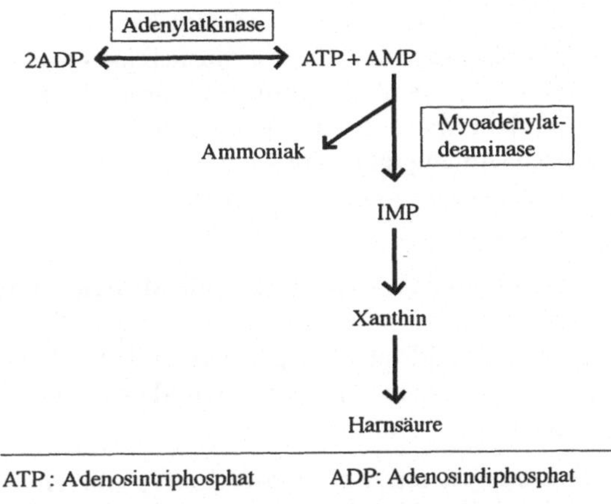

Die Adenylatdeaminase ist das geschwindigkeitsbestimmende Enzym des Purin-
nukleotidstoffwechsels. Die MAD-Aktivität steigt proportional zur geleisteten Muskelarbeit an, wodurch dieser Stoffwechselweg bei Muskelarbeit für die ATP-Gewinnung
wichtig ist. Er ist der letzte der 4 metabolischen Prozesse, die durch ATP-Resynthese
die Muskelkontraktion und -relaxation aufrecht halten; wenn bei Muskelkontraktionen durch die oxidative Phosphorylierung und anaerobe Glykolyse nicht hinreichend ATP nachgeliefert wird und die Hälfte des Kreatinphosphatspeichers für den
ATP-Nachschub verbraucht ist, wird ADP durch die Adenylatkinase in ATP und AMP
umgewandelt. Das AMP stimuliert die Phosphorylase b und damit die Glykolyse als
ATP-Lieferanten. Die hierdurch ansteigende Laktatproduktion führt zu verstärkter
intramuskulärer Säuerung; der sinkende pH-Wert und die steigende ADP-Konzentra-
tion stimuliert die MAD. Das Enzym hydrolysiert AMP in Inosinmonophosphat und
Ammoniak, was der Azidose entgegenwirkt, die Glykolyse aktiv hält und weitere Muskelkontraktionen ermöglicht (Abb. 11.15). Ammoniak steigt im Blut an und wird beim
Ischämietest diagnostisch genutzt (Einzelheiten s. Mortier 1994, S. 47, 219). Neben dem
Einfluß auf die Phosphorylase aktiviert MAD auch die Phosphofruktokinase, beeinflußt den intrazellulären Purinnukleotidpool, liefert Fumarat für den Zitronensäure-
zyklus und desaminiert Aspartat.

Genetisch liegt allelische Heterogenität vor.

Klinik. Der *primäre MAD-Mangel* manifestiert sich bei ca. 80% der Patienten in der
Kindheit oder im frühen Erwachsenenalter. Fast alle Patienten (ca. 90%) berichten
über Symptome einer Belastungsintoleranz, wie vorzeitige muskuläre Ermüdbarkeit,
belastungsinduzierte Myalgien und Muskelkrampi. Dagegen ist das klinische Bild des
erworbenen MAD-Mangels heterogen und wird durch die assoziierte Erkrankung
(s. oben) festgelegt. Symptome des primären Mangels fehlen bei der erworbenen Form
offenbar ganz (Layzer 1994; Sabina u. Holmes 1995).

Diagnose. Bei symptomatischen Patienten kann der ischämische Arbeitstest hinweisend sein: Der Ammoniakanstieg beträgt nach Belastung weniger als 0,4% (normal

mindestens 1,5%) des Laktatwertes im Blut. Die CK i.S. ist meist normal und EMG-Befunde sind unspezifisch. In der Muskelbiopsie fehlt enzymhistochemisch die MAD-Aktivität, die biochemisch beim hereditären Mangel unter 10% liegt. Charakteristisch sind außerdem Lyseerscheinungen besonders in den Typ-2A-Fasern, was die stärkere energetische Abhängigkeit von MAD anzeigt (Zimmer et al. 1991). Molekulargenetisch kann der Nachweis einer homozygoten Mutation oder Compoundheterozygotie die Diagnose absichern.

Differentialdiagnose. Myopathien mit Myalgien und Belastungsschmerzen sind zu bedenken, besonders Störungen der Glyko(geno)lyse, der Carnitinpalmityltransferase-mangel, mitochondriale Myopathien und die Muskeldystrophie vom Typ Becker. Myalgien können auch bei myotonen und hypokaliämischen Störungen in den Vordergrund treten.

Mutationsanalyse und Genotyp-Phänotyp-Korrelation. Die Mutationsanalyse bei 11 Patienten mit bioptisch gesichertem primären MAD-Mangel ergab den Nachweis von 2 Mutationen auf einem AMPD1-Defektallel. Dabei handelt es sich um die krankheits-auslösende C34T-Transition im 2. Exon, die zusammen mit einer funktionell nicht be-einträchtigenden C143T-Transition in Exon 3 des AMPD1-Gens vorkommt (Morisaki et al. 1992). Die C34T-Transition erzeugt ein Stopkodon (Gln12-Stop) und verursacht dadurch einen frühzeitigen Abbruch der AMPD-Peptidsynthese nach 11 Amino-säuren. Das stark verkürzte Proteinprodukt ist funktionslos.

Die seit 1992 mitgeteilten Patienten mit einem primären MAD-Mangel waren alle homozygot für die Nonsensemutation im Exon 2 und die Missensemutation in Exon 3 (Morisaki et al. 1992). Kürzlich wurde bei einem 24jährigen Mann mit belastungs-induzierten Myalgien und biochemisch stark verminderter MAD-Aktivität neben der bekannten Mutation in heterozygoter Form eine neue Missensemutation auf dem anderen Allel in Exon 5 gefunden: G468-T (Gln156-His). Dies führte zur molekularge-netischen Überprüfung von 24 symptomatischen Patienten mit einem MAD-Mangel. Hiervon waren 14 homozygot für die bekannte Mutation C34-T und 5 heterozygot für C34-T und die neue Mutation G468-T. Es bleibt abzuwarten, ob tatsächlich bei einem Viertel symptomatischer Patienten mit hereditärem MAD-Mangel eine solche Compoundheterozygotie vorliegt. Grundsätzlich ist der primäre MAD-Mangel jedoch heterogen (Rötzer et al., im Druck).

Die muskulären Glykogenosen

Störungen im Glykogenaufbau und Glykogenabbau gehen mit der Speicherung eines normalen oder atypischen Glykons einher. Bei Werten über 2 g Glykogen/100 g Feucht-gewicht im Muskel wird eine pathologische Glykogenspeicherung (Glykogenose) ange-nommen. Verschiedene Glykogenosen (s. Abb. 11.16, Tabelle 11.6) betreffen besonders die Skelettmuskulatur.

Die Glykogenkonzentration im Muskel beträgt normalerweise 1 g/100 g Muskelge-webe. Glykogen ist eine Hauptenergiequelle für die Muskelkontraktion, und zwar bei anhaltenden isometrischen Kontraktionen und intensiven dynamischen Belastungen. In diesen Situationen sind der Blutdurchfluß und die Sauerstoffversorgung drastisch vermindert, die sonst für die quantitativ wichtigste aerobe Energiequelle, der oxida-

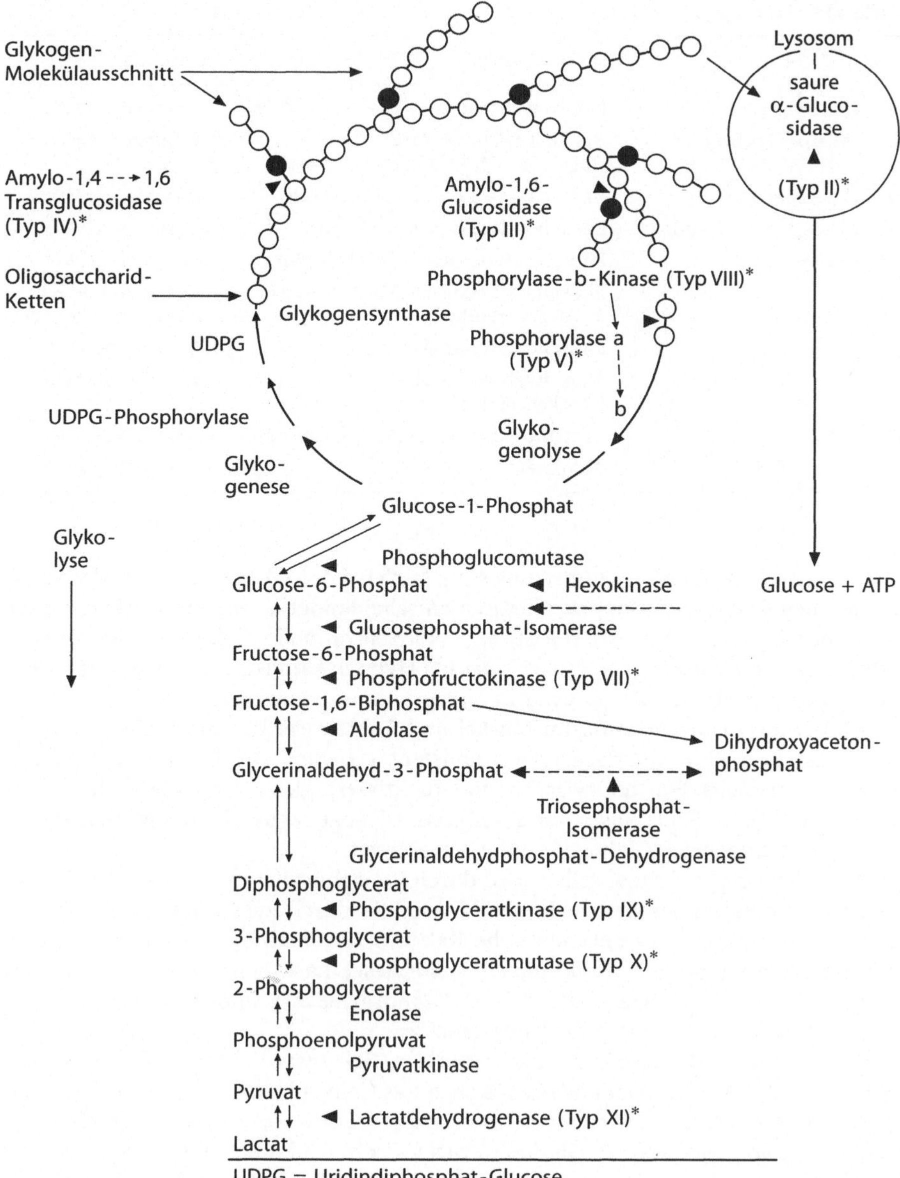

Abb. 11.16. Beschriebene Störungen (▶) der Glyko(geno)lyse und im Glykogenaufbau, von denen die mit einem Stern (*) gekennzeichneten besprochen werden, da sie betont den Skelettmuskel betreffen. (Mod. nach Mortier 1994)

Tabelle 11.6. Muskuläre Glykogenosen mit dafür identifiziertem Enzymdefekt

Typ		Defektes Enzym	Vererbung
II	(M. Pompe)	Lysosomale (saure) α-1,4-Glukosidase	Autosomal-rezessiv
III	(M. Cori-Forbes)	Amylo-1,6-Glukosidase Oligo-1,4 → 1,4-Glukantransferase	Autosomal-rezessiv
IV	(M. Andersen)	Amylo-1,4 → 1,6-Transglukosidase	Autosomal-rezessiv
V	(McArdle-Syndrom)	Phosphorylase (Muskelisoform)	Autosomal-rezessiv
VII	(M. Tarui)	Phosphofruktokinase (Muskelisoform)	Autosomal-rezessiv
VIII		Phosphorylasekinase (Muskelisoform der α-Untereinheit)	Autosomal- und X-chromosomal-rezessiv
IX		Phosphoglyzeratkinase	X-chromosomal
X		Phosphoglyzeratmutase (Muskelisoform)	Autosomal-rezessiv
XI		Laktatdehydrogenase (Muskelisoform)	Autosomal-rezessiv
?		Aldolase	Autosomal-rezessiv

tiven Phosphorylierung, Voraussetzung sind. Auch bei den Glykogenosen ist der Block der aeroben Glykolyse pathophysiologisch entscheidender als die Einschränkung der anaeroben Glykolyse (s. oben). Die Glykogenkonzentration im Gehirn beträgt etwa ein Zehntel der Konzentration im Muskel, was bei Hypoglykämie und Hypoxie gefährlich wird, da das Gehirn keine Lipide zur Energiegewinnung nutzen kann.

Die Glykogenkonzentration im Muskel und Gehirn werden durch die Glykogensynthetase und Phosphorylase relativ konstant gehalten. Die *Phosphorylasekinase* aktiviert einerseits Phosphorylase b und inaktiviert gleichzeitig die mehr aktive dephosphorylierte Synthetase. Der gesteigerte Glykogenabbau ist damit gleichzeitig mit einer verminderten Glykogensynthese gekoppelt.

Die Phosphorylasekinase selbst wird durch Phosphorylierung aktiviert, und zwar durch eine epinephrinsensitive Proteinkinase, die durch zyklisches AMP aktiviert wird. Die ansteigende zytoplasmatische Kalziumkonzentration bei Muskelkontraktionen aktiviert außerdem direkt die Phosphorylasekinase. Bei Muskelkontraktionen anfallende Metabolite wie AMP, ATP, IMP, anorganisches Phosphat und Kreatinphosphat regulieren ebenfalls die Glykogenolyse.

Von zahlreichen beschriebenen *Defekten der Glyko(geno)lyse* betreffen besonders 10 Enzyme den Muskel allein oder zusätzlich das Gehirn bzw. die peripheren Nerven (DiMauro et al. 1997). Diese sollen im folgenden beschrieben werden (s. Tabelle 11.6). Der *Glykogenosetyp Ia-Id* (M. Gierke) mit Defekt des Glukose-6-Phosphatasesystems betrifft primär Leber und Niere. Der *Glykogenosetyp VI* mit Defekt der Leberisoform der Phosphorylase wie auch der *Glykogensynthasedefekt* betreffen primär die Leber und der *Phosphohexoisomerasemangel* primär Erythrozyten und Leber. Auf diese Glykogenosen wird hier nicht eingegangen.

Die verschiedenen Defekte lassen *2 klinische Syndrome* erkennen:

1. Progrediente Muskelschwächen der Extremitäten- und Rumpfmuskulatur, wobei regelhaft die extraokulären und fazialen Muskeln verschont sind. Dieses Bild wird besonders beim Mangel des Verzweigungsenzyms bzw. der sauren Maltase angetroffen.

2. Belastungsintoleranzen mit Muskelkrämpfen, manchmal gefolgt von Muskelzellne-
   krose und Myoglobinurie. Dieses Bild wird besonders bei Defekten zytosolischer
   Enzyme, die für die Glyko(geno)lyse wichtig sind, beobachtet. Die Symptomatik ist
   relativ akut, häufig rekurrierend, jedoch immer reversibel. Ausnahmen beim einzelnen Enzymmangel werden unten besprochen.

Die Expression multipler Enzymuntereinheiten oder Isoenzyme ist am Myokard die
Regel, wodurch das Herz relativ geschützt ist. Eine vorhandene Restaktivität verhindert eine klinisch relevante Kardiomyopathie, was beim Mangel an Phosphorylase,
Phosphoglyzeratmutase und Laktatdehydrogenase und wahrscheinlich auch bei Phosphofruktokinase zu beobachten ist.

Glykogenosen sind insgesamt selten und kommen mit *einer Inzidenz von 1:25000*
Geburten in Europa vor. Die häufigsten, bevorzugt die Muskulatur befallenden Glykogenosen, sind Typ VIII mit etwa 25%, Typ II mit 15,3%, Typ V mit 2,4% und Typ VII
mit 0,2% aller Glykogenosefälle (Chen et al. 1995).

Glykogenosetyp II (saurer Maltasemangel, M. Pompe)

Vererbung. Die Erkrankung wird autosomal-rezessiv vererbt.

Häufigkeit. Geschätzte Inzidenz ist 1:150000 Neugeborene.

Pathophysiologie und Genetik. Die saure Maltase ist ein lysosomales Enzym, das die
α-1-4- und α-1-6-glykosidischen Verbindungen von Glykogen, Maltose und Isomaltose
spaltet. Das Gen der sauren Maltase liegt auf dem Chromosom 17q23. Die cDNA des
Enzyms ist 3,6 kb lang und enthält 2856 kodierende Basenpaare (bp), eine nichttranslatierte 5'-Region von 218 bp und eine nichttranslatierte 3'-Region von 555 bp. Die
cDNA kodiert ein Protein aus 952 Aminosäuren mit einem Molekulargewicht von
105 kD. Das Protein wird während der Translation glykosyliert und phosphoryliert
und posttranslationell bevorzugt zu 76- und 70-kD-Fragmenten proteolytisch gespalten.
Molekulargenetisch liegen Belege für allelische Heterogenität vor.

Klinik. Der klinische Verlauf der Glykogenose II ist äußerst variabel, und es werden im
wesentlichen 3 Verlaufsvarianten beobachtet. Die klinischen Symptome des *infantilen
Verlaufstyps* beginnen innerhalb der ersten Lebensmonate und betreffen mehrere
Organsysteme. Es kommt zu Hepatomegalie, Kardiomyopathie, Makroglossie nebst
massivem Befall der Skelettmuskulatur. Meist verläuft diese infantile Variante rasch-
progredient und endet innerhalb der ersten 2 Lebensjahre letal.

Die *spätinfantile, juvenile und die adulte Verlaufsvariante* zeichnen sich dagegen
durch ein langsam-progredientes myopathisches Syndrom aus (Abb. 11.17a, b). Häufig
kommt es hierbei durch die Mitbeteiligung der Atemmuskulatur zu einer beatmungs-
pflichtigen respiratorischen Insuffizienz. Ein die Skelettmuskulatur überschreitender
Befall ist bei der juvenilen und adulten Verlaufsform selten.

Diagnose. Hinweisend ist eine vakuoläre Myopathie mit Glykogenspeicherung in der
Muskelbiopsie (Abb. 11.18a, b). Das PAS-positive Glykogen wird durch α-Amylase
abgebaut. Elektronenoptisch ist freies und von einer Membran umgebenes Glykogen

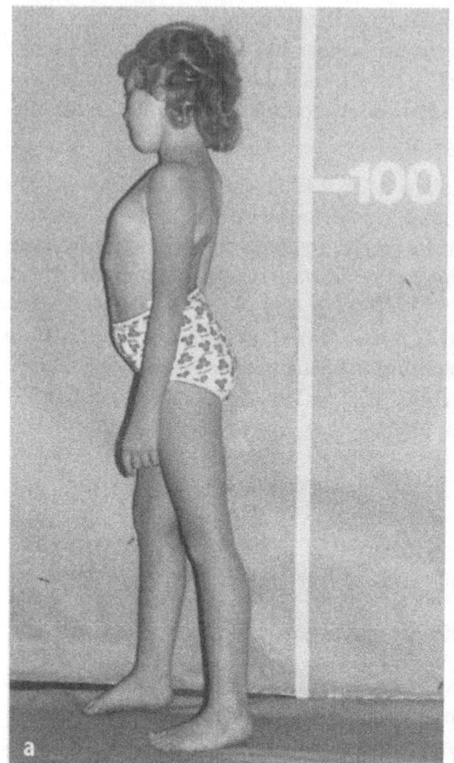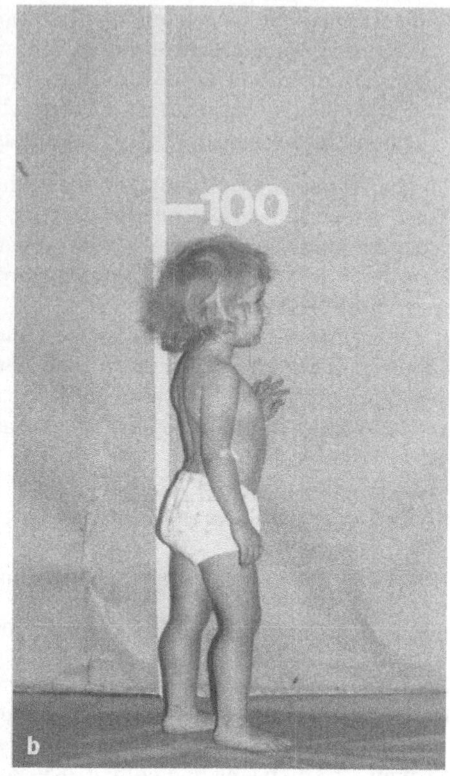

Abb. 11.17. a 8- und **b** 2,5jährige Geschwister mit retardierter motorischer Entwicklung, häufigem Fallen und progredienter Gehverschlechterung. Skoliose, Hyperlordose und Tendenz zum Zehenspitzengang beim älteren Kind. Biochemisch in der Skelettmuskulatur Mangel der α-1,4-Glukosidase mit 10% der Normalaktivität

nachweisbar. Bei der spätinfantilen Form finden sich Vakuolen der Lymphozyten in 20–80% der Fälle.

Die Laboruntersuchungen zeigen meist eine CK- und Aldolaseerhöhung im Serum. Molekulargenetisch können Mutationen im Gen der sauren Maltase nachgewiesen werden.

Differentialdiagnose. Lymphozytenvakuolen treten mit Muskelhypotonie und Kardiomyopathie auch bei dem Mukolipidosetyp II auf, doch sprechen erhöhte CK-Werte i.S. eher für den Glykogenosetyp II.

Von Barsy et al. (1979) wurde eine lysosomale Glykogenspeicherung mit ähnlichem Phänotyp wie der infantile Glykogenosetyp II bei normaler Aktivität der sauren Maltase in der Muskelbiopsie, allerdings erniedrigter Aktivität in der Fibroblastenkultur, beschrieben (Barsy et al. 1979).

Mutationsanalyse und Genotyp-Phänotyp-Korrelation. Die bisherige Mutationsanalyse ergab deutliche Hinweise für allelische Heterogenität durch den Nachweis von bislang 22 verschiedenen Mutationen im sauren Maltasegen. Es konnten Einzelbasen-

deletionen, Insertionen, größere Deletionen, Missense- und Nonsensemutationen
sowie Spleißdefekte nachgewiesen werden (Raben et al. 1995a; Reiser et al. 1995;
Vorgerd et al. 1998). Bei der adulten Verlaufsform treten 3 Mutationen gehäuft auf, und
zwar die Deletion von Exon 18, die Spleißstellenmutation IVS1 (−13T → G) sowie eine
zum vorzeitigen Kettenabbruch der Proteinsynthese führende ΔT525-Mutation.

Glykogenosetyp III (Debranchermangel, M. Cori-Forbes)

Vererbung. Die Erkrankung wird autosomal-rezessiv vererbt.

Häufigkeit. Geschätzte Inzidenz ist 1:120000 Neugeborene.

Pathophysiologie und Genetik. Das Debranchingenzym ist ein monomerisches Protein mit einem Molekulargewicht von 160 kD und katalysiert 2 verschiedene Schritte
im Glykogenabbau: die Oligo-1,4-1,4-Glukantransferase und die Amylo-1,6-Glukosi-
dase. Nach enzymatischen Kriterien können 4 Untergruppen des Glykogenosetyps III
differenziert werden: Bei dem weitaus häufigsten *Typ IIIa* liegt ein Defekt der
Transferase und der Amylo-1,6-Glukosidase in Leber und Skelettmuskulatur vor; bei
Typ IIIb sind beide Enzymaktivitäten in der Leber defekt, nicht aber in Skelettmuskulatur und Herz; in seltenen Fällen findet sich bei *Typ IIIc* nur ein Mangel der Amylo-
1,6-Glukosidase, bei *Typ IIId* nur ein Mangel der Transferaseaktivität in Leber und
Skelettmuskulatur.
   Das für das Debranchingenzym kodierende Gen liegt auf Chromosom 1p21 und
enthält 35 Exons über eine Länge von 85 kbp. Die cDNA ist 4596 bp lang. Genetisch ist
bisher allelische Heterogenität für die Typen IIIa und IIIb belegt worden.

Klinik. Der typische Debranchermangel manifestiert sich in der Kindheit vorwiegend
mit hepatischen Symptomen: Hepatomegalie, Wachstumsverzögerung, Nüchtern-
hypoglykämie, evtl. auch zerebrale Krampfanfälle. Im weiteren Krankheitsverlauf
bilden sich diese Lebersymptome häufig zurück, wobei jedoch im Erwachsenenalter
eine klinisch manifeste Myopathie bei einem Teil der Patienten auftreten kann. Diese
äußert sich entweder durch permanente Muskelschwäche und bevorzugt distal gelegene Myatrophien oder durch Belastungsintoleranz, Muskelkrämpfe und vorzeitige
Ermüdbarkeit der Skelettmuskulatur.

Diagnose. Es findet sich besonders bei Begleitmyopathie eine CK-Erhöhung i.S. Im
EMG können myogene Veränderungen, evtl. zusätzlich Fibrillationen, positiv-scharfe
Wellen und myotone Entladungen nachweisbar sein. Die Nervenleitgeschwindigkeiten
sind teilweise herabgesetzt. Häufig zeigen EKG und Herzultraschalluntersuchungen
eine Kardiomyopathie an. Nach Glukagongabe im Hungerzustand fehlt ein Blutzucker-
anstieg. Entscheidend ist die Muskelbiopsie mit einer vakuolären Myopathie (s. Abb.
11.18a, b) und Speicherung von Glykogen sowie der biochemische Nachweis eines
pathologischen Glykogens und des Enzymdefektes in der Fibroblastenkultur und/
oder Muskelbiopsie. Molekulargenetisch können Mutationen im Debranchinggen
nachgewiesen werden.

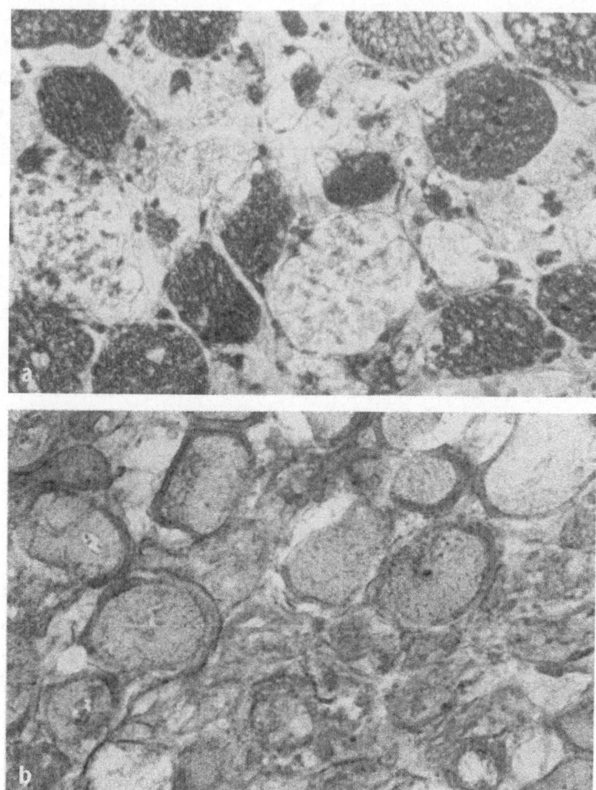

Mutationsanalyse und Genotyp-Phänotyp-Korrelation. Die molekulare Ursache des Glykogenosetyps III und die Mechanismen der gewebespezifischen Expression des Debranchingenzyms sind bislang nur ansatzweise aufgeklärt. Bislang wurden 6 verschiedene Mutationen bei dem Glykogenosetyp IIIa und IIIb identifiziert (Shen et al. 1996) Dabei fanden sich bei Patienten mit einem Glykogenosetyp IIIb ausschließlich Mutationen im Exon 3 des Debranchinggens (17delAG, 6Gln-Stop, 680Trp-Stop). Diese Assoziation von Mutationen im Exon 3 und Typ-IIIb-Glykogenose deuten darauf hin, daß dieses Exon und benachbarte Gensequenzen für die gewebespezifische Expression des Enzyms wichtig sind.

Glykogenosetyp IV (Branchingenzymmangel, M. Andersen)

Vererbung. Die Erkrankung wird autosomal-rezessiv vererbt.

Häufigkeit. Bisher wurden 23 Patienten mit klinisch heterogenem Bild beschrieben.

Pathophysiologie und Genetik. Es besteht ein Mangel an Amylo-1,4-1,6-Glukosidase, nachgewiesen in Lebergewebe, Leukozyten, Skelettmuskulatur und Fibroblasten. Genort ist Chromosom 3, die cDNA ist 3000 bp lang und kodiert für 702 Aminosäuren. Es kommt zur Speicherung von Glykogen (Amylopektin) mit abnorm langen inneren und äußeren Ketten und verminderten Verzweigungspunkten (3,5% gegenüber 6,7% im normalen Glykogen). Das Amylopektin ist PAS-positiv, jedoch diastase-resistent.

Die Ablagerung des abnormen Glykogens induziert eine Leberzirrhose, Leberinsuffizienz und eine portale Hypertension. Glykogenablagerungen wurden auch bei einigen Patienten im Muskelgewebe, im ZNS und in peripheren Nerven beobachtet. Die Glykogenkonzentration im Muskel ist meist nicht erhöht, doch fanden sich bei einigen Patienten subsarkolemmale Anhäufungen. Im Nervengewebe haben diese Ablagerungen die Charakteristika von Polyglykosankörpern.

Genetisch besteht allelische Heterogenität.

Klinik. Eine zunehmende Hepatomegalie und Gedeihstörung steht im 1. Lebensjahr im Vordergrund. Muskelschwäche und -atrophie sowie muskuläre Hypotonie wurden beobachtet. Eine Kardiomyopathie kann klinisch dominieren. Der Tod tritt bis zum 4. Lebensjahr ein.

Eine milde Variante mit dominierender und chronisch-progressiver Myopathie sowie zahlreichen Polyglukosaneinschlüssen im Skelettmuskel wurde bei 3 türkischen Geschwistern beschrieben (Reusche et al. 1992).

Diagnose. Entscheidend sind eine Strukturanalyse des Glykons und die Enzymbestimmung im betroffenen Gewebe (Leber, Leukozyten, Fibroblasten oder Muskel). Bei der juvenilen Variante mit progredienter Myopathie ist die Enzymaktivität im Muskel, nicht aber in Leukozyten vermindert. Bei der adulten Polyglukosankörperkrankheit bei Juden kann das Branchingenzym in Leukozyten und peripheren Nerven defekt sein (Brown et al. 1993). Solche Einschlüsse kommen auch ohne Mangel des Branchingenzyms bei der adulten Polyglukosanmyopathie (Göbel et al. 1992) bzw. der Polyglukosankörperkrankheit (Lossos et al. 1991) vor. Auch beim Phosphofruktokinasemangel kann es zur Polyglukosananhäufung kommen (DiMauro et al. 1997).

Eine Pränataldiagnostik ist möglich (Brown 1985).

Mutationsanalyse und Genotyp-Phänotyp-Korrelation. Bisher ist allelische Heterogenität belegt. Bei einem Patienten mit Myopathie und Kardiomyopathie wurde ein Spleißstellenmutation mit daraus resultierender 210-bp-Deletion auf mRNA-Ebene gefunden. Zwei Patienten mit typischer Lebererkrankung wiesen 3 pathogene Punktmutationen auf. Bei einem Patienten mit nichtprogredienter Hepatopathie konnten 2 Punktmutationen auf getrennten Allelen identifiziert werden (Bao et al. 1996).

Glykogenosetyp V (Myophosphorylasemangel, McArdle-Syndrom)

Vererbung. Die Erkrankung wird autosomal-rezessiv vererbt.

Häufigkeit. Der Glykogenosetyp V macht 2,4% aller Glykogenosen aus. Die geschätzte Inzidenz beträgt 1:1 000 000 Neugeborene.

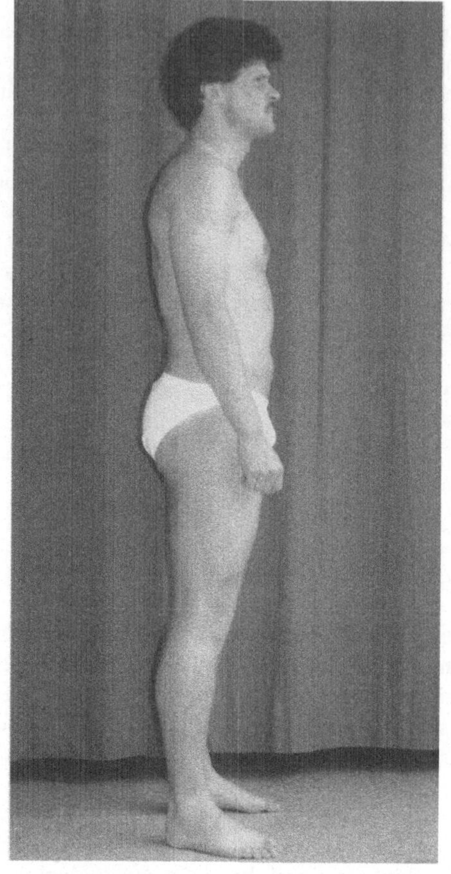

Abb. 11.19. 37jähriger Patient mit klassischem Verlauf eines Glykogenosetyps V (McArdle-Erkrankung), der seit dem 8. Lebensjahr eine Belastungsmyopathie, bislang jedoch keine permanenten Muskelschwächen aufweist. Molekulargenetisch fand sich Homozygotie für die Nonsensemutation Arg49-Stop im Myophosphorylasegen. (Vorgerd et al. 1998)

Pathophysiologie und Genetik. Die Glykogenphosphorylase baut durch phosphorolytische Spaltung Glykogen zu Glukose-1-Phosphat ab. Dieses wird zu Glucose-6-Phosphat konvertiert und im Muskel in die Glykolyse eingeschleust. Bei dem Glykogenosetyp V wird unter ischämischen und intensiven Arbeitsverhältnissen nicht ausreichend Pyruvat und Acetyl-CoA für den Zitratzyklus bereitgestellt. Dadurch wird über die unzureichende NADH-Bildung die oxidative Phosphorylierung zur ATP-Gewinnung vermindert. Der zusätzlich vorhandene pathologische ADP-Anstieg kann die elektromechanische Kopplung beeinträchtigen und so möglicherweise die vorzeitige muskuläre Ermüdbarkeit hervorrufen.

Das Myophosphorylasegen liegt auf dem Chromosom 11q13 und enthält 20 Exons. Die cDNA der Myophosphorylase ist 2523 bp lang. Bei der Erkrankung liegt allelische Heterogenität vor.

Klinik. Die klinischen Symptome des klassischen Glykogenosetyps V bestehen in erster Linie in Form einer Belastungsintoleranz und machen sich durch belastungsabhängige Muskelschmerzen, vorzeitige Ermüdbarkeit, Muskelverkrampfungen oder

Muskelschwäche bemerkbar (Abb. 11.19). Bei ca. der Hälfte der Patienten kommt es durch belastungsinduzierte Muskelnekrosen zur zwischenzeitlichen Myoglobinurie. Die Erkrankung beginnt typischerweise in der Kindheit oder im frühen Erwachsenenalter, und der Verlauf ist in dem meisten Fällen gutartig. Die Ausprägung dieser Belastungsintoleranz ist allerdings sehr variabel. Neben dieser klassischen Verlaufsform sind auch die sich spät im Erwachsenenalter manifestierende sowie die infantile Verlaufsform des Glykogenosetyps V bekannt.

Diagnose. Praktisch alle Patienten weisen eine erhöhte CK im Serum auf. Der Laktatischämietest ist im Sinne eines fehlenden Laktatanstieges pathologisch. Patienten mit einer McArdle-Krankheit haben oft einen absoluten Ammoniakanstieg von >100 µmol/l bei einem gleichzeitigen Laktatanstieg von <400 µmol/l. Die histologisch-enzymhistochemische Auswertung der Muskelbiopsie ergibt eine vakuoläre Myopathie als Hinweis auf eine Störung im Glykogen-/Glykolysestoffwechsel und biochemisch meist einen kompletten Mangel der muskulären Phosphorylase.

Mutationsanalyse und Genotyp-Phänotyp-Korrelation. Bislang wurden 16 verschiedene Mutationen im Myophosphorylasegen bei der McArdle-Erkrankung identifiziert (Tsujino et al. 1995a; Vorgerd et al., im Druck). In einer amerikanischen Studie traten 2 dieser Mutationen in 75% der genetisch charakterisierten McArdle-Patienten auf, wobei es sich dabei um die Nonsensemutation Arg49-Stop im Exon 1 handelt. Auch bei deutschen Patienten mit klassischem Verlauf der McArdle-Erkrankung wurde diese Arg49-Stop-Mutation in 60% der Defektallele genetisch identifiziert (Vorgerd et al. 1998). Diese Befunde zeigen, daß auch bei dem Glykogenosetyp V allelische Heterogenität besteht.

Glykogenosetyp VII (Phosphofruktokinasemangel, M. Tarui)

Vererbung. Die Erkrankung wird autosomal-rezessiv vererbt.

Häufigkeit. Der Glykogenosetyp VII kommt in der japanischen und osteuropäisch-jüdischen Bevölkerung gehäuft vor. Bislang wurden 35 Patienten mit einem Glykogenosetyp VII beschrieben.

Pathophysiologie und Genetik. Die Phosphofruktokinase (PFK) ist das schrittmachende Enzym der Glykolyse und katalysiert die Umwandlung von Fruktose-6-Phosphat zu Fruktose-1-6-Bisphosphat. Die Gene für die 3 Isoformen der PFK [Muskel (M)-, Leber (L)-, Blutplättchen (P)-Typ] wurden kloniert und chromosomal lokalisiert, wobei das PFK-M-Gen auf dem Chromosom 1 liegt. Das PFK-M-Gen umfaßt einen Bereich von 30 kb mit 24 Exons. Durch gewebespezifisches differentielles mRNA-Spleißen entstehen zusätzlich mehrere Subtypen der PFK-M-Untereinheit. Die cDNA kodiert ein PFK-M-Protein mit 779 Aminosäuren mit einem Molekulargewicht von 85 kD. In der Skelettmuskulatur liegt PFK nahezu ausschließlich als Homotetramer der PFK-M-Untereinheit vor.

Die pathophysiologischen Auswirkungen des muskulären PFK-Mangels ähneln denen des Myophosphorylasemangels. Auch hierbei wird besonders durch die

mangelnde Pyruvatbereitstellung unter ischämischen und intensiven dynamischen Arbeitsbedingungen die muskuläre Energiesituation beeinträchtigt.
Genetisch liegt allelische Heterogenität vor.

Klinik. Der PFK-Mangel ähnelt klinisch der McArdle-Erkrankung, und die Symptome der klassischen Verlaufsform bestehen in schmerzhaften belastungsabhängigen Muskelkrämpfen, Myalgien, vorzeitiger Ermüdbarkeit der Skelettmuskulatur, manchmal auch Myoglobinurie. Neben dieser häufigsten Verlaufsform wurden auch letal verlaufende infantile und spät im Erwachsenenalter manifestierende Formen mit permanenter Myopathie beschrieben.

Als Besonderheit kommt es bei dem Glykogenosetyp VII neben der Myopathie in den meisten Fällen auch zu hämatologischen Veränderungen im Sinne einer kompensierten Hämolyse, weil die muskuläre Isoform der PFK zusammen mit der Leberisoform in den Erythrozyten exprimiert wird. Vereinzelte Fälle isolierter erythrozytärer PFK-Defizienz ohne Myopathie sind beschrieben worden.

Diagnose. Hinweisend sind ein pathologischer Laktatischämietest mit fehlendem Laktatanstieg sowie laborchemische Hämolysezeichen (Retikulozytose, Bilirubinanstieg). Die CK i. S. ist praktisch immer erhöht, häufig liegt eine myogene Hyperurikämie vor. Glykogen ist im Muskel vermehrt nachweisbar in PAS-positiven Vakuolen (s. Abb. 11.17 b). Entscheidend ist der histochemische und biochemische Nachweis des Enzymmangels in Skelettmuskulatur und/oder in den Erythrozyten.

Mutationsanalyse und Genotyp-Phänotyp-Korrelation. Die allelische und phänotypische Heterogenität der muskulären Glykogenosen findet sich auch bei dem Glykogenosetyp VII. Bisher sind 13 verschiedene Mutationen im PFK-M-Gen beschrieben worden, wobei es sich um 4 Spleißmutationen, 7 Missensemutationen und um eine Frameshiftmutation mit vorzeitigem Auftreten eines Stopkodons handelt (Hamaguchi et al. 1996; Raben et al. 1995 b). Drei dieser Mutationen, delC2003, IVS5 (+1G → A) und Arg39-Leu, traten bei 90 % aller untersuchten jüdischen Patienten aus Osteuropa auf (Sherman et al. 1994).

Glykogenosetyp VIII (Phosphorylasekinasemangel)

Vererbung. Die erbliche Phosphorylasekinase (Phk) ist genetisch heterogen, wahrscheinlich bedingt durch die Komplexität dieses Enzyms. Die Erkrankung wird sowohl X-chromosomal als auch autosomal vererbt.

Häufigkeit. Etwa 25 % aller Glykogenosefälle beruhen auf einem Phk-Mangel. Alle X-chromosomalen und alle herzspezifischen Glykogenosen, deren Enzymdefekt charakterisiert werden konnte, beruhen auf einer Phk-Defizienz.

Pathophysiologie und Genetik. Die Phk ist ein regulatorisches Enzym des Glykogenstoffwechsels und aktiviert die Glykogenphosphorylase durch Phosphorylierung. Phk ist ein großes Protein der Untereinheitenstruktur $(\alpha\beta\gamma\delta)4$ mit einem Gesamtmolekulargewicht von 1300 kD. Die δ-Untereinheit ist Calmodulin. Für die 3 spezifischen

Phk-Untereinheiten wurden bislang 5 Gene charakterisiert. Zwei X-chromosomal lokalisierte Gene kodieren für Isoformen der Untereinheit α, die im Muskel bzw. in der Leber dominieren (α_M und α_L). Für die β-Untereinheit ist ein Gen bekannt, das auf Chromosom 16q12-13 lokalisiert ist. Die γ-Untereinheit existiert in 2 Isoformen, eine Muskel- und eine Testisisoform (γ_M und γ_L), deren Genorte auf Chromosom 7 bzw. 16 liegen. Durch differentielles Spleißen entstehen für die Untereinheiten α_M, α_L und β zusätzliche Subtypen.

Molekulargenetisch wurde bisher nur eine Mutation im α_M-Gen beschrieben (s. unten).

Klinik. Etwa 20 Patienten mit einem muskelspezifischen Phk-Kinasemangel sind beschrieben worden, von denen die meisten eine Belastungsintoleranz, Muskelkrämpfe, Myalgien und Myoglobinurie entwickelten. Patienten mit der infantilen Form sind schwerer betroffen und fallen sehr früh durch ausgeprägte Muskelhypotonie auf.

Diagnose. Die Histologie der Muskelbiopsie zeigt subsarkolemmal betonte Vakuolen mit PAS-positivem Material, eventuell auch Typ-1-Faserprädominanz und Typ-2-Faseratrophie. Die enzymatische Analyse belegt die Diagnose mit Nachweis einer stark erniedrigten Phk-Aktivität im Muskel. CK i. S. und EMG sind häufig normal.

Mutationsanalyse und Genotyp-Phänotyp-Korrelation. Bei einem männlichen Patienten mit muskelspezifischem PhK-Mangel (nur 0,3 % Restaktivität) konnte eine Nonsensemutation Glu1112-Stop im X-chromosomal gelegenen α_M-Gen identifiziert werden (Wehner et al. 1994). Weitere krankheitsauslösende Mutationen wurden bislang bei dieser Glykogenose noch nicht beschrieben.

Glykogenosetyp IX (Phosphoglyzeratkinasemangel)

Vererbung. Die Erkrankung wurde X-chromosomal-rezessiv vererbt.

Häufigkeit. Bislang wurden 20 Patienten mit einem Phosphoglyzeratkinasemangel beschrieben (Tsujino et al. 1995b).

Pathophysiologie und Genetik. Die Phosphoglyzeratkinase (PGK) ist ein ubiqitär vorkommendes, monomerisches Enzym und katalysiert die Umwandlung von 1,3-Bisphosphoglyzerat zu 3-Phosphoglyzerat unter ATP-Bildung.

Der Genort der PGK liegt auf Xq13, das PGK-Gen umfaßt 23 kbp mit 10 Exons. Die cDNA der PGK ist 1254 bp lang.

Es besteht allelische Heterogenität.

Klinik. Der PGK-Mangel kann zu Symptomen einer chronischen hämolytischen Anämie, einer zentralnervösen Störung im Sinne einer Oligophrenie, verzögerter motorischer Entwicklung und Epilepsie und einer Myopathie führen. Drei Patienten wiesen ausschließlich eine Myopathie auf. Die typischen Symptome bestanden dabei in Form einer Belastungsmyopathie mit belastungsinduzierten Myalgien, Muskelschwäche, Muskelkrämpfen, Muskelkontrakturen und Myoglobinurie (Tsujino et al. 1994 a). Bei 5 Patienten kam eine Myopathie in Verbindung mit einer ZNS-Erkrankung und/oder hämolytischer Anämie vor (Tsujino et al. 1995b).

Diagnose. CK-Ruhewerte i.S. können erhöht sein, EMG-Befunde sind meist unauffällig. Der Laktatischämietest ist entweder normal oder zeigt einen grenzwertigen Laktatanstieg. Entscheidend ist die biochemische Enzymbestimmung in der Skelettmuskulatur, da die histologisch-enzymhistochemische Auswertung nur unspezifische myopathologische Auffälligkeiten zeigt.

Molekulargenetisch können Mutationen im PGK-Gen gefunden werden.

Mutationsanalyse und Genotyp-Phänotyp-Korrelation. Bei 2 Patienten mit PGK-Mangel und klinischen Myopathiehinweisen wurden Mutationen im PGK-Gen identifiziert. Dabei handelte es sich um eine Missensemutation Gly157-Val und um eine Spleißstellenmutation IVS ($+1G \rightarrow T$), die zu einer 30-Basen-In-frame-Insertion auf mRNA-Ebene führte (Fujii et al. 1992; Tsujino et al. 1994 a).

Glykogenosetyp X (Phosphoglyzeratmutasemangel)

Vererbung. Die Erkrankung wird autosomal-rezessiv vererbt.

Häufigkeit. Bislang wurden 10 Patienten mit einem muskulären Phosphoglyzeratmutase(PGAM)-Mangel charakterisiert (Tsujino et al. 1995 c).

Pathophysiologie und Genetik. PGAM katalysiert die Umwandlung von 3-Phosphoglyzerat zu 2-Phosphoglyzerat (s. Abb. 11.16). Die menschliche PGAM ist ein dimerisches Enzym, das aus der muskelspezifischen (M) und der hirnspezifischen (B) Untereinheit besteht. Die differenzierte Skelettmuskulatur enthält überwiegend die MM-homodimere Form der PGAM, die dort 95 % der PGAM-Gesamtaktivität ausmacht.

Das Gen der muskelspezifischen PGAM (PGAM-M) liegt auf 7p12-7p13 und ist 2820 bp lang. Die cDNA der PGAM-M umfaßt 759 bp und enthält 3 Exons. Genetisch liegt allelische Heterogenität vor.

Klinik. Alle Patienten hatten Symptome einer Belastungsintoleranz mit Myalgien und Muskelkrämpfen, bei 6 dieser Patienten fanden sich zusätzliche Hinweise auf eine Myoglobinuerie.

Diagnose. Die klinischen Symptome sind zusammen mit CK-Erhöhung i.S. und PAS-positivem Material in der Muskelbiopsie hinweisend. Der biochemische Nachweis des Enzymdefektes sichert die Diagnose.

Mutationsanalyse und Genotyp-Phänotyp-Korrelation. Bislang wurden 3 Mutationen im PGAM-M-Gen identifiziert, die alle im 1. Exon des Gens liegen (Tsujino et al. 1995 c). Dabei handelt es sich im einzelnen um eine Nonsensemutation Trp79-Stop und um die beiden Missensemutationen Glu89-Ala und Arg90-Trp. 6 der 10 Patienten mit muskulärem PGAM-Mangel waren homozygot für die Nonsensemutation Trp79-Stop, bei den anderen Patienten bestand Compoundheterozygotie (Tsujino et al. 1995c).

Glykogenosetyp XI (Laktatdehydrogenasemangel)

Vererbung. Die Erkrankung wird autosomal-rezessiv vererbt.

Häufigkeit. Bisher wurden 9 Familien mit muskulärem Laktatdehydrogenasemangel beschrieben, davon waren 6 japanischer Herkunft.

Pathophysiologie und Genetik. Laktatdehydrogenase (LDH) wird als Tetramer aus 2 verschiedenen Untereinheiten, der muskelspezifischen M- und der herzspezifischen B-Untereinheit, aufgebaut. Durch Kombination dieser Untereinheiten entstehen 5 LDH-Isoenzyme, wobei die M-Untereinheit besonders in der Skelettmuskulatur und die B-Untereinheit besonders in der Herzmuskulatur exprimiert wird.

Das Gen für LDH-M liegt auf Chromosom 11, ist ca. 12 kbp lang und beinhaltet 7 Exons. Genetisch ist allelische Heterogenität anzunehmen.

Klinik. Alle Patienten hatten eine Belastungsintoleranz und Myalgien nach intensiver körperlicher Arbeit, häufig auch Myoglobinurie. In 2 Familien traten auch erythematöse und follikulär-papulöse Hautveränderungen auf, die auf den LDH-Mangel zurückgeführt wurden (Kanno et al. 1995; Tsujino et al. 1994b).

Diagnose. Im ischämischen Belastungstest findet sich eine pathognomonisch niedrige Laktaterhöhung in Verbindung mit einem erhöhten Pyruvatanstieg. Der Laktatanstieg relativ zum Pyruvatanstieg betrug 6,4 bzw. 7,7 im Vergleich zu einem Minimum von 32,5 bei Normalpersonen. Zunächst normale CK-Werte stiegen im Rahmen einer Myoglobinurie bzw. nach dem Ischämietest verzögert nach 12 Stunden auf über 1000 U/L i.S. an. Die LDH-Werte blieben niedrig.

Mutationsanalyse und Genotyp-Phänotyp-Korrelation. Die bisherigen genetischen Befunde deuten auf allelische Heterogenität bei muskulärem LDH-Mangel hin. Die identifizierten Mutationen im LDH-M-Gen waren Punktmutationen, kleinere Deletionen, eine Transversion und eine Insertion (Kanno et al. 1995; Tsujino et al. 1994b).

Aldolasemangel

Vererbung. Die Erkrankung wird autosomal-rezessiv vererbt.

Häufigkeit. Dieser Enzymmangel wurde bislang nur bei einem 4jährigen Jungen charakterisiert (Keuder et al. 1996).

Pathophysiologie. Die Aldolase A ist eine Isoform der Aldolase (neben B und C) und katalysiert die Umwandlung von Fruktose-1,6-Bisphosphat zu Glyzerinaldehyd-3-Phosphat und Dihydroxyacetonphosphat (s. Abb. 11.16).

Klinik und Diagnose. Der beschriebene Patient wies eine Belastungsintoleranz, leichte Muskelschwäche, motorische Entwicklungsverzögerung, Hämolyse und wiederholte Rhabdomyolysen auf. Die biochemische Analyse der Muskelbiopsien ergab einen isolierten Aldolasemangel beim Patienten und eine intermediäre Aldolaseaktivität bei den asymptomatischen Eltern.

Mutationsanalyse. Molekulargenetisch fand sich eine homozygote Missensemutation Glu206-Lys im Aldolase-A-Gen auf Chromosom 16q22-q24 (Keuder et al. 1996).

Lipidmyopathien

Fettsäuren sind die Hauptenergieträger für den Ruhestoffwechsel, während Hungerperioden und bei Dauerbelastung des Muskels. Die mitochondrial lokalisierte Oxidation langkettiger Fettsäuren ist unter diesen Bedingungen für ca. 70 % der Energielieferung verantwortlich. Dabei passieren kurz (C_4–C_6)- und mittelkettige (C_6–C_{12}) Fettsäuren die Mitochondrienmembranen direkt, während langkettige (C_{12}–C_{20}) Fettsäuren dazu den Karnitinpalmityltransferasekomplex benötigen. Primäre Lipidmyopathien können durch einen Karnitinsubstratmangel, durch eine Störung des Fettsäuretransportes zum Zytosol in die Mitochondrien sowie durch mitochondrial gelegene Störungen der β-Oxidation hervorgerufen werden. Störungen im intrazellulären Stoffwechsel gehen oft mit einer vermehrten Lipideinlagerung in den Muskelfasern einher.

Im folgenden werden als Defekte des Lipidstoffwechsels der Karnitinmangel und der Karnitinpalmityltransferasemangel beschrieben. Die Lipidmyopathien bei Störungen der β-Oxidation werden in Kap. 12 abgehandelt.

Primärer Karnitinmangel

Karnitin wird beim Menschen in der Leber und Niere, nicht aber in Herz- und Skelettmuskulatur, aus Lysin und Methionin über Trimethyllysin in 4 enzymatischen Schritten gebildet und auch durch die Nahrung aufgenommen. Die meisten menschlichen Gewebe verfügen über ein aktives Karnitintransportsystem, das in der Plasmamembran lokalisiert ist. In der Leber ist dagegen ein unterschiedlicher Karnitintransporter mit niedriger Affinität und hoher Kapazität identifiziert worden (Sandor et al. 1985). Dadurch ist die Leber abhängig vom Plasmakarnitinspiegel, um eine normale Gewebekonzentration von Karnitin zu erreichen. Die Herz- und Skelettmuskulatur scheint über ein zusätzliches Karnitintransportsystem mit niedriger Affinität für Karnitin zu verfügen (Martinuzzi et al. 1991). In der Herz- und Skelettmuskulatur befindet sich 98 % des Gesamtkarnitins des Körpers. Dort wird der Gewebsspiegel um das 20- bis 40fache höher gehalten als im Plasma. Karnitin spielt eine wichtige Rolle beim Transport langkettiger Fettsäuren in die mitochondriale Matrix.

Bei einem *Karnitinmangel* können die langkettigen Fettsäuren nicht mehr der β-Oxidation zugeführt werden. Acyl-CoA-Ester akkumulieren im Zytosol, da die Umwandlung in membrangängige Karnitinester nicht möglich ist. Besonders langkettige Acyl-CoA-Ester hemmen nicht nur den ADP/ATP-Transporter, sondern auch die Glykolyse und den Harnstoffzyklus. Bei gehemmter β-Oxidation wird Acetyl-CoA vermindert gebildet und nicht aus dem Mitochondrium geschleust. Dadurch wird wiederum die Synthese von Acetylcholin negativ beeinträchtigt und die Glukoneogenese gehemmt.

Der Karnitinmangel führt zur raschen Leerung der Glykogenreserven, aufgrund der gestörten Glukoneogenese zur Hypoglykämie nach Fastenperioden, durch verminderte Ketonkörperbildung zur zerebralen Funktionsstörung und durch Hemmung des Harnstoffzyklus zur Hyperammonämie (Scholte et al. 1990). Bei einem Karnitinmangel bleiben die mit Glyzerin veresterten Fettsäuren ungenutzt im Sarkoplasma liegen und erscheinen im endoplasmatischen Retikulum als Triglyzeride und Neutralfett in Tropenform, besonders in den Typ-1-Fasern. Beim Karnitinmangel wird ein primärer systemischer und ein primärer muskulärer Karinitinmangel unterschieden, diese müssen von einem sekundären Karnitinmangel abgegrenzt werden.

Primärer systemischer Karnitinmangel

Vererbung. Die Vererbung dieser Krankheit ist vermutlich autosomal-rezessiv.

Häufigkeit. Bisher wurden etwa 30 Patienten mit systemischem Karnitinmangel mitgeteilt.

Pathophysiologie und Genetik. Beim systemischen Karnitinmangel wird ein gestörter Karnitintransport in den Nierentubuli mit dadurch erhöhten renalen Karnitinverlusten angenommen. Die Karnitinkonzentration ist in der Leber, im Plasma, in der Herz- und Skelettmuskulatur erniedrigt.

Genetische Befunde liegen bei diesem Krankheitsbild bislang noch nicht vor.

Klinik. Die Mehrzahl der Patienten erkrankt zwischen dem 18. Lebensmonat und 4. Lebensjahr bei möglicher Manifestation auch bis in das junge Erwachsenenalter. Im Vordergrund steht eine generalisierte Muskelschwäche und progrediente Herzinsuffizienz. Besonders im Kleinkindalter kann eine Fastenperiode zu einem der Reye-Krankheit ähnlichen Syndrom führen. Leitsymptome sind dabei: Erbrechen, Bewußtseinsstörungen bis zum Koma, Hepatomegalie, nichtketotische Hypoglykämie, Azidose, Hyperammonämie und Anstieg der Transaminasen.

Diagnose. Freies Karnitin im Plasma ist immer, Gesamtkarnitin (freies und verestertes Karnitin) meist erniedrigt. Gesamtkarnitin im Muskel ist sehr stark (1–5% der Normalkonzentration), im Lebergewebe mäßig (3–30% der Normalkonzentration) vermindert. Die intramuskulären Karnitinspiegel bleiben auch unter oraler Karnitinsubstitution extrem niedrig. In Fibroblasten kann der Karnitintransportdefekt bei Patienten und auch bei Heterozygoten bestätigt werden (Treem et al. 1988; Scholte et al. 1990).

Ausscheidungen von Dikarbonsäuren im Urin fehlen beim systemischen Karnitinmangel regelhaft. Die CK i.S. kann erhöht sein. Die Muskelbiopsie kann vermehrte Lipidtropfen aufweisen.

Differentialdiagnose. Störungen der β-Oxidation mit sekundärem Karnitinmangel verursachen eine Dikarbonsäureacidurie bei normaler Aufnahme von Karnitin im Fibroblastentest.

Primärer muskulärer Karnitinmangel

Vererbung. Die bisherigen Kasuistiken sind mit einem autosomal-rezessiven Erbgang vereinbar. Autosomal-dominante Kardiomyopathien mit muskulärem Karnitinmangel wurden beschrieben (Bautista et al. 1990).

Häufigkeit. Es wurden bislang ca. 30 Patienten mit dieser Erkrankung beschrieben (Engel u. Angelini 1973; Scholte 1990).

Pathophysiologie und Genetik. Die genauen Ursachen des muskulären Karnitinmangels sind noch nicht bekannt. Es wird eine Störung des aktiven Aufnahmetransports von Karnitin in die Muskelzelle angenommen (Rebouche u. Engel 1984). Da die In-vitro-Karnitinaufnahme in Fibroblasten und Muskulatur beim muskulären Karnitinmangel normal ist, scheint der ursächliche Defekt von dem des systemischen Karnitinmangels unterschiedlich zu sein (Scholte et al. 1990).

Klinik. Das Krankheitsbild kann sich vom Säuglingsalter bis zum Erwachsenenalter erstmals manifestieren. Bei kongenitalem Auftreten kann das Bild einer spinalen Muskelatrophie gleichen (Lavenstein et al. 1985). Leitsymptome sind eine proximal betonte Muskelschwäche und Hypotonie. Ein schubweiser oder langsam-progredienter Verlauf sind charakteristisch. Ptose und bulbäre Symptome können vorkommen. Myalgien und eine rasche Ermüdbarkeit bei Körperbelastung sind möglich, jedoch selten (Engel u. Angelini 1973; Jerusalem et al. 1980; Scarlato et al. 1978). Bei älteren Kindern können Watschelgang, Scapula alata und eine Hyperlordose der Wirbelsäule an eine Muskeldystrophie denken lassen. Bei etwa 25% der Patienten liegt eine Kardiomyopathie vor.

Diagnose. Die Karnitinkonzentration in der Muskulatur ist bei allen Patienten erniedrigt (5–25% der Normalkonzentration), die Gesamtkarnitinwerte im Serum können normal oder leicht vermindert sein bei häufig erhöhter Esterquote.

Bei der Mehrzahl der Patienten ist die CK i.S. erhöht, die bei Infekten und anderen Streßsituationen episodisch ansteigen kann. Meist liegen myopathische Veränderungen in der Elektromyographie vor, zusätzliche neurogene Veränderungen sind beschrieben. Alle Patienten weisen eine starke Neutralfettspeicherung auf, die in den Typ-1-Fasern betont ist. Eine Typ-2-Faserprädominanz oder eine Typ-1-Faseratrophie ist möglich. Elektronenmikroskopisch fanden sich bei einem Teil der Muskelbiopsien Vergrößerungen der Mitochondrien, Vermehrung der Cristae und parakristalline Einschlüsse.

Differentialdiagnose. Ein *sekundärer Karnitinmangel*, insbesondere ein Kurzkettenacyl-CoA-Dehydrogenasemangel, ist auszuschließen. Einem sekundären Karnitinmangel können verschiedene Erkrankungen zugrunde liegen. Dabei handelt es sich um alle Abbaustörungen der Fettsäuren und verzweigtkettigen Aminosäuren sowie die Glutarazidurie vom Typ 1, Methylmalonazidurie, Propionazidurie und Atmungskettendefekte. Ein sekundärer Karnitinmangel kann auch bei Tubulopathien, chronischer Niereninsuffizienz, bei unzureichender oraler Aufnahme und im Rahmen einer medikamentösen Behandlung mit Valproinsäure auftreten. Zu den Einzelheiten des sekundären Karnitinmangels s. Mortier 1994, S. 193–194.

Karnitinpalmityltransferasemangel

Langkettige Fettsäuren werden durch die Karnitinpalmityltransferase(CPT)-1- und CPT-2 unter Mitwirkung der Karnitinacylkarnitintranslokase vom Zytosol in die Mitochondrien transportiert, wo die aktivierte Fettsäure für die β-Oxidation bereitsteht. Die CPT-1 befindet sich dabei an der äußeren und die CPT-2 an der inneren Mitochondrienmembran. Die CPT-1-Aktivität, nicht aber die der CPT-2, wird spezifisch durch Malonyl-CoA und durch Detergentien gehemmt. CPT-1 kommt mindestens in 2 Isoformen (Leber- und Muskelisoform) vor, für CPT-2 wurden bislang keine Isoformen charakterisiert. CPT-1 und CPT-2 sind funktionell verschiedene Enzyme, die von unterschiedlichen Genloci kodiert werden (Woeltje et al. 1990; Britton et al. 1997). Nach klinischen und biochemischen Kriterien werden verschiedene Formen des CPT-Mangels differenziert. Der CPT-2-Mangel ist klinisch heterogen, und es werden dabei die klassische von der neonatal/infantilen Verlaufsform abgegrenzt, der seltenere CPT-1-Mangel ist mit der „Leberform" assoziiert.

Karnitinpalmityltransferase-1-Mangel

Vererbung. Vermutlich liegt ein autosomal-rezessiver Erbgang zugrunde.

Häufigkeit. Bisher wurden 12 Patienten mit einer Manifestation zwischen Geburt und dem 34. Lebensjahr beschrieben.

Pathophysiologie und Genetik. Aufgrund des CPT-1-Mangels können in der Leber keine Acylkarnitinester gebildet und langkettige Fettsäuren dadurch nicht in die Mitochondrien zur β-Oxidation eingeschleust werden. Alternativ werden die aktivierten langkettigen Fettsäuren z. T. zu mittelkettigen Fettsäuren metabolisiert, die nach direkter Passage der Mitochondrienmembranen der β-Oxidation zugeführt werden können. Das Gen für die menschliche Leberisoform der CPT-1 liegt auf Chromosom 11q13, das Gen der Muskelisoform auf Chromosom 22q13.3 (Britton et al. 1997). Mutationsanalysen liegen beim CPT-1-Mangel bislang noch nicht vor.

Klinik und Diagnose. Leitsymptome sind Hepatomegalie und wiederholende, durch Fasten induzierbare hypoketotische Hypoglykämien (Demaugre et al. 1988; Tein et al. 1989). Im Urin besteht keine Dikarbonazidurie (Vianey-Saban et al. 1993). Karnitin i.S. ist normal oder erhöht. Die Diagnose wird durch den Nachweis eines CPT-1-Mangels in Fibroblasten, Leukozyten und frischem Lebergewebe gestellt. Die CPT-1-Aktivität im Muskel ist normal, bislang fanden sich keine Hinweise für eine begleitende Myopathie oder Kariomyopathie.

Karnitinpalmityltransferase-2-Mangel

Vererbung. Der Erbgang ist autosomal-rezessiv.

Häufigkeit. Der CPT-2-Mangel ist die häufigste Lipidmyopathie und die häufigste Ursache der hereditären Myoglobinurie. Seit der Erstbeschreibung im Jahre 1973 sind bislang über 100 Patienten mit einem CPT-2-Mangel beschrieben worden.

Pathophysiologie und Genetik. Acylkarnitine können bei dieser Erkrankung zwar die innere Mitochondrienmembran passieren, können dort aber nicht zu Acyl-CoA konvertiert werden und reichern sich in der mitochondrialen Matrix, sekundär auch im Zytoplasma, an. Vermehrte Acylkarnitine im Muskel hemmen die Lipoproteinlipase und dadurch die Aufnahme freier Fettsäuen in den Skelett- und Herzmuskeln. Außerdem wird die Synthese von Triglyzeriden durch Hemmung der Glyzerol-3-Phosphatacyltransferase gehemmt. Der Gesamteffekt könnte die häufig fehlende Neutralfettspeicherung bei der Mehrzahl der Patienten erklären (Zinn et al. 1991). Bei einem anderen Teil der Patienten weisen fehlende Lipidspeicherung bei normaler Acylkarnitinkonzentration darauf hin, daß eine Stoffwechselkompensation zwischen den Rhabdomyolyseattacken besteht. Bei länger dauernden Kraftleistungen und entsprechendem Fettmetabolismus steigt die Konzentration der langkettigen Acylkarnitine intrazellulär an, hemmt die ATP-Produktion und führt zur Rhabdomyolyse (Neumann-Schmidt u. Zierz 1991; Scholte et al. 1990). Die erhöhte Konzentration von langkettigen Acylkarnitinen wird auch mit der Auslösung von Herzrhythmusstörungen in Zusammenhang gebracht (Demaugre et al. 1991).

Das Gen der CPT-2 liegt auf dem Chromosom 1p32, hat eine Länge von etwa 20 kb und enthält 5 Exons (Gellera et al. 1994). Die cDNA ist 2255 bp lang und kodiert ein 658 Aminosäureprotein mit einem Molekulargewicht von ca. 68 kD (Finocchiaro et al. 1991). Die enzymatisch aktive CPT-2 ist ein Homotetramer. Die bisherige Mutationsanalyse belegt allelische Heterogenität des CPT-2-Mangels.

Klinik. Der CPT-2-Mangel ist phänotypisch heterogen. Dabei werden 2 Verlaufsformen, die klassische und die seltenere neonatal/infantile Form, abgegrenzt.

Der *klassische (juvenil/adulte) CPT-2-Mangel* geht typischerweise mit Symptomen von seiten der Skelettmuskulatur einher und manifestiert sich im Kindes- bis frühen Erwachsenenalter (DiMauro u. Melis-DiMauro 1973; Zierz 1994). Typischerweise kommt es im Kindesalter zu episodischen Myalgien und verminderter Belastungstoleranz. Myoglobinurien und Muskelschwächen treten im späten Kindes- und Jugendalter hinzu. Bei ca. 25 % der Patienten kommt es in der Attacke zu einer Niereninsuffizienz, die zum Nieren- und Herzversagen führen kann. Im Intervall sind die Patienten symptomfrei. Auslösende Faktoren sind mehrstündige körperliche Belastung, Hungerperioden, Infekte, Kälteexposition, Schlafentzug und fettreiche Nahrung.

Der ungleich seltenere und bislang nur bei wenigen Patienten identifizierte *neonatal/infantile systemische CPT-2-Mangel* verursacht dagegen ein schweres Krankheitsbild mit Kardiomyopathie, Leberversagen, metabolischen Entgleisungen im Sinne hypoketotischer Hypoglykämien und kann zu plötzlichem Herzversagen führen (Demaugre et al. 1991; Hug et al. 1991; Witt et al. 1991; Zinn et al. 1991; Taroni et al. 1992b).

Diagnose. Beim CPT-2-Mangel ist die klinische Untersuchung, die CK-Bestimmung im Serum während beschwerdefreier Intervalle, die EMG-Untersuchung und die histologisch-enzymhistochemische Auswertung der Muskelbiopsie meist unauffällig. In 10 % der Fälle ergibt sich in der Muskelbiopsie eine vermehrte Lipideinlagerung. Erst die biochemische Bestimmung der CPT-Aktivität in der Muskelbiopsie führt zur Diagnose.

Mutationsanalyse und Genotyp-Phänotyp-Korrelation. Bislang wurden verschiedene Mutationen im CPT-2-Gen sowohl beim klassischen als auch beim neonatal/infantilen CPT-2-Mangel identifiziert, die auf allelische Heterogenität des CPT-2-Mangels hinweisen.

Die 1. Mutation im CPT-2-Gen wurde 1992 bei einem Patienten mit infantilem CPT-2-Mangel beschrieben, der eine homozygote Missensemutation Arg631-Cys aufwies (Taroni et al. 1992a). Diese Mutation wurde auch bei 2 Patienten mit klassischem CPT-2-Mangel in heterozygoter Form identifiziert (Taroni et al. 1992a).

Bei ca. 60% der Patienten mit *klassischem CPT-2-Mangel* findet sich die Missensemutation Ser 113-Leu (Taroni et al. 1993). Außerdem wurden beim klassischen CPT-2-Mangel die folgenden sporadischen Missensemutationen beschrieben: Pro50-His, Met214-Thr, Phe448-Leu, Tyr479-Phe, Asp553-Asn (Verderio et al. 1995; Wieser et al. 1997).

Beim *neonatal/infantilen CPT-2-Mangel* wurden bislang die Missensemutationen Gln174-Lys, Pro227-Leu, Phe383-Tyr, Tyr628-Leu, eine 11-Basen-Duplikation und eine Frameshiftmutation charakterisiert (Gellera et al. 1992; Taroni et al. 1992b; Yamamoto et al. 1996).

Die Missensemutationen wirken sich auf Proteinebene unterschiedlich aus. In Transfektionsexperimenten konnte nachgewiesen werden, daß Ser113-Leu, Arg631-Cys, Pro50-His und Asp553-Asn die katalytische Aktivität der CPT-2 stark reduzieren. Immuno-blot-Untersuchungen deuten darauf hin, daß diese Mutationen gleichfalls eine Stabilitätsminderung der CPT-2-Mutante verursachen (Taroni et al. 1993; Verderio et al. 1995). Bei Patienten mit den Mutationen Met214-Thr, Phe448-Leu und Tyr479-Phe fanden sich in der Muskelbiopsie normale CPT-2-Aktivitäten. Allerdings konnte die CPT-2-Mutante durch Malonyl-CoA und Triton-X abnorm gehemmt werden, was bei muskulären Belastungssituationen von krankheitsauslösender Bedeutung sein kann (Wieser et al. 1997).

Literatur

Bao Y, Kishani P, Wu JY, Chen YT (1996) Hepatic and neuromuscular forms of glycogen storage disease type IV caused by mutations in the same glycogenbranching enzyme gene. J Clin Invest 97:941–948

Barsy T, Ferriere G, Fernandez-Alvarez E (1979) Uncommon case of type II glycogenosis. Acta Neuropathol 47:245–247

Bautista J, Rafel E, Martinez A et al. (1990) Familial hypertrophic cardimyopathy and muscle carnitine deficiency. Muscle Nerve 13:192–194

Britton CH, Mackey DW, Esser V et al. (1997) Fine chromosome mapping of the genes for human liver and muscle carnitine palmitoyltransferase I (CPT1A and CPT1B). Genomics 40:209–211

Brown BJ (1985) Diagnosis of glycogen storage disease. In: Wapnir V (ed) Congenital metabolic disease. Dekker, New York, pp 227–250

Brown BJ, Servidei S, Shanske S et al. (1993) Glycogen branching enzyme deficiency and adult polyglucosan body disease. Ann Neurol 33:88–93

Chen YT, Burchell A (1995) Glycogen Storage Diseases. In: Scriver CR, Beaudet AL, Sly WS, Valle D (eds) The Metabolic and Molecular Basis of Inherited Disease. 7th edn, vol 1. Graw-Hill, New York, pp 935–965

Demaugre F, Bonnefont JP, Mitchell G et al. (1988) Hepatic and muscular presentation of carnitine palmitoyltransferase deficiency: two distinct entities. Pediatr Res 24:308–311

Demaugre F, Bonnefont JP, Colonna M et al. (1991) Infantile form of carnitine palmitoyltransferase II deficiency with hepatomuscular symptoms and sudden death. Physiopathological approach to carnitine palmitoyltransferase II deficiencies. J Clin Invest 87:859–864

DiMauro S, Melis-DiMauro P (1973) Muscle carnitine palmitoyltransferase deficiency and myoglobinuria. Science 182:929–931

DiMauro S, Servei S, Tsujino S (1997) Disorders of carbohydrate metabolism: glycogen storage diseases. In: Rosenberg RN, Prusinger SB, DiMauro S, Barchi RL (eds) The molecular and genetic basis of neurological disease, 2nd edn. Butterworth-Heinemann, Boston, pp 1067–1097

Engel AG, Angelini C (1973) Carnitine deficiency of human muscle with associated lipid storage myopathy: a new syndrome. Science 179:899–903

Finocchiaro G, Taroni F, Rocchi M et al. (1991) cDNA cloning, sequence analysis, and chromosomal localization of the gene for human carnitine palmitoyltransferase. Proc Natl Acad Sci USA 88:661–665

Fujii H, Kano H, Hirono A et al. (1992) A single amino acid substitution (157 Gly to Val) in a phosphoglycerate kinase variant (PGK Shizuoka) associated with chronic hemolysis and myoglobinuria. Blood 79:1582–1585

Gellera C, Witt DR, Verderio E et al. (1992) Molecular study of lethal neonatal carnitine palmitoyltransferase II (CPT II) deficiency. Am J Hum Genet 51 (Suppl A):168

Gellera C, Verderio E, Floridia G et al. (1994) Assignment of the human carnitine palmitoyltransferase II gene (CPT1) to chromosome 1p32. Genomics 24:195–197

Göbel HH, Shin YS, Gullotta F et al. (1992) Adult polyglucosan body myopathy. J Neuropathol Exp Neurol 51:24–35

Hamaguchi T, Nakajima H, Noguchi T et al. (1996) A new variant of muscle phosphofructokinase deficiency in a Japanese case with abnormal RNA splicing. Biochem Biophys Res Com 202:444–445

Hug G, Bove KE, Soukup S (1991) Lethal neonatal multiorgan deficiency of neonatal carnitine palmitoyltransferase II. N Engl J Med 325:1862–1864

Jerusalem F, Engel AG, Sengupta C et al. (1980) Carnitin-Mangel-Myopathie. Dtsch Med Wochenschr 105:469–473

Kanno T, Maekawa M (1995) Lactate dehydrogenase M-subunit deficiencies: clinical features, metabolic background, and genetic heterogeneities. Muscle Nerve 18 (Suppl 3):S54–60

Keuder J, Borkhardt A, Repp R et al. (1996) Inherited metabolic myopathy and hemolysis due to a mutation in aldolase A. N Engl J Med 334:1100–1101

Lavenstein BS, DiMauro S, Manz H (1985) Successful therapy of congenital infantile myopathic carnitine deficiency: reversal of developmental delay. Neurology 35 (Suppl):247

Layzer RB (1994) Muscle pain, cramps, and fatigue. In: Engel AG, Franzini-Armstrong C (eds) Myology, 2nd edn, vol 2. McGraw-Hill, New York, p 1756

Lossos A, Barash V, Soffer D et al. (1991) Hereditary branching enzyme dysfunction in adult polyglucosan body disease: a possible metabolic cause in two patients. Ann Neurol 30:655–662

Martinuzzi A, Vergani L, Rosa M, Angelini C (1991) L-Carnitine uptake in differentiating human cultured muscle. Biochim Biophys Acta 1095:217–303

Morisaki T, Gross M, Morisaki et al. (1992) Molecular basis of AMP deaminase deficiency in skeletal muscle. Proc Natl Acad Sci USA 89:6457–6461

Mortier W (1994a) Muskel- und Nervenerkrankungen im Kindesalter, 1. Aufl. Thieme, Stuttgart, S193–194

Mortier W (1994b) Muskel- und Nervenerkrankungen im Kindesalter. Thieme, Stuttgart, S47, 259

Neumann-Schmidt S, Zierz S (1991) Carnitine acyltransferase in normal human skeletal muscle and in muscle of patients with carnitine palmitoyltransferase deficiency. Neuromusc Disord 1:253–260

Raben N, Nichols RC, Boerkoel C, Plotz P (1995a) Genetic defects in patients with glycogenosis type II (acid maltase deficiency). Muscle Nerve 18 (Suppl 3):S70–74

Raben N, Sherman J, Adams E et al. (1995b) Various classes of mutations in patients with phosphofructokinase (Tarui's disease). Muscle Nerve 18 (Suppl 3):S35–38

Rebouche CJ, Engel AG (1984) Kinetic compartmental analysis of carnitine metabolism in the human carnitine deficiency syndromes. J Clin Invest 73:857–867

Reusche E, Aksu F, Göbel HH et al. (1992) A mild juvenile variant of type IV glycogenosis. Brain Develop 14:36–43

Reuser AJJ, Kroos MA, Hermans MMP et al. (1995) Glycogenosis type II (acid maltase deficiency). Muscle Nerve 18 (Suppl 3):S61–69

Rötzer E, Mortier W, Goebel HH et al. (in press) Molecular heterogeneity of myoadenylate deaminase deficiency. In: Griesmacher V, Chiba P, Müller MM (eds) Purine and pyrimidine metabolism in man. Plenum (in press)

Sabina RL, Holmes EW (1995) Myoadenylate deaminase deficiency. In: Scriver CR, Beaudet AL, Sly WS, Valle D (eds) The Metabolic and Molecular Basis of Inherited Disease, 7th edn, vol 2. McGraw-Hill, New York, pp 1769–1780

Sandor A, Kispal G, Melegh B, Alkoni C (1985) Release of carnitine from the perfused rat liver. Biochim Biophys Acta 835:83–89

Scarlato G, Pellegrini G, Cerri C et al. (1978) The syndrome of carnitine deficiency. Morphological and metabolic correlations in two cases. Sci Neurol J Canad 5:205

Scholte HRR; Rodrigues Pereira R, de Jonge et al. (1990) Primary carnitine deficiency. J Clin Chem Clin Biochem 28:351–357

Shen J, Bao Y, Liu HM et al. (1996) Mutations in exon 3 of the glycogen debranching enzyme gene are associated with glycogen storage disease type III that is differentially expressed in liver and muscle. J Clin Invest 98:352–357

Sherman JB, Raben N, Nicastri C et al. (1994) Common mutations in the phosphofructokinase-M gene in Ashkenazi Jewish patients with glycogenosis VII – and their population frequency. Am J Hum Genet 55:305–313

Sinkeler SP, Wevers RA, Joosten EM et al. (1986) Improvement of screening in exertional myalgia with a standardized ischemic forearm test. Muscle Nerve 9:731–737

Stanley CAS, DeLeeuw S, Coates PM et al. (1991) Chronic cardiomyopathy and weakness or acute coma in children with a defect in carnitine uptake. Ann Neurol 30:709–716

Taroni F, Verderio E, Fiorucci S et al. (1992a) Molecular characterization of inherited carnitine palmitoyltransferase II deficiency. Proc Natl Acad Sci USA 89:8429–8433

Taroni F, Gellera C, Cavadini P et al. (1992b) Lethal carnitine palmitoyltransferase (CPT) II deficiency in newborns: a moleculargenetic study. Am J Hum Genet 55 (Suppl A):245.

Taroni F, Verderio E, Dworzak F et al. (1993) Identification of a common mutation in the carnitine palmitoyltransferase II gene in familial recurrent myoglobinuria. Nature Genet 4:314–320

Tein I, Demaugre F, Bonnefont JP et al. (1989) Normal muscle CPT-I and CPT-II activities in hepatic presentation patients with CPT-I deficiency in fibroblasts: tissue-specific isoforms of CPT-I? J Neurol Sci 92:229–245

Treem WR, Stanley CAS, Finegold N et al. (1988) Primary carnitinie deficiency due to a failure of carnitine transport in kidney, muscle, and fibroblasts. N Engl J Med 319:1331–1336

Tsujino S, Tonin P, Shanske S et al. (1994a) A splice junction mutation in a new myopathic variant of phosphoglycerate kinase deficiency (PHK North Carolina). Ann Neurol 35:349–353

Tsujino S, Shanske S, Brownell AKW et al. (1994b) Molecular genetic studies of muscle lactate dehydrogenase deficiency in white patients. Ann Neurol 36:661–665

Tsujino S, Shanske S, Nonaka I, DiMauro S (1995a) The molecular genetic basis of myophosphorylase deficiency (McArdle's disease). Muscle Nerve 18 (Suppl 3):S23–27

Tsujino S, Shanske S, DiMauro S (1995b) Molecular genetic heterogeneity of phosphoglycerate kinase (PGK) deficiency. Muscle Nerve 18 (Suppl 3):S45–49

Tsujino S, Shanske S, Sakoda S et al. (1995c) Molecular genetic studies in muscle phosphoglycerate mutase (PGAM-M) deficiency. Muscle Nerve 18 (Suppl 3):S50–53

Verderio E, Cavadini P, Montermini L et al. (1995) Carnitine palmitoyltransferase II deficiency: structure of the gene and characterization of two novel disease-causing mutations. Hum Mol Genet 4:19–29

Vianey-Saban C, Mousson B, Bertrand C et al. (1993) Carnitine palmitoyltransferase I deficiency presenting as a Reye-like syndrome without hypoglycaemia. Eur J Pediat 152:334–338

Vorgerd M, Burwinkel B, Reichmann H et al. (1998a) Aduld onset glycogen storage disease type II: phenotypic and allelic heterogeneity in German patients. Neurogenetics (in press)

Vorgerd M, Kubisch C, Burwinkel B et al. (1998b) Mutation analysis in myophosphorylase deficiency (McArdle's disease). Ann Neurol (in press)

Wehner M, Clemens PR, Engel AG, Kilimann MW (1994) Human muscle glycogenosis due to phosphorylase kinase deficiency associated with a nonsense mutation in the muscle insoform of the α-subunit. Hum Mol Genet 3:1983–1987

Wieser T, Deschauer M, Zierz S (1997) Carnitine palmitoyltransferase II deficiency: three, novel mutations. Med Genet 1 (Suppl):118

Witt DR, Theobald M, Santa-Maria M et al. (1991) Carnitine palmitoyltransferase type 2 deficiency: two new cases and successful prenatal diagnosis. Am J Hum Genet 49:A109

Woeltje K, Esser V, Weist et al. (1990) Inter-tissue and inter-species characteristics of the mitochondrial carnitine palmitoyltransferase enzyme system. J Biol Chem 265:10714–10719

Yamamoto S, Abe H, Kohgo T et al. (1996) Two novel gene mutations (Glu174 → Phe, Phe383 → Tyr) causing the "hepatic" form of carnitine palmitoyltransferase II deficiency. Hum Genet 98: 116–118

Zierz S (1994) Carnitine palmitoyltransferase deficiency. In: Engel AG, Franzini-Armstrong C (eds) Myology, 2nd edn, vol 2. McGraw-Hill, New York, pp 1577–1586

Zimmer C, Altenkirch H, Dorfmüller-Kuchlin C et al. (1991) Type 2a fibre rhabdomyolysis in myoadenylate deaminase deficiency. J Neurol 238:31–33

Zinn AB, Zuurcher VL, Kraus F et al. (1991) Carnitine palmitoyltransferase B (CPTB) deficiency: a heritable cause of neonatal cardiomyopathy and dysgenesis of the kidney. Pediat Res 29 (Suppl) 73A

12 Mitochondriopathien

H. Reichmann

Das Mitochondrion

Mitochondrien sind Relikte von Archebakterien, die in primitiven Organismen symbiotisch lebten. Es handelt sich um ovale Mikroorganellen, die einen Querdurchmesser von ca. 0,5 µm bei einer Länge von 2 µm aufweisen. Mitochondrien bestehen aus einer Doppelmembran. Die äußere Membran ist für Ionen und Moleküle bis 10 kD gut permeable, wohingegen für die Penetration der in Cristae aufgefalteten inneren Membran spezielle Transportmoleküle notwendig sind. Ein besonders bekanntes Transportmolekül ist z. B. Karnitin, das für den Transport langkettiger Fettsäuren essentiell ist. Die Funktion der Mitochondrien als Energielieferant durch oxidativen Stoffwechsel zeigt sich darin, daß die innere Mitochondrienmembran die Atmungskettenkomplexe beherbergt (Abb. 12.1) und darin, daß auch die Stoffwechselwege Zitratzyklus, β-Oxidation und Harnstoffzyklus in der Mitochondrienmatrix ablaufen.

Biochemische Grundlagen

Nachdem sich dieses Kapitel auf Krankheiten beschränkt, die durch Störungen der mitochondrialen DNA bedingt sind, wird von den intramitochondrial gelegenen Stoffwechselwegen hier nur die Atmungskette kurz skizziert. Wie aus Abb. 1 ersichtlich, handelt es sich dabei um 4 in der inneren Mitochondrienmembran aufgereihte Komplexe, die als Protonenpumpen und Elektronentransporteure agieren, sowie um den Komplex V, die ATP-Synthase. Mitchell beschrieb 1961 seine chemiosmotische Hypothese, wonach durch das Pumpen von Protonen aus dem Matrix- in den Intermembranraum ein Membranpotential aufgebaut wird, und durch das Zurückfließen am Komplex V die notwendige Energie bereitgestellt wird, um Adenosindiphosphat (ADP) in Adenosintriphosphat (ATP) umzuwandeln (Übersicht in Mitchell 1979). ATP wird dann über die ADP/ATP-Translokase in den Intermembranraum und von dort weiter durch einen diffusionskontrollierten Transport in das Zytoplasma der Zelle weitergegeben. Die Atmungskette ist auch der Ort, wo aus molekularem Sauerstoff Wasser entsteht, weswegen dies als oxidative Phosphorylierung bezeichnet wird. An dieser Stelle soll nur kurz erwähnt werden, daß bis in die späten 80er Jahre die biochemische Analyse der 5 Atmungskettenkomplexe als wesentliche diagnostische Maßnahme in Ergänzung zu morphologischen Analysen durchgeführt wurde. Morphologisch weisen Muskeln von Patienten mit Mitochondriopathien häufig „ragged red fibers" (RRF) (Abb. 12.2), partielle Zytochrom-c-oxidase defiziente Fasern und elektronenmikroskopisch vermehrte abnorme Mitochondrien auf.

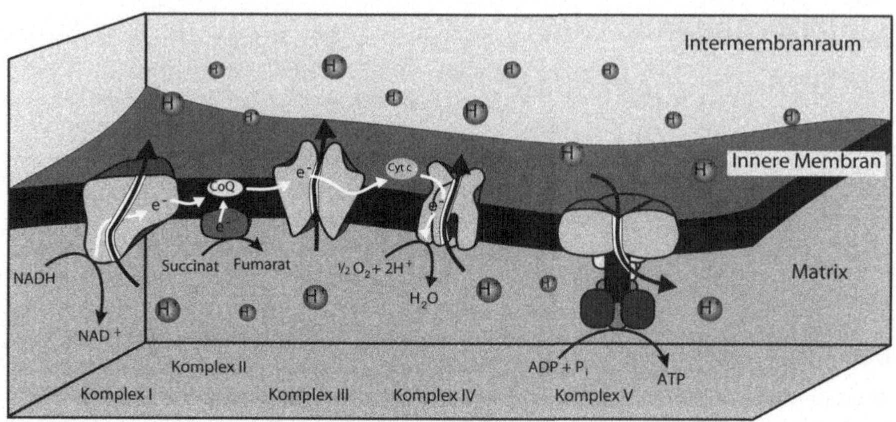

Abb. 12.1. Schematische Darstellung der Atmungskette. Die Atmungskette besteht insgesamt aus 5 Komplexen. NADH koppelt an Komplex I mit Ausnahme von NADH, was in den Acyl-CoA-Dehydrogenasereaktionen der β-Oxidation anfällt. Dieses gibt seine Elektronen ähnlich wie die Succinatdehydrogenase an Komplex II ab. Hierbei werden nur 2 äquivalente ATP gebildet, wohingegen bei NADII, was an Komplex I bindet, insgesamt 3 äquivalente ATP gebildet werden können. Zwischen den vermutlich fest in die innere Mitochondrienmembran integrierten Komplexen sind in der „flüssigen" Lipidphase der inneren Mitochondrienmembran Coenzym Q und Zytochrom C als Bindeglieder eingelagert. Die Succinatdehydrogenase gehört zum Komplex II, die Zytochrom-C-Oxidase bildet den Komplex IV, wo aus atomarem Sauerstoff Wasser entsteht. Die Komplexe enthalten meist Zytochrome, Eisen-Schwefel-Verbindungen und Flavine, Komplex IV enthält zudem Kupfer. Am Komplex V wird ATP gebildet

Abb. 12.2. Histochemische Darstellung von ragged red fibers. Ragged red fibers sind dadurch charakterisiert, daß sie insbesondere subsarkolemmal einen in der modifizierten Trichrom-Gomori-Färbung sich rot anfärbenden Saum aufweisen

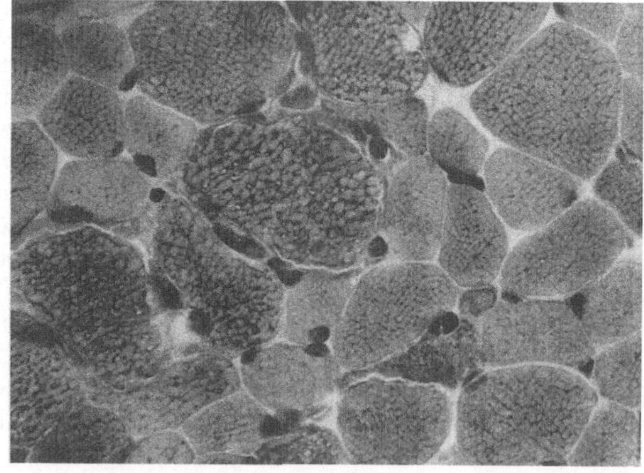

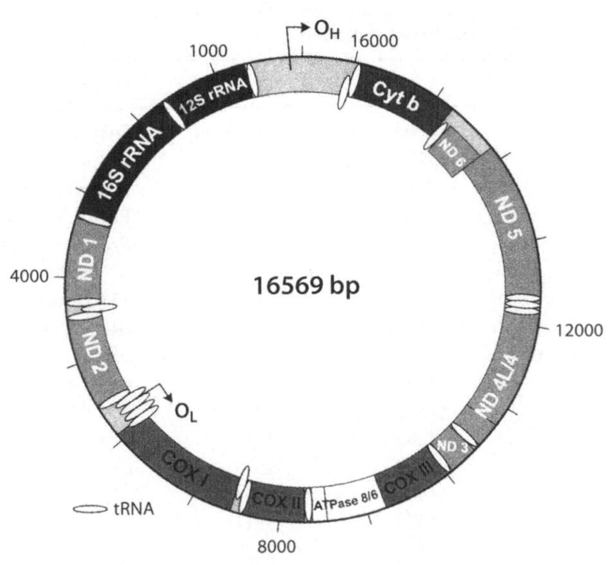

Abb. 12.3. Darstellung der 16569 Basenpaare großen Ringstruktur der mitochondrialen DNA. Es werden die Repräsentationen der tRNAs sowie der 13 für Proteine kodierenden Lokalisationen wiedergegeben

Das mitochondriale Genom

An dieser Stelle soll nur ein grober Überblick bezüglich der Charakteristika des mitochondrialen (mt) Genoms gegeben werden. Spezifika werden dann bei der Beschreibung der einzelnen Krankheitsbilder folgen. Mitochondrien besitzen 16569 Basenpaare große zirkuläre DNA-Ringe (Abb. 12.3), die ausschließlich für Proteine der Atmungskette kodieren. Anderson hat bereits 1981 die gesamte DNA sequenziert. In den folgenden Jahren gelang der Nachweis, daß das mtGenom für 13 Proteine der Atmungskette, 22 tRNAs und 2 rRNAs kodiert (Tabelle 12.1). Interessant ist dabei, daß die Atmungskettenkomplexe I, III, IV und V sowohl aus mitochondrial als auch aus nukleär kodierten Untereinheiten bestehen.

Das mitochondriale Genom weist einige Besonderheiten auf:

1. Es wird *maternal vererbt*, da (nahezu) alle Mitochondrien der Samenzelle sich im Schwanzteil befinden und bei der Befruchtung somit nicht in die Eizelle gelangen.
2. *Es folgt nicht dem universellen Kode.* Während bei der nukleären DNA 32 tRNAs zur Kodierung von 20 Aminosäuren notwendig sind, werden dazu vom mtGenom nur 22 tRNAs benötigt, die von ihm selbst kodiert werden (s. oben). Darüber hinaus verwendet das mtGenom andere Stopkodons als das nukleäre Genom.
3. Die *DNA-Replikation* verläuft verzögert bidirektional. Zur Replikation der mtDNA wird zunächst ein Initiationskomplex aus einem 7S-DNA-Fragment und dem ungepaarten H-Strang gebildet, an den die DNA-Polymerase-γ bindet und der die komplette Replikation des H-Stranges ermöglicht. Sobald eine bestimmte DNA-Strecke (O_L) freigelegt wird, startet die Polymerase γ dort mit der Replikation des L-Stranges. Unter Verwendung von Primase, Helikase, Ligase und Gyrase entstehen 2 identische neue DNA-Ringe.

Tabelle 12.1. Lokalisierung und Bezeichnung der mitochondrialen Gene; ribosomale RNAs und Transfer RNAs sind hervorgehoben

Genort	von (nt)	bis (nt)	Genprodukt
D-LOOP	16024	576	Displacement-Loop
O_H	110	441	Ursprung der H-Strangreplikation
CSB I–III	213	363	Konservierte Sequenzblöcke
P_L	392	445	Promoter des L-Stranges
P_{H1}	545	567	Promoter 1 des H-Stranges
F	577	647	tRNA-Phenylalanin
12S rRNA	648	1601	12S-ribosomale-RNA
V	1602	1670	tRNA-Valin
16S rRNA	1671	3229	16S-ribosomale-RNA
L	3230	3304	tRNA-Leucin (UUR)
ND1	3307	4262	NADH-Dehydrogenaseuntereinheit 1
I	4263	4331	tRNA-Isoleucin
Q	4400	4329	tRNA-Glutamin
M	4402	4469	tRNA-Methionin
ND2	4470	5511	NADH-Dehydrogenaseuntereinheit 2
W	5512	5579	tRNA-Tryptophan
A	5655	5587	tRNA-Alanin
N	5729	5657	tRNA-Asparagin
O_L	5730	5760	Ursprung der L-Strangreplikation
C	5761	5826	tRNA-Cystein
Y	5891	5826	tRNA-Tyrosin
COX I	5904	7442	Zytochrom-c-Oxidaseuntereinheit I
S	7516	7445	tRNA-Serin (UCN)
D	7518	7585	tRNA-Asparaginsäure
COX II	7586	8266	Zytochrom-c-Oxidaseuntereinheit II
K	8295	8364	tRNA-Lysin
ATPase 8	8366	8569	ATP-Synthaseuntereinheit 8
ATPase 6	8527	9204	ATP-Synthaseuntereinheit 6
COX III	9207	9989	Zytochrom-c-Oxidaseuntereinheit III
ND 3	10059	10403	NADH-Dehydrogenaseuntereinheit 3
R	10405	10469	tRNA-Arginin
ND 4L	10470	10763	NADH-Dehydrogenaseuntereinheit 4L
ND 4	10760	12136	NADH-Dehydrogenaseuntereinheit 4
H	12138	12206	tRNA-Histidin
S	12207	12265	tRNA-Serin (AGY)
L	12266	12336	tRNA-Leucin (CUN) 5729
ND 5	12337	14145	NADH-Dehydrogenaseuntereinheit 5
ND 6	14673	14162	NADH-Dehydrogenaseuntereinheit 6
E	14742	14674	tRNA-Glutaminsäure
CYT B	14747	15886	Zytochrom b
T	15888	15953	tRNA-Threonin
P	16023	15955	tRNA-Prolin
TAS	16157	16172	Terminationsassoziierte Sequenzen
att	15925	499	Mit der Membran assoziierter Genombereich

4. Die *Transkription* wird durch Promotoren *polycistronisch* gesteuert: Sowohl für den purinreichen H-Strang (P_H) als auch für den pyrimidinreichen L-Strang (P_L) gibt es Promotoren, die eine ca. 15 bp lange Initiationssequenz und eine 30 bp lange, den mitochondrialen Transkriptionsfaktor (mtTF1) bindende Domäne enthalten. Die mitochondriale RNA-Polymerase stellt ein polycistronisches Transkript des H- und L-Stranges her, das dann prozessiert, polyadenyliert und letztendlich gespalten wird.

5. Die mtDNA besitzt *keine Introns* und nur 3 nichtkodierende Regionen. Dazu kommt, daß sie keine Histone und einen nicht besonders effizienten Reparaturmechanismus besitzt. Daraus erklärt sich die im Vergleich zum nukleären Genom ca. 10–20fach erhöhte Mutationsrate. Da mutierte (insbesondere deletierte) DNA-Moleküle einen Replikationsvorteil aufzuweisen scheinen und der Einfluß freier Radikale sowie der durch die DNA-Mutation bedingte OXPHOS-Schaden hinzukommen, können diese Schäden sich innerhalb einer Generationszeit manifestieren.

6. *Replikative Segregation* bedingt äußerst variable Phänotypen. Man geht davon aus, daß bereits in der Oozyte oder spätestens im Blastozystenstadium normale und mutierte mtDNA-Moleküle vorliegen. Somit können in der Embryogenese Stammzellen mit unterschiedlich vielen mutierten Molekülen vorliegen, da die Verteilung (Segregation) von mutierten Molekülen zufällig erfolgt. Später kann es dann in den verschiedenen Zelltypen sowohl zur Vermehrung als auch zur Abnahme mutierter mtDNA-Moleküle kommen. Gewebe, die einen hohen Energiebedarf haben, erreichen dabei früher eine Schwelle, an der mutierte DNA zu Energiekrisen führt (Schwellenhypothese). Dies zeigt sich beim Menschen dann in verschiedenen Phänotypen (Tabelle 12.2). Die langsame Zunahme an mutierten DNA-Molekülen, die ja nahezu immer neben normalen DNA-Molekülen (Heteroplasmie) vorliegen, erklärt dann auch, warum manchen Patienten erst im Erwachsenenalter oder gar im Senium klinisch manifestiert werden.

Abschließend soll in dieser einleitenden Übersicht noch erwähnt werden, daß Alterationen des mtGenoms in Punktmutationen, Deletionen, Duplikationen und Depletion bestehen können.

Tabelle 12.2. Typische Symptome einer mitochondrialen Zytopathie

Muskel
Ausdauerschwäche, Ptosis

ZNS
Akute Optikusneuropathie oder -atrophie, Retinitis pigmentosa, Myoklonus, Demenz, epileptische Anfälle, sensorineurale Hypakusis, Ataxie, Schlaganfall bei jungen Patienten, psychiatrische Abnormitäten

Herz
Herzrhythmusstörungen, hypertrophe Kardiomyopathie

Endokrinium
Diabetes mellitus, Hypoparathyreoidismus

Niere
Debré-Toni-Fanconi-Syndrom

Leber, Pankreas, GIT

Krankheitsbilder

Chronisch-progressive externe Ophthalmoplegie (CPEO), Ophthalmoplegia-plus- und Kearns-Sayre-Syndrom

Diese Krankheiten treten meist sporadisch auf. Familiäre Fälle sind maternal vererbt. Allen 3 Krankheitsbildern ist die Parese der äußeren Augenmuskeln gemein, da diese einen hohen Energiebedarf haben. Beim typischen Kearns-Sayre-Syndrom kommt dann unter Heranziehung der Rowland-Kriterien der Beginn der Erkrankung vor dem 13. Lebensjahr, die Retinadegeneration und optionell erhöhtes Liquoreiweiß, proximale Muskelschwäche, Herzrhythmusstörungen und Ataxie hinzu (Tabelle 12.3). Fehlt eines dieser Symptome oder beginnt die Krankheit nach dem 13. Lebensjahr, sprechen wir vom Ophthalmoplegia-plus-Syndrom. Weitere typische Symptome mitochondrialer Deletionskrankheiten sind Kleinwuchs, Hypakusis, geistige Retardierung, endokrine Störungen, verspätete Pubertät und andere. Beim Kearns-Sayre-Syndrom wird in nahezu 100 % der Patienten eine Deletion der mtDNA gefunden (Southern blot, Abb. 12.4). Bei CPEO findet sich in 50 % eine Deletion, die anderen Patienten weisen vermutlich eine Punktmutation auf. Deletionen entstehen bei den frühen Zellteilungen in der Embryogenese und werden in seltenen Fällen maternal vererbt. Aus Abb. 4 ist ersichtlich, daß dabei die Deletion unterschiedlich groß sein kann und daß das Verhältnis normale zu deletierte DNA (heteroplasmatische Populationen) variabel ist. Man kennt mehr als 200 beschriebene Deletionen. In 30–50 % der Fälle zeigte sich aber eine 4977 Basenpaare große „common deletion" genannte Deletion, die von identischen DNA-Sequenzen („direct repeats") flankiert ist. Duplikationen des mtGenoms äußern sich klinisch ähnlich wie Deletionen, sind aber wesentlich seltener. Sowohl Deletionen als auch Duplikationen betreffen DNA-Abschnitte, die sowohl für Proteine als auch für tRNAs kodieren. Weniger die Größe der Deletion, die sich von wenigen Hundert Basen bis zu 11 kB erstrecken, als vielmehr die prozentuale und Gewebsverteilung bedingen den Phänotyp. Dabei sind insbesondere Organe, die einen hohen Energiebedarf haben, also z. B. Gehirn, Herz, Skelettmuskel, Leber und Niere, in ihrer Funktion gefährdet. Analysen des mtGenoms werden bei Deletionen meist mittels Southern-blot-Verfahren im Muskelbiopsat durchgeführt, da dort auch morphologische Voruntersuchungen vorgenommen werden sollten. Liegt kein Muskelgewebe vor, kann in 20 ml EDTA-Blut aus Thrombozyten und/oder Lymphozyten genügend mtDNA isoliert werden, um eine Diagnose stellen zu können.

Tabelle 12.3. Klassische Syndrome von Mitochondriopathien

Kearns-Sayre-Syndrom	MERRF	MELAS
Ophthalmoplegie	Myoklonien	Laktatazidose
Retinadegeneration	Zentrale Krampfanfälle	„stroke-like episodes"
Beginn vor dem 13. Lebensjahar	„Ragged Red Fibers"	Muskelschwäche
Ataxie	Muskelschwäche	Hemiparese
Liquorprotein erniedrigt	Ataxie	Hemianopsie
Kardiale Rhythmusstörung	Demenz	Kortikale Blindheit
Muskelschwäche	Sensorineurale Taubheit	

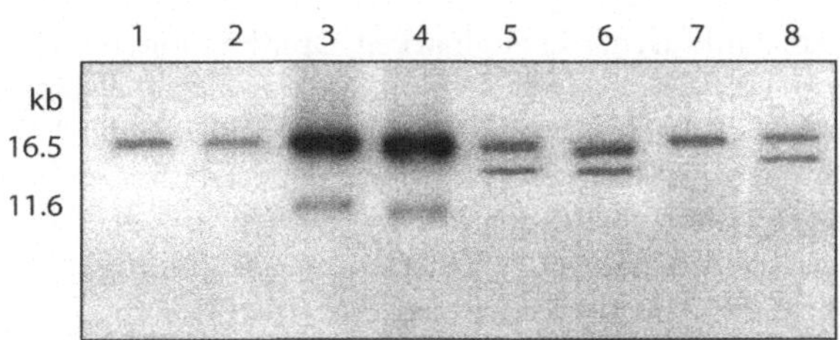

Abb. 12.4. Typischer Southern blot mit Darstellung normaler und deletierter mitochondrialer DNA. Aufgrund der Deletion wandern diese mitochondrialen DNA-Moleküle weiter im Gel Richtung Anode. Jeder Patient hat aber auf Höhe von 16,5 kB auch normale mitochondriale DNA, so daß eine Mischpopulation aus normaler und deletierter mitochondrialer DNA mittels dieses Verfahrens zu ersehen ist. Die mtDNA in den Spuren 1, 3, 5, 7 wurde mit dem Restriktionsenzym Bam Hl, in den Spuren 2, 4, 6, 8 mit Pvu II verdaut. *Spuren 1, 2* Wildtyp; *Spuren 3–6* Patienten mit verschiedenen Deletionen; *Spuren 7, 8* Patient mit Polymorphismus

Myoklonusepilepsie mit „ragged red fibers" (MERRF)

Dieses Krankheitsbild wird maternal vererbt und ist eine chronische neurodegenerative Erkrankung, die in jedem Lebensalter auftreten kann. Eine typische Konstellation besteht in Epilepsie (Myoklonusepilepsie, generalisierte oder fokale Epilepsie), RRF im Muskel und zerebelläre Ataxie. Dazu kommen häufig Demenz, Pyramidenbahnzeichen, periphere Neuropathie, Optikusatrophie, Taubheit. Die meisten MERRF-Patienten weisen eine A → G-Mutation an Position 8344 des mtGenoms, d.h. im Bereich der tRNA^{Lys} auf (Shoffner et al. 1990). Weisen mehr als 90 % der mtDNA diese Punktmutation auf, ist das Risiko, die Krankheit zu entwickeln, hoch. Eine seltener auftretende Punktmutation an Position 8356 (T → C) liegt ebenfalls in der tRNA^{Lys}-kodierenden DNA. Biochemisch zeigen die Patienten oft einen Komplex-I- und Komplex-IV-Defekt. Da die Punktmutationen eine essentielle tRNA verändern, resultiert eine Verminderung der mitochondrialen Biosynthese, die sich besonders in der Reduktion von Proteinen mit einem hohen Lysinanteil zeigt. Enriquez et al. (1995) konnten diese Befunde unterstützen. Sie verwendeten Zellhybride mit DNA, die zu 100 % die 8344-Punktmutation aufwies. Da 50–60 % der tRNA-Moleküle nicht aminoacyliert waren, resultierte eine gestörte Proteinsynthese. Auch bei diesen Patienten konnte eine enge Korrelation zwischen Genotyp (% mutierter mtDNA) und Phänotyp nachgewiesen werden. Molekulargenetische Analysen können sowohl im Muskel als auch im Blut oder anderen Organen von MERRF-Patienten erfolgen. Unser Labor nutzt eine von Seibel et al. (1990) entwickelte „mispairing-PCR". Mittels zielgerichteter Mutagenese werden 2 modifizierte Basen in unmittelbarer Nachbarschaft zur 8344-Mutation eingeführt und so ein Erkennungsmotiv für die Restriktionsendonuklease-Nae-I geschaffen. Somit schneidet Nae I nur, wenn die 8344-Punktmutation vorliegt. Alternativ führen wir auch die allelspezifische PCR durch.

Mitochondriale Enzephalopathie mit Laktatazidose und schlaganfallsähnlichen Ereignissen (MELAS)

Dieses neurodegenerative, sich chronisch-progredient entwickelnde Krankheitsbild wird maternal vererbt und weist eine hohe klinische Variabilität auf. Typisch sind eine proximale Myopathie mit rascher Ermüdbarkeit, Ophthalmoparese, Kardiomyopathie, Endokrinopathien, Ataxie, Taubheit, Demenz und schlaganfallsähnlichen Episoden mit z.B. Hemianopsie oder Hemiparese. In früheren Phasen der Erkrankung haben die Patienten häufig migräneartige Symptome. Bei 80% der Patienten konnte eine heteroplasmatische Punktmutation an Position 3243 (A → G) im Dihydrouridin-Loop der mt tRNA^{Leu} nachgewiesen werden. Weitere relevante Punktmutationen finden sich an Position 3250 und 3252 und betreffen ebenfalls die tRNA^{Leu}.

Schon bei relativ niedrigen Prozentsätzen an mutierter DNA konnten Phänotyp-änderungen beschrieben werden (4% in Blutzellen, 38% im Skelettmuskel, 41% in Fibroblasten). Sehr häufig haben aber Muskel und Gehirn Mutationsanteile von 80% und mehr. Erneut kann festgehalten werden, daß die klinische Symptomatik eng mit dem prozentualen Anteil an mutierter DNA korreliert. Eigene Untersuchungen wiesen nach, daß sich die Turn-over-Zahl der Zytochrom-c-Oxidase von Kontrollen unterschied, und daß die Inkorporation von radioaktiv markiertem ^{3}H-Leucin deutlich reduziert ist. Somit könnte die Punktmutation zu einer fehlerhaften Aminoacylierung der tRNA führen und so „falsche" Aminosäuren einbauen, oder es könnte durch die funktionslose tRNA^{Leu} zu Fehlübersetzungen an den Ribosomen kommen. Molekular-genetische Analysen sind in allen Geweben, einschließlich Blutzellen, möglich.

Hereditäre Leber-Optikusatrophie (LHON)

Die Leber-Optikusatrophie beruht in der kaukasischen Rasse meist auf einer A → G-Mutation an Position 11778 der mtDNA. Im Gegensatz zu MELAS und MERRF liegt diese Mutation in einem für ein Protein (Untereinheit 4 des Komplexes I) kodierenden Bereich. Klinisch handelt es sich meist um junge Männer, die akut oder subakut einen partiellen oder totalen ein- oder beidseitigen Visusverlust erleiden. Nachdem Tabak und Alkohol vermehrt konsumiert wurden, könnte es sich um die sog. Tabak-Alkohol-Amblyopie handeln. Neben dieser ophthalmologischen Problematik gibt es z.B. in Schweden eine Familie mit einer Vielzahl neurologischer Symptome. Zwischenzeitlich sind mindestens 13 Punktmutationen bekannt, die mit LHON, z.T. in Kombination miteinander, assoziiert sind. Biochemisch führt die Erkrankung zu einem Komplex-I-Defekt. Typische RRF werden im Muskel meist nicht gesehen. Analysen werden meist in 20 ml EDTA-Blut durchgeführt.

Leigh-Erkrankung (subakute nekrotisierende Enzephalomyelopathie)

Diese Krankheit kann maternal oder autosomal-rezessiv vererbt werden. Klinisch bieten die meist im Kindesalter Erkrankten Hirnnervenaffektionen, respiratorische Dysfunktion, Ataxie, Dystonie und Entwicklungsstörungen. Charakteristische neuro-radiologische Veränderungen bestehen in bilateral-symmetrischen, hyperintensen Signalen im T2-gewichteten MRT im Bereich des Hirnstamms, Aquäduktes, Zerebellums und der Basalganglien. Biochemisch konnten Störungen von Atmungsketten-komplexen, Pyruvatdehydrogenase und Pyruvatkarboxylase mit der Krankheit korreliert werden. Ein maternal vererbter heteroplasmatischer Komplex-V-Defekt an Position 8993 (A → G oder A → C, ATPase-6-Gen) konnte nachgewiesen werden, wodurch statt Leucin Arginin in die Untereinheit 6 der ATPase eingebaut wird. Daraus resultiert eine verminderte ATP-Synthese. Patienten mit Leigh-Erkrankung weisen mehr als 90% mutierte mtDNA auf. Solche mit weniger als 90%, aber mehr als 70% DNA-Mutation entwickeln ein NARP-Syndrom. Dieses Akronym steht für Neuropathie, Ataxie und Retinitis pigmentosa. Neuroradiologisch kann oft eine zerebelläre oder olivopontozerebelläre Atrophie nachgewiesen werden. Weitere Gründe für die Leigh-Erkrankung liegen in einem maternal vererbten mitochondrialen Proteinsynthesedefekt, einem autosomal-rezessiv vererbten Komplex-IV (Zytochrom-c-Oxidase)-Defekt. Daneben gibt es aber auch, wie oben bereits erwähnt, nukleär kodierte Enzymmängel. Tritt die Punktmutation (PM) an Position 8993 mit weniger als 70% auf, können die untersuchten Probanden asymptomatisch sein. Hier zeigt sich also erneut eine sehr enge Korrelation zwischen Genotyp und Phänotyp. Analysen der mtDNA sind in jedem Gewebe möglich.

Seltene Krankheitsbilder

Eine weitere maternal vererbte Krankheit ist das MMC (mitochondriale Myopathie mit Kardiomyopathie)-Syndrom, das auf eine heteroplasmatische PM an Position 3260, somit ebenfalls mit tRNA^{Leu}-Gen liegend, zurückgeht. Biochemisch wurde ein Komplex-I- und -IV-Defekt beschrieben.

LIMM steht für letale infantile mitochondriale Myopathie, tritt bereits Monate nach der Geburt auf und beruht auf einer PM der tRNA^{Ile} an Position 4317 oder 4269. Das MNGIE-Syndrom (Myopathie, Neuropathie, gastrointestinale Störung und Enzephalopathie) weist eine Malabsorption bei normaler Pankreasfunktion, generalisierte Muskelatrophien, Paresen und CPEO auf. Eine mitochondriale DNA-Aberration ist noch nicht nachgewiesen. Wir selbst haben nachweisen können, daß MSL (multiple symmetrische Lipomatose) mit Deletionen der mtDNA einhergehen oder eine MERRF-typische Punktmutation aufweisen kann.

Auf die Verknüpfung von neurodegenerativen Erkrankungen, wie z.B. Dystonie, M. Alzheimer, Chorea Huntington, amyotrophe Lateralsklerose und M. Parkinson, mit Veränderungen der mtDNA wird in diesem Kapitel nicht eingegangen.

Nukleäre DNA-Mutationen

Es gibt 2 Formen des infantilen Zytochrom-c-Oxidasemangels, die durch Abnormalitäten der nukleären DNA bedingt sind.

Der letale COX-Mangel (FIM – fatal infantile myopathy) bedingt generalisierte Muskelschwäche, respiratorische Insuffizienz, Laktatazidose und Tod vor dem 1. Lebensjahr. Außer im Skelettmuskel kann man den COX-Mangel auch in Gehirn, Leber und Niere (Debré-Toni-Fanconi-Syndrom) unter Aussparung des Herzmuskels finden. Nachdem Kinder konsanguiner Eltern am FIM verstarben, geht man von einem autosomal-rezessiven Erbgang aus.

Beim benignen COX-Mangel (BIM) ist das klinische Bild initial vom FIM nicht zu trennen. Auffallend ist, daß die Patienten nach Monaten dramatisch besser werden und im 3. Lebensjahr komplett unauffällig sind. Zunehmend normalisiert sich die Laktatazidose, und die Histochemie zeigt zunehmend COX-positive Muskelfasern.

Tritschler et al. (1991) konnte bei BIM und FIM eine fehlende, nukleär kodierte Untereinheit VIIab beschreiben. Bei BIM kam noch ein Mangel an mitochondrial kodierter COX II hinzu. Die autosomal-dominant vererbte CPEO beruht auf multiplen

Tabelle 12.4. Diagnostik mitochondrialer Zytopathien

1. Histologie und Immunhistologie aus in Isopentan eingefrorener Muskelbiopsie
2. Biochemie und Molekularbiologie aus in flüssigem Stickstoff eingefrorenem Muskel
3. Ähnliche Untersuchungen in anderen verfügbaren Geweben
4. 20 ml EDTA-Blut zur molekularbiologischen Analyse
5. Fibroblastenkultur aus Hautstanze

Deletionen der mtDNA. Neben der CPEO weisen diese Patienten u.a. faziale und generalisierte Muskelschwäche, Dysphagie, Dysphonie, Katarakt und Tod in den 50er auf. Alle Patienten hatten RRF und einen partiellen COX-Mangel. Der nukleär zu vermutende Gendefekt ist noch nicht gefunden.

Einen Überblick über die Diagnostik bei mitochondrialen Zytopathien gibt Tabelle 12.4.

Literatur

Anderson S, Bankier AT, Barrell BG et al. (1981) Sequence and organization of the human mitochondrial genome. Nature 290:457–465

Clayton DA (1991) Replication and transcription of vertebrate mitochondrial DNA. Ann Rev Cell Dev Biol 7:453–478

Damian MS, Seibel P, Reichmann H et al. (1995) Clinical spectrum of the MELAS mutation in a large pedigree. Acta Neurol Scand 92:409–415

DiMauro S, Bonilla E, Zeviani M, Servidei S, DeVivo DC, Schon EA (1987) Mitochondrial myopathies. J Inherit Metab Dis 10:113–128

Enriquez JA, Chomyn A, Attardi G (1995) MtDNA mutation in MERRF syndrome causes defective aminoacylation of tRNA^{Lys} and premature translation termination. Nat Genet 10 (1):47–55

Mitchell P (1979) Keilins respiratory chain concept and its chemiosmotic consequences. Science 206:1148–1159

Morgan-Hughes JA (1994) Mitochondrial diseases. In: Engel AG, Franzini-Armstrong (eds) Myology. McGraw Hill, New York, pp 1610–1660

Seibel P, Trappe J, Villani G, Papa S, Reichmann H (1995) Transfection of mitochondria: Strategy towards a gene therapy of mitochondrial DNA diseases. Nucleic Acids Res 23:10–17

Tritschler HJ, Bonilla E, Lambes A et al. (1991) Differential diagnosis of fatal and benign cytochrome c oxidase deficient myopathies of infancy: an immunohistochemical approach. Neurology 41:300–305

Wallace DC (1994) Mitochondrial DNA sequence variation in human evolution and disease. Proc Natl Acad Sci USA 91:8739–8746

Anhang A: Praktische Empfehlungen bei der Anforderung einer molekulargenetischen Diagnostik

1. Bitte kontaktieren Sie das molekulargenetische Labor bevor Sie Blut vom Patienten für eine molekulargenetische Differentialdiagnostik abnehmen. Sprechen Sie ab, ob eine Diagnostik sinnvoll ist und welchen zeitlichen Rahmen sie einnehmen wird. Eine präsymptomatische Diagnostik kann nur im Rahmen einer genetischen Beratung durch eine humangenetische Einrichtung angefordert werden.

2. Klären Sie Ihren Patienten über die Durchführung eines genetischen Tests mit seinen Konsequenzen auf und lassen Sie üblicherweise eine Einverständniserklärung (s. Anhang) für die Diagnostik durch den Patienten bzw. durch die Eltern unterzeichnen, um späteren Unstimmigkeiten vorzubeugen.

3. Bereiten Sie eine Zusammenfassung der klinischen Daten vor, die Sie dem Labor mitschicken. Unter Umständen sind diese Daten für die Deutung der Ergebnisse und deren Konsequenzen wichtig. Wenn möglich, legen Sie eine Skizze des Stammbaumes bei.

4. Die Abnahme von 2 EDTA-Blutröhrchen (5 ml) ist in der Regel ausreichend für die molekulargenetische Untersuchung. Viele Labors fordern 2 Röhrchen an, um die Ergebnisse an 2 voneinander unabhängig präparierten DNA-Proben zu bestätigen.

5. Bei letal verlaufenden Erkrankungen sollte durch den behandelnden Arzt an die Möglichkeit einer Asservierung von DNA für künftige genetische Tests gedacht werden. DNA ist über Jahre hinaus stabil und kann dann bei diagnostischen Fragestellungen zur Verfügung stehen. Diese Situation ist besonders bei jungen Paaren zu erwägen, deren 1. Kind an einer solchen Krankheit leidet.

6. Das Blut sollte am Tag der Abnahme mit der Post, bruchsicher verpackt, das Röhrchen mit dem Namen und Geburtsdatum des Patienten gut beschriftet, verschickt werden. Eine kühle Lagerung oder ein kühler Transport braucht in der Regel nicht zu erfolgen. Die Blutabnahme sollte nicht an einem Freitag durchgeführt werden, um eine möglichst kurze Transportzeit zu gewährleisten.

7. Bitte schreiben Sie auf den Begleitbrief Ihren Namen sowie die Adresse leserlich und geben Sie eine Telefonnummer an, unter der Sie zu erreichen sind.

8. Bitte legen Sie einen Überweisungs- oder Konsiliarschein bei.

Einverständniserklärung

Ich erkläre mich hiermit ausdrücklich damit einverstanden, daß

mein Blut

das Blut meines Kindes ________________________

das Blut des/der von mir betreuten Person
Herrn/Frau ________________________

einer genetischen Untersuchung unterzogen wird.

____________   ____________   ____________________________

Ort   Datum   Unterschrift (Vater/Mutter/Betreuer)

Anhang B: Glossar

Allel Zustandsform eines Gens oder einer DNA-Sequenz. Eine Person besitzt 2 Allele an jedem autosomalen Locus, eines vom Vater und eines von der Mutter.

Allelspezifisches Oligonukleotid (ASO) ASOs werden für die Unterscheidung unterschiedlicher DNA-Sequenzen an einem Genort (s. Allel) als markierte DNA-Sonde eingesetzt. Unter sorgfältig kontrollierten Hybridisierungsbedingungen können sie zum Nachweis eines einzigen Basenaustauschs in der Zielsetzung dienen. ASOs sind synthetisch hergestellte Einzelstrang-DNA-Oligonukleotide von etwa 17 bp Länge.

Alternatives Spleißen Von einem Genort können oftmals verschieden große Genprodukte generiert werden, was u. a. durch die Verwendung verschiedener Spleißstellenkonsensussequenzen erreicht werden kann. Dadurch können verschiedene Isoformen eines Proteins mit meist unterschiedlicher Verteilung in den Geweben hergestellt werden.

Antizipation Klinisches Phänomen, bei dem sich eine Krankheit in aufeinanderfolgenden Generationen früher manifestiert und meist schwerer verläuft, typischerweise bei Trinukleotidrepeatexpansionen beobachtet.

Apoptose Programmierter Zelltod.

Assoziation Signifikante Häufung eines Allels, meist gebraucht als Untersuchungsmethode für die Suche nach Kandidatengenorten bei sporadischen bzw. polygenen Erkrankungen.

Bacterial Artificial Chromosome/BAC/Künstliches Bakterienchromosom Vektor, mit dem man in Bakterien bis zu 300 kb lange DNA-Abschnitte vermehren kann.

cDNA DNA, die anhand einer mRNA-Matrixe durch reverse Transkriptase synthetisiert wird.

cDNA-Genbank Erstellung einer (vollständigen) Kopie der mRNA eines Gewebes mittels reverser Transkriptase mit nachfolgender Klonierung in Phagen- oder Plasmidvektoren. Ausgangspunkt für die Isolierung der transkribierten Abschnitte eines Gens.

CentiMorgan (cM) Einheit für den genetischen Abstand zwischen 2 Genorten. Sie entspricht dem Abstand zweier Genorte, bei dem die Wahrscheinlichkeit für ein Rekombinationsereignis zwischen beiden Loci während der Meiose 1 % beträgt. 1 cM entspricht im menschlichen Genom etwa einer Länge von einer Megabase.

Contig Zusammenhängende Region im Genom, die aus einer Reihe überlappender DNA-Klone besteht.

Cosmid Vektor, bei dem die *cos*-Sequenz des Bakteriophagen Lambda in ein Plasmid eingesetzt wurde. Man kann etwa 40 kb „Fremd-DNA" (z. B. menschliche DNA) in ein Cosmid klonieren.

CpG-Insel Kurzer DNA-Abschnitt im Genom, der eine große Anzahl nichtmethylierter CpG-Dinukleotide enthält. Man findet CpG-Inseln oft in der 5′-Region von Genen.

Crossing-over-Analyse Art der genetischen Kartierung zur Lokalisation von Genen und basierend auf Familienanalysen, indem man nach Rekombinanten mit distal und proximal gelegenen Markern sucht.

Denaturierung Trennung komplementärer (DNA-)Stränge in Einzelstränge.

Distal Position auf dem Chromosom in Richtung des Telomers gelegen.

DNA-fingerprinting (auch genetischer Fingerabdruck) Methode zur Identifizierung von Individuen oder Verwandtschaften, basierend auf der Variabilität repetitiver DNA-Sequenzen im Genom.

Dominant Merkmal, welches in Heterozygoten zur phänotypischen Ausprägung kommt.

Exon Abschnitt eines Gens, der bei der Transkription im mRNA abgelesen wird. Exons können aus kodierender und/oder nichtkodierender DNA bestehen.

Ex vivo Experimente, bei denen kultivierte Zellen verändert werden, bevor sie einem Tier oder Menschen injiziert werden.

FISH In-situ-Hybridisierung mit Fluoreszenzfarbstoffen.

***Frameshift*mutation** Mutation, die das normale Leseraster der DNA-Sequenz für die Translation verändert.

Gen DNA-Abschnitt, der für eine RNA oder ein Polypeptid kodiert.

Genom Gesamtheit der genetischen Information eines Organismus.

Genotyp 1. Gesamtheit der genetischen Information eines einzelnen Organismus. 2. Allele eines Genortes eines Organismus (hier meist für die Beschreibung der Auswirkung einer Mutation im Sinne von Genotyp-Phänotyp-Korrelation gebraucht).

Gentherapie Versuch, eine Krankheit kausal durch Veränderung bzw. Einschleusung einer genetischen Information (meist eines einzelnen Gens) in die Zellen eines Organismus zu behandeln.

Haploid Meist im Sinne eines einfachen Chromosomensatzes für die Beschreibung der genetischen Information einer Zelle gebraucht (physiologisch bei den Keimzellen des Menschen im Gegensatz zur diploiden Körperzelle).

Haploinsuffizienz Zustand des Genortes, der 2 Kopien für die Ausprägung eines normalen Phänotyps erfordert; Verlust des Gens auf einem der beiden Chromosomen führt zur Erkrankung.

Haplotyp Mehrere Allele, die miteinander gekoppelt sind und daher für die Beschreibung eines (väterlichen oder mütterlichen) Chromosomenabschnittes herangezogen werden. Haplotypanalysen eignen sich für die Eingrenzung einer Kandidatenregion für Krankheitsgene.

Hemizygot Diploide Zellen, die nur ein Exemplar eines Gens oder einer DNA-Sequenz besitzen. Männer sind normalerweise hemizygot für geschlechtsgekoppelte Gene.

Heterozygot Ein Individuum ist heterozygot, wenn es an einem Genort 2 unterschiedliche Allele besitzt.

Homeobox Stark konservierte Sequenz von etwa 183 bp, die eine Homeodomäne kodiert, die wiederum Teil eines DNA-bindenden Proteins ist. Homeoboxproteine haben v. a. wichtige Funktionen während der Entwicklung eines Lebewesens.

Homologe Chromosomen Zwei Kopien eines bestimmten Chromosoms einer diploiden Zelle, eines väterlichen, das andere mütterlichen Ursprungs.

Homologe Gene Gene, die deutlich miteinander verwandt sind. Die Homologie bezieht sich entweder auf Gene verschiedener Spezies (Orthologie) oder innerhalb einer Spezies (Paraloge).

Homozygot Ein Individuum ist homozygot, wenn es an einem Genort 2 identische Allele besitzt.

Hybridisierung Aneinanderlagerung komplementärer Einzelstränge. Im molekulargenetisch-diagnostischen Bereich versteht man darunter meist das Verfahren zum Nachweis einer Mutation oder eines Polymorphismus in der (denaturierten und auf einer Membran fixierten) Patienten-DNA mit einer markierten DNA- oder RNA-Einzelstrangsonde.

Inaktivierung des X-Chromosoms (Lyonisierung) Prozeß, bei dem eines der beiden X-Chromosomen in den Zellen eines weiblichen Säugetiers inaktiviert wird.

***In-situ*-Hybridisierung** Hybridisierung einer markierten Sonde auf eine Zielnukleinsäure, die auf einem Objektträger fixiert ist. Dient u. a. dem Nachweis der räumlichen Expression von mRNA in einem Gewebeschnitt oder der Lokalisation von DNA-Stücken auf Metaphasechromosomen. Bei letzterer spricht man unter Verwendung fluoreszierender Farbstoffe zur Markierung der Sonde von *FISH*-Analysen.

Intron Nichtkodierende DNA, die benachbarte Exons eines Gens trennt. Zunächst werden während der Transkription sowohl Exons als auch Introns in prä- oder auch unreife RNA abgelesen. Die intronischen Sequenzen werden jedoch anschließend beim RNA-Spleißen entfernt und fehlen in der reifen mRNA.

Isoformen/Isozyme Alternative Formen eines Proteins/Enzyms.

Kandidatengen Jedes Gen, das aufgrund einer bekannten Eigenschaft (z. B. Funktion, Expressionsmuster) oder Lokalisation im Genom als potentieller Locus für ein bestimmtes Krankheitsgen betrachtet werden kann.

Keimbahn   Die Keimzellen, Eizellen oder Spermien sowie die Zellen, aus denen sich die Gameten durch Zellteilung entwickeln.

Keimbahn- oder Gonadenmosaik   Organismus, der in einigen Keimzellen eine Mutation trägt, in anderen aber nicht.

Kodon   Sequenz dreier Nukleotide, die eine Aminosäure oder ein Signal für den Abbruch einer Polypeptidsynthese kodiert.

Konservativer Basenaustausch   Mutation eines Kodons, die zur Veränderung der Aminosäure führt, die jedoch chemisch mit der ursprünglichen Aminosäure verwandt ist. Ein nichtkonservativer Austausch führt zur Kodierung einer Aminosäure mit anderen chemischen Eigenschaften.

Kopplung   Räumlich einander naheliegende Genloci, die zusammen vererbt werden.

Kopplungsungleichgewicht/Allelassoziation   Nichtzufällige Häufung von Allelen an gekoppelten Loci.

Leseraster   Das Leseraster eines Gens ist durch die Basenabfolge bestimmt, in Kodons organisiert, und determiniert die Translation einer mRNA in ein Protein.

Liposom   Synthetische Lipidkügelchen, die ein wäßriges Kompartment einschließen und sich dadurch für den Transport von DNA in Zellen eignen.

Locus   Ort auf einem Chromosom, der die Position eines Gens oder einer DNA-Sequenz definiert.

Lod-Score/Lod-Wert   Maß für die Wahrscheinlichkeit einer genetischen Kopplung zwischen 2 Loci. Ist der Wert größer als +3, wird das oft als Kopplung interpretiert. Liegt der Wert unter −2, wird angenommen, daß beide Loci nicht miteinander gekoppelt sind.

Marker   Polymorpher DNA-Abschnitt oder Proteinsequenz, die von einem einzigen chromosomalen Locus abstammt und für die genetische Kartierung von Genen oder Erkrankungen herangezogen wird.

Mikrosatelliten-DNA   Sich tandemartig wiederholende kurze DNA-Motive, bestehend aus Grundeinheiten bis zu 6 bp Länge, die meist hochpolymorph sind.

Missensemutation   Basenaustausch, der zu einem Aminosäureaustausch führt.

Mutation   Veränderung der DNA-Sequenz.

Nonsensemutation   Mutation innerhalb eines Kodons, welches dabei in ein Stopkodon verändert wird.

Northern blot   Auftrennung von RNA mittels Agarosegelektrophorese und anschließendem Transfer auf eine Membran. Nach Hybridisierung dieser Membran mit einer markierten Sonde wird die Größe sowie das Verteilungsmuster und die Verteilungsstärke (Expression) eines Transkripts in verschiedenen Geweben ermittelt.

Offener Leserahmen (ORF)   DNA-Sequenz, die mit einem Startkodon (ATG) beginnt und mit einem Stopkodon endet und den Teil eines Gens einschließt, der in das Protein translatiert wird.

Onkogen Gen, welches an der Zellproliferation beteiligt ist. Bei Überexpression kann es zur Tumorentstehung beitragen.

Penetranz Häufigkeit, mit der sich ein Gen im Phänotyp seines Trägers manifestiert.

Phänotyp Äußere Merkmale einer Zelle oder eines Organismus, der durch seine genetische Konstitution bestimmt wird.

Polygen Merkmal, das von mehreren Genloci bestimmt wird.

Polymerasekettenreaktion (PCR) Methode, mit der *in vitro* eine DNA-Sequenz chemisch vervielfältigt werden kann.

Polymorphismus Variable DNA-Sequenz eines Genortes, die mit mindestens 1 % in der Bevölkerung auftritt.

Positionsklonierung Klonierung eines Gens, die darauf beruht, daß man nur die chromosomale Lokalisation eines Krankheitsgens kennt.

Primer Chemisch synthetisierte, kurze Einzelstrang-DNA-Sequenz, welche sich an eine komplementäre Ziel-DNA-Sequenz anlagert und meist als Starter für die DNA-Synthese mittels PCR dient.

Promotor DNA-Region 5′ – eines Gens gelegen, an die die RNA-Polymerase für die Initiation einer Transkription bindet.

Proximal Position auf dem Chromosom in Richtung des Zentromers gelegen.

Pseudogen Funktionslose DNA-Sequenz mit hoher Homologie zu einem funktionellen Gen.

Punktmutation Mutationen, die den Austausch eines einzelnen Nukleotids bewirken.

Repetitive DNA DNA-Sequenzen, die im Genom häufig vorkommen und untereinander hohe Homologie aufweisen.

Restriktionsfragmentlängenpolymorphismus (RFLP) Polymorphismus in der DNA-Erkennungssequenz von Restriktionsendonukleasen, der nach Spaltung (Restriktion) der DNA zu unterschiedlich großen Fragmenten führt und *per definitionem* in mindestens 1 % der Bevölkerung vorkommt.

Restriktionsschnittstelle Kurze, oft 4–6 bp lange DNA-Sequenz, die von einer Restriktionsendonuklease erkannt wird.

Retrovirus RNA-Virus mit einer reversen Transkriptase, mit deren Hilfe das RNA-Genom in eine cDNA überschrieben wird, bevor es sich in die Chromosomen der Wirtszelle integriert.

RT-PCR PCR-Reaktion mit einer cDNA als Ursprungs-DNA, die zuvor aus RNA mittels einer reversen Transkriptase erstellt wurde.

Sequenzhomologie Maß für die Ähnlichkeit der Basenfolgen zweier Nukleinsäuren bzw. von Aminosäurefolgen zweier Polypeptide.

Sonde DNA- oder RNA-Fragment, welches nach Markierung für eine Hybridisierung eingesetzt wird, um aufgrund der Komplementarität eine DNA- oder RNA-Sequenz spezifisch zu detektieren.

Southern blot Membran, auf die DNA nach vorheriger Restriktion und elektrophoretischer Auftrennung transferiert wurde.

Spleißakzeptorstelle Verbindungsstelle zwischen dem Ende eines Introns, das in der Regel mit dem Dinukleotid AG endet, und dem Beginn des nächsten Exons.

Spleißdonorstelle Verbindung zwischen dem Ende eines Exons und dem abwärts gelegenen Beginn eines Introns, das mit dem Dinukleotid GT anfängt.

Spleißen Vorgang, bei dem aus der unreifen RNA die intronischen (nichttranslatierten) Anteile herausgeschnitten werden, während anschließend die transkribierten exonischen Sequenzen in derselben Reihenfolge wieder aneinandergereiht werden.

SSCP (*single stranded conformation polymorphism*) Methode, um Punktmutationen in einem Gen zu detektieren.

Substitution. Basenaustausch.

Telomer Repetitive DNA-Sequenz an den Enden linearer Chromosomen (beim Menschen ist es das Hexanukleotid TTTAGG).

Transgenes Tier Tier, in dessen Keimbahn eine Fremd-DNA integriert wurde.

Transition Basenaustausch, bei der ein Purin gegen ein anderes Purin bzw. ein Pyrimidin gegen ein Pyrimidin ersetzt wird.

Transkription RNA-Synthese von einer DNA-Matrix ausgehend.

Translokation Austausch von Chromosomenabschnitten zwischen nichthomologen Chromosomen

Transversion Basenaustausch, bei der ein Purin durch ein Pyrimidin bzw. ein Pyrimidin durch ein Purin ersetzt wird.

Two-hit-Hypothese Theorie von Knudson, nach der bei erblichen Formen von Krebs 2 aufeinanderfolgende Mutationen erforderlich sind (meist eine Keimbahnmutation, die vererbt wird und eine somatische Mutation in der betroffenen tumorösen Zelle), damit eine Zelle zur Krebszelle entartet.

Untranslatierte Region (UTR) Nichtkodierende Sequenzen an den 5′- und 3′-Enden der mRNA.

VNTR (*variable number of tandem repeats*)-Polymorphismus Repetitive DNA, die sich aus Sequenzmotiven von 10–100 bp zusammensetzt

Westernblot Verfahren zum Nachweis von Proteinen, bei dem diese auf einem Polyacrylamidgel der Größe nach aufgetrennt, auf eine Membran übertragen und anschließend mit einem Antikörper nachgewiesen werden.

Yeast Artificial Chromosome, YAC, Künstliches Hefechromosom Vektor zur Klonierung sehr großer DNA-Abschnitte (bis zu 2 mb), mit dem DNA in Hefezellen vermehrt werden kann.

Sachverzeichnis